W0304817

H.-H. Reckeweg · Homoeopathia antihomotoxica

HOMOEOPATHIA ANTIHOMOTOXICA

Band I

Eine gesichtete Arzneimittellehre
von
Dr. med. Hans-Heinrich Reckeweg

SR Dr. med. B. Petermann
FA für Allgemeinmedizin

Aurelia-Verlag · Baden-Baden

Der Krankheitsbegriff

Alle jene Vorgänge, die wir als Krankheiten bezeichnen, sind Ausdruck der biologisch-zweckmäßigen Abwehrmaßnahmen gegen exogene und endogene Homotoxine (Exkretions-, Reaktions-, Depositionsphasen) oder sie stellen den biologisch-zweckmäßigen Versuch des Organismus dar, erlittene Homotoxinschädigungen (Imprägnations-, Degenerations- und Neoplasmaphasen) auszukompensieren (Regulationen), um das Leben so lange wie möglich zu erhalten.

Dr. med. Hans- Heinrich Reckeweg

ISBN 3-922907-11-3

5. Auflage 1991

© Copyright 1981 by Aurelia-Verlag GmbH, 7570 Baden-Baden

Alle Rechte, besonders die Übersetzungsrechte, vorbehalten.

Aurelia-Verlag GmbH, D-7570 Baden-Baden

Gesamtherstellung: KOELBLIN Druck + Verlag Baden-Baden

Vorwort zur 5. Auflage

In der 3. Auflage (1983) wurde die Nomenklatur sowie die Definition der Ausgangsstoffe überarbeitet. Bei der jetzt vorliegenden 5. Auflage handelt es sich um einen Nachdruck. Aufgrund der arzneimittelrechtlichen Bestimmungen sind in der Zwischenzeit jedoch verschiedene Änderungen aufgetreten. Diese bleiben hier aber unberücksichtigt, da die Nachzulassung bzw. Registrierung noch nicht vom Bundesgesundheitsamt Berlin abgeschlossen ist. Erst dann sieht es der Verlag für sinnvoll an, dieses Werk überarbeiten zu lassen.
Ein rasches Auffinden der indizierten Homöopathika-Antihomotoxika ermöglicht Band 2 Homoeopathia antihomotoxica – Symptomen- und Modalitätenverzeichnis.

Im September 1991

Aurelia-Verlag

Aus dem Vorwort zur 1. und 2. Auflage

Vom Autor erschienen bisher die Abhandlungen: „Biotherapie der Homotoxikosen" (1952), „Homotoxine und Homotoxikosen" (1957), später erweitert zu der umfassenden Darstellung „Homotoxikologie — Ganzheitsschau einer Synthese der Medizin" (5. Auflage 1978); „Krebsprobleme, eine Sammlung von Publikationen, Vorträgen, Vortragsreferaten, Kongreßberichten und ergänzenden Beiträgen aus den Jahren 1956—1978".

Alle Krankheiten beruhen nach der Lehre Reckewegs auf Vergiftungen im menschlichen Organismus durch die sogenannten Homotoxine, deren biologische Umsetzungen mit den Geweben der drei Keimblätter die Homotoxikosen darstellen, welche sich in verschiedenen Krankheitsphasen zu erkennen geben. Den Mechanismus der Auswirkung antihomotoxischer Heilmittel erklärt Reckeweg mit dem von ihm entdeckten System der Großen Abwehr, ein Prinzip der spezifischen Entgiftung im anregenden Sinne. Die antihomotoxischen Homöotherapeutika entsprechen jenen Homotoxinen, durch die die einzelnen Phasen bedingt werden.

Das Buch soll dem erfahrenen Biotherapeuten wie dem allopathisch arbeitenden Arzt neue Anhaltspunkte zu einer naturgerechten, unschädlichen Entgiftungstherapie mit den antihomotoxischen Homöotherapeutika eröffnen. Alle Einzelmittel sind alphabetisch nach den lateinischen Namen aufgeführt. Eine Liste der deutschen Namen der Biotherapeutika-Antihomotoxika mit Verweisungen findet sich im Anhang des Buches; desgleichen eine Liste der Heel-Präparate, die dem Stand von 1980 entspricht. So wird eine schnelle Orientierung ermöglicht.

Im Sommer 1981

AURELIA VERLAG GMBH

Einführung des Verfassers

Nachdem die Wirkprinzipien der Homöopathika durch die Homotoxikologie wissenschaftlich mit der umfangreichen Homotoxinliteratur belegt sind, ergab sich mehr und mehr die Notwendigkeit, auch die hauptsächlich verwendeten, im Sinne der antihomotoxischen Stimulation der Abwehrsysteme therapeutisch eingesetzten homöopathischen Einzelmittel darzustellen und damit dem Arzt therapeutisch zugänglich zu machen.

Die in den letzten 40 Jahren entwickelten Kombinationspräparate haben bereits eine eingehende Beschreibung in der Spezialliteratur gefunden; aber auch zahlreiche homöopathische Einzelmittel, darunter die in der Homöopathie gängigsten Polychreste, sind — allerdings verstreut in der Literatur — beschrieben. Es ist also ein Erfordernis, sie in einer buchförmigen Beschreibung zusammenzufassen.

Dieses erweist sich umso mehr als notwendig, weil die therapeutisch in der antihomotoxischen Therapiemethodik eingesetzten Einzelsubstanzen weit über den bisherigen Rahmen der sonst üblichen, im HAB beschriebenen homöopathischen Einzelmittel hinausgehen.

In der wissenschaftlichen Begründung der Wirkprinzipien der Homöotherapie ist klargestellt worden, daß homöopathische Zubereitungen jedweder Art über das Simile-Prinzip (Hahnemann) und den Umkehr-Effekt (Arndt-Schulz) zur Wirkung gelangen. Als Grundstoffe für die antihomotoxisch verwendeten Einzelmittel und Kombinationspräparate finden sämtliche im Deutschen Arzneibuch (DAB) angegebenen Grundsubstanzen und Verbindungen Verwendung, selbstverständlich auch alle im homöopathischen Arzneibuch (HAB) niedergelegten Grundstoffe, chemischen Verbindungen, Pflanzentinkturen, Tiergifte usw.

Insbesondere im Hinblick auf die zahlreichen Zivilisationsgifte wie Insektizide, Pestizide, speziell aber auch aufgrund der immer mehr zunehmenden Schädigung durch Chemotherapeutika und sonstige unbiologische Behandlungsverfahren finden auch die toxischen Umweltfaktoren und insbesondere toxisch wirkende Pharmaka in homöopathischer Zubereitung therapeutische Verwendung (als homöopathisierte Allopathika). Damit lassen sich im Umkehreffekt und Simile-Prinzip angerichtete Schäden stimulativ möglicherweise noch auskompensieren.

Es haben Organzubereitungen (Suis-Organ-Präparate), im Intermediärstoffwechsel wirksame Zwischenprodukte (intermediäre Katalysatoren), ferner sonstige fermentaktive Faktoren wie Vitamine speziell in Kombinationspräparaten eine Beschreibung gefunden und ganz besonders die sog. Nosoden, d. h. Krankheitsstoffe in homöopathischer Aufbereitung, sowohl Krankheitsabscheidungen wie auch von Bakterienkulturen, Patienten-eigenen Exkreten wie Schweiß, Exsudaten, Eiter usw. gewonnenes Nosodenmaterial, z. B. auch virushaltige Exkrete oder virushaltige Kulturen (z. B. Coxsackie-Virus A 9 und B 4), wodurch ein wesentlich breiter angelegtes Sammelwerk der für die homöopathisch ausgerichtete antihomotoxische Therapie erforderlichen Präparate resultiert, die inzwischen breiten Zugang zur allgemeinen praktischen Therapie gefunden haben.

Alle jene Stoffe, welche eine Wirkung auf den Organismus zeigen, können im Gegentakteffekt in homöopathischer Aufbereitung in den verschiedensten Arzneiformen zur Erzielung von antitoxischen Effekten eingesetzt werden.

Daraus ergibt sich weiterhin, daß praktisch jeder Stoff, jede Materie und alle Wirkstoffe des täglichen Lebens, einschließlich solcher der Nahrung, üblicher Arzneimittel, Abscheidungen usw., d. h. alles was den Menschen umgibt, auch homöopathisierte synthetische Pharmaka, ebenso in der Natur sonst nicht vorkommende Stoffe wie Nitrosodiphenylamin usw., besonders aber auch die Zivilisationsgifte und daraus isolierte Faktoren, ferner Chinone usw., als Antihomotoxika, d. h. auch in Aufbereitung als homöopathische Einzelmittel Verwendung finden können.

Es ist oft die Frage gestellt worden, weshalb die Organ-Präparate von Schweineorganen und -geweben genommen werden. Dieses ist deshalb erfolgt, weil die Schweineorgane den menschlichen Geweben gegenüber ein Simile darstellen, also ein ähnliches Gewebe. Aus diesem Grunde wirken die Organe und Gewebe vom Schwein „wie organspezifische Nosoden", wobei die toxischen Effekte des Schweinefleisches aufgrund der hohen homöopathischen Verdünnung (Potenzierung) sowohl im Umkehreffekt – wie auch als Similia – zur Geltung kommen. Sie sind also ideale Therapeutika bei den adäquaten Organ- und Gewebeschäden (meist Imprägnations- und Degenerationsphasen, versuchsweise auch bei Neoplasmaphasen) als stimulative Therapeutika einzusetzen.

Langjährige Versuche haben ergeben, daß die Wirkung homöopathischer Einzelmittel (und Kombinationspräparate) bei Verarbeitung in den bekannten galenischen Arzneiformen keineswegs beeinträchtigt wird. Dieses gilt nicht nur für Ampullenzubereitungen, sondern auch für Suppositorien, Salben, sowie für Augentropfen, Nasentropfen, Ohrtropfen.

Die letztlich besonders durch Veith, Snell u. a. erfolgte Erforschung der in wässrigen Lösungen und in Kolloiden ablaufenden molekularen Verknüpfungen hat im Hinblick auf frühere Untersuchungen von Junker, Kolisko, Nebel, Cahis u. a. ergeben, daß auch mehrere Verdünnungsstufen (Potenzen) ein und desselben Grundstoffes in ein und demselben Arzneimittel vereinigt werden können und dabei doch ihre eigenständige Wirkung beibehalten.

Dabei sind gewisse Interferenzen möglich, wie sich aus den Versuchen mit Pflanzenschößlingen ergeben hat. Bei verschiedenen Verdünnungsstufen ergeben sich jeweils Kulminationspunkte, die bei Mischung mehrerer Potenzen ein und desselben Grundstoffes mit den dazwischen liegenden Absenkungen interferieren können.

Ein wichtiges Ergebnis war auch die Feststellung molekular erklärbarer Wirkungen von Potenzen, die oberhalb der Loschmidt'schen (Avogadro'-schen) Zahl, der D 23, liegen.

Da die Wirkung homöopathischer Verdünnungen, Triturationen, Pulverzubereitungen usw., auch durch ihre Verarbeitung in Salben- und Suppositoriengrundmassen keineswegs eine Beeinträchtigung erfährt, z. B. auch nicht durch den Salben beigefügte Konservierungsmittel usw., sondern eigenständig erhalten bleibt, haben die homöopathisch aufbereiteten Antihomotoxika eine breite Anwendung als Externa gefunden, wobei auch die Wahl einer geeigneten Salbengrundlage von Bedeutung ist, die hautaffin, leicht eindringend und frei von sonstigen Nebenwirkungen sein muß.

Um dem antihomotoxisch arbeitenden Therapeuten ein nicht zu verwirrendes Bild der äußerst vielseitigen Therapiemethodik mit Einzelmitteln darzubieten, ist in diesem Buch auf eine Beschränkung im Sinne einer gesichteten Arzneimittellehre Wert gelegt. Darüberhinaus können selbstverständlich alle in den homöopathischen Arzneimittellehren sonst noch empfohlenen und aufgrund der Symptomatologie indizierten homöopathischen Einzelmittel auch im Sinne der antihomotoxischen Methodik angewendet werden. Denn die Symptomatologie entspricht einer bestimmten „Giftlage“, welche durch das Homöopathikum bzw. Antihomotoxikum über die Anregung von gegengiftbildenden Mechanismen bzw. von Organen des „Systems der Großen Abwehr“ sowie von intrazellulären Entgiftungsmechanismen abgebaut werden muß.

Es liegen zahlreiche Beweise vor, daß der Mechanismus über die Induktion von spezifischen, entgiftend wirkenden Fermenten zustande kommt und daß hierbei sowohl das Simile-Prinzip im Sinne des biologisch allgemein gültigen Matrizenprinzipes (Spiegelbild-ähnliche Wirkung) Geltung hat sowie der Umkehreffekt, d. h. die gegensätzliche Wirkung großer und kleiner Gaben im Sinne des biologischen Grundgesetzes nach Arndt-Schulz: kleine Gaben regen an (stimulieren), mittlere Gaben sind indifferent, große Gaben blockieren, lähmen oder töten. Diese pharmakologischen Gesichtspunkte sind ebenfalls durch die Homotoxikologie wissenschaftlich bestätigt und fundiert.

Es wäre nun allerdings sinnlos, eine Arsenvergiftung mit höheren Verdünnungen desselben Giftstoffes, nämlich mit Arsen D 6 oder dergl. heilen zu wollen. Durch massive Giftwirkungen werden die Rezeptoren der beteiligten Fermentsysteme blockiert bzw. besetzt, so daß kleinere Gaben keinen Zutritt mehr finden. Wenn aber ähnliche, noch in Reserve liegende Abwehrmechanismen durch Anwendung von homöopathisch aufbereiteten Wirkstoffen Anwendung finden, durch welche ein ähnliches Arzneimittelbild induziert werden kann, d. h. im Sinne Hahnemann's eine „zweite heilende Krankheit", im Sinne der Homotoxikologie (Krankheit ist gleich Abwehr von Giften) also ein zweiter, noch in Reserve liegender Abwehrmechanismus induziert wird, so geht daraus hervor, daß eine Arsenvergiftung mit homöopathisch aufbereiteten, ähnlich sich auswirkenden Stoffen durchaus günstig beeinflußt werden kann, z. B. mit homöopathisch aufbereitetem Aluminiumtartrat und umgekehrt.

Im Hinblick auf das Wirksamwerden des Matrizenprinzipes (Simile-Prinzip) wird es verständlich, daß auch solche Homöopathika, die nicht ganz hundertprozentig das vorliegende Arzneimittelbild bzw. den Krankheitszustand treffen, trotzdem noch eine günstige Wirkung haben können. Für die endgültige Heilung sind dann meist noch weitere Mittel erforderlich, bis schließlich das Simillimum, d. h. das dem Krankheitszustand am besten entsprechende Homöopathikum-Antihomotoxikum die endgültige Heilung vollbringt.

Gleichzeitig geht daraus ebenfalls hervor, daß bei Vorliegen gemischter Krankheitszustände, bei denen nicht nur Patienten-eigene intermediäre Gifte, sondern auch Nebenwirkungen von allopathischen Therapeutika im Sinne der „iatrogenen Pathologie" gegeben sind, ferner auch Belastungen mit Umweltgiften (Insektizide u. a.), dann auch eine gemischte therapeutische Gegengiftwirkung stattfinden muß.

Darauf basiert die Entwicklung von Kombinationspräparaten, die im übrigen auch besser einem Syndrom angepaßt werden können als ausschließlich der Symptomatologie eines homöopathischen Einzelmittels, obwohl es stets das Ideal des Therapeuten bleiben soll, das dem Krankheitszustand genau entsprechende Simillimum zu finden.

Da dieses aber in zahlreichen Fällen tatsächlich nicht möglich ist, wird in diesen Fällen zunächst die Anwendung eines Kombinations- oder Compositum-Präparates erforderlich, besonders bei den degenerativen Phasen rechts des Biologischen Schnittes. Dadurch wird die gesamte Giftlage in Bewegung gesetzt, was sich durch wiederaufflackernde Entzündungen u. a. im Sinne der regressiven Vikariation zeigt.

Es können früher dagewesene, scheinbar abgeheilte Erkrankungen wiederum auftreten wie Fistelbildungen, Ekzeme, Abszeße usw., über welche dann die in Bewegung gesetzten Homotoxine zur Ausscheidung gebracht werden.

Es versteht sich also von selbst, daß derartige Änderungen der Krankheitslage homotoxikologisch richtig beurteilt werden müssen und daß man diesen wieder in Gang gekommenen Entgiftungsvorgängen, als welche eine Entzündung aufgefaßt werden muß, d. h. daß dem Heilbestreben der Natur, nicht bei jeder leichten Erkältung, Angina usw. in die Zügel gefallen werden darf, z. B. nicht ohne lebenswichtige Indikation mit Antibiotika, Chemotherapeutika oder sonstigen unterdrückenden Maßnahmen (keine Fieberunterdrückung, keine Hemmung von Ausscheidungen, vom Schweiß usw.).

Die Homöopathika, richtig eingesetzt, vermögen blockierte Fermentsysteme wieder in Gang zu setzen und damit die Entgiftung stimulativ wieder anzuregen. Dieses äußert sich also durch Wiederingangkommen von Entgiftungsmechanismen (Entzündungen), was von dem biologischen und antihomotoxisch arbeitenden Therapeuten somit nur begrüßt werden kann.

Um den Weg einer „beschleunigten Naturheilung" — denn anders kann die Wirkung der Homöopathika nicht aufgefaßt werden — der biologischen Zusammenhänge bewußt und souverän mit der antihomotoxischen Methodik zu lenken, muß der antihomotoxisch arbeitende Biotherapeut nicht nur mit den Kombinationspräparaten umgehen können, wodurch die Arbeit in der Praxis enorm erleichtert wird, sondern auch die Einzelmittel sind hier von unschätzbarem Wert.

Gewissermaßen werden die Gifte zunächst mit einem Regiment (einem oder mehreren Kombinationspräparaten usw.) eingekreist, wobei noch andere Einheiten in die Entgiftungsschlacht der Krankheitsheilung eingeführt werden (Komplexmittel usw.), um dann das zuletzt übrig bleibende Grundhomotoxin, gewissermaßen den „Kommandeur einer feindlichen Truppe", mit dem „Pistolenschuß" des Simillimums zu erledigen.

Der antihomotoxisch arbeitende Arzt benötigt nicht nur Composita und Komplexpräparate in jeder Arzneiform (Tropfen, Triturationen, Pulver, Ampullen, Salben, Suppositorien usw.), sondern auch Tiefpotenzen und Hochpotenzen von Einzelmitteln, um zu bestmöglichen Therapieergebnissen zu kommen.

Dabei ermöglicht die Kenntnis der Einzelmittelmethodik in Kombination mit der allgemeinen biologischen Therapie, auch unter Anwendung zusätzlicher Verfahren wie Frischzellentherapie, Hydrotherapie, Felke-Lehm-Bäder, Ozon-Therapie, Akupunktur, Klimakuren, Massagen u. a. wiederum eine künstlerische, dem wahren Arzttum adäquate Handlungsfreiheit, wodurch eine tiefe berufliche Befriedigung vermittelt wird.

Baden-Baden, im Januar 1977

Dr. med. Hans-Heinrich Reckeweg

Zum Geleit

Die antihomotoxische Therapie beruht auf einer durch die Homotoxinlehre Reckeweg's wissenschaftlich fundierten Auffassung aller Krankheiten als biologisch zweckmäßige Abwehrvorgänge gegen toxische Wirkfaktoren oder als Schädigung durch Toxine. Krankheiten sind daher nicht als etwas Böses, zu Bekämpfendes aufzufassen, sondern sie sind der Ausdruck eines natürlichen Heilungsvorganges.

Reckeweg unterscheidet dabei sechs Phasen einer Giftabwehrreaktion. Die ersten drei Phasen stellen die verhältnismäßig harmlosen Giftabwehrreaktionen dar. Sie äußern sich als physiologische Ausscheidungen (Exkretionsphasen) oder als Entzündungen (Reaktionsphasen), ferner als Ablagerungserscheinungen (Depositionsphasen).

Über den Mechanismus der Entzündung werden Gifte abgebaut und zur Ausscheidung gebracht. Hier liegt einer der Hauptansatzpunkte der antihomotoxischen Therapie, die von den Mitgliedern der „Internationalen Gesellschaft für Homotoxikologie und antihomotoxischen Therapie" und anderen täglich mit großem Erfolg geübt wird, indem eine biologisch richtige Steuerung der Entzündungsvorgänge erfolgt.

Denn das beängstigende Ansteigen der degenerativen Erkrankungen, von Krebs und psychischen Störungen, beruht weitgehend darauf, daß die ersten drei Phasen, besonders die Entzündungen, falsch eingeschätzt werden, indem Fieber unterdrückt wird, Entzündungen gehemmt und Ausscheidungen verhindert werden. Damit wird der natürliche Entgiftungsmechanismus gestört. Rückvergiftungen sind die Folge.

Dieses äußert sich in der Ausbildung der drei zellulären Phasen, gekennzeichnet durch Eindringen von Giften in die Zelle selbst und Schädigung der Zellstrukturen (Imprägnationsphasen wie Asthma, vegetative Dystonie usw.), ferner Degenerationsphasen wie organische Nervenkrankheiten, Leberzirrhose, Herzmuskelschäden usw. und schließlich das große Heer der Krebsphasen (Sarkome und Karzinome).

Jede Krankheit hat durch die Homotoxikologie eine prägnante Position im Rahmen des biologischen Krankheitsgeschehens erhalten. Der mit Kenntnis der Homotoxinlehre arbeitende Therapeut vermag in souveräner Beherrschung einer biologischen, antihomotoxischen Therapie die Entgiftungsvorgänge des Organismus im Sinne der beschleunigten Naturheilung zu leiten. Hier nehmen die Homöopathika-Antihomotoxika, auch in Form der Einzelmittel, einen breiten Raum ein.

Reckeweg weist uns mit dem jetzt hier vorliegenden Buch auf die große Fülle therapeutischer Möglichkeiten hin und zeigt uns einen aussichtsreichen Weg der Therapie mit Einzelmitteln, der praktisch erprobt ist und im Zusammenklang mit der Kombinationspräparate-Therapie hervorragende Ergebnisse erwarten läßt.

Dr. med. Helmut Winterberg,
Facharzt für Innere Krankheiten in Heidelberg
Präsident der Internationalen Gesellschaft
für Homotoxikologie und antihomotoxische Therapie

Grußworte an den Leser

Die Mitglieder unserer Gesellschaft stehen geschlossen hinter der biologischen, gegen Gifte gerichteten Therapie. Diese verwendet nicht nur die bekannten Homöopathika, sondern auch zahlreiche sonstige nach dem homöopathischen Prinzip aufgebaute Antihomotoxika. Jeden Tag aufs Neue wird an Zehntausenden von Krankheitsfällen die Richtigkeit dieses neuen therapeutischen Gegengift-Prinzipes erwiesen.

Vor etwa 20 Jahren kam ich zum ersten Mal mit der von Reckeweg entwickelten Homotoxikologie in Berührung und habe seitdem in meiner Hamburger Kassenpraxis täglich immer wieder die therapeutische Bestätigung erhalten, daß mit der Homotoxikologie Reckeweg's nicht nur das homöopathische Prinzip wissenschaftlich fundiert wurde, sondern daß damit auch eine neue, im wesentlichen auf dem homöopathischen Prinzip aufgebaute Behandlungsmethodik entwickelt wurde, durch die für Arzt und Patienten sich neue therapeutische Gesichtspunkte mit besten Erfolgsaussichten ergeben.

Die vorliegende Dokumentation Reckeweg's über die Homöotherapeutika-Antihomotoxika, welche als Einzelmittel einen umfassenden Arzneischatz darstellen, bildet nicht nur den Rahmen für eine in Klinik und Praxis einzusetzende biologische Therapiemethodik, sondern sie eröffnet auch dem Arzt und Studenten, die sonst kaum Gelegenheit haben, sich mit der homöopathischen und antihomotoxischen Therapie näher zu befassen, eine Übersicht über die seit jetzt mehr als 30 Jahren bewährte antihomotoxische Therapie mit Einzelmitteln. Reckeweg hat in zahlreichen Vorträgen immer wieder betont, daß im allgemeinen jeder Fall zunächst mit Kombinationspräparaten angegangen wird, wobei die Homotoxine (Krankheitsgifte) gewissermaßen therapeutisch eingekreist werden. Wenn der Therapeut ebenfalls die Einzelmittel-Methodik beherrscht, vermag er bei manchen Fällen mit dem antihomotoxischen Einzelmittel den gesamten Krankheitszustand aufzuschließen bzw. zu beendigen. Denn im Laufe der Behandlung entwickelt sich oft charakteristisch die Symptomatologie eines homöopathischen Einzelmittels heraus, das dann für die weitere Heilung zum Einsatz kommen kann.

Die Abbildung vermittelt eine solche Phasenverschiebung im Sinne der progressiven und regressiven Vikariation

Durch die allopathische Therapie werden infolge Schädigung oder Blockierung von Fermentfunktionen biologisch gefährliche progressive Vikariationen ausgelöst, während durch die biologische Therapie erwünschte regressive Vikariationen bedingt werden, durch Wiederingangsetzen gestörter Fermentfunktionen

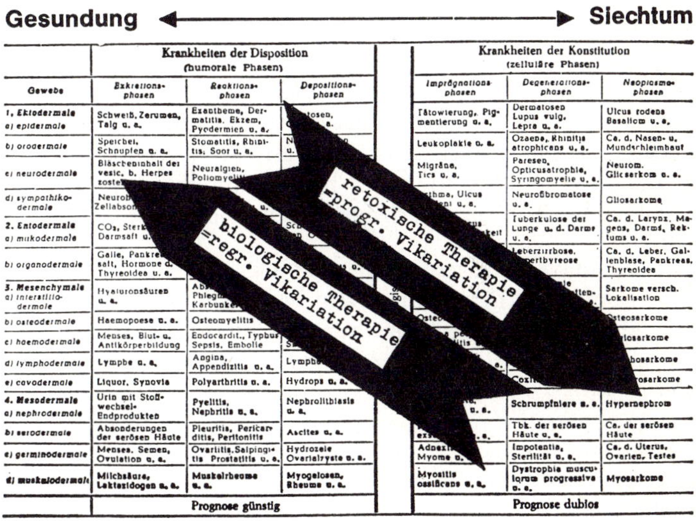

Bei den ersten drei Phasen, z. B. bei Entzündungen, auch bei Grippe und akuten Infektionen, pflegen die Symptome unter der antihomotoxischen Therapie und Homöotherapie sich rasch zu verändern bzw. abzuheilen. Jedesmal bei Änderung der Symptomenlage (der Änderung der Giftlage entsprechend) müssen neue Antihomotoxika zum Einsatz kommen, bis die Beschwerden im Wechsel der Vikariationseffekte endgültig abgeklungen sind. Die Beobachtung dieser Verschiebungen von einer Phase in die andere, als progressive (biologisch ungünstige) oder regressive (biologisch günstige) Vikariation bezeichnet, vermittelt dem Therapeuten eine souveräne Beurteilung des Falles und das sichere Gefühl der Naturheilung, die im Sinne der regressiven Vikariation durch die Antihomotoxika und nicht zuletzt auch durch die Einzelmittel in jedem Falle eine Förderung erfährt.

Weil die antihomotoxische Therapie durch Reckeweg wissenschaftlich fundiert wurde, konnte sie einen so breiten Raum gewinnen. Zunächst waren es hauptsächlich die in der Praxis ergrauten Kollegen, welche nach manchen herben Enttäuschungen mit der schulmäßigen Methodik in der antihomotoxischen Therapie neue Möglichkeiten entdeckten, dann aber auch die akademische Jugend, welche die auf den neuesten Ergebnissen der modernen biologischen Forschung, Molekularbiologie, Enzymologie u. a. fußende Homotoxikologie fasziniert übernahmen, so daß sich diese neue wissenschaftliche Methodik der antihomotoxischen Therapie auf immer breiterer Basis durchzusetzen beginnt. In dem neuen Buch von Reckeweg nehmen die Einzelmittel, besonders auch die Suis-Organ-Präparate, Katalysatoren, Nosoden usw., einen breiten Raum ein. In Anbetracht der Überfülle des Stoffes homöopathischer Symptomatik stelllt es eine gesichtete Arzneimittellehre dar. Der Lesende erstickt nicht in dem großen Wust der homöopathischen Symptome und kann sich an die wesentlichen, in der Praxis gesicherten Ergebnisse und Arzneimittelbilder halten. Dieses Buch wird der antihomotoxischen Therapie viele neue Freunde gewinnen, denn es bietet sich damit jetzt die Möglichkeit eines intensiven Studiums nach einem übersichtlichen Plan.

Dr. med. Manfred Vosgerau,
Arzt für Allgemeinmedizin in Hamburg
Präsident der Internationalen Gesellschaft für Biologische Medizin e.V.

Einige Hinweise für die Anwendung homöopathischer Einzelmittel

Während die üblichen homöopathischen Einzelmittel meist als Dilutionen, Triturationen und als Pulver sowie in Ampullenform usw. zur Verfügung stehen und im Verordnungsbereich eines antihomotoxisch arbeitenden biologischen Arztes meist auch ohne Schwierigkeiten beschafft werden können, ergeben sich bei Verordnung seltener Einzelmittel gelegentlich Schwierigkeiten, die von dem im Bereich des verordnenden Arztes arbeitenden Apotheker gelöst werden müssen.

Allgemein gilt die Regel: Je heftiger die Erscheinungen, desto häufiger einnehmen.

Bei Besserung weniger häufige Gaben.

Bei Verschlimmerung (oft „Heilreaktion") vorübergehend für Stunden — evtl. Tage — Dosis verringern bzw. ganz aussetzen.

Auch können mehrere Einzelmittel im Wechsel verabfolgt werden. Dies ist dann notwendig, wenn ein indiziertes Einzelmittel in seiner Symptomatologie nicht klar genug erkennbar ist. Man nimmt dann zwei oder gar drei bis vier Mittel im Wechsel ein (oder läßt sie zu gleicher Zeit einnehmen). Dadurch pflegt dann ein gewisser Symptombereich ausgeschaltet zu werden. „Man schaufelt gewissermaßen die Homotoxine nach und nach frei" (Leimbach), etwa wie bei archäologischen Ausgrabungen ein verschüttetes Denkmal nach und nach freigelegt wird.

Bei Überprüfung der Symptomatologie wird sich dann vielfach bereits ein klares Arzneimittelbild ergeben. Diese neue Situation erfordert dann das in Frage kommende, der neuen Symptomatologie entsprechende Simillimum.

Bei Herausbilden einer völlig anderen Symptomatologie (einer anderen „Giftlage" entsprechend) ist dann eventuell ein völlig anderes Einzelmittel — oder ein dem neuen Syndrom entsprechendes Kombinationspräparat, Compositum usw. — einzusetzen. Der in der Praxis stehende Arzt hat oft den Eindruck, als wenn „die Krankheit", d. h. das der Abwehrreaktion Krankheit zugrundeliegende Gift „wie ein Kobold" unter der Stimulationswirkung der Homöopathika im Körper herumgejagt würde, so lange, bis er schließlich den richtigen Ausweg, das Ventil, die Ausscheidungspforte für das dem gesamten Krankheitsgeschehen zugrundeliegende Homotoxin findet. Dieses kann ein plötzlich wieder auftauchendes Ekzem, eine Fistel, ein Abszeß, eine scheinbare Erkältungskrankheit usw. sein, meistens eine mit Ausscheidungen verbundene Reaktionsphase, mit deren Auftreten dann oft alle Beschwerden mehr oder weniger endgültig zu verschwinden pflegen. Ohne Kenntnis der Homotoxikologie, speziell der im Vikariationseffekt wechselnden homotoxischen Phasen bleiben derartige Funktionen im völligen biologischen Dunkel oder sie werden — was für den Patienten mit verheerenden Folgen begleitet sein kann — falsch gedeutet und mit Salben zugeschmiert, heute meist mit Cortison durch Blockierung des Bindegewebes inaktiviert und damit der Entgiftung entzogen.

In den ersten Jahren meiner Berliner Praxis hatte ich einen etwa 60jährigen Kaufmann zu behandeln, der wegen chronischen Rheumatismus mit Knochenschwellungen und Versteifungen ein „Vermögen verdoktert" hatte und trotz aller Badekuren usw. in immer tieferes Siechtum stürzte. Seine Großzehen waren unförmig geschwollen, seine Nackenwirbel aufgrund der Knochenauswüchse (Exostosen) fast unbeweglich. Auf Mercurius praec. rub. D 4 bis D 6, Hekla lava D 8, Kalium jodat. D 4, Asa foetida D 8 und andere trat ein stark juckendes Ekzem am Rücken auf, gegen welches dann Sulfur D 30, Lycopodium D 30, Hepar sulfur, Arsen u. a. zur Anwendung kamen. In wenigen Monaten wurde der in schwerster Immobilität und heftigsten Schmerzen dahinsiechende Patient völlig wieder hergestellt, so daß ich mich vor den auf Empfehlung dieses „todkranken Mannes" der in meine Sprechstunde strömenden Patienten kaum erwehren konnte. Das Wort des großen homöopathischen Arztes, Dr. Gisevius, mag dieses Kapitel beschließen:

> „Die beste Reklame für die Homöopathie
> sind hervorragende Therapieergebnisse".

Inhaltsübersicht

Abies nigra – Schwarzfichte

Als Ursubstanz verwendet wird das eingetrocknete Harz der in Nordamerika einheimischen Stammpflanze: Picea mariana [Miller] B.S.P./Pinaceae.

Die Hauptwirkung erstreckt sich auf die Verdauungs- und Atmungsorgane. Hauptsymptome sind:

Depression, Unfähigkeit zu denken. Druck hinter dem Sternum wie ein harter Gegenstand.

Sonst noch anzuwenden bei folgenden Erscheinungen: Morgens appetitlos, Heißhunger mittags und in der Nacht. Nach kräftigem Essen heftige Magenschmerzen. Zusammenziehender Schmerz in der Magengrube mit Brechwürgen, saurem Aufstoßen, Speiseerbrechen. Obstipation, vor allem nach Tabak-, Tee- und Kaffeemißbrauch. Gefühl wie ein harter Gegenstand am Mageneingang.

Kommt leicht außer Atem.

Abies nigra steht zur Verfügung als Abies nigra-Injeel (forte) mit dem Potenzenakkord (D 6), D 10, D 30, D 200.

Abrotanum – Eberraute

Verwendet werden die frischen, jungen Triebe und Blätter der in Südeuropa und Kleinasien einheimischen, in Deutschland kultivierten Stammpflanze: Artemisia abrotanum L./Compositae.

Die aus der Eberraute oder Hofraute, Eberreis, auch Stabwurz bezeichneten Pflanze Artemisia abrotanum L. hergestellte Tinktur enthält ätherisches Öl, Bitterstoffe und Abrotanin.

Abrotanum wirkt auf die vegetative Sphäre, besonders auf das Entoderm, wenn Abmagerung trotz guten Appetites, besonders bei Kindern, vorliegt, wobei die Abmagerung von unten nach oben, an den Beinen zuerst erfolgt. Auch finden sich Wachstumsstörungen mit Schwäche der Muskeln und Gelenke, altes Aussehen und evtl. Hämorrhoiden mit Blutabgang beim Stuhl.

Typisch ist eine Vikariation zwischen rheumatischen Schmerzen und Durchfällen. Bei Hemmung des Durchfalls treten wieder Rheumaschmerzen auf. Auch finden sich Gichtknoten an Händen und Füßen sowie Schmerzen und Schwäche im Nacken und Rücken, z. B. bei Scheuermann'scher Krankheit. Auch bei tuberkulöser Peritonitis, exsudativer Pleuritis und sonstigen exsudativen Prozessen kann Abrotanum hilfreich sein, u. a. auch nach Brustoperationen wegen Hydrothorax oder Empyem, wenn Beschwerden zurückbleiben. Hydrozele bei Knaben soll eine Indikation sein.

Charakteristisch ist das faltige, trockene und blasse Gesicht mit blauen Ringen um trübe blickende Augen (Boericke), die sog. Halonierung der Augen, welche sich nach retoxischer Behandlung von akuten Erkrankungen wie Grippe usw. findet. Auch fettige Gesichtshaut mit Komedonen und evtl. Angiomen im Gesicht kann beeinflußt werden. Bei Knaben findet sich auch oft Nasenbluten.

Magenschmerzen sind in der Nacht schlimmer mit der Empfindung, als ob der Magen in Wasser schwimmt. Durchfall wechselt mit Verstopfung ab, evtl. mit unverdauten Stühlen. Auch findet sich Erbrechen mit großen Mengen übelriechender Flüssigkeit und Auftreibung des Bauches.

Atembeschwerden und quälender, trockener Husten mit einem Gefühl wie roh sowie mit Empfindlichkeit gegen kalte Luft, die ein rauhes Gefühl in den Atmungswegen verursacht und Schmerzen in den Rippen nach Pleuritis sind charakteristisch.

Der Patient ist so schwach, daß er kaum den Kopf hochhalten kann. Abrotanum eignet sich allgemein bei Marasmus und bei retoxischen Phasen nach Unterdrückung von Krankheitserscheinungen, bei Gicht und Rheumatismus, exsudativer Pleuritis, Osteochondrose und Abmagerung, besonders wenn die akuten Erscheinungen abgeklungen sind (nach Bryonia, Acidum benzoicum und Aconitum).

Wenn die Symptome zusammengefaßt werden, so ergibt sich folgendes charakteristische Arzneimittelbild:

1. Abmagerung von unten nach oben fortschreitend. Marasmus trotz guten Appetites. Halonierung der Augen. Retoxische Phasen allgemein.
2. Magenschmerzen. Heißhunger nachts. Unverdaute Stühle. Durchfall mit Verstopfung wechselnd.
3. Pleuritis sicca aut exsudativa. Skrofulose. Mesenterialdrüsen-Tuberkulose, Hilusdrüsen-Tuberkulose. Quälender nächtlicher Husten. Durch kalte Luft rauhes Gefühl in den Atmungswegen.
4. Polyarthritis rheumatica. Osteochondrose. Gichtknoten an Händen und Füßen. Vikariation zwischen Rheumatismus und Diarrhö.
5. Haut fettig, evtl. purpurfarben (nach unterdrückten Hautausschlägen), juckende Frostbeulen. Komedonen.
6. Hydrozele der Knaben.

Abrotanum steht zur Verfügung als Abrotanum-Injeel (forte) mit dem Potenzenakkord (D 3), D 6, D 12, D 30, D 200; als Einzelpotenz in D 4.

Abrotanum ist enthalten in Abropernol, Procainum compositum.

Absinthium – Wermut

Verwendet werden frische, junge Blätter und Blüten von Artemisia absinthium L./Compositae.

Magenkatarrhe. Sodbrennen. Meteorismus. Wurmleiden. Nervöse Reizbarkeit. Delirien. Unruhezustände (läuft dauernd ohne Grund umher). Wird auch als Heilmittel bei Cholera empfohlen.

Absinthium steht zur Verfügung als Absinthium-Injeel (forte) mit dem Potenzenakkord (D 4), D 10, D 30, D 200.

Absinthium ist enthalten in Tanacet-Heel.

Acalypha indica – Brennkraut

Verwendet wird die ganze frische Pflanze der in Ostindien, China und Äthiopien vorkommenden Stammpflanze: Acalypha indica L./Euphorbiaceae.

Heftiger trockener Husten nachts mit blutigem Auswurf. Lungentuberkulose mit heftigen Brustschmerzen.

Niedergeschlagene, verzweifelte Gemütsstimmung bei fortschreitender Abmagerung. „Will nicht sterben".

Acalypha indica steht zur Verfügung als Acalypha indica-Injeel (forte) mit dem Potenzenakkord (D 4), D 10, D 30, D 200.

Acetylcholinchlorid

Verwendet wird Acetylcholinchlorid, 2-Acetoxyethyl-trimethylammoniumchlorid, $CH_3 CO_2 (CH_2)_2 N (CH_3)_3 Cl$ (homöopathisiertes Allopathikum).

Vagotonie. Ulcus duodeni. Asthma bronchiale. Angina pectoris. Allgemein bei Imprägnationsphasen.

Acetylcholinchlorid steht zur Verfügung als Acetylcholinchlorid-Injeel (forte) mit dem Potenzenakkord (D 8), D 12, D 30, D 200; als Einzelpotenzen in D 6; D 12; D 20; D 30.

Acidum aceticum – Essigsäure

Verwendet wird Essigsäure, CH_3COOH.

Als Hauptsymptome gelten:
Ödematöse Schwellungen. Wachsartiges Aussehen. Diabetes. Anämie. Durst.

Typisch ist ferner die schnelle Abmagerung mit Ohnmachtsanfällen, Niedergeschlagenheit, Reizbarkeit, Angstanfällen und Atembeschwerden. Dabei kann auch große Schwäche, Blutandrang nach dem Kopf bestehen mit nervösen Kopfschmerzen, großer Schwäche, Gedankenverwirrung und einer Art von Betäubung.

Es besteht ferner Widerwillen gegen gesalzene und kalte Speisen. Auch Magenschmerzen, Sodbrennen, saures Aufstoßen, aufgetriebener Leib mit Diarrhö und Anschwellung der Beine können auftreten. Abgang unverdauter Stühle und Darmblutungen.

Große Mengen hellen oder wolkigen Urins mit Absatz von Posphaten, Samenergießungen beim Stuhlgang und profuse Menstruation sind typisch.

Hilfreich ist Acidum aceticum bei Diabetes mellitus und kann auch eingesetzt werden bei Magenkrebs, chronischen Darmkatarrhen, besonders bei Kindern und alten Leuten.

Zur Verfügung steht Acidum aceticum als Acidum aceticum-Injeel (forte) mit dem Potenzenakkord (D 4), D 12, D 30, D 200.

Acidum aceticum ist enthalten in Arsuraneel.

Acidum acetylosalicylicum – Azetylsalizylsäure

Verwendet wird Acetylsalicylsäure, 2-Acetoxy-benzoesäure, CH_3 COO C_6H_4 COOH (homöopathisiertes Allopathikum).

Retoxische Schäden bei/nach der Therapie der Polyarthritis rheumatica acuta et chronica bzw. der primär chronischen Polyarthritis. Bindegewebsschäden allgemein. Glomerulonephritis acuta und Nephrosen. Myokardosen, Vitium cordis. Schlafstörungen (Mittelhirnschädigung).

Acidum acetylosalicylicum steht zur Verfügung als Acetylsalicylsäure-Injeel (forte) mit dem Potenzenakkord (D 6), D 10, D 30, D 200.

Acidum acetylosalicylicum ist enthalten in Ubichinon compositum.

Acidum cis-aconiticum – Akonitsäure

Verwendet wird cis-Aconitsäure, COOH CH C(COOH) CH_2 COOH.

Wie alle Katalysatoren des Zitronensäurezyklus zeigt auch Acidum aconiticum Beziehungen zur inneren Atmung. Typisch sind Asthmaanfälle wie aus heiterem Himmel. Dabei besteht leichte Erkältlichkeit, Empfindlichkeit gegen Wind und Temperaturschwankungen, verbunden mit Kopfneuralgien, Zahnschmerzen, nesselartigen Ekzemen auf der Kopfhaut, bei häufig wechselnder Stimmung, Reizbarkeit und Jähzorn.

Bei Asthma und Ekzem sowie bei Heuschnupfen gut zu kombinieren mit Natrium pyruvicum, bei Abmagerung Jugendlicher Kombination mit Hypophysis suis und Glandula thyreoidea suis. Günstig wirkt auch die Kombination mit Acidum succinicum und Natrium oxalaceticum.

Nächtliche Knochenschmerzen, auch in der Wirbelsäule zwischen 3. und 4. Brustwirbel sowie am 7. Halswirbel und im Sakrum (auch bei Scheuermann'scher Erkrankung). Stellen alter Knochenbrüche schmerzen noch nach vielen Jahren.

Indikationen sind also Störungen im Ablauf des Zitronensäurezyklus speziell Imprägnationsphasen jeder Art, auch Asthma, Angina pectoris, Pruritus, Dermatosen, Psoriasis, Präkanzerose, Neoplasmaphasen (besonders im Beginn) zur Verbesserung der Zellatmung.

Akonitsäure steht zur Verfügung als Acidum cis-aconitic-Injeel (forte) mit dem Potenzenakkord (D 6), D 10, D 30, D 200; als Einzelpotenzen in D 6; D 10; D 30; D 200.

Acidum cis-aconiticum ist enthalten in Coenzyme compositum, Ovarium compositum.

Acidum p-aminosalicylicum – para-Aminosalizylsäure

Verwendet wird para-Aminosalicylsäure, 4-Aminosalicylsäure, COOH C_6H_3 (OH) NH_2 (homöopathisiertes Allopathikum).

Als Indikationen kommen Therapieschäden infrage, wobei sowohl solche im Sinne des isopathischen Prinzipes mit den entsprechend höheren Verdünnungen des ursächlich schädigenden Chemotherapeutikums behandelt werden können wie auch besonders solche im Sinne des Ähnlichkeitsprinzipes (meist mit besserer Wirkung). Aufgrund der chemischen Zusammensetzung dieses homöopathisierten Allopathikums (Salizylsäure und eine Ammoniakgruppe, durch welche die Toxizität eine wesentliche Verstärkung erfährt) bilden daher verschiedenste Therapieschäden eine Indikation wie Nierenschäden, Knochenmarkschäden, Bindegewebsschäden (Sklerodermie u. a.), auch Leberschäden, Myokardosen, insbesondere wenn dieselben nach Blockierung einer akuten Reaktionsphase auftraten.

Auch Hautfunktionsstörungen und allergische Manifestationen wie Urtikaria, allergische Dermatitis u. a. können versuchsweise mit diesem homöopathisierten Allopathikum angegangen werden, evtl. im Rahmen der Auto-Sanguis-Stufentherapie.

Para-Aminosalizylsäure steht zur Verfügung als Acidum p-aminosalicylicum-Injeel (forte) mit dem Potenzenakkord (D 6), D 10, D 30, D 200.

Acidum asparagicum — Aspartinsäure

Verwendet wird L-Aspartinsäure, COOH CH (NH_2) CH_2 COOH.

Intermediärer Wirkfaktor von Enzymen und Redoxsystemen. Imprägnationsphasen jeder Art, auch Asthma, Angina pectoris, Pruritus, Dermatosen, Psoriasis, Präkanzerose, Neoplasmaphasen (besonders im Beginn) zur Verbesserung der Zellatmung.

Acidum asparagicum steht zur Verfügung als Acidum L (+)-asparagicum-Injeel (forte) mit dem Potenzenakkord (D 6), D 10, D 30, D 200; als Einzelpotenzen in D 6; D 10; D 30; D 200.

Acidum benzoicum e resina

Verwendet wird aus Siambenzoe sublimierte Benzoesäure (Stammpflanze: Styrax tonkinense [Pierre] Craib./Styracaceae).

Leitsymptome und hauptsächliche Indikationen sind:
Pferdeartig stinkender Urin. Uratische Diathese. Prostatahypertrophie. Zystopyelitis. Gicht. Rheumatismus. Gastritis. Hochgradige Atemnot bei Pneumonie. Ganglion am Handgelenk.

Bei den Prüfsymptomen war charakteristisch die Wirkung von oben nach unten und von der rechten nach der linken Seite.

Rheumatoide Schmerzen wechseln gern die Stelle, treten meist periodisch und im Zustand der Ruhe auf.

Ähnlich wie bei Nux vomica ist der Schlaf gegen 2 bis 4 Uhr gestört, meist wegen Angst, Unruhe und Herzklopfen.

An der Haut des Gesichtes finden sich rote Flecken mit Hitzegefühl, Jucken und Brennen. Auch in den Ohren kann das Gefühl von Stichen und Jucken bestehen, evtl. Anschwellung hinter den Ohren und Gehörstäuschungen.

Der gesamte Verdauungskanal kann Entzündungserscheinungen zeigen mit schleimig belegter Zunge, die Geschwürsbildung am Rande zeigt, Stomatitis mit Schlingbeschwerden und bitterem Geschmack, Aufstoßen, Würgen und Erbrechen, Blähungsbeschwerden rechts und links unter den Rippen. Reichliche weiße und diarrhöische Stühle mit heftigen Tenesmen und mit Blut vermischt, Stechen im Mastdarm, Frostschaudern und schwerem Krankheitsgefühl.

Auch Nierenkoliken mit Blasenkatarrh und eitrig-schleimigem Sekret, schwierigem Urinieren, Tenesmen können vorhanden sein, wobei der typisch nach Pferdeharn riechende, dunkle, rote oder braune sehr heiße Harn als Leitsymptom dient. An den männlichen Genitalien kann sich Balanitis zeigen.

Dabei sind die allgemeinen Muskelschmerzen, Gliederschmerzen sowie ein schmerzhaftes Ziehen entlang den Nerven und die besonders an den Schultergelenken, an Hand- und Fingergelenken sowie an den Hüft- und Kniegelenken und Zehengelenken hervortretenden rheumatischen Beschwerden charakteristisch.

Alle Beschwerden einschließlich des Urinbefundes können sich nach Anwendung der Benzoesäure sehr rasch zurückbilden.

Acidum benzoicum e resina steht zur Verfügung als Acidum benzoicum-Injeel (forte) mit dem Potenzenakkord (D 6), D 12, D 30, D 200.

Acidum benzoicum e resina ist enthalten in Aesculus compositum, Arnica-Heel, Atropinum compositum, Rhododendroneel.

Acidum boricum – Borsäure

Verwendet wird Borsäure, H_3BO_3.

Stomatitis aphthosa.

Borsäure steht zur Verfügung als Acidum boricum-Injeel (forte) mit dem Potenzenakkord (D 6), D 12, D 30, D 200.

Acidum carbolicum – Phenol

Verwendet wird Phenol, C_6H_5OH.

Septische Ulcera bei Stomatitis. Übelriechende Sekrete. Dyspepsia acida. Hyperemesis. Ulcus et carcinoma ventriculi. Schleimige, blutige Durchfälle, Fluor scharf, übelriechend. Rhagaden, Hyperhidrosis, Dekubitus, juckende Ekzeme. Nephrosen. Neuralgien.

Acidum carbolicum steht zur Verfügung als Acidum carbolicum-Injeel (forte) mit dem Potenzenakkord (D 6), D 10, D 30, D 200.

Acidum citricum — Zitronensäure

Verwendet wird Citronensäure, CH_2 (COOH) C (OH) (COOH) CH_2 COOH

Wirkfaktor des Zitronensäurezyklus und von Redoxsystemen. Imprägnationsphasen jeder Art, auch Asthma, Angina pectoris, Pruritus, Dermatosen, Psoriasis, Präkanzerose, Neoplasmaphasen (besonders im Beginn) zur Verbesserung der Zellatmung.

Typisch ist eine Behinderung der Atmung, die sich bei Erwärmung verschlimmert. Ähnlich wie bei Carbo vegetabilis will der Patient immer frische Luft haben. Acidum citricum hat daher enge Beziehung zu Atmungsstörungen bei Neoplasien und ist auch bei Krebsschmerzen indiziert (B o e r i c k e).

Patient hat Großpläne bei immer heiterer Stimmung und fehlender Antriebskraft. Unverträglichkeit von Alkohol und Zucker.

Arteriosklerose mit Gedächtnisstörungen.

Gewisse Beschwerden der C-Avitaminose werden auch durch Acidum citricum günstig beeinflußt, wenn Kinder trotz bester Pflege nicht gedeihen wollen und keine ausreichende Sauerstoffzufuhr zu den Geweben hin erfolgt. Alte Menschen dösen vor sich hin und fragen alles zehnmal.

Charakteristisch ist auch eine völlige sexuelle Lustlosigkeit. Impotentia virilis. Fertilitätsstörungen. Frigidität. Status nach Gonorrhö. Feuchte und kalte Hände und Füße. Folgen von Vitamin D-Überdosierung. Parodontose. Gingivitis. Skorbut. Schwarzwerden der Zähne und starke Zahnsteinbildung.

Acidum citricum steht zur Verfügung als Acidum citricum-Injeel (forte) mit dem Potenzenakkord (D 6), D 10, D 30, D 200; als Einzelpotenzen in D 10; D 30; D 200.

Acidum citricum ist enthalten in Coenzyme compositum.

Acidum fluoricum — Flußsäure

(Acidum hydrofluoricum)

Verwendet wird Flußsäure, HF.

Der schweren zerstörenden Wirkung auf organische Gewebe entsprechend, ist die homöopathische Zubereitung von Acidum fluoricum bei zerstörenden Prozessen mit Wundliegen, Ulzerationen, varikösen Ulzera usw. indiziert, wobei besonders auch tieferliegende Gewebe betroffen sind. Dabei empfindet der Patient Besserung durch Bewegung (und Fahren in einem Wagen).

Eine Indikation von Flußsäure sind auch verschiedenste Altersbeschwerden, besonders bei vorzeitig gealterten Patienten mit schwachem Kreislauf, ferner Patienten mit Schrumpfleber (Alkoholiker). Auch kann Kropf eine Indikation für Flußsäure sein, ferner vorzeitiger Zahnverfall, Karies sowie Folgen von Quecksilberschäden und inveterierte Lues.

Ein typischer Hinweis auf Acidum fluoricum ist eine Verschwellung der Glabella, wobei die Nasenwurzel gebläht und verstrichen sein kann.

Durch das Mittel zieht ferner eine große Mattigkeit mit brennenden oder bohrenden Schmerzen, auch in den Knochen des Gesichtes, der Unterarme und Schenkel, wobei die Schmerzen kreuzweise auftreten können, z. B. in der oberen Körperhälfte rechts und in der unteren links. Die Beschwerden verschlimmern sich im Sitzen, im Zimmer und durch geistige Anstrengung, sind besser beim Stehen und Gehen. Reizmittel (Kaffee, Alkohol) und Wärme verschlimmern ebenfalls.

Bei ungewöhnlich heiterer Gemütsstimmung können aber auch Reizzustände mit Diffamierungen gegen befreundete Personen und Indifferenz gegen die eigene Familie vorliegen.

Die eigentlichen Symptome, welche das Arzneimittelbild von Acidum fluoricum ausmachen, sind oft schwer zu eruieren, da sie auch bei anderen Mitteln gefunden werden. Zu denken an Acidum fluoricum ist in erster Linie bei der Gedunsenheit der Glabella sowie bei entzündlichen Affektionen mit Bläschenbildung und Erweiterung der Kapillaren der Haut, auch wenn Haarausfall vorliegt und eine Sprödigkeit der Nägel und Hitze und Schweiß in den Handflächen besteht.

Auch Erkrankungen der Knochen, speziell Karies der langen Knochen und nächtliche Schmerzen in den Knochen, auch wie sie bei Osteoporose gefunden werden, sind eine Indikation für Acidum fluoricum, ebenso wie nervöse Störungen mit Blutwallungen, Heißhunger, abnormer sexueller Erregung. Auch bei scharfen Ausflüssen (Fluor albus) und bei chronischem Rheumatismus sowie bei Ulzera der Zunge auf luetischer Basis ist Flußsäure indiziert.

Typische Symptome können auch hinführen zu dem Mittel, nämlich vermehrte Speichelabsonderung nachts (Mercurius solubilis Hahnemanni).

ferner vermehrter Appetit und Hunger, der sich bis zur „Gefräßigkeit" steigern kann, wobei Verlangen nach Pikantem und Kaffee besteht. Dabei kann Sodbrennen und übelriechendes Aufstoßen vorhanden sein, auch Leibschmerzen mit häufigem Kollern und Blähungsbeschwerden, wobei übelriechende Winde abgehen mit diarrhöischen Stühlen früh und abends sowie nächtlichen Durchfällen, evtl. Hämorrhoidalbeschwerden und Aftervorfall sowie Pruritus ani.

Typisch ist auch ein stechender Schmerz, evtl. mit Ziehen im rechten Hoden nach dem Leistenring zu, sowie Hauterscheinungen in Form pustulöser und blasiger Eruptionen und Jucken alter Narbengewebe, besonders auch Wundheit der Brustwarzen und der Brustdrüsen mit Rötung und Jucken der Haut.

Wenn Fieber vorliegt, berührt kalte Luft angenehm. Der Schweiß von Acidum fluoricum ist reichlich, scharf und übelriechend.

Gewisse Symptome in der Wirbelsäule, besonders in der Gegend des sechsten Brustwirbels, lassen Acidum fluoricum auch als ein evtl. wirksames Mittel bei Scheuermann'scher Erkrankung erkennen, besonders wenn sich krampfhafte Zusammenziehungen im Nacken und in den Halsmuskeln finden und Parästhesien einer Hand oder eines Armes sowie evtl. Zerschlagenheitsgefühl in der linken Hüfte mit Schmerzen in den Kniegelenken, leichtem Einschlafen der Beine und Schmerzen in den Fußgelenken als Irritationen von Erkrankungen der Wirbelsäule geäußert werden. Hier muß Acidum fluoricum längere Zeit beharrlich eingesetzt werden, am besten als Einzelmittel (auch in Injektionsform, siehe unter Acidum fluoricum-Injeel).

Die katarrhalischen Erscheinungen können sich auch mit Schnupfenanfällen und am Kehlkopf mit Hustenanfällen äußern, wobei schaumiger Schleim (Phosphorus) entleert wird.

Wenn die wichtigsten Symptome von Acidum fluoricum zusammengefaßt werden, so ergibt sich folgendes Arzneimittelbild:

1. Meist chronische Affektionen mit Destruktion der Gewebe und Organe, besonders auch im Bereich des Skelettes (lange Röhrenknochen und Wirbelsäule). Scheuermann'sche Erkrankung. Nervenirritationen von der Wirbelsäule aus, bes. Halsmuskeln und 6. Brustwirbel. Parästhesien in Armen und Beinen. Nächtliche Knochenschmerzen. Steißbeinschmerzen.
2. Mattigkeit. Neigung zu Bewegung ohne Ermüdung mit brennenden oder bohrenden Schmerzen (neurale Irritationen). Kreuzweises Auf-

treten der Beschwerden, Besserung beim Stehen, Fahren und Gehen, Verschlimmerung im Sitzen, im Zimmer und nach geistiger Anstrengung. Atemnot, „wie innere Erstickung".

3. Heitere Gemütsstimmung, jedoch Indifferenz gegen die Familie, evtl. Gehässigkeiten gegen Freunde. Empfindet sich selbst „wie ein armer Tropf".
4. Pustulöse und blasige Eruptionen auf der Haut und an Narbengeweben mit Jucken. Abbrechen der Nägel. Ulzera cruris. Naevi. Dekubitus, Dekubitalgeschwüre. Haarausfall. Vesikulöse Ekzeme und Erweiterungen der Hautkapillaren.
5. Fieber ohne Frost mit reichlichem, scharfem und übelriechendem Schweiß. Erleichterung durch kühle Luft.
6. Kopfbenommenheit mit Schwanken und Schweregefühl. Jucken in den inneren Augenwinkeln, „wie Wind durch die Augen blasend".
7. Katarrhalische Laryngitis und Bronchitis mit kurzem, trockenem Husten. Ulzera der Zunge. Karies der Zähne. Unstillbarer Appetit, „Gefräßigkeit". Diarrhö mit übelriechenden Winden. Schmerzen vom Hoden zum Leistenring strahlend. Geschwollenes Skrotum. Fluor albus und Ulzerationen der Portio.
8. Spärlicher, starker, dunkler Urin. Wirkt diuretisch.
9. Typisches Leitsymptom ist die Verschwellung der Glabella sowie die Besserung beim Fahren und bei Bewegung.

Acidum fluoricum steht zur Verfügung als Acidum fluor-Injeel (forte) S mit dem Potenzenakkord (D 6), D 12, D 30, D 200.

Acidum formicicum – Ameisensäure

Verwendet wird Ameisensäure, HCOOH.

Wichtiges Umstimmungsmittel bei Asthma, Rheumatismus, Neuralgien sowie bei allen zellulären Phasen (Angina pectoris, auch bei Multipler Sklerose, sowie bei Neoplasmaphasen versuchsweise interponieren — hohe Potenzen nicht das forte-Injeel).

Acidum formicicum steht zur Verfügung als Acidum formicicum-Injee (forte) mit dem Potenzenakkord (D 4), D 12, D 30, D 200; als Einzelpotenzer in D 5; D 30; D 200.

Acidum formicicum ist enthalten in Angio-Injeel, Cutis compositum.

Acidum fumaricum – Fumarsäure

Verwendet wird Fumarsäure, COOH CH CH COOH.

Wirkfaktor des Zitronensäurezyklus und von Redoxsystemen. Imprägnationsphasen jeder Art, auch Asthma, Angina pectoris, Pruritus, Dermatosen, Psoriasis, Präkanzerose, Neoplasmaphasen (besonders im Beginn) zur Verbesserung der Zellatmung. Heuschnupfen. Allergien. Wirkt diuretisch.

Fumarsäure benötigen meist pastöse, aufgedunsene, kurzatmige Patienten mit fettiger Haut und fettigen Haaren und mit Herzbeschwerden; dabei herabgesetzte Nierenfunktion und starke Schweißneigung, etwa dem Kalium carbonicum-Bild ähnlich.

Äpfelsäure und Fumarsäure sollten stets zusammen gespritzt werden, um Entgleisungen in der nachfolgenden Kette des Zitronensäurezyklus zu vermeiden.

Wie alle Katalysatoren des Zitronensäurezyklus wirkt auch die Fumarsäure auf die Regulierung der inneren Atmung, so bei Asthma, Heuschnupfen und bei Kopfsymptomen, die sich in frischer Luft bessern (Pulsatilla), auch bei aufgedunsenem Gesicht mit zyanotischer Verfärbung und Schwindelgefühl.

Störungen im Lipoid- und Steroidstoffwechsel mit frühzeitiger Arteriosklerose, wobei die Kombination mit Acidum malicum für die Behandlung der Hypertonie zu empfehlen ist, auch zur Embolie-Therapie und Embolie-Prophylaxe.

Eine gewisse symptomatische Ähnlichkeit besteht zu Baryum oxalsuccinicum. Der Unterschied liegt darin, daß die Krankheitserscheinungen bei dem Fumarsäure-Bild plötzlich eintreten, häufig schwanken und nach jedem Essen schlechter werden, fast stets mit hypertonen Kopfschmerzen oder mit auffallender Rötung der Haut einhergehen, während Baryum oxalsuccinicum durch die langsam schleichenden Formen mit träger Reaktion und weniger heftigen exsudativen Prozessen gekennzeichnet ist.

Beziehungen bestehen auch zur Gallenproduktion, Gallensteinbildung und der Funktion der Bauchspeicheldrüse und zu Nierenerkrankungen, speziell Nephrose mit Hypertonie und dunkelrotem zyanotischem Gesicht mit Neigung zu Kollapszuständen und kaltem Schweiß. Auf dem Harn bildet sich bei längerem Stehen eine Fetthaut (Acidum phosphoricum).

Am Skrotum und am Penis finden sich Ekzeme und Suppurationen.

Auch bei entzündlichen Erkrankungen der Genitalorgane, bei Ovariitis, Orchitis, Parametritis, auch bei Fluor albus und Sterilität der Frauen kann

Fumarsäure nützlich sein, speziell wenn psychische Veränderungen vor den Menses auftreten sowie bei Schwangerschaftserbrechen mit starkem Kopfschmerz und erhöhtem Blutdruck. Auch Wallungen im Klimakterium können durch Acidum fumaricum günstig beeinflußt werden.

Acidum fumaricum steht zur Verfügung als Acidum fumaricum-Injeel (forte) mit dem Potenzenakkord (D 6), D 10, D 30, D 200; als Einzelpotenzen in D 6; D 10; D 30; D 200.

Acidum fumaricum ist enthalten in Causticum compositum, Coenzyme compositum, Cor compositum, Cutis compositum, Hepar compositum, Thyreoidea compositum.

Acidum glutaminicum — Glutaminsäure

Verwendet wird L-(+)-Glutaminsäure, COOH CH (NH_2) CH_2 CH_2 COOH.

Faktor zahlreicher intermediärer Synthesen. Baustein von Glutathion. Soll die Gehirnfunktion gut beeinflussen und die geistige Leistung heben, z. B. bei geistigen Entwicklungsstörungen (Kinder).

Acidum glutaminicum steht zur Verfügung als Acidum glutaminicum-Injeel (forte) mit dem Potenzenakkord (D 6), D 12, D 30, D 200.

Acidum hydrochloricum (Acidum muriaticum) — Salzsäure

Verwendet wird verdünnte Salzsäure, HCl.

Die Hauptwirkung der homöopathisch potenzierten Salzsäure erstreckt sich auf typhöse Krankheitszustände, besonders solche septischer Art, wobei der Kranke im Bett herabrutscht infolge großer Schwäche, der Unterkiefer herabhängt, die Zunge trocken und lederartig und geschrumpft ist, evtl. mit tiefen Ulzera und bläulich-rötlichen Kanten oder Aphthen besetzt ist, sich ein schmutziger Belag auf den Zähnen findet, der Atem stinkt, Zahnfleisch und regionale Lymphknoten geschwollen sind. Auch die Uvula kann geschwollen sein mit Pseudomembranen und Ulzera, wobei Schluckversuche Spasmen und Erstickungsanfälle auslösen und ein Zustand schwerster Prostration besteht. Dabei kann unbewußt Harn gelassen werden und beim Harnlassen können unwillkürliche Darmentleerungen auftreten (nach Röntgen-Therapie).

Bei derartig schwerwiegenden typhösen Krankheitszuständen findet sich häufig auch ein schwacher und kleiner, beschleunigter Puls, der bei jedem dritten Schlag aussetzt (Kalium carbonicum).

Eine ausgesprochene Verschlimmerung empfindet der Patient bei Rechtslage, ferner vor Mitternacht und bei feuchtem Wetter, während Liegen auf der linken Seite bessert.

Typisch ist auch der Widerwillen gegen Fleisch bei zeitweiligem Heißhunger und dauerndem Verlangen zum Trinken mit Kollern im Bauch durch Gärungsvorgänge der aufgenommenen Nahrung.

Typisch sind ferner die Mastdarmbeschwerden, einmal charakterisiert durch unwillkürliche Darmentleerungen beim Wasserlassen sowie durch berührungsempfindliche Hämorrhoiden, daß sogar die Anwendung von Toilettenpapier schmerzt. Dabei kann Pruritus ani bestehen mit Prolapsus ani beim Wasserlassen. Charakteristisch finden sich auch Hämorrhoiden während der Gravidität, die bläulich und heiß sind und heftig stechen.

Trotz Incontinentia urinae muß der Patient lange warten, bis die Harnentleerung erfolgt bei gleichzeitiger unfreiwilliger Stuhlentleerung. Auch Impotentia virilis kann vorliegen.

Rheumatisches Ziehen und Schneiden in den Gliedern wird durch Bewegung gebessert (Rhus tox.) und ist schlimmer in der Ruhe. Zahnschmerzen bei beginnender Karies werden besonders durch kaltes Trinken verschlimmert.

Es besteht leichte Erregbarkeit, erhöhte Reizbarkeit mit Neigung zu Zorn oder auch zu Trübsinn und Melancholie mit allgemeiner Unlust und Unzufriedenheit.

Die für Acidum muriaticum typischen Hauterscheinungen sind durch brennendes Jucken verschiedenster Körperstellen, besonders am Skrotum charakterisiert, wobei das Jucken durch Kratzen kaum zu stillen ist, auch Bläschen aufschießen und Schorfe zusammenfließen mit kleinen schmerzhaften Knötchen und Pusteln und nachfolgender Suppuration mit Brennen und Jucken. Es können sich Geschwüre mit übelriechendem Sekret und brandigem Aussehen bilden, besonders an den Unterschenkeln (Ulcera cruris). Typisch sind Ekzeme auf der Handoberfläche.

Ein Charakteristikum für Acidum muriaticum ist auch die Empfindlichkeit gegen die geringste Berührung, sowohl bei Hämorrhoiden wie aber auch allgemein und besonders an den Genitalien.

Es braucht nicht stets das gesamte Arzneimittelbild von Acidum muriaticum vorhanden zu sein. Auch wenige typische oder sogar nur rudimentäre Symptome rechtfertigen bereits den Einsatz dieses wichtigen

Polychrests, das bei schwersten Fällen unbeirrt weitergegeben (oder gespritzt) werden muß, um den Erfolg zu garantieren.

Wenn die Hauptsymptome von Acidum muriaticum zusammengefaßt werden, so ergibt sich folgendes typische Arzneimittelbild:

1. Typhöse Krankheitszustände mit trockener, lederartiger, geschrumpfter Zunge, aphthöser Stomatitis, septischen Durchfällen, evtl. Abgänge klaren dunklen Blutes. Herabrutschen im Bett, Herabfallen des Unterkiefers. Schmutziger Belag auf den Zähnen.
2. Hämorrhoiden geschwollen, blau und äußerst berührungsempfindlich (auch gegen das Bettuch). Mastdarmvorfall, auch beim Urinieren. Gurren und Kollern im Leib. Pruritus ani. Hämorrhoiden blaurot und heiß, blutend, in der Gravidität.
3. Schwierigkeiten beim Wasserlassen mit gleichzeitiger unfreiwilliger Darmentleerung.
4. Beschleunigter, schwacher und kleiner Puls, bei jedem dritten Schlag aussetzend.
5. Ziehende rheumatische Schmerzen, besonders in der Achillessehne, schlimmer bei beginnender, besser bei fortgesetzter Bewegung.
6. Stark juckende papulöse und vesikulöse Ausschläge. Karbunkel. Faulig riechende Ulcera cruris. Ekzeme auf dem Handrücken. Dekubitus. Nasenbluten.
7. Reizbare und mürrische Stimmung oder schweigsame Melancholie „leidet schweigend".
8. Verschlimmerung bei feuchtem Wetter und vor Mitternacht sowie bei Liegen auf der rechten Seite. Besserung bei Liegen auf der linken Seite.

Nash schildert die souverän vom Arzt zu dirigierende Therapie mit Acidum muriaticum (einschließlich Milchzucker — Placebos) bei schweren septischen Krankheitszuständen wie folgt:

„Natürlich sind die Angehörigen ängstlich, selbst hoffnungslos, und man muß zu einer ‚Scheinbehandlung' greifen. Wenn man mit Ratschlägen und Andeutungen bestürmt wird, alle möglichen Verordnungen hervorgebracht werden, die viele andere ähnliche Fälle geheilt hätten, so verordne man alle fünf Minuten Sacharum lactis; es ist eine wundervoll beruhigende Medizin (für die Angehörigen und die Unberufenen) und sollte nie vergessen werden. Den ärgsten Schreier schicke man, wenn möglich, einige Meilen weg nach irgend etwas ganz Gleichgültigem. Dies ist für die Genesung des Kranken unumgänglich. Die größte Gefahr für den Patienten liegt darin, daß der Arzt die Geistesgegenwart verliert und sich von der einzig wahren, hilfreichen Behandlung abbringen läßt. Dieser Rat ist nur für diejenigen bestimmt, die ihn nötig haben. Viele Patienten sind gestorben, weil der Arzt unter derartiger Bedrängnis den Kopf verlor."

Acidum hydrochloricum steht zur Verfügung als Acidum muriaticum-Injeel (forte) S mit dem Potenzenakkord (D 4), D 12, D 30, D 200.

Acidum hydrochloricum (synonym mit muriaticum) ist enthalten in Podophyllum compositum.

Acidum hydrocyanicum — Blausäure

Verwendet wird verdünnte Blausäure, HCN.

Epilepsie, vor dem Anfall wie ein Blitz vom Kopf in die Füße. Cholera mit Kollaps. Scarlatina (bösartige Formen). Malaria mit Ohnmacht, Eiseskälte des Körpers, unfühlbarer Puls. Trockener Kitzelhusten bei Tbc.

Acidum hydrocyanicum steht zur Verfügung als Acidum hydrocyanicum-Injeel (forte) mit dem Potenzenakkord (D 6), D 12, D 30, D 200.

Acidum α-ketoglutaricum — α-Ketoglutarsäure

Verwendet wird 2-Oxoglutarsäure, COOH CH_2 CH_2 CO COOH.

Wirkfaktor des Zitronensäurezyklus und von Redoxsystemen. Imprägnationsphasen jeder Art, auch Asthma, Angina pectoris, Pruritus, Dermatosen, Psoriasis, Präkanzerose, Neoplasmaphasen (besonders im Beginn) zur Verbesserung der Zellatmung. Diabetes mellitus. Postapoplektische Paresen.

Unter den Katalysatoren des Zitronensäurezyklus hat besonders die α-Ketoglutarsäure hervorstechend das Symptom, daß der Patient immer zu wenig Luft bekommt, sowohl bei Asthma wie bei Emphysem, bei allergischer Rhinitis, Grippe u. a.

Besonders typisch ist das große Zerschlagenheitsgefühl, „wie gerädert", indem das Bett als zu hart und die Bettdecke als zu schwer empfunden werden (Arnica).

Die Fenster müssen immer weit geöffnet sein (Carbo vegetabilis). Der Patient kann sich auch nicht in geschlossenen Räumen aufhalten, läuft unruhig bei Tag und Nacht umher, ißt wenig oder gar nicht. Typisch ist die Verschlimmerung beim Stillsitzen oder beim Fahren (Umgekehrt Acidum fluoricum und Acidum nitricum).

Indiziert ist Acidum α-ketoglutaricum bei allgemeiner Insuffizienz drüsiger Organe, auch bei endogener Fettsucht, nach Tonsillektomie, Strumaextirpation, ferner bei Atonie des Magens, Pylorospasmus der Säuglinge sowie bei Incontinentia urinae (beim Husten) sowie bei Prostatikern und bei Enuresis nocturna.

Ein Versuch ist ferner zu machen bei Psoriasis und bei schlecht heilenden, eiternden Wunden sowie bei Warzen und Seborrhö, ferner bei Amputationsschmerzen (Kausalgien).

Acidum α-ketoglutaricum steht zur Verfügung als Acidum α-ketoglutaricum-Injeel (forte) mit dem Potenzenakkord (D 6), D 10, D 30, D 200; als Einzelpotenzen in D 6; D 10; D 30; D 200.

Acidum α-ketoglutaricum ist enthalten in Causticum compositum, Coenzyme compositum, Cor compositum, Cutis compositum, Hepar compositum, Syzygium compositum, Thyreoidea compositum.

Acidum lacticum – Milchsäure

Verwendet wird racemische DL-Milchsäure, CH_3 CH(OH) COOH.

Diabetes mellitus. Magenerkrankungen mit Verdacht auf Präkanzerose. Reichlicher, nicht übelriechender Fußschweiß.

Acidum lacticum steht zur Verfügung als Acidum lacticum-Injeel (forte) mit dem Potenzenakkord (D 6), D 12, D 30, D 200.

Acidum L (+)-lacticum – Fleischmilchsäure

Verwendet wird die rechtsdrehende L (+)-Milchsäure (Fleischmilchsäure) CH_3 CH (OH) COOH.

Atmungsstörungen der Zelle. Diabetes mellitus. Präkanzerosen. Neoplasmaphasen (auch oral).

Acidum L (+)-lacticum steht zur Verfügung als Acidum L (+)-lacticum-Injeel (forte) mit dem Potenzenakkord (D 4), D 12, D 30, D 200.

Acidum L (+)-lacticum ist enthalten in Cor compositum, Ginseng compositum, Placenta compositum, Strophanthus compositum, Syzygium compositum, Thyreoidea compositum, Tonsilla compositum, Ubichinon compositum.

Acidum DL-malicum – Äpfelsäure

Verwendet wird racemische DL-Äpfelsäure (Hydroxybutandisäure), COOH CH_2 CH (OH) COOH.

Wirkfaktor des Zitronensäurezyklus und von Redoxsystemen. Imprägnationsphasen jeder Art, auch Asthma, Angina pectoris, Pruritus, Dermatosen, Psoriasis, Präkanzerose, Neoplasmaphasen (besonders im Beginn) zur Verbesserung der Zellatmung. Paresen jeder Art. Wirkt diuretisch.

Acidum malicum sollte niemals ohne Fumarsäure verabfolgt werden, wobei Acidum malicum eines der Hauptmittel für die allgemeine Entgiftung und für die Sauerstoffzufuhr in drüsigen Geweben und Muskeln darstellt und auch eine dominierende Rolle im Krebsgeschehen spielt.

Bei schwerem Rheuma empfiehlt sich die Kombination mit Musculus suis-Injeel und Cor suis-Injeel, bei Angina pectoris zusätzlich Aorta suis-Injeel und Luesinum-Injeel forte.

Ergänzende Homöopathika und Suis-Organ-Präparate sind Acidum fumaricum, Silicea, Echinacea, Diphtherinum, Scarlatinum, Apis, Thuja, Hydrastis sowie alle Suis-Organ-Präparate der Drüsengewebe und Cor suis.

Acidum malicum ist auch bei fieberhaften Erkrankungen unklarer Genese indiziert, auch bei Infektionskrankheiten mit schwerem Verlauf, chronischer Bronchitis von Kindheit an, chronischer Sinusitis, Tonsillitis, speziell auch bei Asthma und als Nebenmittel bei Bronchialkrebs. Angina pectoris, Myokardschwäche mit Dyspnoe. Toxisch bedingte Tachykardie und postinfektiöse Herzmuskelschwäche, Kreislaufkollaps und Sportherz verlangen Acidum malicum. Typisch sind auch kalte Hände und Füße und eine bläuliche Verfärbung der Haut.

Bei Krebs der verschiedenen Darmabschnitte sollte stets auch Acidum malicum mit verabfolgt werden, auch bei Blasenkrebs und Incontinentia urinae und Azetonurie. Wenn rheumatische Erkrankungen lange Zeit mit Salizylaten, Phenylbutazon und sonstigen Chemotherapeutika behandelt wurden sowie bei akuter Polyarthritis soll ebenfalls Acidum malicum eingesetzt werden.

Auch bei starker Seborrhö und chronischen trockenen, schuppenden Ekzemen und Psoriasis mit heftigem Juckreiz, bei Rhagaden sowie bei Gehörgangsekzemen ist Acidum malicum indiziert.

Acidum malicum steht zur Verfügung als Acidum DL-malicum-Injeel (forte) mit dem Potenzenakkord (D 6), D 10, D 30, D 200; als Einzelpotenzen in D 4; D 10; D 30; D 200.

Acidum DL-malicum ist enthalten in Coenzyme compositum, Cor compositum, Hepar compositum, Thyreoidea compositum.

Acidum muriaticum siehe Acidum hydrochloricum

Acidum nitricum – Salpetersäure

Verwendet wird verdünnte Salpetersäure, HNO_3.

Die homöopathisch potenzierte Salpetersäure ist eines der wichtigsten sog. „antidyskratischen Mittel" mit typischen Symptomen und großem Heilumfang, besonders bei chronischen, durch Ausschläge, Feigwarzen, Vitaminmangel oder Rückvergiftungen bei Tuberkulose, Lues u. a. hervorgerufenen Imprägnationsphasen, bei zahlreichen Affektionen der Haut, der Schleimhäute, des Blutes, der Drüsen, der Verdauungs- und Atmungsorgane sowie des Knochensystems.

Es besteht eine große Neigung zu Schnupfen und Schleimausflüssen, nach Quecksilbermißbrauch, wobei alle Absonderungen durch Stinken charakterisiert sind und stechende Schmerzen (Splitterschmerz) vorherrschen.

Besonders an den Grenzen der Schleimhäute, wo Haut und Schleimhäute sich treffen (Mundwinkel, Nase, After) finden sich Risse, Ulzerationen und Schorfe. Auch Aphthen, Stomatitis mit Speichelfluß, Gingivitis mit üblem Geruch sind eine Indikation für Acidum nitricum, besonders wenn Mercurius bereits angewandt wurde. Auch bei Afterfissuren (Ratanhia) und bei blutenden und sehr schmerzhaften Hämorrhoidalknoten ist Acidum nitricum indiziert, speziell wenn „heftiger Schmerz nach dem Stuhlgang, selbst nach weichem Stuhl" besteht (Nash). Im Gegensatz zu Nux vomica tritt nach dem Stuhl keine Linderung ein, sondern der Patient muß aufgrund heftiger Schmerzen ein oder zwei Stunden post defaecationem umherwandern. Ähnlich wie bei Collinsonia besteht auch bei Acidum nitricum ein stechender Schmerz wie von Splittern, wobei auch Blutungen aus allen Körperöffnungen mit ungewöhnlich hellrotem Blut vorliegen können, besonders bei Typhus und Hämorrhoiden.

Typisch ist auch stinkender Harn, der ebenfalls Eiweiß enthalten kann und vom Patienten bei Drang nicht angehalten werden kann.

An der Haut finden sich Feigwarzen, auch Furunkel und leicht blutende Geschwüre, besonders am Gesäß (neben Sulfur), welche sich tief einfressen und an den Rändern unregelmäßig sind und stinkende Sekrete absondern. Auch können sich Augenentzündungen finden mit Hornhautflecken.

Besonders gut reagierten früher die nach übermäßiger Quecksilberbehandlung aufgetretenen Dyskrasien auf syphylitischer Basis wie insbesondere auch merkurielle Knochenaffektionen mit Karies und Entzündungen der Knochenhaut und nächtlichen rheumatischen Beschwerden, besonders auch bei Wetteränderung, evtl. verbunden mit stetiger Frostigkeit und stinkenden sauren Nachtschweißen, Schwellungen der Leistendrüsen sowie Vereiterungen.

Auch Schwerhörigkeit nach Quecksilbermißbrauch (Petroleum), chronischer Schnupfen mit wässrigem, wundmachendem und übelriechendem Ausfluß, besonders auch bei Scharlach und Diphtherie, Lockerheit der Zähne und Bluten des Zahnfleisches, heftige Zahnschmerzen bei weit vorgeschrittener Karies und Pulpitis. Auch Lungenabszeß und Lungenblutungen bei mageren älteren Personen erfordern Acidum nitricum.

Typisch ist (ähnlich wie bei Carbo animalis und bei Acidum muriaticum) ein Ekel vor Fleisch sowie ein Verlangen nach Fettem und auf Heringe, wobei bitterer oder süßlicher Geschmack vorliegen kann und auch eine Abneigung gegen Brot besteht.

Charakteristisch für die verschiedenartigsten Absonderungen von Acidum nitricum ist der üble Geruch, auch bei dünnflüssigem Weißfluß; Frostbeulen haben ein hellrotes rosaartiges Aussehen und jucken stark.

Die Verschlimmerung erfolgt abends und in der Nacht sowie beim Aufstehen vom Sitzen und bei Berührung der befallenen Teile, bei Bewegung und nach dem Essen, während eine Besserung durch Fahren im Wagen charakteristisch ist sowie durch Aufstoßen.

Meistens findet sich bei Acidum nitricum-Symptomen auch Neigung zu Durchfällen, jedenfalls nicht zu harten Stühlen, wobei das Mittel dann gut anzusprechen pflegt.

Die geistige Stimmung ist reizbar, starrköpfig, hoffnungslos verzweifelt, evtl. boshaft und rachsüchtig mit Empfindlichkeit gegen Geräusch, gegen Schmerz, Berührung und Stoß, wobei auch Todesfurcht typisch sein kann. Auch die Kopfhaut ist empfindlich und es besteht evtl. ein Bandgefühl um den Kopf sowie Kopfschmerz durch Hutdruck.

Charakteristisch ist die Zunge von Acidum nitricum. Sie ist sauber, rot und naß mit einer zentralen Furche, wobei oft blutiger Speichel abgesondert wird, besonders wenn sich gleichzeitig Ulzera am weichen Gaumen finden.

Wenn die Hauptsymptome von Acidum nitricum zusammengefaßt werden, ergibt sich folgendes typisches Arzneimittelbild:

1. Splitterschmerz. Ulzerationen und Einrisse an Körperöffnungen, an Haut-Schleimhautgrenzen, besonders bei dunkelhäutigen Personen jenseits des mittleren Lebensalters. Bei sykotischer Dyskrasie und hydrogenoider Konstitution.
2. Ulzeration im Bereich des Mundes und der Zunge. Aphthen. Kondylome, Fissuren, leicht blutend. Afterfissuren mit stundenlangen Schmerzen post defaecationem.
3. Stark stinkende Absonderungen (Urin, Fäkalien und Schweiß). Neigung zu Erkältungen und Durchfällen.
4. Reizbare, starrköpfige Patienten mit hoffnungsloser Verzweiflung, Geräuschempfindlichkeit, Todesfurcht. Bandgefühl um den Kopf und Kopfschmerz von Hutdruck. Sehr geräuschempfindlich.
5. Ulcera corneae. Lichtscheu. Dauernder Tränenfluß. Ozäna. Wunde, blutige Nasenlöcher (wie Splitter in der Nase), Karies des Os mastoideum.
6. Zunge rot, naß, sauber mit Zentralfurche. Blutiger Speichel mit Ulcera am weichen Gaumen. Splitterschmerz beim Schlucken.
7. Liebt Fett und Salz. Schwangere verlangen nach Erde, Kalk usw. Dyspepsie. Prolapsus ani. Leicht blutende Hämorrhoiden. Ikterus.
8. Stinkender Urin, evtl. blutig und eiweißhaltig (Prostatahypertrophie). Ulzera unter Präputium. Balanitis. Fluor albus. Menstruationen mit heftigen Schmerzen und Stichen. Metrorrhagien.
9. Heiserkeit mit trockenem Husten. Übelriechender Fußschweiß.
10. Frostbeulen. Schwitzen der Hände. Stinkender Achselschweiß nachts. Warzen, groß, rissig, beim Waschen blutend. Auch Ulcera cruris, empfindlich und leicht blutend mit Splitterschmerzen, mit zackigen Rändern, wie rohes Fleisch. Überschießende Granulationen.
11. Verschlimmerung abends, nachts, bei Kälte und auch bei heißem Wetter, Besserung beim Fahren.

Acidum nitricum steht zur Verfügung als Acidum nitricum-Injeel (forte) mit dem Potenzenakkord (D 6), D 12, D 30, D 200.

Acidum nitricum ist enthalten in Abropernol, Galium-Heel, Hormeel, Lamioflur, Paeonia-Heel, Reneel.

Acidum oroticum – Orotsäure

Verwendet wird Orotsäure (2,6-Dioxo-1,2,3,6-tetrahydropyrimidin-4-carbonsäure).

Die Orotsäure ist bei wichtigen intermediären Synthesen beteiligt. Sie entsteht u. a. aus der Ureido-Bernsteinsäure durch Ringschluß mit der Zwischenstufe Dihydroorotsäure und anschließende DPN-abhängige Dihydrierung. Diese Reaktion konnte in tierischen Geweben und Bakterien nachgewiesen werden. Außer in der Milch findet sich Dihydroorotsäure in beträchtlichen Mengen u. a. auch in Hefeextrakten. Wahrscheinlich ist Dihydroorotsäure auch bei der Purinsynthese beteiligt, ähnlich wie bei der Synthese des Pyrimidinringes, welche von der α-Ureido-Bernsteinsäure (= Carbamyl-Asparaginsäure) ausgeht. Letztere entsteht durch eine Reaktion der Asparaginsäure mit dem von Lipmann entdeckten Carbamyl-Phosphat. Daraus werden auch frühere Befunde erklärlich, wonach der Ureidkohlenstoff des Citrullins in die Ureido-Bernsteinsäure, Orotsäure und die Pyrimidinbasen der Nucleinsäuren übergehen kann (Lowenstein und Cohen nach Leuthardt).

Dyhydroorotsäure reagiert mit dem 5-Phosphoribosyl-pyrophosphat, indem Pyrophosphat durch die Nucleotid-Pyrophosphorylase abgespalten und in das Oritidin überführt wird, durch dessen Decarboxylierung unmittelbar Oridin entsteht. Acidum oroticum kann daher bei Imprägnationsphasen, auch bei Leberschäden von Nutzen sein.

Acidum oroticum ist enthalten in Hepar compositum.

Acidum oxalicum – Oxalsäure

Verwendet wird Oxalsäure, $(COOH)_2 \cdot 2H_2O$.

Die Hauptsymptome sind:

Paresen der Beine. Samenstrangneuralgien. Oxalurie. Hyperemesis.

Sonst finden sich folgende Erscheinungen, für welche Acidum oxalicum hilfreich sein kann:

Große Mattigkeit und Müdigkeit mit Schwäche im Rücken, als könne das Rückgrat den Körper nicht mehr tragen, verbunden mit Taubheitsgefühl, wobei die Beschwerden nur an kleinen, umgeschriebenen Stellen und anfallsweise auftreten, durch Bewegung verschlimmert und durch Dehnen und Niederlegen gebessert werden.

Marmorierte, empfindliche Haut. Juckende Ekzeme am Hals und an den Fingern.

Incontinentia urinae. Heller, stark saurer, lange sauer bleibender Urin mit Brennen in der Harnröhre. Häufiger Harndrang mit Schmerzen in der Nierengegend sowie in der Glans penis beim Urinieren.

Vermehrter Geschlechtstrieb und Erektionen. Pollutionen mit lüsternen Träumen. Die Samenstrangneuralgien werden durch geringste Bewegungen verschlimmert.

Auch bei pektanginösen Anfällen, verbunden mit Atemnot und in die Arme abstrahlenden Schmerzen sowie bei Kältegefühl im Magen mit heftigen Magenschmerzen (Ulcus-Diathese) kann Acidum oxalicum wirksam sein.

Acidum oxalicum steht zur Verfügung als Acidum oxalicum-Injeel (forte) mit dem Potenzenakkord (D 6), D 12, D 30, D 200.

Acidum phosphoricum – Phosphorsäure

Verwendet wird verdünnte Phosphorsäure, H_3PO_4.

Das Hauptcharakteristikum der Phosphorsäure ist Schwäche und Hinfälligkeit, auch Gleichgültigkeit, Apathie und Trägheit des Geistes und des Körpers. Dabei sind die Beschwerden schlimmer in der Kälte und werden durch Wärme gebessert. Der Patient kann in einem Zustand von Bewußtlosigkeit oder Betäubungsschlaf liegen, ohne zu wissen, was um ihn herum vorgeht. Jedoch beim Erwachen ist er bei vollem Bewußtsein (Nash).

Dabei ist Acidum phosphoricum nicht nur bei typhösen Zuständen indiziert, sondern die Depression des Sensoriums kann auch durch Kummer und exogene psychische Belastungen bedingt sein, etwa wie es bei Ignatia gefunden wird, jedoch wesentlich tiefergehend, indem der Patient vor Kummer gelähmt scheint. Oft findet sich dabei ein zermalmender Druck auf dem Scheitel mit Hinterkopf- oder Nackenschmerz.

Während die Calcium carbonicum-Patienten meist Pykniker sind, wachsen die Acidum phosphoricum-Patienten zu schnell. Dann finden sich Kopfschmerzen, besonders bei Schülern, wenn diese zu rasch gewachsen sind.

Als Bauchsymptome findet sich neben meteoristischer Auftreibung, Rumpeln und Gurgeln und Wassergeräuschen eine farblose, schmerzlose Diarrhoe ohne bemerkenswerte Schwäche oder Erschöpfung, ganz im

Gegensatz zu China, das ebenfalls infrage kommt bei Folgen von Onanie, gegen welche auch Acidum phosphoricum ein gutes Mittel ist.

Charakteristisch sind auch die nächtliche Schlaflosigkeit und die schwächenden Schweiße sowie Erwachen mit Heißhunger, wobei ein Verlangen nach kalter Milch oder Bier besteht. Nach dem Essen klagt der Patient über große Abgespanntheit und evtl. saures Aufstoßen oder über einen Geschmack wie faule Eier. Nach Wassertrinken wird Sodbrennen beobachtet oder auch saurer Schleim erbrochen, der die Zähne stumpf macht.

Die durch das ganze Mittel ziehende Schwäche äußert sich auch an den Atmungsorganen. Hier findet sich Kurzatmigkeit, so daß der Patient infolge von Schwäche auf der Brust nicht lange sprechen kann. Auch krampfhafte Brustbeklemmung mit Schmerzzuständen kann vorliegen, ferner Husten mit Kitzel im Kehlkopf sowie chronischer Kehlkopf- und Bronchialkatarrh mit Neigung zu Blutungen und Trockenheit und Rauheit im Hals. Charakteristisch ist eine näselnde Stimme.

An den Harn- und Geschlechtsorganen ist ein typisches Symptom festzustellen: Ausfluß von Prostatasaft (Prostatorrhö) vor dem Urinieren und häufiges Urinieren nachts sowie ein roter Absatz des Harns mit einem darauf schwimmenden Fetthäutchen. Der Urin ist meistens sehr profus und hell oder auch wässrig oder milchig. Dabei wird Kopfschmerz (ähnlich wie bei Gelsemium) durch reichlichen Urinabgang gebessert.

Männliche Impotenz und Nachlassen der Erektion während des Coitus ohne Samenerguß, häufig eine Folge von Coitus interruptus, Onanie. Dabei findet sich Jucken am Hodensack oder auch an After und an der Scheide.

Die Menses treten verspätet ein und sind spärlich. Es besteht Fluor albus mit großen Klumpen und unerträglichem Geruch.

Wenn die Hauptsymptome von Acidum phosphoricum zusammengefaßt werden, so ergibt sich folgendes typische Arzneimittelbild:

1. Geistige Erschöpfung. Gedächtnisschwäche. Folgen von Kummer, Überarbeit, sexuellen Exzessen. Redeunlust. Schläfrigkeit.
2. Beschwerden schlechter von Kälte, besser von Warmhalten.
3. Tagesschläfrigkeit, nachts Schlaflosigkeit mit schwächenden Schweißen. Während des Schlafes Zucken und Bewegen der Glieder. Beängstigende oder wollüstige Träume mit Pollutionen. Kurz Schlaf erquickt. Erwachen mit Heißhunger.
4. Leicht blutendes Zahnfleisch. Skorbut. Trockene Mundschleimhäute. Weiße oder gelb belegte Zunge. Ekel vor Schwarzbrot, Verlangen

nach Milch oder Bier. Geschmack wie faule Eier. Erbrechen von süßem oder saurem Schleim. Chronische schmerzlose Durchfälle, die nicht erschöpfen.

5. Blasenreizzustände. Prostatorrhö vor dem Urinieren. Häufiges Urinieren nachts. Brennen und Schneiden beim Urinieren. Harnverhaltung. Roter Absatz und Fetthäutchen im Urin.
6. Impotenz. Pollutionen. Nachlassen der Erektion während des Coitus ohne Samenerguß. Verspätete und spärliche Menses. Weißfluß mit großen Klumpen (Geruch).
7. Jucken in After, Scheide und am Hodensack.
8. Chronische Kehlkopf- und Luftröhrenkatarrhe.

Acidum phosphoricum steht zur Verfügung als Acidum phosph-Injeel (forte) S mit dem Potenzenakkord (D 4), D 12, D 30, D 200.

Acidum phosphoricum ist enthalten in Arsuraneel, Cerebrum compositum, Cutis compositum, Nervoheel, Neuro-Injeel, Syzygium compositum.

Acidum picrinicum – Pikrinsäure

Verwendet wird Pikrinsäure (2,4,6-Trinitrophenol) $C_6H_2 (NO_2)_3 (OH)$.

Anstrengungen, Lesen, Geistesarbeit verschlimmern. Völlige Erschöpfung, Schwäche, muß sich lang legen. Augenbrennen bei Licht. Ohrfurunkel. Papulöse Ausschläge. Verschlimmerung (Hinterhaupt-Kopfschmerz) nach Koitus, Sonnenbestrahlung, geistiger Anstrengung. Urin zucker- und eiweißhaltig. Spondylitis. Prostatahypertrophie.

Typisch für die Anwendung sind die Symptome der völligen geistigen Erschöpfung mit Schwäche, Ermüdungsgefühl und geistiger Trägheit bis zur vollständigen Lähmung. Dabei besteht Gleichgültigkeit und Mangel an Energie und Initiative. Alle Beschwerden verschlimmern sich durch Anstrengung. Neurasthenie. Pollutionen.

Acidum picrinicum steht zur Verfügung als Acidum picrinicum-Injeel (forte) mit dem Potenzenakkord (D 6), D 12, D 30, D 200.

Acidum picrinicum ist enthalten in Aletris-Heel, Discus compositum, Valerianaheel.

Acidum salicylicum – Salizylsäure

Verwendet wird Salicylsäure (2-Hydroxy-benzoesäure), $C_6H_4 (COOH) (OH)$, als homöopathisiertes Allopathikum.

Die Salizylsäure hat jedoch auch aufgrund des homöopathischen Prüfungsbildes charakteristische Symptome wie Neuralgien, Schwindel, Ohrensausen, Schwerhörigkeit, Sehstörungen und psychische Depression. Es besteht Konzentrationsschwäche, Benommenheit, Blutandrang zum Kopf mit Flimmern vor den Augen und vermindertem Sehvermögen. Auch Blutungen in der Netzhaut können auftreten.

Außer Gesichtsnervenschmerzen mit Röte und ängstlichem Gesichtsausdruck sind rheumatische Schmerzen typisch, speziell in der Wirbelsäule, auf dem Kreuzbein (bei Schwerstfällen Variolinum), in der Schultermuskulatur, unter den Ellenbogen, im rechten Deltoideus, in der Wadenmuskulatur, besonders auch in den Zehen, am Fuß, Kinn, in den Schultergelenken, Handgelenken sowie Ischiasschmerzen. Eingesetzt werden kann Acidum salizylicum besonders dann, wenn heftige, profuse Schweiße vorhanden sind, sowohl bei akutem wie (primär-) chronischem Rheumatismus.

Auch die Verdauungsorgane können Schleimhautentzündungen zeigen mit Stomatitis, Gingivitis, trockenem Rachenkatarrh, Husten, Übelkeit und Erbrechen, Neigung zu Ulkusbildung, auch Enteritis acuta und blutige Entleerungen.

Nach Heinigke ist die Salizylsäure in niedrigen Potenzen (D 2 bis D 3) stets dann indiziert, wenn „die vortreffliche Benzoesäure wider Erwarten im Stich läßt“.

Auch bei Menière'schem Symptomenkomplex kann Acidum salicylicum sehr wirksam sein (Conium, Cocculus, Petroleum u. a.).

Versuchsweise bei verschiedenen Therapieschäden. Siehe auch Acidum acetylosalicylicum.

Acidum salicylicum steht zur Verfügung als Acidum salicylicum-Injeel (forte) mit dem Potenzenakkord (D 8), D 12, D 30, D 200.

Acidum succinicum – Bernsteinsäure

Verwendet wird Bernsteinsäure, COOH CH_2 CH_2 COOH.

Wirkfaktor des Zitronensäurezyklus und von Redoxsystemen. Imprägnationsphasen jeder Art, auch Asthma, Angina pectoris, Pruritus, Dermatosen, Psoriasis, Präkanzerose, Neoplasmaphasen (besonders im Beginn) zur Verbesserung der Zellatmung. Organische Nervenleiden. Paresen.

Acidum succinicum hat Beziehungen zur Blutbildung und soll daher bei Fällen von Anämie und Leukämie eingesetzt werden, ebenso bei anämischen Kopfschmerzen und bei Ernährungsstörungen der Vegetarier sowie bei Zerebralsklerose mit und ohne Gedächtnisverlust bei dem typischen blassen Aussehen.

Auch schulschwache Kinder, Asthma bronchiale und Folgezustände nach Antibiotika aufgrund häufiger katarrhalischer Affektionen der oberen und unteren Luftwege, evtl. auch Lungenbluten und Nasenbluten sind eine Indikation, wobei psychisch meist eine Hemmung besteht mit Abgespanntsein, Melancholie bis zur Depression, Gedächtnisschwäche, Interessenlosigkeit und Mangel an Selbstvertrauen, auch Zeichen von Avitaminose und Nervenschmerzen (Trigeminus, Ischias) und Lumbago. Charakteristisch ist stets die Störung des roten Blutbildes. Der Patient schwitzt leicht bei der geringsten Aufregung. Nasse Hände.

Nervöser Reizmagen. Anazidität. Gärungsdyspepsie. Verlangen nach Reizkost, die schlecht vertragen wird. Nicht heilende Ulcera duodeni sowie Enteritis und Kolitis mit Durchfällen bei der geringsten Erregung. Mastdarmvorfall und Schwächegefühl im gesamten Abdomen, auch bei Karzinom des Darmes. Bei Darmblutungen meist als Nebenmittel einzusetzen. Alle Aufregungen schlagen auf den Darm.

Nierenschmerzen bei Unterkühlung. Als Nebenmittel bei Zystopyelitis.

Bläschenausschläge. Schlecht heilende Wunden. Schlechter Körpergeruch (Hepar sulfuris, Psorinum).

Acidum succinicum ist ebenfalls indiziert bei schlecht wachsenden Kindern mit schwachem Knochenbau, auch wenn Knochenbrüche schlecht heilen, Knochenfisteln zurückbleiben und eine Schwäche der Gelenke besteht, auch bei Schleimbeutelentzündungen und kariösen Zähnen.

Acidum succinicum steht zur Verfügung als Acidum succinicum-Injeel (forte) mit dem Potenzenakkord (D 6), D 10, D 30, D 200; als Einzelpotenzen in D 4; D 10; D 30; D 200.

Acidum succinicum ist enthalten in Coenzyme compositum.

Acidum sulfuricum – Schwefelsäure

Verwendet wird verdünnte Schwefelsäure, H_2SO_4.

Die Hauptindikationen und Symptome sind:

Chronische Dyspepsie (Säuferkatarrhe), Hämorrhoiden brennend. Hitzewallungen, profuse und meist geruchlose Schweiße. Morgendurchfälle.

Neigung zu Blutungen. Morbus maculosus (Werlhof). Heruntergekommene Konstitution. Chronisches Asthma.

Zu Acidum sulfuricum ist noch zu bemerken, daß die Schwefelsäure in homöopathischer Zubereitung im Hinblick auf die eingreifenden biologischen Eigenschaften und therapeutischen Möglichkeiten der Säuren bei zahlreichen Symptomen indiziert ist, die sich von der Reaktionsphase bis zu den Degenerationsphasen hin finden.

Rheumatoide Schmerzen im Kreuz und in den Beinen können so stark sein, daß der Patient nicht ohne Stütze stehen kann. Dabei besteht eine ungewöhnliche Mattigkeit, daß kaum die Arme hochgehoben werden können, verbunden mit Zittergefühl im Körper, das jedoch nicht objektiviert werden kann. Neigung zu Muskelkrämpfen.

Typisch ist die Verschlimmerung des Befindens in frischer Luft.

Die Gemütsstimmung ist niedergeschlagen (wie verkatert) mit übler Laune, schlechtem Schlaf nach frühem Erwachen und Morgenschläfrigkeit (Nux vomica). Acidum sulfuricum paßt auch gut zu Alkoholikern, ist andernteils bei Imprägnationsphasen indiziert wie bei Pruritus, chronischen Ekzemen, Neurodermitis, besonders bei Ausschlägen auf dem Kopf, im Gesicht, im Nacken mit Ergrauen und Ausfallen des Haupthaares. Typisch ist ein spannendes Gefühl der Gesichtshaut, als wäre Eiweiß darauf getrocknet, ferner ein lähmiges Herabsinken des oberen Augenlides beiderseits, das von Konjunktivitis mit Lichtscheu und Trübsichtigkeit begleitet sein kann.

Auch sonst finden sich Schleimhautkatarrhe wie Stockschnupfen, Fließschnupfen, Laryngitis, Hustenanfälle mit Aufschwulken von Speisen, Atembeklemmung und Kurzatmigkeit mit Nasenflügelatmen (wie bei Lycopodium).

Es finden sich Gingivitis, Stomatitis, Gastritis (Säuferkatarrh), Übelkeit und Magenkrampf, Aufblähung mit Kollern, Stuhltenesmen, knollige Kotmassen (Schafskot), ferner Blasentenesmen, Jucken an den Genitalien, scharfer Fluor albus.

Acidum sulfuricum steht zur Verfügung als Acidum sulfuricum-Injeel (forte) mit dem Potenzenakkord (D 6), D 12, D 30, D 200.

Acidum sulfuricum ist enthalten in Syzygium compositum.

Acidum tartaricum – Weinsäure

Verwendet wird L (+)-Weinsäure, (+)-2,3-Dihydroxybutandisäure, COOH CH(OH) CH(OH) COOH.

Die Weinsäure ist vor allem in ihren Salzen ein wichtiges Antihomotoxikum. Als wichtige Symptome der Säure selbst gelten:

Erbrechen. Hyperemesis.

Acidum tartaricum steht zur Verfügung als Acidum tartaricum-Injeel (forte) mit dem Potenzenakkord (D 6), D 12, D 30, D 200.

Acidum uricum — Harnsäure

Verwendet wird Harnsäure (2,6,8-Trioxypurin).

Die Harnsäure steht im Brennpunkt des intermediären Stoffwechsels der Nukleinsäuren. Die exogene Harnsäure stammt aus den Kernsubstanzen der Nahrung, während die endogene Harnsäure der laufenden Zellmauserung entspringt. Man kann Acidum uricum daher im Umkehreffekt stets dann einsetzen, wenn Störungen im Abbau der Nukleinsäuren auftreten bzw. wenn gichtische Erscheinungen vorliegen (neben Colchicum u. a.). Auch bei extremer Fleischnahrung ist prophylaktisch an die Medikation der Harnsäure in homöopathischer Zubereitung zu denken; als allgemeine Indikationen gelten:

Störungen des intermediären Harnsäurestoffwechsels, versuchsweise auch bei Gicht.

Acidum uricum steht zur Verfügung als Acidum uricum-Injeel (forte) mit dem Potenzenakkord (D 6), D 10, D 30, D 200; als Einzelpotenz in D 6.

Aconitum — Sturmhut

Verwendet werden die frischen, zu Beginn der Blütezeit gesammelten oberirdischen Teile und Wurzelknollen von Aconitum napellus L./Ranunculaceae.

Die Tinktur aus dem Sturmhut (Eisenhut), Aconitum napellus L. aus der Familie der Ranunculaceen, enthält als wirksame Bestandteile Aconitsäure und das Aconitin, eine der giftigsten Pflanzensubstanzen, von dem Milligrammdosen bereits ein Pferd zu töten imstande sind.

Aconitum ist eines der wichtigsten homöopathischen Fiebermittel, speziell wenn heiße Haut, große Unruhe, harter, häufiger und gespannter Puls sowie verstärkter und evtl. unregelmäßiger Herzschlag vorhanden sind, Fieber und Frost wechseln, bei eventueller Hyperthermie (Temperaturen bis an 41 Grad) und wobei sich alle Fiebererscheinungen besonders abends steigern. Es besteht Blutandrang nach den verschiedenen Organen mit Neigung kleiner Blutgefäße zum Bersten und dadurch bedingten petechialen Blutungen im Gebiet der Nasen-Luftröhrenschleimhaut, evtl. klemmenden, bohrenden, wühlenden Schmerzen in der Herzgegend mit Stichen auf der Brust, Schnupfen, Katarrh der Schleimhäute, Kitzel im Kehlkopf mit Hustenreiz, wobei eine Empfindlichkeit des Kehlkopfs besteht. Die Herzbeschwerden von Aconitum können auch ohne Fiebererscheinungen auftreten, etwa wie man sie bei Angina pectoris oder auch beim akuten Herzinfarkt sieht.

Charakteristisch ist für das Vergiftungsbild außer großer motorischer Unruhe und Angst das Gefühl inneren Frierens, als ob Eis durch die Adern läuft. Weiterhin sind Parästhesien charakteristisch, auch bei Neuralgien, z. B. bei Ischias (nach Sitzen auf kaltem Boden), auch sonstige neuralgiforme Schmerzen.

Man hat früher in der allgemeinen Medizin Aconitum häufig in Salbenform verwendet, ist davon aber wegen der Schwierigkeit einer exakten Dosierung wieder abgekommen, zumal es sich um hochtoxische Zubereitungen mit evtl. akuten Vergiftungserscheinungen handelte.

Durch das ganze Arzneimittelbild von Aconitum zieht sich das plötzliche Auftreten der Erscheinungen und die Heftigkeit der Beschwerden, die oftmals als Erkältungskrankheiten mit Fieber nach Erkältungen durch kalte Ostwinde auftreten, wobei stets die Unruhe und die Angst sowie die Rötung der Schleimhäute, im Magen-Darmkanal auch die Empfindung von Auftreibung, Schwere, Druck und Spannung sowie schleimig-gallige Stühle, Blähungsbeschwerden mit kleinen häufigen Stühlen und Stuhlzwang das Aconitum-Bild charakterisieren können, ebenso wie Blutüberfüllung der Nieren mit verringertem Urinieren und schmerzhaftem Abgang, wobei Blut dem Urin beigemischt sein kann oder der Harn trübe durch Salzausscheidung ist.

Dabei pflegen die Aconitum-Symptome nicht nur als Folge von Erkältungen, sondern auch als Folgen von Schreck aufzutreten und sich an dem Locus minoris resistentiae zu lokalisieren.

Während man bei Fieberzuständen und organischen Beschwerden, Katarrhen, neuralgiformen Erscheinungen mit Parästhesie usw. z. B. auch bei Hyperthermie, bei Enzephalitis mit Höchsttemperaturen (z. B. postvakzinöser Enzephalitis oder Enzephalitis, die durch Frischzellenimplantation aktiviert worden sein kann, z. B. bei einem Kind mit früher chronischen Mittelohreiterungen) meistens tiefere Potenzen verabfolgt, sollten bei pektanginösen Beschwerden grundsätzlich höhere Potenzen (nicht unter D 6 oder Aconitum-Injeel) eingesetzt werden.

Nash sieht in Aconitum nicht nur ein hervorragendes Fiebermittel, sondern auch ein großes Schmerz-Heilmittel bei Neuralgien mit Taubheitsgefühl, Kribbeln oder Ameisenlaufen, sowie bei Todesangst (Aconitum ist neben Arsenicum album das wichtigste Mittel bei Angst).

Wenn die wichtigsten Symptome von Aconitum zusammengefaßt werden, ergibt sich folgendes typische Arzneimittelbild:

1. Fieber mit trockener, heißer Haut, Husten und Bruststichen. Inneres Frieren bei Grippe und Erkältung. Hyperthermie.
2. Erkältungsfolgen von trockenem, kaltem Wind (Enteritis, Zystitis, Gastroenteritis acuta u. a.).
3. Parästhesien, Neuralgien mit Ameisenlaufen.
4. Unruhe, Angst, Folgen von Schreck. Angina pectoris und Herzinfarkt. Heftige, akute Beschwerden.

Aconitum steht zur Verfügung als Aconitum-Injeel (forte) S mit dem Potenzenakkord (D 4), D 12, D 30, D 200.

Aconitum ist enthalten in Aconitum-Homaccord, Barijodeel, Bryaconeel, Cerebrum compositum, Echinacea compositum, Gripp-Heel, Pectus-Heel, Rhododendroneel, Spascupreel, Strophanthus compositum, Traumeel.

Actaea – Christophskraut

Verwendet wird der frische, im Mai vor der Blüte gesammelte Wurzelstock mit den daranhängenden Wurzeln der in Europa wachsenden Stammpflanze: Actaea spicata L./Ranunculaceae.

Primär chronische Polyarthritis (Finger und Zehen). Heberden'Knoten. Adjuvans bei Carcinoma ventriculi.

Actaea steht zur Verfügung als Actaea-Injeel (forte) mit dem Potenzenakkord (D 4), D 10, D 30, D 200.

ACTH – Adrenokortikotropes Hormon, Corticotrophin

Verwendet wird Corticotrophin, das Hormon des Hypophysenvorderlappens mit stimulierender Wirkung auf die Nebennierenrinde.

Hypophysen- und Nebennierenrinden-Dysfunktionen, auch bei Therapieschäden.

ACTH steht zur Verfügung als ACTH-Injeel (forte) mit dem Potenzenakkord (D 8), D 12, D 30, D 200.

Adenoma mammae – Brustdrüsenknoten

Verwendet werden operativ entfernte Knoten (Adenome) der humanen Brustdrüsen in homöopathischer Zubereitung (Nosode).

Indikationen für diese Nosode sind: Mamma-Tumoren verschiedener Genese und Ausprägung, versuchsweise auch bei Neoplasien einzusetzen sowie bei Mastopathia cystica, zumindest als Zwischenmittel, jedoch auch bei Frauen, die über ziehende Beschwerden im Bereich der Mammae klagen, während oder nach der Menstruation, insbesondere auch in der Zwischenzeit beim Eisprung.

Adenoma mammae steht zur Verfügung als Adenoma mammae-Injeel (forte) mit dem Potenzenakkord (D 8), D 10, D 30, D 200.

Adenoma prostata – Prostataknoten

Verwendet wird die gesamte gewucherte Prostata mit den darin enthaltenen Knoten (Adenome) in homöopathischer Zubereitung (Nosode).

Prostatitis. Prostatahypertrophie. Im Rahmen der sonstigen antihomotoxischen Therapie auch bei Prostatakarzinom.

Adenoma prostata steht zur Verfügung als Adenoma prostata-Injeel (forte) mit dem Potenzenakkord (D 6), D 10, D 30, D 200.

Adeps suillus – Schweineschmalz

Verwendet wird Schweineschmalz in pharmazeutischer Qualität (Adeps suillus).

Besonders nach Genuß tierischer Fette (z. B. Schmalz, Rindertalg, aber auch nach Butter) auftretende Beschwerden. Cholesterinämie. Bindegewebsverschlackung. Adipositas. Akne vulgaris. Seborrhö. Akute und chronische Ekzeme. Gallenkoliken. Blepharitis, Hordeolum, Chalazion. Beschwerden von Homotoxinen, die durch Gewichtsverluste freigemacht sind (intermediäre Abbau-Toxine).

Adeps. suill. ist besonders bei der Landbevölkerung, die fast ausschließlich von Schweinefleisch lebt, indiziert und bei den verschiedensten Phasen gut wirksam.

Adeps suillus steht zur Verfügung als Adeps suillus-Injeel (forte S) mit dem Potenzenakkord (D 8), D 12, D 30, D 200.

Adonis vernalis – Teufelsauge

Verwendet wird die zur Blütezeit geerntete frische Pflanze von Adonis vernalis L./Ranunculaceae ohne die Wurzeln.

Digitalisähnliche Wirkung ohne Kumulationseffekte. Steigert Herzmuskelkraft. Arrhythmie. Endocarditis. Basedow. Rheumatismus mit Herzbeteiligung.

Adonis vernalis ist von Gisevius geprüft. Dabei sind charakteristische Symptome festgestellt worden wie Verdrießlichkeit, schwieriges Einschlafen, ruhelose Nacht mit erschreckenden Träumen; abends auch Husten und heftiger linksseitiger Kopfschmerz bei kalten Füßen und Händen, Hitze im Kopf und Schweiß.

Wirbelsäulenirritationen mit Schmerzen im Genick, im Rücken und Kreuz, Steifheit längs der Wirbelsäule, Schmerzen in der linken Schulter und besonders im linken Oberarm, schlimmer bei Drehbewegungen des Armes, auch im Ellenbogengelenk mit Anästhesiegefühl in den Händen. Reißen auch in den Hüften, Oberschenkeln, und linken Knie, weniger rechts. Knochen wie zerschlagen. Schwäche und Schmerzen in allen Gliedern.

Am Herzen fanden sich Druckgefühl, Herzklopfen, Herzschmerzen, Atemnot und Angst, Druck nach dem Brustbein, wechselnder, verlangsamter, beschleunigter und unregelmäßiger Puls sowie Schmerzen im linken Arm mit Kriebeln.

Im Oberbauch fanden sich Aufstoßen, Übelkeit, periodisch schießende Schmerzen. Blähungen.

Der Urin war vermehrt mit Stechen beim Harnen, starkem Harndrang, bei Frauen Schweregefühl im Unterleib.

Zur Verfügung steht Adonis vernalis als Adonis vernalis-Injeel (forte) mit dem Potenzenakkord (D 3, D 6), D 12, D 30, D 200.

Adrenalin

Verwendet wird Epinephrin, C_6H_3 $(OH)_2$ CH(OH) CH_2 NH CH_3, (R)-(—)-4-(1-Hydroxy-2-methylaminoethyl)brenzcatechin (homöopathisiertes Allopathikum).

Vegetative Dystonie. Erschöpfungszustände. Addison'sche Krankheit. Geriatrikum. Versuchsweise bei Diabetes.

Adrenalin steht zur Verfügung als Adrenalin-Injeel (forte) mit dem Potenzenakkord (D 8), D 12, D 30, D 200.

Aesculus — Roßkastanie

Verwendet werden die frischen, geschälten Samen der aus Nord- und Mittelasien stammenden, in Europa und Nordamerika als Zierbaum angepflanzten Stammpflanze: Aesculus hippocastanum. L./Hippocastanaceae.

Die wichtigsten Indikationen sind folgende:

Venöse Stase, auch im Pfortadergebiet. Hämorrhoiden. Parästhesien. Varizen. Lumbosakralschmerz.

Als Symptome sind ferner bemerkenswert große Tagesschläfrigkeit und dumpfer, schwerer Schlaf bei verdrießlicher Stimmung.

Die Beschwerden sind schlimmer beim Erwachen aus dem Schlaf, besser bei Bewegung im Freien.

Es finden sich Kopfschmerzen mit betäubungsartiger Schwere, besonders über den Augen, mit Schwindel und besonders mit Hinterhauptsschmerz, auch verbunden mit Augenflimmern.

Typisch ist der dauernde und beständige Kreuzschmerz und Hüftschmerz, besonders ausgeprägt beim Bücken und Aufstehen vom Sitzen, nach Gehen sich bessernd. In der linken Hand und im linken Arm besteht ein lähmiges Gefühl. Auch finden sich Schmerzen in Knieen und Unterschenkeln.

Brennen und Stechen in der Herzgegend. Brustbeklemmung. Fieberhitze mit heißen und trockenen Händen.

Heftiger Fließschnupfen mit brennendem Sekret (Arsenicum) und wunden Nasenlöchern. Einatmen kalter Luft ist unangenehm. Kitzel in Kehlkopf und Luftröhre mit Husten und Auswurf.

Die Zunge ist mit geblichem, weißlichem Schleim belegt. Bitterer Geschmack. Übelkeit, Würgen, Aufstoßen, Schmerzen im rechten Epigastrium, zur rechten Schulter ziehend (Cholangitis). Hämorrhoidalknoten ohne Blutungen.

Irritationen der männlichen und weiblichen Harn- und Geschlechtsorgane. Pollutionen. Fluor albus. Wehenartige Schmerzen vom Kreuz nach der Gebärmutter strahlend.

Aesculus hippocastanum steht zur Verfügung als Aesculus-Injeel (forte) mit dem Potenzenakkord (D 3, D 6), D 12, D 30, D 200.

Aesculus hippocastanum ist enthalten in Aesculus compositum, Aesculus-Heel, Cerebrum compositum, Cutis compositum, Discus compositum, Placenta compositum, Tonsilla compositum.

Aethiops antimonialis — Spießglanzmohr

Aethiops mineralis — Quecksilbermohr

Verwendet wird die Verreibung gleicher Gewichtsteile von Quecksilber und Schwefel („Aethiops mineralis") bzw. die Verreibung gleicher Gewichtsteile von Aethiops mineralis und Antimonium crudum (Schwarzer Spießglanz).

Skrofulöse Entzündungen, Hautausschläge und Ausflüsse, Skrofulöse Konjunktivitis mit großer Lichtscheu und Keratitis. Ohrenfluß übelriechend. Milchschorf im Gesicht. Colitis mucosa. Analekzem nässend.

Aethiops antimonialis steht zur Verfügung als Aethiops antimonialis-Injeel (forte) mit dem Potenzenakkord (D 6), D 12, D 30, D 200.

Aethiops mineralis ist enthalten in Oculoheel.

Aethusa — Hundspetersilie

Verwendet wird die frische, blühende Pflanze der in Europa und Sibirien wachsenden Stammpflanze: Aethusa cynapium L./Umbelliferae.

Die aus der Hundspetersilie gewonnene Tinktur zeitigt erhebliche Toxinwirkungen, die sich besonders in Störungen des Nervensystems mit Krämpfen verschiedener Art, Trübung oder Verlust des Bewußtseins bemerkbar machen, besonders auch als reflektorischer Brechreiz und Magen-Darmerscheinungen, ohne daß erhebliche Entzündungserscheinungen vorliegen, jedoch große Erschöpfung folgt mit Kältegefühl, Neigung zu Schwindel und Ohnmacht.

Dabei besteht eine Besserung der Beschwerden in freier Luft und Verschlimmerung im geschlossenen Raum, gedrückte Gemütsstimmung mit Angst, Unruhe und Reizbarkeit, evtl. auch Halluzinationen und Delirien sowie Schläfrigkeit, die sich bis zur Bewußtlosigkeit steigern kann. Auch epilepsieartige Krämpfe können auftreten, Pupillenstarre und besonders eine große Schwäche der Unterglieder. Typisch ist auch die Kälteempfindung in Haut und Gliedern, verbunden mit Hitzewallungen und Durstlosigkeit. Ebenso können katarrhalische Erscheinungen und Reizzustände mit Kitzel im Kehlkopf, ferner Beklemmungsgefühl, Seufzen und Gähnen vorhanden sein.

Besonders typisch für Aethusa cynapium aber ist das offensichtlich zentral ausgelöste Erbrechen, in schweren Fällen verbunden mit Kapillarlähmungen und durch Blutextravasate bedingtem Bluterbrechen, Magenkrämpfen, Tympanie und Empfindlichkeit gegen Berührung, Stuhlzwang und Entleerung dünner, mit viel Galle vermischter hellgelber und grünlicher Flüssigkeit, wobei sich blaue Flecken im Hautgewebe der Bauchdekken bilden können. Das zentral ausgelöste Erbrechen wird durch krampfhaftes Zusammenziehen der Schlundmuskeln und heftige Schmerzen, die vom Magenmund nach der Speiseröhre hinaufziehen, charakterisiert.

Nash hält Aethusa für eines der besten Mittel gegen Erbrechen bei Kindern, wobei „derartig große, sehr saure und käsige Massen heraufgewürgt werden, daß es fast unmöglich scheinen möchte, daß sie das Kind ausgebrochen haben könnte“. Nash weist auch noch auf das hippokratische Gesicht hin, welches sich bei fortschreitender Erkrankung typisch mit seiner scharfen Linea nasalis (Nasolabialfalte und Abgrenzung der durchsichtig blassen Oberlippe) bildet, wobei sich rasch zunehmende Erschöpfung und Beängstigung finden. Dabei bilden sich die Patienten oftmals ein, Ratten oder Mäuse durch das Zimmer laufen zu sehen, welches Symptom Nash besonders bei abgearbeiteten nervösen Frauen für eine typische Indikation von Aethusa hält.

Wenn die Symptome zusammengefaßt werden, ergibt sich folgendes typische Arzneimittelbild:

1. Akute Magenkatarrhe (der Säuglinge) mit Würgen, Erbrechen und Speiseröhrenkrämpfen, evtl. Cholera infantum mit nachfolgender großer Erschöpfung.
2. Gastroenteritis mit Kältegefühl und Hinfälligkeit.
3. Krämpfe mit Trübung des Bewußtseins. Schwäche der unteren Extremitäten, Schwindel und Ohnmacht.
4. Blaue Flecken im Gewebe der Bauchhaut. Hippokratisches Gesicht (Nasolabialfalte ausgeprägt).

Aethusa steht zur Verfügung als Aethusa-Injeel (forte) mit dem Potenzenakkord (D 6), D 12, D 30, D 200.

Aethusa ist enthalten in Strophanthus compositum, Vomitusheel.

Agaricinum — Agarizin

Verwendet wird Agaricin, COOH CH_2 C (COOH) (OH) CH (COOH) $(CH_2)_{15}$ CH_3. Die Substanz wird aus dem Lärchenschwamm (Fomes officinalis Faull./Polyporaceae) isoliert.

Chorea minor. Epileptiforme Anfälle. Parästhesien.

Agaricinum steht zur Verfügung als Agaricinum-Injeel (forte) mit dem Potenzenakkord (D 6), D 12, D 30, D 200.

Agaricus — Fliegenpilz

Verwendet wird der frische, oberirdische Fruchtkörper der auf der ganzen nördlichen Halbkugel in Wäldern vorkommenden Stammpflanze: Amanita muscaria [L. ex Fries] Hook./Amanitaceae.

Empfindlichkeit gegen kühle Luft. Motorische Unruhe. Klumpengefühl im Oberbauch. Chorea minor, Tics. Erregungszustände, epileptiforme Anfälle, Jucken, Kribbeln, Brennen, Taubheitsgefühl, wie erfroren. Perniones. Kupfernase bei Potatoren.

Vorherrschend ist eine Überempfindlichkeit des gesamten Körpers, wobei der leiseste Druck Schmerzen erregt. Allgemeine Schmerzhaftigkeit aller Glieder, besonders der unteren Extremitäten, ausgeprägt beim Sitzen oder Stehen, sich allmählich verlierend bei Gehen. Dabei besteht Kältegefühl mit Parästhesien (Taubheit und Kriebeln) und eine Empfindlichkeit gegen kühle Luft. Die Gliederschmerzen können kreuzweise auftreten (rechter Arm, linkes Bein usw.), wobei die allgemeine Muskelunruhe mit Trieb zu ungewöhnlichen Bewegungen (Stramonium) in einen Zustand von Starrsucht und Betäubung übergehen kann. Auch ekstatische Zustände wie bei Trunkenheit, Singen, Schreien, Deklamieren, allgemeine Steigerung der geistigen Erregung bis zur Tobsucht und Vernichtungswut können sich bis zur Korsakow'schen Psychose steigern (Veratrum).

In Gegenwirkung kann Niedergeschlagenheit, Verdrießlichkeit, Verzagtheit mit Unlust zu jeder Tätigkeit und Arbeit, Mangel an Initiative vorhanden sein mit verzweifelter Stimmung.

An der Haut zeigen sich periphere Kreislaufstörungen wie bei Perniones mit kühlen Händen und Füßen und bläulicher Verfärbung.

An den Augen finden sich Lichtscheu, Doppeltsehen, Flecken- und Mückensehen.

Der Kreislauf zeigt auch zentrale Depression mit schwachen Herzkontraktionen, später mit kleinen, aussetzenden und unregelmäßigen Schlägen.

Lebersymptome zeigen sich durch Auftreibung der Bauckdecken und Abgang großer Mengen, nach Knoblauch riechender Gase.

Auch Mundhöhle und Magen sind befallen mit weißlichem und gelblichem Zungenbelag, Schlundkrämpfen, Magenschmerzen, Übelkeit.

Agaricus kommt weniger bei akuten, heftigen Fiebern zur Verwendung, sondern eher bei typhösen Fiebern mit Neigung zu Kollaps, brandigem Zerfall und Krampfzuständen, wobei speziell die Unterglieder eine große Schwäche zeigen.

In Kamschatka wird ein Absud vom Fliegenpilz getrunken, um Rausch und Ekstase zu erzeugen.

Zu versuchen ist Agaricus daher auch bei ekstatischer Nervenerregung und bei epileptiformen Anfällen, besonders auch bei Erregung des Sexualtriebes mit geringer Potenz und großer Erschöpfung post Coitum.

Agaricus steht zur Verfügung als Agaricus-Injeel (forte) mit dem Potenzenakkord (D 4), D 12, D 30, D 200.

Agaricus ist enthalten in Abropernol, Spascupreel.

Agaricus phalloides — Grüner Knollenblätterpilz

Verwendet wird der in Europa und Nordasien in Laubwäldern vorkommende giftige, frische, oberirdische Fruchtkörper der Stammpflanze: Amanita phalloides Fries/Amanitaceae.

Leberschäden. Akute gelbe Leberatrophie. Lähmungszustände. Kollaps, zunehmender körperlicher Verfall. Ikterus.

Aufgrund neuerer Forschungen hat sich experimentell eine Beeinflussung von Neoplasien ergeben und zwar bei verhältnismäßig höheren Verdünnungen, so daß sich spezielle Indikationen bei Beteiligung der Leber ergeben.

Agaricus phalloides steht zur Verfügung als Agaricus phalloides-Injeel (forte) mit dem Potenzenakkord (D 6), D 10, D 30, D 200.

Agnus castus — Keuschlamm

Verwendet werden die getrockneten reifen Früchte der im Mittelmeergebiet vorkommenden Stammpflanze: Vitex agnus-castus L./Verbenaceae.

Sexualschwäche (virilis). Fluor schmerzlos. Psychische Depression. Todesgedanken. Hypochondrie. Treibt die Milchsekretion bei stillenden Frauen. Die Geschlechtsteile sind kalt (Penis und Labien).

Die Hauptsymptome von Agnus castus weisen stets auf eine — vielfach durch die Sexualhormone gesteuerte — depressive Stimmungslage hin, wobei entweder eine Schlaffheit der Teile bei herabgesetztem Trieb vorliegt oder auch ein ungewöhnlich (pathologisch) erhöhter Trieb mit anhaltenden Erektionen, Abgang von Prostatasaft und Ziehen in Samensträngen und Hoden, bei Frauen ein schmerzhaftes Ziehen im Unterleib.

Zur Verfügung stehen Agnus castus als Agnus castus-Injeel (forte) mit dem Potenzenakkord (D 4), D 12, D 30, D 200.

Agnus castus ist enthalten in Testis compositum.

Agrimonia — Odermennig

Verwendet wird das Kraut der Stammpflanze: Agrimonia eupatoria L./ Rosaceae.

Leber-Galle-Mittel. Bei Hautkrankheiten und Ulcus varicosum.

Agrimonia steht zur Verfügung als Agrimonia-Injeel (forte) mit dem Potenzenakkord (D 3), D 10, D 30, D 200.

Ailanthus glandulosa – Götterbaum

Verwendet werden gleiche Gewichtsteile frischer Sprossen, Blüten und junger Rinde der in Indien, China und Japan heimischen Stammpflanze: Ailanthus altissima [Mill.] Swingle/Simaroubaceae.

Septische Reaktionsphasen mit Hinfälligkeit, Schwäche und Delirien.

Ailanthus glandulosa steht zur Verfügung als Ailanthus glandulosa-Injeel (forte) mit dem Potenzenakkord (D 4), D 12, D 30, D 200.
Ailanthus glandulosa ist enthalten in Mercurius-Heel.

Aletris farinosa – Stern- und Runzelwurzel

Verwendet werden die frischen Wurzelknollen der in Nordamerika heimischen Stammpflanze: Aletris farinosa L./Liliaceae.

Hyperemesis gravidarum. Abortus imminens. Dislokationen des Uterus. Fluor albus. Dysmenorrhoe. Schwäche, Erschöpfbarkeit.

Aletris farinosa steht zur Verfügung als Aletris farinosa-Injeel (forte) mit dem Potenzenakkord (D 4), D 12, D 30, D 200.
Aletris farinosa ist enthalten in Aletris-Heel.

Alkohol – Spiritus, Weingeist

Verwendet wird Äthanol (Ethylalkohol), CH_3CH_2OH.

Leberleiden. Unverträglichkeit von Spirituosen, Wein, Bier.

Daß homöopathisch potenzierter Alkohol (Weingeist), ebenso wie Bier und Wein günstige Wirkungen im Umkehreffekt und Simileprinzip entfalten können, ist durch die praktische Anwendung erwiesen. Unverträglichkeit alkoholischer Getränke wird sonst durch Nux vomica günstig beeinflußt, in schweren Fällen durch Zincum, Kreosot, Acidum sulfuricum u. a. Man sollte auch an die direkte Gegenwirkung des homöopathisch aufbereiteten Weingeistes denken.

Alkohol in homöopathischer Aufbereitung steht zur Verfügung als Alkohol-Injeel (forte) mit dem Potenzenakkord (D 6), D 10, D 30, D 200.

Allium sativum — Knoblauch

Verwendet werden die im Juni, Juli und August gesammelten frischen Zwiebeln der aus Vorder- und Südasien stammenden, in vielen Ländern kultivierten Stammpflanze: Allium sativum L./Liliaceae.

Verdauungsbeschwerden starker Fleischesser mit Aufstoßen und Sodbrennen.

Außerdem kann Allium sativum auch nützlich sein bei trockenem (weniger bei fließendem) Schnupfen (Cepa) sowie bei Asthma mit rauher und heiserer Stimme, Kratzen im Kehlkopf, trockenem Husten (auch anfallsweise bei Rauchern).

Der nach dem Essen auftretende Husten scheint aus dem Magen zu kommen. Der Morgenhusten ist durch reichlichen Auswurf eines zähen, schwer sich lösenden Schleimes gekennzeichnet, der faulich riecht (Bronchiektasen).

Auch Verdauungsbeschwerden, Blähungskoliken, Glossitis und Gingivitis können vorliegen mit dem Gefühl eines Haares auf der Zunge.

Hämorrhoiden und Prolapsus ani.

Allium sativum steht zur Verfügung als Allium sativum-Injeel (forte) mit dem Potenzenakkord (D 4), D 12, D 30, D 200.

Aloe

Verwendet wird der zur Trockne eingedickte Saft der Blätter einiger Arten der Gattung Aloe, insbesondere von Aloe ferox Miller/Liliaceae, der unter der Bezeichnung Kap-Aloe im Handel ist.

Stuhldrang treibt morgens aus dem Bett. Heiße Stühle mit Schleim in Klumpen. Hitzegefühl an Anus und im Rektum. Incontinentia ani (Stuhl geht mit Winden und beim Urinlassen sowie unbemerkt ab).

Auch finden sich Hämorrhoidalknoten mit schmerzhaftem Brennen und Stuhldrang mit breiigen, flüssigen Stühlen.

Auch der Blasenhals zeigt Reizerscheinungen mit Brenngefühl beim Urinieren, reichlicher Harnabsonderung und erhöhtem Geschlechtstrieb.

Bei Frauen findet sich verstärkter Monatsfluß und evtl. Abortus.

Aloe steht zur Verfügung als Aloe-Injeel (forte) mit dem Potenzenakkord (D 6), D 12, D 30, D 200.

Aloe ist enthalten in Heelax, Veratrum-Homaccord.

Alumina — Tonerde

Verwendet wird Aluminiumoxid (Al_2O_3), hergestellt aus dem Mineral Kryolith.

Geschwächte Konstitution (Imprägnationsphasen). Große Schwäche und Erschöpfung sowie Reizbarkeit. Langwierige Hautausschläge, Schnupfen, Ulzerationen an Lippen, Gingiva, Mundschleimhaut. Augen- und Ohrenentzündungen. Fluor albus. Heiserkeit bei Rednern, Sängern. Stuhlentleerung schwierig. Atonische Obstipation (selbst weicher Stuhl wird schlecht entleert). Megakolon.

Alumina steht zur Verfügung als Alumina-Injeel (forte) mit dem Potenzenakkord (D 6) D 12, D 30, D 200.

Alumina ist enthalten in Lamioflur. Proctheel, Reneel.

Aluminium

Verwendet wird metallisches Aluminium (Al).

Obstipation. Heiserkeit der Redner.

Aluminium steht zur Verfügung als Aluminium-Injeel (forte) mit dem Potenzenakkord (D 6), D 10, D 30, D 200.

Ambra

Verwendet wird die von dem Pottwal (Physeter macrocephalus L./Physeteridae) in den Eingeweiden ausgeschiedene, wachsartige Substanz.

Die Hauptsymptome sind:
Schwere- und Druckgefühl im Kopf mit Schwindel. Trockenheit der Nasen- und Mundschleimhäute. Foetor ex ore. Jucken an Genitalien. Nervöse Erregtheit, Schwerhörigkeit, Konzentrationsschwäche. Pollutionen mit nachfolgender Schwäche.

Ambra ist kein Entzündungsmittel. Im Vordergrund stehen nervöse Symptome bei vorherrschendem chronischen Verlauf wie nervöse Schwachsichtigkeit und Schwerhörigkeit, Schwindel, Gedächtnisschwäche, Nachlassen der Gehirnfunktionen und der Entscheidungskraft allgemein, ferner allgemeine geistige Erschöpfung mit Altersschwäche.

Indiziert ist Ambra aber auch bei nächtlichem Krampfhusten mit Dyspnöe, Keuchhusten, auch bei geschlechtlicher Übererregung mit Pollutionen und Neurasthenie, bei Frauen mit häufiger Menstruation und Fluor albus.

Ambra steht zur Verfügung als Ambra-Injeel (forte) mit dem Potenzenakkord (D 6), D 12, D 30, D 200.

Ambra ist enthalten in Cerebrum compositum, Vertigoheel.

Ambrosia artemisiaefolia

Verwendet wird das Kraut der in Europa, Mexico und Brasilien heimischen Pflanze Ambrosia artemisiaefolia L./Compositae.

Wurmleiden. Reflexzustände bei Verwurmung.

Ambrosia artemisiaefolia steht zur Verfügung als Ambrosia artemisiaefolia-Injeel (forte) mit dem Potenzenakkord (D 4), D 10, D 30, D 200.

Amidopyrin – Aminophenazon

Verwendet wird Aminophenazon, 4-Dimethylamino-2,3-dimethyl-1-phenyl-3-pyrazolin-5-on (homöopathisiertes Allopathikum).

Agranulozytose. Myokardosen. Nephrosen. Therapieschäden sonstiger Art.

Die homöopathisierten Allopathika sind generell indiziert bei Folgen von Schädigungen durch ähnliche Stoffe, wobei das Hauptgewicht auf dem Wort „ähnlich" liegt, um Umkehreffekte und Simile-Wirkungen zu erzielen. Es wäre völlig sinnlos, einem Patienten, der unter der Wirkung eines chemischen Kopfschmerzmittels steht, nunmehr dieselbe Zusammensetzung in homöopathisierter Form zu geben, um eine Gegengiftwirkung zu entfalten, weil es unmöglich ist, die bereits mit massiven Dosen des Chemotherapeutikums besetzten Rezeptoren nunmehr noch mit den höheren Verdünnungen desselben Wirkstoffes zu erreichen. Wenn allerdings eine gewisse Zeit verstrichen ist, ergeben sich auch im Sinne der Isopathie hier Möglichkeiten. Es kommt auf den Versuch an, wobei in jedem Falle auch davon auszugehen ist, daß eine chemisch ähnlich konfigurierte Verbindung in homöopathisierter Form wahrscheinlich einen günstigeren Effekt aufweisen wird.

Zur Verfügung steht Amidopyrin als Amidopyrin-Injeel (forte) mit dem Potenzenakkord (D 6), D 12, D 30, D 200.

p-Aminobenzoesäureäthylester — Äthoform

Verwendet wird das Lokalanästheticum Äthoform, Ethyl-4-aminobenzoat, $NH_2\ C_6H_4\ COOCH_2CH_3$ (homöopathisiertes Allopathikum).

Retoxische Schädigung durch Chemotherapeutika. Depressive Stimmungslage.

Zur Verfügung steht p-Aminobenzoesäureäthylester-Injeel (forte) mit dem Potenzenakkord (D 6), D 12, D 30, D 200.

Ammi visnaga — Bischofskraut

Verwendet werden die reifen, getrockneten Früchte von Ammi visnaga [L.] Lam./Umbelliferae.

Kreislaufstörungen. Herzaffektionen. Nierendysfunktion, -koliken.

Zur Verfügung steht Ammi visnaga-Injeel (forte) mit dem Potenzenakkord (D 4), D 10, D 30, D 200.

Ammonium benzoicum — Ammoniumbenzoat

Verwendet wird Ammoniumbenzoat, $C_6H_5COONH_4$.

Die hauptsächlichsten Indikationen sind folgende:
Arthritis urica. Aszites bei Leberzirrhose. Ödeme.
Dabei findet sich die Hauptwirkung auf die Harnorgane, wobei besonders die rechte Körperhälfte befallen ist. Es finden sich vornehmlich zelluläre Phasen wie Nephritis nach Skarlatina, Aszites infolge Leberzirrhose, wobei die Belastung mit Ammoniak hervortritt: spärlicher, dunkler Urin mit starkem Ammoniakgeruch (ammoniakalische Harngärung) und Absatz von Harngrieß. Auch Schmerzen und Druck in der rechten Nierengegend mit Ödemen der Augenlider und des Gesichtes sowie ein schweres, dumpfes Gefühl im Kopf nach Art eines urämischen Kopfschmerzes weisen auf die Niereninsuffizienz hin, wobei auch Kreuzschmerzen mit Stuhldrang bestehen können.

Ammonium benzoicum steht zur Verfügung als Ammonium benzoicum-Injeel (forte) mit dem Potenzenakkord (D 4), D 12, D 30, D 200.

Ammoniumbituminosulfonat, synonym mit Ichthyolum, s. dort

Ammonium bromatum — Ammoniumbromid

Verwendet wird Ammoniumbromid, NH_4Br.

Die Hauptindikationen sind:
Kehlkopf- und Luftröhrenkatarrhe. Heiserkeit. Wundheitsgefühl der Schleimhäute.

An bemerkenswerten Symptomen finden sich weiterhin Kopfschmerzen, als wenn ein Band um den Kopf gebunden wäre, das am meisten über den Ohren drückte, oder auch ein Kopfschmerz über oder nahe dem rechten Auge, als wenn ein Nagel eingetrieben würde, durch Husten verschlimmert. Abends hängen die Lider herab und können kaum aufgeschlagen werden. Gefühl von Sand in den Augen.

Im warmen Zimmer ist die Nase verstopft (Pulsatilla). Dabei wirkt kalte Außenluft verschlimmernd bei Katarrhen der Nase mit dickem, fadenziehenden Schleim und Kitzelhusten, der krampfartig ist mit Schmerzen im Magen, Stechen auf den Lungen, nächtlichen Hustenanfällen und evtl. Heiserkeit.

Auch der linke Eierstock kann geschwollen und schmerzhaft sein.

Druckgefühl in der rechten Niere, besser durch Gegendrücken (Bryonia). Besserung der Beschwerden durch Wärme und warme Getränke, Verschlimmerung in der kalten Luft, z. B. auch Niesen beim Eintritt in ein kaltes Zimmer.

Zur Verfügung steht Ammonium bromatum-Injeel (forte) mit dem Potenzenakkord (D 4), D 12, D 30, D 200.

Ammonium bromatum ist enthalten in Gynäcoheel, Spascupreel, Valerianaheel.

Ammonium carbonicum

Verwendet wird das Gemisch von Ammoniumhydrogencarbonat (NH_4HCO_3) und Ammoniumcarbamat ($H_2NCOONH_4$) in verschiedenen Verhältnissen.

Wie alle kohlensauren Salze ein Schwächemittel. Nasenbluten beim Waschen. Chronischer Schnupfen (auch akut). Stauungskatarrhe bei Herzmuskelschwäche. „Brust voll Schleim, hustet viel, bringt nichts heraus." Ganglion am Handrücken. Katarakta, beginnend.

Vorwiegend ergriffen ist die rechte Körperhälfte. Die Verschlimmerung der Beschwerden findet sich abends, nachts oder früh, auch durch frische Luft. Dabei besteht ein weinerlicher, gedrückter Gemütszustand mit Zornausbrüchen.

Tagsüber Schläfrigkeit, nachts ist der Schlaf erschwert, traumvoll mit Zusammenzucken und Aufwachen.

Scharlachartige Ausschläge, auch Papeln, Stippchen und Bläschen mit brennendem heftigen Jucken. Abschuppung.

Außer an den Schleimhäuten der Respirationsorgane finden sich auch Katarrhe der Verdauungsorgane mit Brennen, die Speiseröhre hinab, Wundgefühl, mit vermehrter Speichelabsonderung, empfindlichem, blutenden Zahnfleisch und mit kreideartigem, kratzenden Geschmack.

Auch an den harnableitenden Wegen finden sich Katarrhe mit häufigem Drängen, trübem, rötlichem Harn und nächtlichen Pollutionen; bei den Frauen findet sich Weißfluß, starkes Jucken an den äußeren Genitalien, Frösteln mit Ohnmachtsanwandlungen bei Dysmenorrhöe.

Hervorstechend ist auch die ungewöhnliche Reizbarkeit und Erregung des Nervensystems bei schwächlicher Konstitution, besonders bei akuten Erkrankungen geschwächter Patienten, bei Schleimhauterkrankungen sowie bei rheumatisch-gichtischen Schmerzen, auch bei Dysmenorrhö mit zu früher Periode und Fluor.

Zur Verfügung steht Ammonium carbonicum-Injeel (forte) mit dem Potenzenakkord (D 4), D 12, D 30, D 200.

Ammonium carbonicum ist enthalten in Naso-Heel.

Ammonium causticum – Salmiakgeist

Verwendet wird Ammoniaklösung, NH_3.

Die Hauptindikation sind:
Kehlkopf- und Luftröhrenkatarrhe. Erstickungszustände.

Zur Verfügung steht Ammonium causticum-Injeel (forte) mit dem Potenzenakkord (D 6), D 10, D 30, D 200.

Ammonium jodatum – Ammoniumjodid

Verwendet wird Ammoniumjodid, NH_4J.

Hauptindikationen sind:
Hartnäckige Katarrhe der oberen Luftwege.

In seinen Wirkungen ist Ammonium jodatum dem Jodum ähnlich, speziell bei Affektionen der Atmungsorgane. Jedoch wirkt Ammonium jodatum intensiver und leistet gute Dienste bei noch nicht zu lange bestehenden Kehlkopfkatarrhen, bei chronischem Bronchialkatarrh mit schwer löslichem Auswurf von grauweißer Farbe und bei kruppöser Bronchitis (wechselnd mit Tartarus emeticus), auch noch bei Kehlkopftuberkulose mit blutig durchzogenem und eitrigem Sputum.

Zur Verfügung steht Ammonium jodatum-Injeel (forte) mit dem Potenzenakkord (D 6), D 10, D 30, D 200.

Ammonium muriaticum – Ammoniumchlorid

(Ammonium chloratum)

Verwendet wird Ammoniumchlorid, NH_4Cl.

Hauptindikationen sind:
Husten und Katarrhe bei Leberleiden. Hackenschmerz wie geschwürig, nachts, besser durch Reiben. Matt, müde, zerschlagen, besser im Freien, in Bewegung. Ischiasschmerz schlimmer beim Sitzen (!) besser beim Gehen, gut im Liegen. Ischiasneuralgien mit Schmerzen in der Kniekehle (wie zu kurz).

Ammonium muriaticum (Salmiak) regt die Sekretion des Harns an, ebenso die Absonderung der Schleimhäute allgemein, besonders der Atmungs- und Verdauungsorgane, steigert ferner die Hautausdünstung, wobei außer der Harnsäure vornehmlich Harnstoff vermehrt ausgeschieden wird.

Aufgrund der Tierversuche und Prüfungen zeigen sich ähnliche Symptome wie bei Ammonium carbonicum, jedoch in milderem Grade. Lediglich die Schleimhäute sind stärker affiziert mit Katarrhen, Kitzel und Husten, Heiserkeit, Schleimrasseln, Brustbeklemmung.

Pappiger, bitterer Geschmack, Ekel und Brechneigung, brennende Magenschmerzen. Auftreibung des Bauches infolge reichlicher Darmgase. Entleerung flüssiger Stuhlmassen mit Tenesmen und schleimigen Stühlen. Hämorrhoidalblutungen.

Vorherrschend ist der Ekel und Widerwille gegen alle Speisen und Getränke während des Krankheitszustandes, der lange andauern kann.

Zur Verfügung steht Ammonium muriaticum-Injeel (forte) mit dem Potenzenakkord (D 8), D 12, D 30, D 200.

Ammonium muriaticum ist enthalten in Discus compositum.

Ammonium nitricum – Ammoniumnitrat

Verwendet wird Ammoniumnitrat, NH_4NO_3.

Hauptsächliche Indikationen sind:
Katarrhe. Absonderungen scharf und ätzend.

Zur Verfügung steht Ammonium nitricum-Injeel (forte) mit dem Potenzenakkord (D 6), D 12, D 30, D 200.

Ammonium phosphoricum – Ammoniumphosphat

Verwendet wird sekundäres Ammoniumphosphat, di-Ammoniumhydrogenphosphat, $(NH_4)_2\,HPO_4$.

Hervorstechende Symptome sind:
Arthritis und Arthrosis deformans.
Empfohlen wird auch die Anwendung gegen rheumatisch-neuralgische Beschwerden, gegen Muskel- und Gelenkrheumatismus.

Ammonium phosphoricum steht zur Verfügung als Ammonium phosphoricum-Injeel (forte) mit dem Potenzenakkord (D 6), D 12, D 30, D 200.

Amylium nitrosum – Isopentylnitrit

Verwendet wird Isopentylnitrit, $(CH_3)_2CH\,CH_2CH_2ONO$.

Die Hauptindikationen sind:
Angst als wenn etwas passieren müßte. Angina pectoris. Hitzewallungen. Erröten des Gesichts.

Auch findet sich Schwindel mit Gedankenverwirrung, Schwere und Klopfen im Kopf, Augenschmerz bei Sonnenlicht, mit profusem Tränenfluß und Niesen. Bei dem heftigen Erröten kann Erstickungsgefühl mit asthmatischer Kurzatmigkeit, Herzbeklemmungen und Herzangst und stürmisches Herzklopfen vorhanden sein, auch ein Zusammenschnürungsgefühl (Cactus, Lilium tigrinum) mit Zittern und Schwäche der Glieder.

Amylium nitrosum diente früher als Riech- und Inhalationsmittel (4 bis 6 Tropfen auf ein Taschentuch) bei chronischem Erröten des Gesichts oder bei plötzlichem Blutandrang, auch im Klimakterium und bei Sonnenstich.

Zur Verfügung steht Amylium nitrosum-Injeel (forte) mit dem Potenzenakkord (D 6), D 10, D 30, D 200.

Anacardium – Ostindische Elefantenlaus

Verwendet werden die reifen Früchte der in Ostindien heimischen Stammpflanze: Semecarpus anacardium L./Anacardiaceae.

Die aus den Früchten des Tintenbaumes, der zur Pflanzenfamilie der Anacardiaceen gehört, aus Semecarpus anacardium zubereitete Tinktur, die für die homöopathischen Verdünnungen verwandt wird, ist nach Nash ein wertvolles Mittel, das im allgemeinen nicht richtig gewürdigt wird. In vielen Fällen sog. Dyspepsie, bei denen sonst Nux vomica unterschiedslos verordnet wird, ist Anacardium stärker angezeigt, da Anacardium einen typischen Magenschmerz charakterisiert, der jeweils bei leerem Magen auftritt und durch Essen gebessert wird, während sich der der Nux vomica eigentümliche Magenschmerz bessert, wenn der Verdauungsprozeß vorüber ist. Dieses Prüfungssymptom hat zur Verordnung von Anacardium bei Fällen von Ulcus duodeni und Duodenalkatarrh geführt, wobei ja derartige Sensationen von Hungerschmerz charakteristisch sind.

Auch hat Anacardium ähnlich wie Nux vomica das Symptom des häufig erfolglosen Stuhldranges, wobei zusätzlich bei Anacardium noch das Gefühl eines Pflockes oder eines Knollens im After vorliegt, der nicht herausgepreßt werden kann. Nux vomica hat dieses Symptom nicht in seinem Arzneimittelbild.

A. v. Fellenberg-Ziegler charakterisiert die Wirkung von Anacardium mit spezieller Wirkungsausrichtung auf Haut und Gehirn und weist auf die Periodizität der Beschwerden hin, die ja bei Ulcus duodeni sive ventriculi-Beschwerden typisch in Erscheinung treten. Dabei ist dieses Drücken wie von einem Pflocke nicht nur auf den Mastdarm beschränkt, sondern kann in verschiedenen Körperteilen auftreten, verbunden mit Schwäche in den Gliedern, besonders in den Knien.

Auch können Wadenkrämpfe beim Gehen oder beim Aufstehen vom Sitzen auftreten. Dabei kann auch eine Unempfindlichkeit der Haut gegen Reize bestehen oder auch eine große Empfindlichkeit gegen Zugluft und Kälte, verbunden mit brennendem Jucken in der Haut, urtikariellen Blasen und warzenähnlichen Effloreszenzen. Auch sind für Anacardium evtl. retoxische Imprägnierungen nach unterdrückten oder zurückgetretenen Hautausschlägen charakteristisch, speziell Gehirn- und Gemütssymptome mit hypochondrischer Reizbarkeit, Verzagtheit und Befürchtung von Unglück und Gefahr.

Derartige Reizzustände von seiten des zentralen Nervensystems können sich auch nach anstrengender Geistesarbeit finden mit Ermüdung des Kopfes und reißenden Kopfschmerzen in Stirn, Schläfen und Hinterhaupt, wobei wiederum das Symptom eines Pflockes im Haupt in Erscheinung treten kann oder als wenn ein Band um die Stirn gelegt ist.

Vielfach besteht auch außerordentliche Gedächtnisschwäche, wie sie auch nach Überstehen schwerer Krankheiten vorliegen kann, evtl. in Verbindung mit Druckgefühl und Benommenheit im Kopf. Dabei kann Menschenscheu bestehen und ausgesprochene Agoraphobie, verbunden mit Hartherzigkeit, Unmenschlichkeit und einer Neigung zum Schimpfen. Gerade dieses letzte Symptom kann für Anacardium einen charakteristischen Hinweis bieten. Wenn Patienten ununterbrochen über alles zu schimpfen pflegen (auch über die politischen Zustände usw.) soll man nach Anacardium-Symptomen fahnden und wird häufig auch derartige Symptome feststellen können. In solchen Fällen kann Anacardium den gesamten Zustand beseitigen (z. B. als Kur mit Anacardium-Injeel).

N a s h weist noch auf das Symptom hin: Der Kranke hat das Gefühl, als habe er zwei Willen, von denen jeder ihn treibt, entgegengesetzte Dinge zu tun. Es handelt sich hier also um ein Symptom, wie es bei Schizophrenie gefunden wird.

Wenn die wesentlichsten Symptome von Anacardium zusammengefaßt werden, so ergibt sich folgende Aufstellung:

1. Periodizität der Beschwerden und Schmerzen, Frühjahrsverschlimmerung von Magengeschwüren.
2. Jucken, Brennen und Hitzegefühl in der Haut. Bildung von Bläschen. Pusteln und Warzen. Urtikaria mit Absonderung gelblicher Flüssigkeit.
3. Ängstliche und bekümmerte Gemütsstimmung. Verzagtheit, Empfindlichkeit. Neigung zum Schwören, Schimpfen und Fluchen.

4. Gefühl eines Pflockes an verschiedenen Stellen im Körper, z. B. im Kopfe, im Unterleib, im Mastdarm, im After, verbunden mit Stuhlverstopfung (selbst weicher Stuhl kann schwer entleert werden).
5. Typischer Hungerschmerz bei leerem Magen, Besserung durch Essen.
6. Starke Gedächtnisschwäche bei alten Leuten, verbunden mit Nervenzerrüttung, Schwäche in den Gliedern (besonders der Knie) und evtl. Kopfschmerzen (Pflockgefühl). Wadenkrämpfe beim Gehen.

Zur Verfügung steht Anacardium-Injeel (forte) mit dem Potenzenakkord (D 6), D 12, D 30, D 200.

Anacardium ist enthalten in Anacardium-Homaccord, Barijodeel, Cerebrum compositum, Duodenoheel, Mucosa compositum.

Angustura

Verwendet wird die getrocknete Zweigrinde der in Südamerika besonders in Neu-Granada und im Flußgebiet des Orinoko heimischen Stammpflanze: Cusparia officinalis [Willd.] Engl./Rutaceae.

Krampfartige Muskelschmerzen. Verzagte, mißmutige, verdrießliche Stimmung. Muskelrheuma.

Zur Verfügung steht Angustura-Injeel (forte) mit dem Potenzenakkord (D 4), D 8, D 12, D 30, D 200.

Anhalonium Lewinii – Peyotl

Verwendet werden die Kakteenköpfchen der im südlichen Nordamerika und in Mexico heimischen Stammpflanze: Lophophora williamsii [Lam.] Coult./Cactaceae.

Delirium. Gehirnermüdung. Koordinationsstörungen. Halluzinationen. Angst vor den Unbilden des Lebens. Sprachstörungen, kann das rechte Wort nicht finden. Akkomodationsstörungen. Muskelzittern, muß mit Hilfe gehen.

Anisum stellatum – Sternanis

Verwendet werden die getrockneten Früchte der in China und Tonking vorkommenden Stammpflanze: Illicium verum Hook. f./Illiciaceae.

Anis hat sich bewährt als Carminativum und mildes Spasmolytikum, speziell bei Meteorismus. Nach N a s h ist es auch bei Katarrhen asthmatischer Natur besonders dann gut wirksam, wenn der Schmerz durch den oberen Teil der linken Brust geht und nach der Schulter ausstrahlt. Es wirkt milde expektorierend und soll auch als Galaktagogum günstige Wirkungen haben.

Zur Verfügung steht Anisum stellatum-Injeel (forte) mit dem Potenzenakkord (D 6), D 10, D 30, D 200.

Anisum stellatum ist enthalten in Tartephedreel.

Anthrachinon

Verwendet wird Anthrachinon.

Regeneriert nach W. F. K o c h (USA) die blockierten Zellatmungsfermente durch „Wegbrennen“ angelagerter Toxine (Amine u. a.), ist daher bei allen zellulären Phasen indiziert (Imprägnations-, Degenerations- und Neoplasmaphasen).

Da Anthrachinon als Ausgangsstoff für zahlreiche chemische Produkte zur Schönung und Haltbarmachung der Lebensmittel dient und außerdem der Wirkstoff zahlreicher Laxantien ist, ist Anthrachinon neben Hydrochinon eines der meist gebrauchten Chinone. Es wirkt auf die Regulierung der Atmungskettenfunktion.

Alles schlägt auf den Darm mit Durchfällen. Hypotonie läßt sich durch fast kein anderes Mittel besser beeinflussen. Bei kaum einem Mittel ist die Gereiztheit und das Elendsgefühl bei Darmstörungen vom Kleinkind bis ins Greisenalter so ausgeprägt wie bei Anthrachinon.

Bei Lungenaffektionen, Pleuritis, Pneumonie und Erkältungskrankheiten der Luftwege findet sich meist auch ein Erguß.

Auch Nierenerkrankungen reagieren auf Anthrachinon, speziell wenn gleichzeitig durchfällige Stühle mit großem Elendsgefühl und rasenden Kopfschmerzen vorhanden sind.

Bei Prostatakrebs weisen ständige Erektionen und schmerzhafte Abgänge eitrigen Sekretes auf Anthrachinon hin, ebenso bei Gebärmutterkrebs, wenn wässriger, brauner Ausfluß vorliegt mit großer Müdigkeit und evtl.

Aszites. An der Haut zeigen sich besonders in den Beugen rote, stark juckende Pusteln, die immer wieder neuen Flecken Platz machen und sich im Zusammenhang mit der Darmträgheit verschlechtern und bessern, wobei quälender Juckreiz, besonders abends im Bett, vorliegt und auch Pruritus vulvae.

Zur Verfügung stehen Anthrachinon-Injeel (forte) mit dem Potenzenakkord (D 8), D 12, D 30, D 200; als Einzelpotenzen in D 8; D 15; D 30.

Anthrachinon ist enthalten in Ubichinon compositum.

Anthracinum – Milzbrand-Nosode

Verwendet wird Eiter aus Milzbrandkarbunkeln (Carbunculus contagiosus) in homöopathischer Zubereitung (Nosode).

Geschwürsbildung auf der Haut mit intensivem, unerträglichem Brennen, bläulich-violetten bis schwärzlichen Bläschen, die eitrig-stinkende, reizende Flüssigkeit absondern, evtl. Gangrän. Lymphdrüsenschwellungen. Parotitis septica, besonders rechts. Stinkende Diarrhoen. Karbunkel. Septikämie. Gangränöse Phlegmone. Panaritium. Furunkel. Akne vulgaris. Gastroenteritis. Wirkt gut in Verbindung mit Pyrogenium.

Zur Verfügung steht Anthracinum-Injeel (forte) mit dem Potenzenakkord (D 15), D 20, D 30, D 200; als Einzelpotenz in D 10.

Antimonium arsenicosum

Verwendet wird die Verreibung gleicher Teile von Antimonpentoxid und Arsentrioxid.

Bronchiolitis mit Herzschwäche. Dyspnoe, Zyanose und Stauungen im kleinen Kreislauf. Lungenemphysem. Lungenödem. Asthma bronchiale mit Kreislaufschwäche und Ödemen, Myokardosen. Kalkweiße Zunge.

Typisch ist die extreme Dyspnoe und der bei Pleuritis und Pericarditis auftretende Erguß sowie die Verschlimmerung beim Essen und beim Hinlegen.

Zur Verfügung steht Antimonium arsenicosum-Injeel (forte) mit dem Potenzenakkord (D 6), D 12, D 30, D 200.

Antimonium crudum – Schwarzer Spießglanz

(Stibium sulfuratum nigrum)

Verwendet wird Schwarzes Schwefelantimon, ein Mineral, das hauptsächlich Antimon(III)-sulfid, Sb_2S_3, enthält.

Schwarzer Spießglanz oder Antimonium crudum weist in seinem Arzneimittelbild charakteristische Symptome auf, die einigen z. T. schwer zu beeinflussenden Krankheitsbildern entsprechen. Durch den Einsatz des richtigen Mittels, wie beispielsweise Antimonium crudum, kann trotzdem eine rasche und grundlegende Änderung in solchen schweren Krankheitsfällen ermöglicht werden.

Typisch für Antimonium crudum sind gastrische Erscheinungen, z. B. das azetonämische Erbrechen, ferner Diarrhöen, wechselnd mit Obstipation und Schleimhämorrhoiden, wobei fast stets die typische, dick-belegte, kalkweise Zunge vorliegt. Charakteristisch ist ferner die Verschlimmerung der Beschwerden, speziell der Magenbeschwerden, durch Sommerhitze und nach Kaltbaden. Auch Zahnschmerzen, die — meist im Sommer — nach dem Schwimmen besonders nachts auftreten, reagieren oft überraschend schnell auf wenige Gaben des Mittels.

Antimonium crudum ist ferner oft bei Kindern indiziert, die gereizt und mürrisch sind und es nicht vertragen angesehen oder berührt zu werden. Oft sind die Nasenlöcher und Mundwinkel aufgesprungen und schorfig. Auch wenn die Fingernägel verkrüppelt wachsen, gespalten sind und hornartige Auswüchse aufweisen, ist Antimonium crudum indiziert. Bei Hühneraugen hat sich Antimonium crudum als Konstitutionsmittel ebenso bewährt wie bei Warzen, wenn hier andere Mittel wie Thuja, Acidum nitricum und Causticum versagten. Auch chronische Blepharitis mit Rötung der Augenlider reagiert auf Antimonium crudum. Ferner hat sich Antimonium crudum bei chronischer Arthritis und Coxitis in vielen Fällen bewährt. Wir haben in Antimonium crudum ein großes Heilmittel vor uns, dessen wichtigste Symptome man wie folgt kategorisieren kann:

1. kalkweiß-belegte Zunge
2. azetonämisches Erbrechen. Gastritis und Enteritis. Magenschmerzen (besonders nach Kaltbaden im Sommer)
3. Verschlimmerung aller Beschwerden durch Sonnenhitze und Kaltbaden (auch Zahnschmerz bei stark kariösen Zähnen nachts, Magenschmerzen, Rheumatismus, Koxitis usw.). Zahnschmerz durch Essen und kalte Getränke schlimmer (Pulpitis purulenta).
4. Mundwinkel und Nasenlöcher aufgesprungen, schorfig

5. Fingernägel gespalten. Hornhaut, Schwielen und Clavi an den Füßen. Warzen
6. Sentimentale oder (bei Kindern) gereizte Stimmung.
7. Nägelkauen der Kinder.

Zur Verfügung steht Antimonium crudum-Injeel (forte) mit dem Potenzenakkord (D 6), D 12, D 30, D 200.

Antimonium crudum ist enthalten in Gastricumeel.

Antimonium sulfuratum aurantiacum — Goldschwefel

Verwendet wird Antimon(V)-sulfid (Diantimon-pentasulfid), Sb_2S_5.

Chronisches Asthma. Bronchialkatarrhe.

Charakteristisch sind die profusen Schleimabsonderungen aus der Nase, den Nebenhöhlen sowie bei Schnupfen mit erschwerter Atmung und asthmatischen Beklemmungen, wobei Brennen und Hitze im Rachen und Kehlkopf und die Ansammlung von zähem Schleim in Bronchien und Kehlkopf auf das Mittel hinweisen.

Zur Verfügung steht Antimonium sulfuratum aurantiacum-Injeel (forte) mit dem Potenzenakkord (D 6), D 10, D 30, D 200.

Aorta — Hauptschlagader

Verwendet wird die große Körperschlagader (Aorta) eines Tieres in homöopathischer Zubereitung (Organpräparat).

Hypotonie, Gefäßleiden wie Claudicatio intermittens und Gangrän. Vorsicht bei pektanginösen Zuständen! Hier erst Vorbehandlung mit Antihomotoxika (Cralonin, Angio-Injeel u. a. und Cor suis D 10/30/200).

Aorta suis steht zur Verfügung als Aorta suis-Injeel in dem Potenzenakkord D 10, D 30, D 200 und als Aorta suis-Injeel forte in dem Potenzenakkord D 8, D 12, D 30, D 200.

Apis mellifica — Honigbiene

Verwendet wird die Honigbiene Apis mellifica L./Apidae.

Dieses aus der Honigbiene zubereitete homöopathische Einzelmittel ist durch typische Symptome gekennzeichnet. Apis mellifica ist bei charakteristisch-brennenden, stechenden Schmerzen indiziert, die heftig und feurig, wie der Stich einer Biene sind. Dabei besteht eine gewisse Überempfindlichkeit gegen Berührung und häufig auch gegen jede Erschütterung, so daß der Patient gellend aufschreien mag, wenn irgend jemand nur leicht an das Bett stößt. Dieses Symptom kann typisch bei einer Periarthritis humeroscapularis oder auch bei meningealer Reizung in Erscheinung treten, bei welch letzterer solch typisches, gellendes, durchdringendes Aufschreien (cri encephalique) unvermittelt einsetzt. Apis ist daher ein bei Entzündungen und Reizzuständen oft indiziertes Polychrest, möge es sich um solche der serösen Häute, der Hirnhäute, der Gelenkinnenhaut oder der Schleimhäute handeln.

Apis hat speziell Beziehungen zur rechten Körperseite, ähnlich wie Lachesis zur linken Körperseite tendiert. Apis ist daher auch ein wichtiges Mittel bei rechtsseitiger Parametritis, bei Salpingitis und Ovariitis, speziell auch bei Zysten. Hier finden sich meist typische, stechende und brennende Schmerzen, die auch auf das Kreuzbein ausstrahlen können.

Ferner ist Apis indiziert bei rechtsseitiger Tonsillitis, wenn die Uvula wie ein ödematöser Sack im Rachen herunterhängt.

Überhaupt ist Apis ein Mittel gegen Ödeme jeder Art, handle es sich um akut-entzündliche Ödeme, wie sie nach einem Bienenstich auftreten können, oder auch um Ödeme infolge Niereninsuffizienz bei Glomerulonephritis oder kardialer Insuffizienz. Man kann Apis in allen diesen Fällen, speziell in Kombination mit geeigneten sonstigen Nebenmitteln mit Erfolg einsetzen. Die Ödeme, welche Apis erfordern, treten häufig auch um die Augen herum auf, so daß speziell die Unterlider wie Wassersäcke herabhängen. Bei Erysipel finden sich ödematöse Hautschwellungen, auch Skrotalödeme sind eine Indikation für Apis ebenso wie Pleuraergüsse und Ascites, wobei für Apis Durstlosigkeit typisch ist.

Auch bei akuten Exanthemen und Urticaria ist Apis indiziert. Damit hat Apis Berührungspunkte und paßt gut zu Sulfur, da beide Mittel Rückvergiftungen aufzulösen vermögen, Apis solche, bei denen das Homotoxin durch Wassereinschwemmung verdünnt wird (Ödeme). Ausgezeichnet wirkt eine Kombination beider Präparate bzw. wenn man sie im Wechsel nehmen läßt.

Nash empfiehlt Apis auch bei diphtherischer Angina und hat eine schwere Epidemie mit Apis zum Stillstand bringen und beseitigen können.

Während Apis-Kranke sehr unruhig sein können, besteht in anderen Fällen tiefer Stupor, der gelegentlich durch den cri enzephalique unterbrochen wird wie bei Meningitis. Auch wenn die Patienten abwechselnd trocken und heiß oder schwitzend aufgefunden werden, ist für diesen Wechsel Apis indiziert, ähnlich wie wir es bei Lachesis finden. Besonders indiziert ist Apis auch bei Scharlach, speziell wenn Nierenkomplikationen oder Gehirnsymptome auftreten.

Die Zunge des Apis-Patienten ist weißlich belegt mit roter Spitze. Am Rand befinden sich stechende Bläschen.

Es mögen die Hauptsymptome von Apis noch einmal übersichtlich zusammengestellt werden:

1. Stechende, brennende Schmerzen, wie der Stich einer Biene.
2. Besserung durch Kälte.
3. Empfindlichkeit gegen Berührung und Erschütterung.
4. Hirnhautreizung, vor allem nach unterdrückten Ausschlägen.
5. Erkrankung der serösen Häute, der Gelenke, der Hirnhäute (Seroderm, Cavoderm).
6. Ödematöse Anschwellungen mit wassersackähnlichen Bildungen. Infiltriertes Zellgewebe.
7. Angina tonsillaris dextra mit ödematöser Schwellung der Uvula.
8. Adnexitis rechts sowie sonstige rechtsseitige Erkrankungen entzündlicher Art oder Depositionsphasen (cystische Adnextumoren).
9. Meningitis serosa, cri encephalique.
10. Wechsel zwischen Trockenheit, Hitze und Schweiß.
11. Scharlach und Scharlach-Nephritis.
12. Zunge weiß belegt, rote Spitze, brennende und stechende Bläschen am Rand.

Zur Verfügung steht Apis-Injeel (forte) S mit dem Potenzenakkord (D 4, D 8), D 12, D 30, D 200, D 1000.

Apis mellifica ist enthalten in Albumoheel, Aesculus compositum, Angin-Heel, Apis-Homaccord, Arnica-Heel, Cruroheel, Galium-Heel, Gynäcoheel, Metro-Adnex-Injeel, Oculoheel, Populus compositum.

Apisinum – Bienengift

Verwendet wird das Gift der Honigbiene Apis mellifica L./Apidae.

Hat ähnliche bzw. gleiche Indikationen wie Apis-Injeel und Acid. formic-Injeel.

Zur Verfügung steht Apisinum-Injeel (forte) mit dem Potenzenakkord (D 8), D 12, D 30, D 200.

Apisinum ist enthalten in Apis-Homaccord, Ovarium compositum, Solidago compositum.

Apocynum – Hanfartiger Hundswürger

Verwendet wird der frische Wurzelstock der in Nordamerika, Kanada und Rußland einheimischen Stammpflanze Apocynum cannabinum L./Apocynaceae.

Hydrocephalus. Ödeme. Hydrops verschiedener Genese. Großer Durst, erbricht aber jeden Schluck Wasser sofort wieder. Wäßrige Stühle mit Hinfälligkeit und Schwächegefühl in Magen und Leib. Neigung zu Hämorrhagiien. Nephrosis. Nephropathien mit Ödemen und Albuminurie. Tabakherz.

Zur Verfügung steht Apocynum-Injeel (forte) mit dem Potenzenakkord (D 3, D 6), D 12, D 30, D 200.

Apomorphinum hydrochloricum – Apomorphinhydrochlorid

Verwendet wird Apomorphinhydrochlorid, 5,6,6a,7-Tetrahydro-6-methyl-4H-dibenzo [de, g] chinolin-hydrochlorid.

Zerebral bedingtes Erbrechen. Nausea. Hyperemesis. Seekrankheit.

Zur Verfügung steht Apomorphinum hydrochloricum-Injeel (forte) mit dem Potenzenakkord (D 6), D 12, D 30, D 200.

Apomorphinum hydrochloricum ist enthalten in Vomitusheel und ist in erster Linie mit verantwortlich für die rasche und durchgreifende Wirkung dieses bei jeder Art von Brechreiz und Erbrechen (zerebraler, hormonaler, reflektorischer Genese usw.) rasch und nachhaltig wirksamen Präparates.

Appendicitis-Nosode – Wurmfortsatz-Nosode

Verwendet wird der entzündete Wurmfortsatz des Blinddarms in homöopathischer Zubereitung (Nosode).

Chronische Lymphdrüsenschwellungen. Appendizitische Reizzustände. Versuchsweise bei chronischer Obstipation.

Die Nosoden bieten dem Organismus in homöopathisierter Form oft das noch fehlende molekulare Bruchstück, durch welches im Umkehreffekt (Arndt-Schulz) und Simileprinzip (Hahnemann) eine spezifische Fermentstimulation erfolgt mit Richtung auf die pathologische (homotoxische) Lage.

Zur Verfügung steht Appendizitis-Nosode-Injeel (forte) mit dem Potenzenakkord (D 8), D 12, D 30, D 200.

Aquilegia – Akelei

Verwendet wird die ganze, frische, blühende Pflanze von Aquilegia vulgaris L./ Ranunculaceae.

Störungen der Menses, funktionelle Amenorrhö. Klimakterium. Depression bei Menses.

Aquilegia ist speziell ein Mittel für nervöse Patientinnen, die meist auch mit hormoneller Dysfunktion belastet sind, z. B. mit Globus hystericus, aber die auch unter Schlaflosigkeit leiden, unter nervösem Zittern und empfindlich gegen Licht und Lärm sind, besonders während der schmerzhaften Menstruation (Dysmenorrhö). Dabei besteht oft ein schmerzhafter Druck in der rechten Lendengegend.

Zur Verfügung steht Aquilegia-Injeel (forte) mit dem Potenzenakkord (D 4), D 10, D 30, D 200.

Aquilegia ist enthalten in Hormeel, Ovarium compositum.

Aralia racemosa – Amerikanische Narde

Verwendet wird der frische Wurzelstock der in Nordamerika einheimischen Stammpflanze: Aralia racemosa L./Araliaceae.

Heufieber. Asthma bronchiale. Fluor albus. Pruritus.

Auf Aralia weist hin die große Empfindlichkeit gegen Luftzug, der im geringsten bereits Niesen verursacht (!). Es findet sich ein pfeifendes Atemgeräusch mit dem Gefühl drohender Erstickung, besonders beim Einatmen, schlimmer im Liegen. Nachts tritt Krampfhusten auf, der den

Kranken aus dem ersten Schlaf weckt und ihn zum Sitzen zwingt. Dabei Zusammenschnüren der Brust mit dem Gefühl, als wenn ein Fremdkörper im Halse festsäße.

Aralia ist oft indiziert bei retoxischen Phasen, wenn Ausflüsse unterdrückt wurden, z. B. nach unterdrückter Menstruation, retoxisch behandeltem Fluor albus, auch bei Asthma nach Narkoseschäden.

Zur Verfügung steht Aralia racemosa-Injeel (forte) mit dem Potenzenakkord (D 6), D 10, D 30, D 200.

Aranea diadema – Kreuzspinne

Verwendet wird die Kreuzspinne Araneus diadematus Clerck/Argiopidae.

Mangel an Lebenswärme. Frostigkeit. Nässe und Kälte verschlimmern alle Beschwerden. Oberkieferneuralgien nachts. Gefühl wie Eis in den Knochen. Hydrogenoide Konstitution. Hackenschmerz. Neigung zu Blutungen. Kolitis mit Blutungen.

Charakteristisch sind auch intermittierend auftretende Fieberzustände, wobei sich der Fieberanfall gewissermaßen ausschließlich in Frost ausdrückt, dem nur selten Hitze und kein Schweiß folgen. Zahlreiche Beschwerden von Imprägnationsphasen, besonders im Gebiet des Neuroderms (Nervensystem) weisen auf Aranea hin wie das Gefühl großer Abspannung, Müdigkeit und Mattigkeit mit sehr unruhigem Schlaf und häufigem Erwachen, wobei die Gefühlstäuschung vorliegen kann, als ob die Unterarme und Hände vergrößert und beschwert wären. Auch kann ein schmerzhaftes, wühlendes Ziehen in den Spinalnerven vorliegen mit Kopfschmerzen und Schweregefühl im Kopf. Auch das Gefühl, als zitterten die Augen, Muskelzittern im Oberarm, kann vorliegen. Indiziert soll Aranea diadema auch sein bei Malariakachexie mit erheblicher Milzvergrößerung.

Zur Verfügung steht Aranea diadema-Injeel (forte) mit dem Potenzenakkord (D 6), D 10, D 30, D 200.

Aranea diadema ist enthalten in Dulcamara-Homaccord, Lymphomyosot, Osteoheel.

Arctium lappa – Klette

Verwendet wird die frische, von einjährigen Pflanzen gesammelte Wurzel von Arctium major Gaertn., A. minus [Hill.] Bernh. und A. tomentosum Mill./Compositae.

Hautkrankheiten. Ekzem der Kopfhaut.

Arctium Lappa wird außer bei Furunkulose auch bei chronischem, rezidivierendem Erysipel empfohlen und auch gegen Uterusprolaps.

Äußerlich wird Arctium Lappa angewendet gegen übelriechenden Achselschweiß (Waschen der betreffenden Stellen mit der zu gleichen Teilen Wasser und Tinktur verdünnten Lösung).

Zur Verfügung steht Arctium lappa-Injeel (forte) mit dem Potenzenakkord (D 4) D 12, D 30, D 200.

Arctium lappa ist enthalten in Cutis compositum.

Argentum — Silber

Verwendet wird metallisches Silber, Ag.

Gedächtnisverlust. Schmerz im linken Ovar, wie vergrößert. Chronische Heiserkeit bei Rednern und Sängern. Gelenkschmerzen. Koxitis. Rippenknorpel schmerzhaft. Hirnmüdigkeit bei geistigen Arbeitern. Argentum met-Injeel forte ruft eventuell (bei längerem Gebrauch) Argyrosis hervor (sog. „künstliche Neger“), im Sinne der Depositionsphase von Argentum metallicum in der Epidermis.

Auf Argentum metallicum weist hin ein Krampfschmerz in verschiedenen Körperstellen und das Symptom: Schwindel beim Sehen in fließendes Wasser.

Charakteristisch ist auch ein Hinterkopfschmerz nach geistiger Anstrengung mit Leergefühl im Kopf und Gedächtnisverlust, ferner ein blasses, fahles Gesicht und Jucken in den Augenwinkeln. Auch Mundtrockenheit mit Ansammlung klebrigen Speichels, durch den das Sprechen erschwert wird, und Halsschmerz mit Heiserkeit und Schlingbeschwerden und anfallsweisem tiefem Husten, Schwächegefühl auf der Brust mit Brustbeklemmung weisen auf Argentum metallicum hin.

Zur Verfügung steht Argentum-Injeel (forte S) mit dem Potenzenakkord (D 6), D 12, D 30, D 200; als Einzelpotenzen in D 6; D 8; D 10; D 12, D 15; D 20; D 30; D 100; D 200.

Argentum ist enthalten in Circulo-Injeel, Discus compositum, Galium-Heel.

Argentum nitricum — Höllenstein

Verwendet wird Silbernitrat, $AgNO_3$.

Silbernitrat, auch Höllenstein genannt, ist jenes Heilmittel, mit dem jeder zivilisierte Mensch zu Beginn seines extrauterinen Lebens eindringlich Bekanntschaft macht, denn im Rahmen der Credé-Prophylaxe wird jedem Neugeborenen post partum ein Tropfen einer 1%igen (früher 2%igen) Höllensteinlösung in die Augenbindehaut geträufelt.

Während Argentum nitricum in der schulmäßigen Methodik hauptsächlich als Adstringens, Desinfizienz und Ätzstoff benutzt wird, ist es in der Homöopathie ein bedeutendes Polychrest und durch umfangreiche Heilwirkungen ausgezeichnet. Manche Indikationen, die unter schulmäßigen Gesichtspunkten aufgestellt wurden, wie z. B. Ätzungen von Caro luxurians, Adstringierungen der Schleimhaut bei Ulcus duodeni im Sinne der Rollkur, sind vielfach, wenn Wirkungen eintreten, als Homöopathia involuntaria zu deuten. Entsprechen doch die dabei vorliegenden Verdünnungen durchaus üblichen homöopathischen Tiefpotenzen. Ferner ist bei externer Anwendung auch stets ein zusätzlicher resorptiver Effekt mit einzukalkulieren. Es findet sich auch eine früher viel in Anspruch genommene orale Indikation für Argentum nitricum-Pillen bei Tabes dorsalis.

Argentum nitricum hat in homöopathischer Dynamisation offensichtliche Auswirkungen auf das vegetative Nervensystem, wobei speziell vagotone Zustände günstig beeinflußt werden. Aber auch Irritationen, z. B. lanzinierende Schmerzen bei Tabes werden durch Argentum nitricum gemildert oder beseitigt. Charakteristisch sind irradiierende Schmerzen, speziell Magenschmerzen, die in den Brustraum ausstrahlen und Angina pectoris vortäuschen können. Dabei besteht häufig Aufblähung des Bauches im Sinne des gastrokardialen Symptomenkomplexes mit Besserung durch lautes explosives Aufstoßen, wie es auch bei Phosphor und bei Asa foetida der Fall sein kann.

Der Argentum nitricum-Patient ist ängstlich und unruhig, weist viele Züge von Neurasthenie auf und ist um seinen Gesundheitszustand sehr besorgt. Argentum nitricum-Patienten haben ferner Verlangen nach Süßem, speziell nach Zucker. Bei Erregung treten leicht Durchfälle auf, auch verschlimmern sich alle Erscheinungen, besonders die Magenbeschwerden durch Aufregungen. Die für Argentum nitricum typischen Kopfschmerzen bessern sich durch festes Umbinden eines Tuches. Auch Schwindel besteht bei Argentum nitricum, der von allgemeiner Schwäche und Zittern sowie Ohrensausen begleitet wird, ähnlich wie man es beim Menière'schen Syndrom findet. Bei Heiserkeit der Sänger, Rauheit und Kratzen im Hals und dem Gefühl, als wenn ein Splitter im Hals säße, ist Argentum nitricum indiziert, ebenso bei Stimmbandpolypen. Ermüdungszustände in den

Unterschenkeln, Waden und Unterarmen sind ebenfalls für Argentum nitricum typisch. Bei Epilepsie ist Argentum nitricum indiziert, wenn die Pupillen Stunden oder Tage vor dem Anfall erweitert sind. Hier werden allerdings endgültige Heilungen nur selten erwartet werden können, jedoch lassen sich deutliche Besserungen oft erzielen, z. B. bezüglich der Verminderung der Häufigkeit und Heftigkeit der Paroxysmen. Es muß erwähnt werden, daß in solchen Fällen ferner eine streng sutoxinfreie Diät unbedingt eingehalten werden muß.

Fassen wir die wichtigsten Symptome von Argentum nitricum zusammen:

1. Aufblähung im Oberbauch, gastrokardialer Symptomenkomplex, Besserung durch Aufstoßen.
2. Diarrhö mit starkem Spritzen, flockige, grüne, schleimige Stühle, wie gehackter Spinat.
3. Kopfschmerz, besser durch festes Binden.
4. Katarrhe und Heiserkeit bei Sängern, Rednern, Lehrern usw. nach Stimmüberanstrengung. Wie ein Splitter im Hals. Rachen-, Ohr- und Bindehautkatarrhe.
5. Schwäche und Erschöpfungszustände, vor allen Dingen in den Waden und Unterarmen.
6. Lanzinierende Schmerzen bei Tabikern.
7. Gastrische Krisen.
8. Epilepsie mit Mydriasis einige Tage vor dem Anfall.
9. Platzangst, Neurasthenie, Unruhe und Besorgheit. Diarrhö bei Aufregungen, Lampenfieber, Schwindel. Romberg'sches Symptom ist positiv.
10. Blutende Magenulcera (Hochpotenzen! Argentum nitricum-Injeel).

Zur Verfügung steht Argentum nitricum-Injeel (forte) mit dem Potenzenakkord (D 6), D 12, D 30, D 200.

Argentum nitricum ist enthalten in Atropinum compositum, Diarrheel, Duodenoheel, Echinacea compositum, Euphorbium compositum, Gastricumeel, Momordica compositum, Mucosa compositum, Neuro-Injeel, Phosphor-Homaccord, Pectus-Heel, Solidago compositum.

Aristolochia clematitis – Osterluzei

Verwendet werden die frischen, oberirdischen Teile von Aristolochia clematitis L./Aristolochiaceae.

Hauterkrankungen (Geschwüre, Wunden, Ekzeme, Akne etc.). Erkrankungen der weiblichen Geschlechtsorgane (Amenorrhö). Klimakterische Arthropathie. Magen-Darm-Katarrhe.

Bei der Prüfung ergaben sich noch folgende Symptome: Stechende und lanzinierende Schmerzen in verschiedenen Körperregionen, Krampfartige Schmerzen in den Fersen, Herzstiche, daß der Patient kaum atmen kann; ferner wunde Lippen und entzündetes Zahnfleisch, weiß-belegte Zunge morgens früh, Appetitlosigkeit und kolikartige Leibschmerzen, denen durchfällige Stühle folgen, dabei Brennen im Anus und häufiger Drang zum Urinieren.

Zur Verfügung steht Aristolochia clematitis-Injeel mit dem Potenzenakkord D 12, D 30, D 200.

Arnica — Bergwohlverleih

Verwendet werden die getrockneten unterirdischen Teile von Arnica montana L./Compositae.

Arnica montana, mit deutschem Namen Bergwohlverleih, ist das bekannte Volksheilmittel gegen Wunden, Verletzungen, Quetschungen usw. jeder Art, auch bei Commotio cerebri, Distorsionen, Kontusionen, Frakturen, Hämatomen usw. anzuwenden. Ebenso sind Schädigungen infolge von Überanstrengung, z. B. auch des Herzens (Sportherz) eine Indikation für Arnica. Die Arnica-Patienten klagen auch über ein Gefühl von Schwäche, Müdigkeit und Zerschlagenheit allgemeiner Art. Als spezifisches Symptom gilt alles worauf er liegt, scheint ihm zu hart (Nash) und muß dauernd die Lage ändern um Erleichterung zu finden. Auch erscheint das Bett zu hart. Dieses Symptom ist oft ein Hinweis auf Arnica bei septischen Erkrankungen. Das gleiche Symptom findet sich auch bei Baptisia, ebenfalls einem bei Sepsis oft gebrachten Mittel. Der Arnica-Patient fällt rasch wieder in die Betäubung zurück, wenn er daraus geweckt wird. Auch hat Arnica einen dunklen Streifen längs der Mitte der Zunge, ähnlich wie Baptisia und ebenso ein tiefrotes Gesicht, wie man es im Verlauf von Sepsis und Typhus findet. Stuhl und Urin gehen oft unbewußt ab und es erscheinen blaue Flecke unter der Haut (Sugillationen).

Bei Keuchhusten weinen die Kinder, welche Arnica benötigen, vor dem Anfall. Alle diese Fälle sind eine strikte Indikation für Arnica. Außer mit Baptisia hat Arnica auch eine gewisse Ähnlichkeit mit Belladonna, indem Kopf und Gesicht rot und heiß, Körper und Glieder dagegen kühl oder kalt sind.

Als weitere Arnica-Symptome sind noch bemerkenswert: fauliger Geruch aus dem Munde, übelriechendes Aufstoßen und wie faule Eier riechende Blähungen, ferner ein Zerschlagenheitsgefühl in der Uterusgegend, so daß die Patientinnen nicht aufrecht gehen können. Auch viele kleine, schmerzhafte Furunkel, die einer nach dem anderen auftreten, sind eine Indikation für Arnica. Die Arnica-Konstitution ist meistens muskulös-athletisch, plethorisch und zu Hypertonie geneigt, jedoch ist dieses kein Gegengrund, Arnica bei septischen Zuständen u. a. auch schwächlichen, neurasthenischen Patienten zu verordnen, wenn die entsprechenden Symptome vorliegen. Dieses Prinzip des symptomengemäßen Einsatzes überwiegt bei weitem die evtl. konstitutionellen Erwägungen und gilt allgemein für alle Arzneimittel.

Zu wenig beachtet wurde bisher die Wirkung von Arnica bei septischen Zuständen, bei denen es mit Baptisia in einer Ranghöhe steht und oft neben oder mit Baptisia verabfolgt werden kann bzw. von ihm differenziert werden kann. Zerschlagenheitsschmerzen sind auch Baptisia, Phytolacca, Rhus toxicodendron, Ruta graveolens, Staphisagria, China und anderen zu eigen, bei Arnica jedoch sind sie besonders charakteristisch ausgeprägt. Wenn noch sonstige typische Arnica-Symptome hinzukommen, wird Arnica als das Mittel der Wahl die beste Wirkung entfalten.

Sehr gut paßt Arnica zu Rhus toxicodendron. Letzteres Mittel folgt mit Vorteil, wenn die Arnica-Wirkung abgeklungen und der Zustand grundlegend geändert ist.

Zusammengefaßt ergeben sich folgende wichtige Symptome von Arnica montana:

1. Verletzungen jeder Art, wie Blutergüsse, Weichteilverletzungen, Commotio cerebri, Distorsionen, Kontusionen, Frakturen, Luxationen u. a.
2. Folgen von Überanstrengung, z. B. Muskelkater, Sportherz.
3. Alles erscheint zu hart (das Bett ist zu hart). Allgemeines Zerschlagenheitsgefühl.
4. Übelriechendes Aufstoßen. Fauliger Mundgeruch. Blähungen mit Schwefelwasserstoffgeruch.

5. Zerschlagenheitsgefühl in der Uterus-Gegend und Unmöglichkeit aufrecht zu gehen.
6. Husten mit Schmerzen in der Brust. Das Kind schreit vor dem Keuchhustenanfall.
7. Septische Zustände mit dunklem Streifen längs der Mitte der Zunge, tiefrotem Gesicht und Unruhezuständen, evtl. Delirien.
8. Unbewußter Stuhl- und Harnabgang.
9. Apoplexia cerebri. Gefäßrupturen (Arnica wirkt wie Aconit speziell auf das arterielle Gefäßsystem).
10. Furunkulose mit äußerst schmerzhaften Furunkeln, einer nach dem anderen erscheinend.
11. Heiserkeit der Redner und Sänger (Arnica-Heel und Phosphor-Homaccord im Wechsel).
12. Neurodermitis und Ekzem an Stirn, Wangen und Gesicht mit Juckreiz (Arnica macht bei äußerer Anwendung evtl. Hautreizungen).

Zur Verfügung steht Arnica-Injeel (forte) S mit dem Potenzenakkord (D 4), D 12, D 30, D 200, D 1000.

Arnica ist enthalten in Aesculus compositum, Angin-Heel S, Arnica-Heel, Arnica-Salbe-Heel, Arteria-Heel, Aurumheel N Tropfen, Barijodeel, Carbo compositum, Cardiacum-Heel, Causticum compositum, Cerebrum compositum, Cor compositum, Echinacea compositum S, Pectus-Heel, Rauwolfia compositum, Rheuma-Heel, Traumeel S, Zeel P/Zeel.

Arsenicum album – Weißes Arsenik

(Acidum arsenicosum)

Verwendet wird Arsen(III)-oxid, As_2O_3.

Arsen ist eines der bekanntesten und schwersten Gifte, in Umkehrwirkung damit auch ein häufig benötigtes homöopathisches Polychrest, das speziell dann indiziert ist, wenn eine humorale Phase aufgrund retoxischer Imprägnierungen nicht zur regressiven Vikariation kommt bzw. eine Tendenz zur progressiven Vikariation zeigt.

Ein symptomatisch typischer Hinweis auf Arsenicum album ist die psychische Verfassung des Patienten, einerlei um welche Phase es sich handelt. Der Arsen-Patient gibt durch Worte und Gebärden eine gewisse Hoffnungslosigkeit kund, er könne nicht mehr gesund werden. Auch eine gewisse Ängstlichkeit, die ärztlichen Bemühungen seien vergebens, sind ein Hinweis auf Arsenicum album.

Dieser Zustand kann sich z. B. auch bei einem Herzpatienten finden, der mit Ödem und schwerer Dyspnoe sich kaum die Treppe heraufschleppen konnte und in das Sprechzimmer tritt. Wenn er nun noch die Äußerung tut, bei seinem Leiden komme alle Hilfe zu spät, dann muß der intravenösen Injektion einer Digitalisaufschließung oder einer ähnlich wirksamen Droge unbedingt auch Arsenicum album, z. B. in Form von Arsen. alb.-Injeel beigefügt werden. An solchen Fällen läßt sich die Wirkung indizierter Homöopathika besonders eindrucksvoll beobachten, denn nach der Injektion von Arsenicum pflegt in solchen Fällen eine fast augenblickliche Wirkung einzutreten, die nach Digitalis allein bei Vergleichsinjektionen nicht erkennbar wird. Ein Digitalis-refraktäres Herz kann in solchen Fällen durch Arsen. alb-Injeel wieder ansprechbar gemacht werden.

Eine ähnliche Hoffnungslosigkeit findet sich auch bei Vergiftungen durch andere Stoffe, die dem Arsen ähnliche Erscheinungen machen. So kann z. B. eine Vergiftung mit weinsteinsaurem Aluminium eine der Arsengiftwirkung ähnliche Gastroenteritis erzeugen, die durch unstillbares Erbrechen und erschöpfende Diarrhöen gekennzeichnet ist. Dann kann Arsenicum album den Patienten evtl. rasch aus seiner Lethargie und offenbar hoffnungslosen Lage wieder herauslösen. Das Similia similibus-Prinzip Hahnemanns tritt in solchen Fällen klassisch in Erscheinung, im Gegensatz zu der Isotherapie. Denn die Arsenvergiftung spricht rascher an auf einen Wirkstoff, der ähnliche Erscheinungen wie Arsen macht, z. B. auf Aluminiumtartrat oder Tartarus stibiatus und umgekehrt.

Als ein weiteres Symptom von Arsen ist die Unruhe herauszustellen, die oft mit der hoffnungslosen Ängstlichkeit gekoppelt ist. Solche Unruhe findet man z. B. auch bei Nierenkolik, speziell wenn sie rechts lokalisiert ist. Arsen muß bei rechtsseitiger Nierenkolik allerdings in höheren Potenzen verabfolgt werden, z. B. in dreißigster oder zweihundertster Dezimal-Potenz. Auch kann man in diesen Fällen Arsen. alb-Injeel sowohl i.v. als auch i.c. (Nierenlager) als auch oral verabfolgen.

Ein weiteres wichtiges Symptom von Arsenicum sind brennende Sensationen, wie sie oft im Verlauf von Katarrhen, z. B. bei Rachenkatarrhen auftreten, wenn Brennen im Halse oder in der Nase besteht oder bei Ekzemen Brennen der Haut und Juckreiz mit Brennen, das nach dem Kratzen auftritt oder wenn die Sekrete bei Fließschnupfen brennend sind, auch wenn Beschwerden im Magen brennenden Charakter haben oder Ausflüsse jeder Art Brennen verursachen. Wenn Arsenicum angezeigt ist, haben die Hauteruptionen und sonstigen Krankheitserscheinungen meist hartnäckigen Charakter oder stehen sogar an der Grenze der Degenerationsphase bzw. zeigen eine bösartige Entwicklung.

Arsen ist auch dann indiziert, wenn körperliche Schwäche, Erschöpfung oder starker Kräftezerfall vorliegen, auch im Ablauf einer akuten Gastroenteritis oder nach Säfteverlusten bzw. bei ungenügender Ernährung oder wenn Patienten durch Überarbeit oder Hunger heruntergekommen sind und das Bedürfnis zum Liegen haben. Richtig ist es in solchen Fällen, nicht zu lange mit dem Einsatz von Arsenicum zu warten, sondern es sobald wie möglich, d. h. bereits bei beginnenden Symptomen anzuwenden.

Bei fieberhaften und sonstigen Attacken ist Arsen immer dann wirksam, wenn ein Bedürfnis nach Wärme vorliegt oder wenn Schmerzen durch Wärme gebessert werden und dabei meist starker Durst vorhanden ist. Der Patient verlangt häufig zu trinken, trinkt meist aber nur kleine Schlucke, am liebsten angewärmte Getränke. Vielfach erfolgt bald nach dem Trinken Erbrechen.

Die Lippen des Arsenicum-Patienten sind meist trocken, evtl. ausgedörrt und aufgesprungen, so daß der Patient die Tendenz hat, die Lippen mit der Zunge zu befeuchten.

Die Zunge des Arsen-Patienten ist meist trocken und rot, wobei die Papillen erhaben hervortreten, evtl. mit roten Zahneindrücken an den Rändern. Sie kann aber auch kreideweiß sein, ähnlich wie die Zunge von Antimonium crudum oder sie kann in schweren Fällen von Typhus und Sepsis trocken, braun und schwarz sein, wie man sie auch bei Phosphor- und Sulfur-Patienten findet. Stomatitis ulcerosa aut aphthosa mit brandigem Zerfall spricht evtl. auch auf Arsen an und nicht nur auf Mercurius solubilis bzw. Mercurius sublimatus corrosivus. Die vier Mittel: Phosphorus, Mercurius, Sulfur und Arsenicum ähneln sich in mancher Beziehung.

Typisch für Arsen sind Magenschmerzen, die durch die geringste Nahrungsaufnahme verschlimmert werden und den Patienten zu größter Unruhe und zum Sichumherwerfen zwingen. Sie können eine Folge von kalten Getränken und Eisessen sein. Stinkende Stühle, wie sie bei Typhus und septischen Affektionen gefunden werden, können ebenfalls auf Arsen hinweisen.

Auch bei Asthma ist Arsenicum gegebenenfalls ausgezeichnet wirksam. Ein besonderes Charakteristikum von Arsenicum ist das nächtliche Auftreten der Beschwerden, bzw. die Verschlimmerung derselbigen um Mitternacht oder gegen 1 Uhr.

Auch Furunkel und Karbunkel sind Indikationen für Arsenicum, wenn sie wie Feuer brennen. Die Haut kann beim Arsen-Patienten andernteils kalt und blau sein oder trocken wie Pergament, das sich in großen Schuppen abschält, wie man es bei Psoriasis und ähnlichen Erkrankungen sieht. Arsen paßt bei Gangrän, wenn schwarze Mumifikation eintritt, die wie Feuer brennt. Allgemein gesehen muß an Arsen ähnlich wie an Sulfur bei allen retoxischen Imprägnationen gedacht werden, speziell auch nach unterdrückten Ekzemen und Exanthemen, z. B. bei Asthma, das mit Hauterkrankungen vikariiert, oder bei Nierenkoliken, die nach unterdrücktem Fußschweiß auftreten. Arsenicum ist dabei an allen Geweben und Organen wirksam.

Arsen ist, ähnlich wie Sulfur, nach retoxischen Imprägnierungen indiziert, evtl. im Wechsel mit Mercurius, Hepar sulfuris und Phosphorus sowie mit sonstigen pflanzlichen, mineralischen und tierischen Polychresten (Lachesis, Baptisia, Arnica, Belladonna, Apis und anderen).

Arsenicum album wird als eines der bedeutendsten Arzneimittel der Homöopathie in den verschiedensten Zusammenstellungen und Potenzen verwandt. Wenn die psychischen Symptome im Vordergrund stehen, zieht man höhere Potenzen vor, die auch stoßtherapeutisch unbedenklich in häufigen Gaben wiederholt werden können.

Die Ansicht, daß Hochpotenzen nur in seltenen Gaben verabfolgt werden dürfen, um wochenlang nachzuwirken, ist durch die Praxis widerlegt. Arsen soll man bei Asthma oder bei rechtsseitiger Nierenkolik, auch in Hochpotenzen in gehäuften Gaben verabfolgen (alle 5—10 Minuten bis zur Besserung).

Wenn neuerdings Arsenicum album auch in verdünnter Form als Karzinogen von einigen Ärzten verdächtigt und daher abgelehnt wird, so kann dieser Anschauung insofern nicht beigepflichtet werden, als die in der Homöopathie üblichen Potenzen von D 4 an aufwärts im allgemeinen für karzinotoxische Wirkungen nicht mehr ausreichen, zumal wenn man als übliche Einzeldosis 3 x täglich nur einige Tropfen verabfolgen läßt. Die in Arsen. alb-Injeel forte vorhandenen Verdünnungen von D 6/12/30/200/1000 wirken als hochverdünnte Antihomotoxica im Umkehreffekt ausgesprochen antikarzinogen. Man kann diese theoretisch voraus zu berechnende kräftige antihomotoxische Wirkung des Arsens bei richtiger Indikationsstellung immer wieder eklatant sich durchsetzen sehen.

Arsenicum album ist damit eines unserer wichtigsten antihomotoxischen Pharmaka, das sich unbedenklich mit zahlreichen sonstigen Polychresten und anderen homöopathischen Zubereitungen, auch in der Mischspritze, z. B. als Arsen. alb-Injeel kombinieren läßt. Gut paßt Arsen. alb-Injeel zu Arnica-Injeel, z. B. nach Überanstrengungen, bei Sportlern usw.

Es ließe sich über Arsenicum album als eines der größten homöopathischen Polychreste noch eine Fülle von Krankengeschichten anführen, möge diese kurze Darstellung lediglich dazu anregen, dieses große Polychrest noch genauer zu studieren und bei geeigneten Fällen erfolgreich anzuwenden.

Die Hauptsymptome mögen noch einmal herausgestellt werden:

1. Psychische Symptome: Verzagtheit, Hoffnungslosigkeit. Der Patient glaubt, nicht wieder gesund werden zu können.
2. Große Unruhe und Drang sich zu bewegen.
3. Verschlimmerung in den ersten Stunden kurz nach Mitternacht bzw. gegen 1 Uhr. Anfälle von Asthma, Herzattacken, Nierenschmerz, Juckreiz usw.
4. Verlangen nach Wärme und warmen Getränken.
5. Brennende Schmerzen, brennendes Jucken, Besserung durch Wärmeanwendungen.
6. Typhöse Fieber.
7. Großer unstillbarer Durst auf warme oder halbwarme Getränke. Trinkt immer nur kleine Schlucke und befeuchtet damit Lippen und Mundhöhle.
8. Zunge ist trocken, rot mit erhabenen Papillen, evtl. auch weiß, braun oder schwarz belegt.
9. Gastroenteritis heftigster Art mit unstillbarem Erbrechen und Diarrhö.
10. Stomatitis aphthosa.
11. Brennende Magenschmerzen unerträglicher Art bei der geringsten Nahrungsaufnahme. Stinkende Entleerungen.
12. Asthma bronchiale, vikariierend mit Hauterkrankungen.
13. Ätzende Absonderungen, brennender Fließschnupfen, Konjunktivitis mit brennenden Sekreten, brennender Fluor albus.

14. Seröse Exsudate. Pleuritis, Pleuraexsudat. Allgemeine blasse Anschwellungen der Gelenke sowie entzündliche Anschwellungen mit brennenden und lanzinierenden Schmerzen, allgemeine Hautwassersucht (Anasarka). Wachs- und erdfarbene Haut oder pergamentartig abschilfernde Haut oder Schuppen bei Ekzemen und Psoriasis.
15. Brennende und zerfallende Ulcerationen mit blauem, schwarzem oder speckigem Untergrund, wie bei Ulcera cruris. Karbunkel und Furunkel brennend. Gangrän mit brennenden Schmerzen.
16. Periodische Wiederkehr der Erscheinungen.
17. Vikariationseffekte zwischen Asthma und Ekzem und anderen.

Zur Verfügung steht Arsenicum album-Injeel (forte) S mit dem Potenzenakkord (D 6), D 12, D 30, D 200, D 1000.

Arsenicum album ist enthalten in Arsuraneel, Atropinum compositum, Cantharis compositum, Causticum compositum, Circulo-Injeel, Cor compositum, Diarrheel, Echinacea compositum, Gastricumeel, Leptandra compositum, Mezereum-Homaccord, Solidago compositum, Strophanthus compositum, Sulfur-Heel, Syzygium compositum.

Arsenum jodatum – Arsentrijodid

Verwendet wird Asen(III)-jodid, AsJ_3.

Asthma. Lungentuberkulose. Trockener Reizhusten ohne Expektorat. Verschlimmerung nach Mitternacht. Regt Appetit an.

Auch bei ekzematösen Hautausschlägen ist Arsenicum jodatum indiziert, ebenso bei Psoriasis und bei Hautkrebsbildung, und kann auch bei Brustknoten günstig wirken (Mastodynia cystica-Nosode). Auch skrofulöse Augenentzündungen sollen aufgrund der Prüfungen (Dr. Hale) günstig reagieren, ebenso Steifigkeit und Schmerzhaftigkeit in der linken Nackenseite, schlimmer bei Bewegung.

Symptome, die auf Arsenum jodatum hinleiten können, sind: Brennende Hitze im Kreuz, als ob die Kleider brennten. Jucken auf beiden Handrücken, besonders links. Frösteln des linken Oberschenkels, Ameisenlaufen im linken, später auch im rechten Oberschenkel, bis in den Fuß strahlend, besser durch Gehen. Schwere der Beine mit allgemeiner Müdigkeit.

Der Schleim, der sich bei Asthma sehr schwer löst, kann zähe, fadenziehend, manchmal glasartig sein oder auch eine weißliche Masse bilden, evtl. auch — bei eitriger Bronchitis und Lungenabszeß (hier Hauptmittel) — grün gelblich, fast wie Eiter, evtl. mit Blut durchmischt sein.

Zur Verfügung steht Arsenum jodatum-Injeel (forte) mit dem Potenzenakkord (D 6), D 12, D 30, D 200.
Arsenum jodatum ist enthalten in Husteel, Tartephedreel.

Arsenobenzol – Arsphenamin

Verwendet wird Arsphenamin, 4,4-Arsenobis-(2-aminophenol), das früher zur Behandlung der Syphilis als Salvarsan® oder Arsenobenzol® eingesetzt wurde (homöopathisiertes Allopathikum).

Störungen der Leberfunktion. Leberzirrhose. Aszites. Akute gelbe Leberatrophie. Zu versuchen auch bei Schädigungen des Knochenmarks (Blutbildung).

Artemisia vulgaris – Beifuß

Verwendet wird der frische Wurzelstock der in Europa, Asien und Nordamerika heimischen Stammpflanze: Artemisia vulgaris L./Compositae.

Chorea minor. Hysterie. Durch Wurmtoxine bedingte Beschwerden. Asthenopie. Farbiges Licht macht Schwindel.

Zur Verfügung steht Artemisia vulgaris-Injeel (forte) mit dem Potenzenakkord (D 4), D 12, D 30, D 200.
Artemisia vulgaris ist enthalten in Tanacet-Heel.

Arteria – Schlagader

Verwendet werden die Arterien eines Tieres in homöopathischer Zubereitung (Organpräparat).

Durchblutungsstörungen. Periarteriitis. Claudicatio intermittens. Diabetes mellitus. Gangrän. Morbus Buerger. Wadenkrämpfe.

Arteria suis steht zur Verfügung als Arteria suis-Injeel in dem Potenzenakkord D 10, D 30, D 200 und als Arteria suis-Injeel forte in dem Potenzenakkord D 8, D 12, D 30, D 200; als Einzelpotenzen in D 6; D 200.

Arteria ist enthalten in Aesculus compositum, Placenta compositum.

Arthritis urica-Nosode – Gicht-Nosode

Verwendet wird der harnsäurehaltige Detritus (zerfallenes Gewebe) aus Gichttophi (Gichtknoten) in homöopathischer Zubereitung (Nosode).

Die Nosoden haben sich in den letzten Jahrzehnten einen sicheren Platz in der antihomotoxischen (Gegengift-) Therapie erworben. Durch die aus Krankheitstoffen gewonnenen homöopathischen Zubereitungen werden die Abwehrkräfte des Organismus (System der Großen Abwehr) spezifisch auf die erkrankten Organe bzw. Gewebe, d. h. das auf die hier nicht oder nicht mehr ausreichend funktionierenden Fermente gelenkt werden. Da es sich um eine Stimulationstherapie handelt, ergibt es sich von selbst, daß die aus Krankheitsstoffen gewonnenen Zubereitungen entsprechend verdünnt sein müssen, weil dadurch sonst die „Giftlage" (Homotoxinlage) verstärkt werden würde. Die Nosoden dürften selbst für den Organismus keine Giftbelastung mehr darstellen. Sie sollen lediglich die Information für die spezifische Ausrichtung der Abwehrleistung auf ein bestimmtes Syndrom hin abgeben.

Einzusetzen ist die Arthritis urica-Nosode nicht nur bei Gicht und verwandten Erkrankungen, z. B. Polyarthritis, sondern auch bei Folgeerkrankungen, die auf eine fermentblockierende, allopathische Therapie der Gicht zurückzuführen sein könnten, wie z. B. Makroglobulinämie und Agammopathie — ein typischer Fall, der nach Behandlung von typischer Gicht mit Urikämie mit Allopurinol auftrat —. Dabei kann die Gicht-Nosode sowohl bei akuten Anfallszuständen (neben Colchicum, Pulsatilla, Bryonia und Lithium) sowie zur laufenden Kur bei der Gicht-Diathese eingesetzt werden.

Nosoden sind konstitutionell wirkende Homöopathika, so daß alle Nosoden-Präparate speziell auch für Erkrankungen auf konstitutioneller Basis, d. h. speziell für die zellulären Phasen indiziert sein können und hier die besten Wirkungen entfalten.

Zur Verfügung steht Arthritis urica Nosode-Injeel (forte) mit dem Potenzenakkord (D 8), D 10, D 30, D 200.

Arum maculatum – Gefleckter Aronstab

Verwendet wird der frische, vor der Entwicklung der Blätter gesammelte Wurzelstock der in Mittel- und Südeuropa in feuchten Wäldern wild wachsenden Stammpflanze: Arum maculatum L./Araceae.

Die Hauptindikationen sind folgende:

Pharyngitis, Laryngitis. Heuschnupfen. Bulbärsyndrom mit Unmöglichkeit zu schlucken, Speichelfluß. Krämpfe. Lähmungen (bulbär bedingt). Nase-Mund-Rachen sind feurig entzündet wund, schmerzhaft.

Wenn der frisch ausgepreßte Saft mit der Haut in Berührung gebracht wird, so entsteht Rötung, Anschwellung und Bläschenbildung. Bei intravenöser Einspritzung erfolgt der Tod unter Lähmungen und Krämpfen. Daraus resultieren auch die bei Prüfungen gefundenen Symptome wie Kopfeingenommenheit, Schläfrigkeit, Rötung des Gesichts beim Schlaf. Schleimhautkatarrhe an Augen und Nase. Stomatitis mit Zahnfleischbluten bei der geringsten Berührung, Zunge geschwollen und schmerzhaft. Im Schlund Gefühl von Kitzeln, Stechen und Brennen, erschwertes Schlingen, mit Schmerz verbunden.

Befallen sind auch die Schleimhäute des Respirations- und des Verdauungstraktus mit brennendem, zusammenziehendem Magenschmerz, Erbrechen von Schleim und Blut, krampfhaften Darmkoliken, auch starker Menstrualblutung.

Zur Verfügung steht Arum maculatum-Injeel (forte) mit dem Potenzenakkord (D 4), D 12, D 30, D 200.

Arum maculatum ist enthalten in Naso-Heel.

Arum triphyllum – Zehrwurzel

Verwendet wird der frische, vor der Entwicklung der Blätter gesammelte Wurzelstock der in Nord- und Südamerika sowie in China wildwachsenden Stammpflanze: Arisaema atrorubens [Ait.]/Araceae.

Laryngitis acuta. Überschnappen der Stimme. Heiserkeit der Redner. Akute Katarrh, Pharyngitis, Bronchitis u. a. Skarlatina.

Als hervorstechendes Symptom gilt: neigt zu großen Schweißen. Auch eine gewisse Vergeßlichkeit und Zerstreuthet weist auf Arum triphyllum hin, zumal wenn reizbare Stimmung vorherrscht und der Schlaf unruhig und gestört ist.

Zur Verfügung steht Arum triphyllum-Injeel (forte) mit dem Potenzenakkord (D 4), D 8, D 12, D 30, D 200.

Arundo mauritanica — Wasserrohr

Verwendet werden frische Wurzelstocksprossen der in den Mittelmeerländern wachsenden Stammpflanze: Arundo donax L./Gramineae.

Diuretikum. Diaphoretikum. Nach Insektenstichen zur raschen Beseitigung des Juckreizes und der begleitenden Entzündungserscheinungen.

Arundo wird hauptsächlich bei katarrhalischen Zuständen angewendet, bei Diarrhö der Säuglinge und Fließschnupfen. Auch bei Heufieber können günstige Wirkungen erwartet werden, wenn sich ein roter, sandiger Satz im Urin findet.

Zur Verfügung steht Arundo mauritanica-Injeel (forte) mit dem Potenzenakkord (D 4), D 10, D 30, D 200.

Asa foetida — Stink-Asant

Verwendet wird das getrocknete Gummiharz der Wurzel verschiedener Ferula-Arten, wie Ferula assa-foetida L., F. narthex Boiss. und F. persica Willd./Umbelliferae.

Die aus dem erhärteten Milchsaft (Harz) von verschiedenen Ferula-Arten hergestellte Tinktur hat einen unangenehmen, aufdringlichen Geruch und Geschmack. Sie wurde früher auch allopathisch bei verschiedenen nervösen Leiden angewandt.

Wichtige Indikationen sind Knochenleiden und Geschwüre, wogegen am besten mittlere und hohe Potenzen eingesetzt werden, während bei nervösen Leiden sowie Verdauungsbeschwerden mit Aufblähung (ist voller Winde, Flatulenz mit Aufstoßen, alles drückt nach oben, aber nichts nach unten — Nash) mehr tiefere Potenzen indiziert sind.

Es besteht eine geistige und körperliche Überempfindlichkeit und Irritabilität, mit Neigung zu Hypochondrie, Hysterie und Nervosität, besonders wenn übliche Ausscheidungen unterdrückt wurden (retoxische Phasen).

Bei chronischen Paronychien wirkt Asa foetida nach Fellenberg-Ziegler auch dann noch, wenn andere Mittel versagen.

Auch bei Iritis auf syphilitischer Grundlage sowie nach Quecksilbermißbrauch, wie es früher bei der Syphilisbehandlung üblich war, ist Asa foetida indiziert, besonders wenn brennende, klopfende Schmerzen in den Knochen der Augenhöhle vorherrschend sind. Dabei sind für Asa foetida die von innen nach außen gehenden stechenden, reißenden, pulsierenden, zwischendurch absetzenden und durch Berührung in andersartige Beschwerden sich verwandelnden Schmerzen, oft mit Taubheitsgefühl verbunden, charakteristisch.

Chronischer Eiterausfluß aus dem Ohr (fistelnde Otitis media, evtl. verbunden mit Schwerhörigkeit, ist ein weiteres Asa foetida-Symptom. Besonders aber der Globus hystericus mit Magen- und Schlundkrämpfen und dem Gefühl eines aufsteigenden Körpers in der Speiseröhre ist für Asa foetida charakteristisch. Dabei kann Leeregefühl im Magen und ranziges Aufstoßen sowie Brennen in der Speiseröhre und fettiger Geschmack vorhanden sein.

Die Blähungskoliken, als ob alles platzen sollte und als ob die Darmbewegungen umgekehrte Peristaltik hätten, sind besonders hervorstechend dann, wenn vorher Ausflüsse unterdrückt wurden bzw. Gebärmuttererkrankungen verschiedener Art retoxisch zurückgedrängt wurden oder auch wenn bei überempfindlichen Frauen in der Laktationsperiode plötzlich die Milch versiegte.

Asa foetida soll in solchen Fällen die versiegte Milch wieder hervorrufen.

N a s h hebt besonders noch hervor, daß alle Absonderungen übelriechend sind und daß große Empfindlichkeit gegen Berührung besteht, was sich auch bei Ostitis oder Knochenkaries mit heftigen nächtlichen Beschwerden ausprägen kann.

Dabei findet sich Verschlimmerung im Zimmer, nachts, durch Berührung und in der Ruhe, während durch Druck, Reiben und Bewegung im Freien Besserung erfolgt.

Das Symptomenbild von Asa foetida ist durch zahlreiche, organischfaßbare Veränderungen charakterisiert, aber auch durch weitere Symptome nervöser Art wie z. B. Mißlaunigkeit, Arbeitsunlust, Gereiztheit und Hast, unruhiger Schlaf mit Schläfrigkeit bei Tage, Zucken und Fippern einzelner Muskelgruppen, Kopfschmerzen und Schwindel wie eingenommen und wüst. Es finden sich krampfhafte Zuckungen der Augenlider, evtl. Klingen in den Ohren und Abstumpfung der Gehörschärfe, ferner Druck am Herzen, Frostschauer mit fliegender Hitze, Beklommenheitsgefühl mit Husten, Stuhltenesmen bei umgekehrter Peristaltik, indem alles nach oben drängt, aber auch Geschwüre an Weichteilen und am Knochengewebe mit dickflüssigem oder auch dünnflüssigem übelriechendem Eiter sowie eine allgemeine körperliche und geistige Überempfindlichkeit.

Wenn die Hauptsymptome von Asa foetida zusammengestellt werden, so ergibt sich folgendes typisches Arzneimittelbild:

1. Globus hystericus mit krampfhaften Kontraktionen der Speiseröhre, als wenn ein Frendkörper auf- und absteigt bzw. nach unten geschluckt wird.
2. Appetitmangel. Ranzig-fettes Aufstoßen. Brechreiz. Aufblähung mit nach oben drückenden Darmgasen und übelriechenden Blähungen.
3. Wallungen mit Blutandrang, eingenommenem Kopf und Schwindel.
4. Übelriechende Absonderungen von Geschwüren, aber auch der Haut.
5. Ostitis, Periostitis und Karies der Knochen mit heftigen nächtlichen Schmerzen, Besserung durch Druck und Reiben.
6. Milchversiegen in der Laktation.
7. Chronische Otitis media mit Eiterausfluß und Schwerhörigkeit. Chronische Paronychie und Iritis.

Zur Verfügung steht Asa foetida-Injeel (forte) mit dem Potenzenakkord (D 6), D 12, D 30, D 200.

Asa foetida ist enthalten in Kalmia compositum, Osteoheel, Ypsiloheel.

Asarum – Haselwurz

Verwendet wird der frische Wurzelstock der in schattigen Wäldern Europas wild wachsenden Stammpflanze: Asarum europaeum L./Aristolochiaceae.

Überempfindlichkeit der Gehörnerven. Kratzen auf Seide ist unerträglich. Leichtigkeitsgefühl. Glaubt, in der Luft zu schweben. Blutwallungen. Frostgefühl. Stechende Schmerzen nach Augenoperationen. Verlangen nach Alkohol.

Auf Asarum hinweisen kann das Symptom: Kalte Hände und Füße, auch bei Hitzegefühl am übrigen Körper, ferner werden die Beschwerden besser in der frischen Luft.

Auch katarrhalische Affektionen sprechen für Asarum wie z. B. Schnupfen mit heftiger Kitzelempfindung in der Nase und vergeblichem Drängen zum Niesen mit Absonderung wässrigen, dünnen Schleims sowie mit Nasenbluten. Bei Luftröhrenkatarrh wird ein Zusammenschnürungsgefühl im Hals empfunden bei kurzem, ruckweisem Atmen. Dabei kann auch ein schneidender Schmerz in der linken Lunge vorhanden sein mit dem Gefühl des Zusammenschnürens, während auf der rechten Lunge ein harter pulsierender Druck empfunden wird.

Auch Brechwürgen mit Übelkeit und Frostschaudern, Druckschmerz im Magen und Darmkoliken können ein Hinweis auf Asarum sein, z. B. nach schneidendem Leibschmerz Abgang von geringen, trockenen Stuhlmassen.

Zur Verfügung steht Asarum-Injeel (forte) mit dem Potenzenakkord (D 4), D 8, D 12, D 30, D 200.

Ascariden-Nosode – Spulwurm-Nosode

Verwendet werden Spulwürmer (Ascaris lumbricoides), Dünndarm-Parasiten des Menschen, in homöopathischer Zubereitung (Nosode).

Spulwürmer können, wenn sie in großen Massen auftreten, sogar eine dem Ileus entsprechende Sympomatologie bedingen. Die Ascariden-Nosode wird im Ähnlichkeitsprinzip daher eingesetzt bei spastischen Beschwerden im Bauchraum, speziell im Darmbereich, bei Kindern nicht als alleiniges Therapeutikum, sondern komplementär zu Krampfmitteln wie Cuprum, Colocynthis, Veratrum, Belladonna, Nux vomica u. a. Anderenteils aber sind auch von Verwurmungen ausgehende nervöse Reflexzustände zu berücksichtigen, z. B. Tics, neurale Affektionen mannigfacher Art, besonders wenn die Patienten Halonierung der Augen zeigen (dunkle Ringe unter den Augen), bei übernervösen und gereizten Kindern (Chamomilla, Antimonium crudum, Staphisagria); hier auch neben Cina, Tanacetum, Thymus serpyllum, Chenopodium ambra u. a. einzusetzen.

Auch bei epileptischen Krämpfen und Magenulkusbeschwerden muß an die Ascariden-Nosode gedacht werden.

Zur Verfügung steht Ascariden-Injeel (forte) mit dem Potenzenakkord (D 8), D 12, D 30, D 200.

Asclepias tuberosa – Knollige Schwalbenwurzel

Verwendet wird der frische Wurzelstock der in Nordamerika und Jugoslawien einheimischen Stammpflanze: Asclepias tuberosa L./Asclepiadaceae.

Interkostalneuralgien.

In Amerika heißt Asclepias tuberosa „Pleurisy Root", die Pleuritiswurzel, die eine ausgesprochene Beziehung zu der Pleura wie auch zu den Brustmuskeln hat. Stechende, durch Bewegung verschlimmerte Schmerzen beiderseits im Brustkasten, zwischen den Schulterblättern und in den Interkostalräumen werden gut und rasch beeinflußt.

Auch Abdominalsymptome finden sich, z. B. Übelkeit mit Brechwürgen, Blähungskoliken und dysenterischen Stühlen, auch mit Fiebererscheinungen und nachfolgendem Schweißausbruch.

Alle Beschwerden werden durch kaltes, feuchtes Wetter verschlimmert. Typisch ist auch eine Empfindlichkeit gegen Tabak.

Zur Verfügung steht Asclepias tuberosa-Injeel (forte) mit dem Potenzenakkord (D 4), D 10, D 30, D 200.

Asclepias tuberosa ist enthalten in Angio-Injeel, Ranunculus-Homaccord, Rhododendroneel.

Asterias rubens — Seestern

Verwendet wird der Seestern Asterias rubens L./Asteriidae.

Karzinomatöse Ulcera.

Asterias rubens wurde von Hippokrates bei Gebärmutterleiden gebraucht. Auch gilt es als ein altes Epilepsiemittel.

Charakteristisch ist Blutandrang nach dem Kopf und hartnäckige Obstipation sowie ein dumpfer Hinterhauptkopfschmerz, Hirndruck, Druck in den Augen mit gerötetem Gesicht, stechenden Schmerzen in den Mammae und Hautjucken, wobei sich die Erscheinungen mehr auf die linke Körperhälfte zu erstrecken scheinen. Außer bei krebsartigen Ulzera, bei Mammakarzinom und bei drohender Apoplexie und bei hartnäckiger Verstopfung kann es angewendet werden, wenn sonstige prägnante Symptome vorliegen.

Zur Verfügung steht Asterias rubens-Injeel (forte) mit dem Potenzenakkord (D 6), D 10, D 30, D 200.

Asterias rubens ist enthalten in Lamioflur.

Asthma-Nosode

Verwendet wird das Expektorat eines an Asthma bronchiale erkrankten Menschen in homöopathischer Zubereitung (Nosode).

Asthma bronchiale. Emphysem. Chronische Bronchitis. Stauungslunge. Silikosis. Zyanose. Empirisch bewährt bei Harnträufeln sowie bei Keuchhustenanfällen, spastischer Obstipation, chronischen Ekzemen und Angstzuständen jeder Art, auch bei Kindern. Platzangst. Frigidität. Zur Anregung der Histaminentgiftung bei sonstigen Imprägnationsphasen.

Bei Asthmaanfällen entlang der Wirbelsäule quaddeln mit geeigneten (Tonico-Injeel, Spascupreel, Drosera-Homaccord, Berberis-Homaccord, Acidum DL-malic-Injeel, Acidum succin-Injeel, Natrium pyruv-Injeel, Mucuso compositum, Coenzyme compositum, Ubichinon compositum, Hepar compositum u. a.).

Zur Verfügung steht Asthma-Nosode-Injeel (forte) mit dem Potenzenakkord (D 6), D 10, D 30, D 200.

ATP-Adenosintriphosphat

Verwendet wird Adenosin-5'-triphosphat, Dinatriumsalz.

Schädigung der Energie-verwertenden Systeme (Zitronensäurezyklus u. a.), besonders auch bei Therapieschäden.

Adenosintriphosphat ist nach B o g e n „das Kleingeld der Zelle", welches als Energieüberträger allgemeine Funktionen ausübt.

Zur Verfügung steht Adenosintriphosphat (ATP-)-Injeel (forte) mit dem Potenzenakkord (D 6), D 10, D 30, D 200.

Enthalten ist ATP in Coenzyme compositum, Ginseng compositum, Thyreoidea compositum, Ubichinon compositum.

Atropinum sulfuricum – Atropinsulfat

Verwendet wird Atropinsulfat (3α-D,L-Tropoyloxytropanium-sulfat).

Wirkt wie Belladonna-Injeel, ist aber bei Neuralgien, Schmerzzuständen, Keuchhusten, Migräne, Gesichtstäuschungen (alles erscheint größer), Gallenkolik, Epilepsie vorzuziehen, soll dann angewendet werden, wenn Belladonna-Injeel versagt.

Zur Verfügung steht Atropinum sulfuricum-Injeel (forte) mit dem Potenzenakkord (D 4), D 8, D 30, D 200.

Atropinum sulfuricum ist enthalten in Atropinum compositum, Spascupreel.

Aurum – Gold

Verwendet wird metallisches Goldpulver, Au. Zur Herstellung von Aurum colloidale wird kolloides Gold aufbereitet.

Aurum oder metallisches Gold, auf dessen Besitz sich alles Streben eines großen Teiles der Menschheit konzentriert, weil es anscheinend das höchste Glück der Erde zu vermitteln vermag, ist in seinem Arzneibild durch das Gegenteil, nämlich durch schwerste Depressionen, Suizidneigung und Lebensüberdruß gekennzeichnet. Diese depressive Gemütsverstimmung ist der Haupthinweis für die Anwendung von Aurum. Damit sind oftmals Herzbeschwerden gekoppelt, auch mit Aussetzen des Herzschlages verbunden und mit Druck und Beengung auf der Brust. Die Palpitationen pflegen hart und pumpend zu sein, verbunden mit einem sichtbaren Schlagen der Hals- und Schläfenschlagadern, mit Angstzuständen und Blutandrang zur Brust. Ferner sind Knochenaffektionen, wie sie bei tertiärer Lues vorkommen, ebenso auch Ozaena und ähnliche Affektionen der Nase, die mit Entzündungen und Verschorfungen und evtl. stinkenden Absonderungen einhergehen, eine Indikation für Aurum. Knochenschmerzen werden vor allen Dingen durch Aurum dann gut beeinflußt, wenn sie auf luetischer Basis entstehen. Als weitere Indikation für Aurum ist Hemianopsie zu nennen, wobei der Aurum-Patient nur die untere Hälfte des Gegenstandes sieht, ferner ist Aurum bei Ulcus corneae indiziert. Auch bei Myomen und Verhärtungen sonstiger Organe (Testes u. a.) wird Aurum empfohlen, ebenso bei Leistenhoden und Prostatorrhö.

Zusammengefaßt ergeben sich folgende Leitsymptome:

1. Schwere psychische Depression mit Suizidneigung und Lebensüberdruß.
2. Hypertonie, Blutandrang zur Brust, Herzpalpitationen.
3. Karies der Knochen.
4. Hemianopsie, Ulcus corneae.
5. Myomatosis uteri, sonstige Organverhärtungen.
6. Prostatorrhö.

Außer dem metallischen Gold spielen auch seine Salze eine bedeutende Rolle in der Therapie.

Zur Verfügung steht Aurum als Injeel mit dem Potenzenakkord D 12, D 30, D 200; als Einzelpotenzen in D 8; D 10; D 12; D 15; D 20; D 30; D 100; D 200.

Aurum ist enthalten in Galium-Heel, Tonico-Injeel.

Aurum colloidale steht als Injeel forte zur Verfügung mit dem Potenzenakkord D 5, D 12, D 30, D 200; als Einzelpotenz in D 5 und D 6.

Aurum jodatum — Goldjodid

Verwendet wird Goldjodid, AuJ.

Chron. inveterierte Lues. Ozaena. Lupus. Keratitis. Mastoditis. Arteriosklerose. Metritis Ovarialzysten. Myombildung(!). Aortenaneurysma.

Aurum jodatum sollte — wenn auch nur als Zwischenmittel — stets dann eingesetzt werden, wenn bei Arteriosklerose (z. B. auch bei Apoplexie in jugendlichem Alter) oder wenn bei Herzaffektionen, Angina pectoris, Koronare Durchblutungsstörungen eine konstitutionelle syphilitische Komponente mit im Spiele zu sein scheint.

Zur Verfügung steht Aurum jodatum-Injeel (forte) mit dem Potenzenakkord (D 6), D 12, D 30, D 200.

Aurum jodatum ist enthalten in Gynäcoheel, Rauwolfia compositum.

Aurum chloratum natronatum — Goldchlorid-Chlornatrium

(= Aurum muriaticum natronatum)

Verwendet wird ein Gemisch aus Natriumtetrachloroaurat(III), $NaAuCl_4$, mit Natriumchlorid, NaCl.

Aurum chloratum natronatum hat dieselben Indikationen wie Aurum metallicum. Nash empfiehlt Aurum mur. natr. bei periodischen Leberstörungen, Gelbsucht, wenn abschließend weiße und dunkle Stühle vorhanden sind.

Zur Verfügung steht Aurum muriaticum natronatum-Injeel (forte) mit dem Potenzenakkord (D 6), D 12, D 30, D 200.

Aurum muriaticum (chloratum) natronatum ist enthalten in Aurumheel, Naso-Heel.

Avena sativa — Hafer

Verwendet wird die frische, blühende, in allen Gegenden der gemäßigten Zone angebaute Stammpflanze: Avena sativa L./Gramineae.

Nervenerschöpfung. Bei Suchten empfohlen.

Allgemein in der Rekonvaleszenz wird Avena sativa empfohlen, auch bei geistiger Erschöpfung nach Überanstrengung (der Gelehrten und Geistesarbeiter) allgemein, ferner nach sexuellen Exzeßen, z. B. auch nach Onanie in der Jugend.

Zur Verfügung steht Avena sativa-Injeel (forte) mit dem Potenzenakkord (D 3), D 8, D 12, D 30, D 200.

Avena sativa ist enthalten in Hepar compositum, Neuro-Injeel, Valeriana-heel.

Bacillinum

Verwendet wird verkästes Gewebe aus einer tuberkulösen Kaverne der Lunge in homöopathischer Zubereitung (Nosode).

Erkältungsneigung. Tiefsitzende Kopfschmerzen, besser bei völliger Ruhe, wie umklammert, bes. nach Schularbeiten, Händezittern. Furchtsame Kinder fürchten sich vor schwarzen Hunden. Ekzeme und Impetigo. Furunkel an den Nasenlöchern. Ozaena. Skrofulose. Hydrozephalus. Chronische Bronchitis. Asthma. Bronchiektasen. Arthrosen der Knie. Alopezie. Pityriasis versicolor.

Bei schwerster Homotoxinbelastung alle 4 bis 6 Wochen zu interponieren, besonders wirksam bei Kindern und Greisen.

Zur Verfügung steht Bacillinum-Injeel (forte) mit dem Potenzenakkord (D 15), D 20, D 30, D 200; als Einzelpotenz in D 15.

Bacillinum ist enthalten in Psorinoheel.

Bacterium coli – Kolibakterien-Nosode

Verwendet werden die von Kulturen von Escherichia coli abgeschwemmten Keime in homöopathischer Zubereitung (Nosode).

Müdigkeit. Körperliche und geistige Erschöpfbarkeit. Anwendung falscher Worte. Gedächtnisverlust für letzte Ereignisse. Furchtsamkeit und Unentschlossenheit, häufig verbunden mit Meteorismus. Frösteln nach dem Essen. Zunge weiß-gelblich belegt mit rotem Strich in der Mitte. Auch bei Urintenesmen und trübem, übelriechenden Urin. Verschlimmerung durch feuchte Kälte. Julian weist auf gute Wirkungen bei Salpingitis, Zystitis, Nierensteinen, Cholangitis und bei depressiven Psychosen hin.

Auch bei chronischer Adnexitis zu interponieren.

Besonders indiziert nach Antibiotika und bei Antibiotikaschäden.

Zur Verfügung steht Bacterium coli-Injeel (forte) mit dem Potenzenakkord (D 6), D 12, D 30, D 200; als Einzelpotenz in D 5.

Bacterium coli ist als Colibacillinum enthalten in Mucosa compositum, Solidago compositum.

Bacterium lactis aerogenes

Verwendet werden die von Kulturen von Bacterium lactis aerogenes abgeschwemmten Keime in homöopathischer Zubereitung (Nosode).

Nach Schädigungen der Darmflora durch Antibiotika usw. Als Nebenmittel bei Avitaminosen und bei Pankreatitis. Ernährungsstörungen der Säuglinge. Ulcus duodeni. Anazidität. Diabetes mellitus. Lymphatismus.

Das Präparat wirkt besonders gut bei hageren Patienten (K-Typ nach Curry).

Zur Verfügung steht Bact. lactis aerogenes-Injeel (forte) mit dem Potenzenakkord (D 6), D 12, D 30, D 200; als Einzelpotenz in D 5.

Bacterium proteus

Verwendet wird das durch Abschwemmung von Kulturen des Bacterium proteus gewonnene und sterilisierte Filtrat in homöopathischer Zubereitung (Nosode).

Nervöse Reizbarkeit. Heftige Zornanfälle (wirft mit Gegenständen). Cholerische Kinder stoßen mit den Füßen. Periphere Zirkulationsstörungen. Claudicatio intermittens. Ulcus ventriculi et duodeni. Hämatemesis. Angioneurotische Ödeme. Charakterstörungen bei Kindern. Schwindel. Herpes (Julian).

Zur Verfügung steht Bacterium proteus-Injeel (forte) mit dem Potenzenakkord (D 6), D 12, D 30, D 200; als Einzelpotenz in D 5.

Bacterium pyocyaneus

Verwendet wird das durch Abschwemmung von Kulturen des Bacterium pyocyaneus gewonnene und sterilisierte Filtrat in homöopathischer Zubereitung (Nosode).

Hyperhidrosis. Imprägnationsphasen nach retoxisch gehemmten Schweißabsonderungen. Nach Mißbrauch von Abführmitteln (als Mischspritze mit Senna) und bei Angina tonsillaris.

Zur Verfügung steht Bacterium pyocyaneus-Injeel (forte) mit dem Potenzenakkord (D 6), D 12, D 30, D 200; als Einzelpotenz in D 5.

Badiaga – Flußschwamm

Verwendet wird der getrocknete, in Europa, Amerika und Nordasien heimische Flußschwamm Spongilla lacustris L. f. typica/Spongillidae.

Schmerzen der Augenmuskeln und Augäpfel; Spezifikum bei allen Augenschmerzen ohne organisch faßbaren bzw. objektivierbaren Befund. Nächtliche Metrorrhagien.

Zur Verfügung steht Badiaga-Injeel (forte) mit dem Potenzenakkord (D 6), D 10, D 30, D 200.

Balsamum copaivae – Kopaivabalsam

Verwendet wird der Balsam aus den Stämmen verschiedener im tropischen Südamerika heimischen Copaifera-Arten, besonders von Copaifera reticulata Ducke, C. guayanensis [Desf.] Benth. und C. officinalis [Jacq.] L./Leguminosae.

Übelriechende, ätzende, eitrig-entzündliche Sekrete bei Ekzem, Urtikaria, Pemphigus und Schleimhautkatarrhen. Urethritis. Prostatitis, Zystitis (Veilchenurin), Epididymitis. Bronchitis foetida.

Zur Verfügung steht Balsamum copaivae-Injeel (forte) mit dem Potenzenakkord (D 6), D 10, D 30, D 200.

Balsamum peruvianum – Perubalsam

Verwendet wird der durch Einschneiden der Rinde und vorsichtiges Ausschwelen gewonnene Balsam von Myroxylon balsamum [L.] Harms, var. pereirae [Royle] Harms, einer in Mittelamerika einheimischen Leguminose.

Fötide Bronchitis. Rhagaden und Fissuren. Zystopyelitis.

Zur Verfügung steht Balsamum peruvianum-Injeel (forte) mit dem Potenzenakkord (D 6), D 10, D 30, D 200.

Baptisia – Wilder Indigo

Verwendet wird die frische Wurzel mit der Rinde der in Nordamerika einheimischen Stammpflanze: Baptisia tinctoria [L.] R. Br./Leguminosae.

Typhöse Fieber, Sepsis. Angina septica. Wie wenn der Körper zerstükkelt umherliege. Alle Absonderungen, auch Schweiß und Atem sind übelriechend. Schwerste Grade der Mundfäule bei Diphtherie und Lungentbc. Enzephalitis. Meningitis. Bei allen septischen Fiebern interponieren. Nierenkolik li. Pyelonephritis.

Änlich wie bei Veratrum findet sich ein Streifen in der Mitte der Zunge (von hinten nach vorn), der zuerst weiß, dann bräunlich ist.

Zur Verfügung steht Baptisia-Injeel (forte) S mit dem Potenzenakkord (D 4), D 12, D 30, D 200.

Baptisia ist enthalten in Aesculus compositum, Arnica-Heel, Atropinum compositum, Echinacea compositum, Populus compositum, Solidago compositum.

Baryum carbonicum – Bariumkarbonat

Verwendet wird Bariumcarbonat, $BaCO_3$.

Baryum carbonicum paßt bei weinerlichen, ängstlichen und menschenscheuen Patienten.

Auf Baryum carbonicum weisen zahlreiche Symptome hin, wie: Schwäche und Langsamkeit der geistigen Tätigkeit. Alte Leute sind nicht mehr in der Lage bzw. haben sie keine ausreichende Initiative mehr, ihren Haushalt zu besorgen oder geschäftstätig zu sein.

Das Bild der Arteriosklerose und des lymphatischen Kindes gibt einen Hinweis auf Baryum carbonicum, ebenso wie Blepharitis ciliaris bei „Drüsenkindern", dabei große Empfindlichkeit gegen Kälte, Neigung zu immer wieder auftauchenden Anginen bei oft erheblicher Vergrößerung der Tonsillen.

Die Haut ist trocken „wie Pergament", heiß, rissig werdend und sich an Handrücken und Fingerspitzen leicht abschälend. Aknepusteln in der Pubertät, Rhagaden an den Mundwinkeln. Verschlimmerung des Pruritus nachts.

Typisch ist der Speichelfluß nachts im Bett, das Kopfkissen näßend.

Nasenbluten beim Schneuzen (typisch).

Klingen und Sausen vor den Ohren bei Schwerhörigkeit und Entzündung des äußeren Gehörganges.

Wie bei allen Karbonaten (Salzen der Kohlensäure) steht im Vordergrund die somatische Schwäche, Mattigkeit, Müdigkeit der Glieder und Tendenz zum „Einschlafen" der Glieder (Durchblutungsstörungen). Auch Magen-Darmsymptome sind vorhanden. Sie äußern sich in typhösen, gastrischen, biliösen und enteritischen Fiebererscheinungen. Mundgeruch.

Über den Lungen finden sich — besonders bei skrofulösen Kindern — fast stets Erscheinungen einer chronischen Bronchitis mit anfallsweise auftretendem Husten morgens und abends. Die Beschwerden, welche durch Nachdenken über sein Leiden und durch Liegen auf der schmerzenden Seite (Pleuritis, Bronchitis) ausgelöst werden und die sich bei naßkaltem Wetter und bei Wetterwechsel verschlimmern, bessern sich durch Bewegung im Freien, obwohl kalte Luft selbst als unangenehm empfunden wird.

Aufgrund der Symptomatologie ist Baryum carbonicum ausgerichtet auf Erkrankungen der Kinder und der Greise. Bei letzteren findet sich oft auch ein „Altershusten, evtl. mit salzigem, stärkeartigem Auswurf, wobei das Symptom auf das Mittel hinführen kann: Bei Katarrhen Gefühl, als würde Rauch eingeatmet.

Auch das besonders nachts auftretende Jucken (Unterschenkel, Nacken u. a.) weist auf das Mittel hin. Auch stinkender Fußschweiß erfordert (neben Silicea) ebenfalls Baryum carbonicum. Bei Ohrgeräuschen, Ohrensausen, Knacken, Krachen, Knallen im Ohr kann Baryum carbonicum Hilfe bringen.

Bei Durchfällen alter Leute, auch bei Dysenterie-ähnlichen Erscheinungen und in fast hoffnungslosen Fällen kann Baryum carbonicum noch rasche Hilfe bringen.

Baryum carbonicum ist eines der Mittel, die, sowohl bei Kleinkindern wie auch bei Greisen, zwischendurch angewandt (interponiert) werden sollten. Die konstitutionsregulierende Wirkung erfordert jedoch langdauerndes Einnehmen, z. B. bei Fußschweiß (Silicea), bei chronischer Lymphadenitis, bei Nabelkoliken der Kinder, Ohrgeräuschen usw., auch bei Impotenz (Männer) und Abneigung gegen Koitus (Frauen).

Zur Verfügung steht Baryum carbonicum-Injeel (forte) mit dem Potenzenakkord (D 6), D 12, D 30, D 200; als Einzelpotenz in D 200.

Baryum carbonicum ist enthalten in Barijodeel, Placenta compositum, Tonsilla compositum.

Baryum chloratum – Bariumchlorid

Verwendet wird Bariumchlorid, $BaCl_2 \cdot 2\,H_2O$.

Wirkt ähnlich wie Baryum carbonicum, aber mehr auf das Nervensystem. Paralysis agitans. Lähmungsstadium der Poliomyelitis.

Zur Verfügung steht Baryum chloratum-Injeel (forte) mit dem Potenzenakkord (D 4), D 12, D 30, D 200.

Baryum jodatum – Bariumjodid

Verwendet wird Bariumjodid, BaJ_2.

Arteriosklerose. Koronarsklerose. Altersherz. Skrofulöse Drüsenschwellungen. Erkältlichkeit. Struma parenchymatosa.

Zur Verfügung steht Baryum jodatum-Injeel (forte) mit dem Potenzenakkord (D 4), D 8, D 12, D 30, D 200.

Baryum jodatum ist enthalten in Aesculus compositum, Arteria-Heel, Circulo-Injeel.

Baryum oxalsuccinicum – Bariumoxalsuccinat

Verwendet wird das Barium-Salz der Oxalbernsteinsäure, Barium-Oxalsuccinat, Ba OOC CO CH (COOBa) CH_2 COOH.

Das Bariumsalz der Oxalbernsteinsäure greift besonders an mesenchymalen Strukturen an und bessert die Funktion des Zitronensäurezyklus und von Redoxsystemen auf. Indikationen sind Imprägnationsphasen jeder Art, Dyskrasien, Asthma, Pruritus, Dermatosen, Psoriasis, Präkanzerose und Neoplasmaphasen. Wirkt regenerierend auf die Zellatmung.

Baryum oxalsuccinicum soll auch vor zu hohem Cholesteringehalt des Blutes schützen und hat günstigen Einfluß auf Debilität. Es ist besonders in der Pubertät und im Klimakterium indiziert.

Günstige Kombinationen ergeben sich mit Hypophysis suis, Testis suis, Ovarium suis, Cerebrum suis, ferner mit Hydrastis, Lachesis, Kalium carbonicum, Calcium carbonicum, Agaricus, Petroleum und Thuja.

Typisch ist der hochrote Kopf, z. B. nach Apoplexie, verbunden mit Schwindel bei jeder Bewegung, evtl. Ohrensausen, Benommenheit, Kopfschmerz auf dem Scheitel, schlimmer bei Wärme und Besserung in frischer Luft.

Chronische Katarrhe und Asthma bronchiale mit Dyspnoe. Lungenkrebs mit Stauungen zum Kopf. Trockenheit der Nasenschleimhaut mit harten Borken. Nasenpolypen. Geruchsvermögen herabgesetzt. Im Kindesalter oft Kurzsichtigkeit. Chronische Blepharitis und steinharte Gerstenkörner. Dick verklebte Augenlider. Schielen. Augenmuskellähmungen. Schwerhörigkeit und Ohrensausen. Ohrenschmalzverhärtungen. Bei allen Ohrenerkrankungen im Kindesalter zu verfolgen.

Kinder sind sehr ungeschickt und zeigen keine ausreichende Koordination der einzelnen Bewegungen. Pastöse Schulkinder zeigen Intelligenzdefekte. Ältere Patienten verfallen dem religiösen Wahnsinn.

Dauerüberlastung der Verdauungsorgane, da die Baryum oxalsuccinicum-Patienten meist starke Esser sind. Nierenkoliken können evtl. rasch nach Baryum oxalsuccinicum abklingen. Auch günstige Wirkungen auf Prostatakarzinom, Blasenkrebs, Nephrosen und Urämie mit Kopfschmerzen und Erbrechen sind beobachtet.

Stinkender Fluor albus. Feminines Wesen in der männlichen Pubertät mit Ausbildung weiblicher Geschlechtsmerkmale (Brüste) und Fettansatz um Hüften und Oberschenkel bei Kindern mit zurückbleibender Intelligenz.

Durchblutungsstörungen der Extremitäten mit blau-roten Flecken und Brennschmerz. Frostbeulen. Leicht nässende, rissige Ekzeme oder jauchende Knötchen. Akne vulgaris et rosacea. Rhagaden und Fissuren. Weiße Flecken der Fingernägel.

Auch zu versuchen bei Psoriasis mit juckenden und schmerzenden handtellergroßen Effloreszenzen, auch bei schlecht heilenden Knochenbrüchen. Hervorstehende Schneidezähne.

Zur Verfügung steht Baryum oxalsuccinicum-Injeel (forte) mit dem Potenzenakkord (D 6), D 10, D 30, D 200; als Einzelpotenzen in D 6; D 10; D 30; D 200.

Baryum oxalsuccinicum ist enthalten in Coenzyme compositum.

Basilicum

Verwendet werden die frischen Blätter der Stammpflanze: Ocimum basilicum L./Labiatae.

Versuchsweise bei unspezifischer Urethritis und Schleimhautkatarrhen.

Zur Verfügung steht Basilicum-Injeel (forte) mit dem Potenzenakkord (D 4), D 10, D 30, D 200.

Belladonna – Tollkirsche

Verwendet wird die am Ende der Blütezeit gesammelte, ganze, frische Pflanze von Atropa belladonna L./Solanaceae, ohne die verholzten unteren Stengelteile.

Die aus der Stammpflanze der Tollkirsche, Atropa belladonna, zubereitete Belladonnatinktur ist in ihren homöopathischen Verdünnungen eines der wirksamsten Polychreste. Es gibt wohl kaum eine Pflanze, die pharmakologisch bezüglich ihrer wirksamen Bestandteile (Belladonna-Alkaloide) gründlicher untersucht worden ist als die Belladonna.

Außer der Wirkung auf Ausscheidungsvorgänge, speziell die Harnabsonderung, die Kohlensäureausscheidung über die Ausatmungsluft wurde besonders die Wirkung auf die Gallenabsonderung festgestellt, welche unter Einfluß von Belladonna vermehrt wird.

Aber erst durch die homöopathischen Arzneimittelprüfungen ergibt sich das umfassende Filigran der Symptomatologie, welche Belladonna als eines der größten Polychreste der Homöopathie charakterisiert.

Die für Belladonna typischen Beschwerden verschlimmern sich vornehmlich in den Nachmittags- und Abendstunden sowie durch Berührung und Erschütterung, wobei eine allgemeine Überempfindlichkeit gegen kalte Luft besteht, während sich die Nervenschmerzen allgemein durch Kälte verschlimmern. Typisch ist auch das plötzliche Einsetzen aller Beschwerden. Auch kann es vorkommen, daß die Beschwerden weiterhin zunehmen und (speziell bei Nervenschmerzen) dann plötzlich aufhören, um an einer anderen Stelle wieder aufzutauchen.

Charakteristisch für Belladonna sind heftige Delirien, vor allem im Fieber, aber auch Geistersehen, Halluzinationen von schrecklichen Gesichtern, Tieren und Insekten, verbunden mit Ängstlichkeit bei sonst scheinbar gesunden Patienten, besonders auch bei Kindern, die evtl. vorbehandelt waren mit Atropin-Augentropfen. Ein solcher von Dr. Hille (Reutlingen) beobachteter Fall konnte dann sehr rasch durch Injektionen von Belladonna-Injeel geheilt werden (siehe Homotoxin-Journal **9**, 35 Heft 2, 1970). Häufig finden sich auch erregende, ängstliche Träume mit Aufschrecken im Schlaf, wobei eine typische Blutüberfüllung des Kopfes besteht. Dieses ist ein weiteres charakteristisches Symptom von Belladonna, daß der Kopf heiß ist, während die Extremitäten kalt sind. Ähnliche Zustände finden sich bei Chamomilla, das nach Nash ähnlich wie Belladonna eines der besten Mittel bei Kinderkrankheiten ist.

Häufig finden sich auch Kopfschmerzen, verbunden mit Schwindel und evtl. Benommenheit und Schlafsucht. Ebenso ist ein starkes besonders beim Liegen vorhandenes Pulsieren der Hals- und Schläfenarterien für Belladonna charakteristisch (ähnlich wie Glonoin), wobei wiederum das Drängen des Blutes zum Kopfe typisch hervortritt. Der Kopf kann im ganzen gerötet sein und purpurrote Farbe annehmen, wobei auch Apoplexie auftreten kann und alle Kopfbeschwerden sich beim Niederlegen verschlimmern.

Bekannt ist auch die typische Wirkung von Belladonna auf die Augen, charakterisiert durch spezielle Symptome, wie sie bei der Atropin-Vergiftung bekannt ist. Es finden sich Krämpfe der Augen- und Augenlidermuskeln, Pupillenerweiterung und speziell ein konjunktivitischer Entzündungs- bzw. Reizzustand mit viel Lichtscheu, Tränenfluß und Schmerzen, verbunden mit Blutüberfüllung der inneren Gefäße, Schwachsichtigkeit, Trübsichtigkeit, Funkensehen, Feuersehen, Doppelsehen, Nebelsehen, so daß auch auf Affektionen der Netzhaut geschlossen werden kann. Typisch sind auch rechtsseitige Ziliarneuralgien (ähnlich wie Kalmia, Sanguinaria, Chelidonium u. a.).

Spezifische Wirkungen kommen der Belladonna außerdem zu bei allen lokalisierten Entzündungen, und zwar im ersten Stadium, wenn noch keine Suppuration erfolgt ist. Belladonna ist daher bei beginnenden Furunkeln, bei Angina tonsillaris, auch bei flächenhaften Entzündungen wie bei Erysipel, Conjunctivitis, Scharlach, ferner bei Otitis, Cholangitis, Meningitis und anderen entzündlichen Affektionen indiziert.

Besonders bei heftiger Fiebersteigerung können die delirösen Zustände in Erscheinung treten (ähnlich wie bei Stramonium, Hyoscyamus und Veratrum), wobei eine erhebliche Erregbarkeit aller Sinne und eine übermäßige Empfindlichkeit gegen Berührung, Geräusche, Licht, kalte Luft, besonders gegen Zugluft und gegen Erschütterung besteht, ähnlich wie es bei Apis mellifica der Fall sein kann (z. B. bei Meningitis).

Typisch ist auch eine Trockenheit im Hals mit rotem Rachen und Schluckbeschwerden, wie man sie bei Angina und Pharyngitis findet. Dabei sind die der Belladonna eigentümlichen Entzündungen durch die allgemeinen Erscheinungen der Entzündung, nämlich durch Rubor, Tumor, Calor, Dolor gekennzeichnet, wobei meistens auch Schweiße vorhanden sind, so daß das Bett des Belladonna-kranken Patienten, den man aufdeckt, dampft.

Außer Katarrhen der Nase mit meist nur geringer wässriger Absonderung finden sich Kehlkopf- und Luftröhrenkatarrhe mit wenig Schleimabsonderung, wobei Kitzelgefühl im Kehlkopf besteht und ein typischer, trockener, auch rauher, bellender Husten (Belladonna hat Bellhusten!) und Heiserkeit. Auch Bluthusten kann auftreten, wenn die für Belladonna typisch blutüberfüllten Gefäße bei heftigem Husten bersten. Infolge der Blutüberfüllung des Lungenbindegewebes kommt es zu Atemnot und zu drückenden Schmerzen beim Atmen mit der typischen abendlichen und nächtlichen Verschlimmerung.

Auch die Schleimhäute der Mundhöhle sind entsprechend der für Belladonna typischen Blutüberfüllung und Anschwellung der Schleimhäute und des Unterhautgewebes sowie der Zunge mit hervorragenden Papillen hoch gerötet und dabei trocken, ebenso wie sich ein Katarrh des weichen Gaumens mit entzündlicher Schwellung, die von den Mandeln übergreift, finden kann, verbunden mit heftigem Durst.

Meist besteht dabei auch erschwertes und schmerzhaftes Schlingen, und — beim Versuch zu trinken — treten Schlundkrämpfe auf. An den Verdauungsorganen wirkt Belladonna bei akuten Magenkatarrhen, die mit heftigen Schmerzen im Magen und vor allen Dingen mit schwerem Druckgefühl verbunden sind, wobei der Schmerz in den Rücken ausstrahlt. Hier finden sich oft verwaschene Symptome, die auf eine Cholangitis oder Cholecystitis zurückzuführen sind und bei denen das gesamte Epigastrium beteiligt ist. Belladonna ist eines der wichtigsten Mittel bei Gallenblasenerkrankungen, auch bei Störungen der Gallensekretion und speziell bei Entzündungserscheinungen. Dabei findet sich oft fauler, schlechter Geschmack, Übelkeit, Aufstoßen, Auftreibung der Magengegend mit Würgen und Erbrechen, auch Singultus.

Zahlreiche Belladonna-orientierte Symptome sind auf der rechten Körperseite lokalisiert (Galle, Kopfschmerzen, Tonsillitis u. a.), obwohl Belladonna natürlich auch bei linksseitigen Beschwerden mit den typischen Erscheinungen von Trockenheit der Schleimhäute usw. indiziert sein kann.

Verfasser hat einmal einen Extremfall von Protrusio bulbi mit Belladonna-Injeel heilen können. Es handelte sich um eine 40jährige Bäuerin aus dem Schwarzwald, deren rechtes Auge enorm vergrößert (etwa wie ein Kalbsauge) war und mit stierem Blick aus der Augenhöhle herausragte. Die Protrusio bulbi, welche bisher jeglichen Behandlungsversuchen getrotzt hatte, bildete sich unter 3mal wöchentlichen Injektionen von Belladonna-Injeel (forte) nach etwa zwei Monaten völlig zurück.

Eine typische Indikation für Belladonna sind auch Scharlach-ähnliche Hautrötungen, wobei sich meistens ja auch eine Angina tonsillaris findet, so daß Belladonna bei Scharlach indiziert ist.

Belladonna kann aber auch generell bei allen Entzündungen gute Wirkungen entfalten, z. B. auch bei Zystitis, Pyelitis und sonstigen lokalisierten Affektionen, besonders auch bei Kongestivzuständen des Uterus mit Herabdrängen (wie etwa Sepia, Lilium tigrinum, evtl. auch Nux vomica), wobei häufig typische Krämpfe und Kolikerscheinungen bestehen und z. B. auch das Menstrualblut außergewöhnlich übelriechend sein kann.

Typisch für Belladonna ist (im Gegensatz zu Colocynthis) die Tendenz, sich geradezurecken (Opisthotonus), so daß man Belladonna auch bei Tetanus einsetzen kann. S t a u f f e r berichtet über einen geheilten Fall.

Belladonna ist gewissermaßen das Anfangstherapeutikum für alle lokalisierten Reaktionsphasen, auch bei den akuten Erythemen wie Röteln, Masern, Scharlach, evtl. auch bei Erysipel gleich zu Beginn anzuwenden, sowie bei Tonsillitis, Furunkeln, Gallenblasenentzündungen und -koliken, Zystitis, besonders auch bei krampfartigen Erscheinungen, bei Ovariitis, Endometritis, ebenso bei Husten, Heiserkeit und Katarrhen der Luftwege, bei akuter Gastritis und ganz besonders bei entzündlichen Affektionen der Augenbindehäute, bei Protrusio bulbi und speziell auch bei Kopfschmerzen und Neuralgien, wenn diese beim Liegen sich nicht bessern, sondern eventuell verschlimmern, plötzlich auftreten, ebenso plötzlich aufhören und an anderer Stelle wieder erscheinen.

Belladonna ist ein so grundlegend wirksames Heilmittel bei allen akuten Erscheinungen lokalisierter Art, daß man es zunächst versuchsweise praktisch bei allen akut einsetzenden Beschwerden verabfolgen kann. Häufig entwickelt sich dann ein anderes charakteristisches Symptomenbild heraus oder die Beschwerden klingen, falls der Zustand eine Indikation für Belladonna war, rasch ab.

Belladonna ist häufig nach Aconitum angezeigt, wenn die diffusen Erkältungsbeschwerden von Aconitum mit heißer, trockener Haut sich kritisch gelöst haben und nun lokalisierte Symptome nach Art einer Pharyngitis, Bronchitis usw. auftreten.

Wenn die Symptome von Belladonna noch einmal zusammengefaßt werden, so ergibt sich folgendes typische Arzneiwirkungsbild:

1. Blutandrang zum Kopf. Extremitäten kalt. Kopf gerötet, kongestioniert. Apoplexie. Meningitis. Konjunktivale Infektion. Konjunktivitis. Protrusio bulbi. Exophthalmus rechts.
2. Pulsieren der Schlagadern. Herzklopfen, schlimmer beim Liegen.
3. Delirien und Verwirrungszustände. Halluzinationen.
4. Lokalisierte Entzündungen im ersten Stadium ohne Suppuration. Furunkel, Angina tonsillaris, Erysipel, Konjunktivitis, Scharlach, Otitis, Cholangitis u. a.
5. Schmerzen plötzlich auftretend und plötzlich verschwindend, besser durch Geraderecken des Körpers (Opisthotonus) versuchsweise bei Tetanus, schlimmer durch kalte Luft, Licht, Berührung, Erschütterung. Kopfschmerz, besonders rechts, schlimmer beim Tiefliegen, in den Nachmittags- und Abendstunden.
6. Dampfendes Bett bei Fieber. Trockene Schleimhäute. Bellender Husten. Bronchitis. Laryngitis. Pharyngitis.

7. Blutungen hellrot, rein, evtl. mit Klumpen versetzt. Übelriechendes Menstrualblut. Nasenbluten. Apoplexia cerebri. Hautblutungen.
8. Gallenkoliken. Erkrankungen der Gallenwege mit Neigung sich nach hinten zu recken (nicht einzukrümmen). Cholangitis. Cholezystitis. Cholelithiasis.

Zur Verfügung steht Belladonna-Injeel (forte) S mit dem Potenzenakkord (D 4), D 12, D 30, D 200, D 1000.

Belladonna ist enthalten in Angin-Heel, Belladonna-Homaccord, Bronchalis-Heel, Carbo compositum, Chelidonium-Homaccord, Husteel, Injeel-Chol, Mercurius-Heel, Mucosa compositum, Plantago-Homaccord, Rauwolfia compositum, Spigelon, Tartephedreel, Traumeel, Viburcol.

Bellis perennis – Gänseblümchen

Verwendet wird die frische, sehr häufig auf Wiesen und Grasplätzen in Europa und Asien blühende Stammpflanze: Bellis perennis L./Compositae.

Die Hauptindikationen sind:

Verrenkungen, Quetschungen, Akne vulgaris, Beulen. Wundes Gefühl in Bauchwand und Abdomen.

Bellis perennis hat sehr viel Ähnlichkeit mit Arnica. Als Leitsymptom gilt: Gefühl wie von einer Quetschung in den Muskeln. Soll vorwiegend auf die linke Körperhälfte wirken. Außer nach körperlicher Überanstrengung (Sport, Verletzungen) kommt Bellis perennis auch zur Therapie der Akne vulgaris infrage.

Zur Verfügung steht Bellis perennis-Injeel (forte) mit dem Potenzenakkord (D 8), D 12, D 30, D 200.

Bellis perennis ist enthalten in Traumeel.

Benzinum – Benzin

Verwendet wird chemisch reines Benzin.

Leberschädigung. Agranulozytose. Neoplasmaphasen.

Zur Verfügung steht Benzin-Injeel (forte) mit dem Potenzenakkord (D 6), D 10, D 30, D 200.

Para-Benzochinonum – p-Benzochinon

Verwendet wird p-Benzochinon, $C_6H_4O_2$.

Wirkt in manchen Fällen umfassend regenerierend auf die Zellatmung (Zitronensäurezyklus) infolge der freien Radikale, ebenso bei mutativen Schädigungen (Gene usw.). Indikationen sind alle zellulären Phasen, auch Leukämie, Asthma, organische Nervenerkrankungen, Präkanzerose und Neoplasmaphasen, Hepatitis u. a.

Aus der praktischen Erfahrung hat es sich ergeben, daß para-Benzochinon in seiner Struktur und Wirkung zwar dem Hydrochinon ähnelt, jedoch wesentlich spezifischer und eingreifender ist. Dabei entspricht das Krankheitsbild dem tumorkranken Patienten mit fast hoffnungsloser Kachexie und totaler Entgleisung des Stoffwechsels bei vollkommener Reaktionslosigkeit auf gut gewählte Medikamente.

Bevor para-Benzochinon bei Tumorkranken eingesetzt wird, sollte erst eine Stimulierung mit den Katalysatoren des Zitronensäurezyklus erfolgen. Nach der Symptomatik werden die einzelnen Säuren herausgesucht und im kurzen Abstand nacheinander gespritzt.

Dann sollte zunächst Hydrochinon etwa dreimal injiziert werden und anschließend Para-Benzochinon folgen.

Eines der hervorstechendsten Symptome von Para-Benzochinon ist die große Dyspnoe und starke Herzbelastung sowie die Ödembildung in den Körperhöhlen und in den Extremitäten. Dabei kann unerträglicher Kopfschmerz vorliegen mit rotem Gesicht und sehr angestrengtem Aussehen. Para-Benzochinon sollte selbst in hoffnungslosen Fällen versucht werden, evtl. auch i.v., sogar 3 bis 5mal täglich. Nie darf Para-Benzochinon in Kombination mit Tuberkulostatika zusammen gegeben werden (nach Voll'scher Testung Blockade in 80 %). Außer bei allen Erkrankungen an Neoplasien ist Para-Benzochinon auch bei allen Psychosen indiziert, die evtl. als Vorstadien oder Vikariationen gedeutet werden müssen.

Ebenso kann man mit Para-Benzochinon gewisse Schutzfunktionen gegen Virusinfektionen erzielen.

Bei Psychosen soll Cerebrum suis oder Cerebellum suis mit Para-Benzochinon gekoppelt werden.

Zu denken an Para-Benzochinon ist stets bei einer sonst fast unbeeinflußbaren Dyspnoe, die Tag und Nacht nicht nachläßt und in Atemlähmung übergehen kann (z. B. bei Nebenwirkungen von Opiaten).

Auch bei degenerativen Erkrankungen der Augen (Retina) und an den Ohren ist Para-Benzochinon, u. a. auch bei Diabetes mellitus, einzusetzen.

Eine Indikation ist auch der Tremor der Säufer mit Zerstörung der Persönlichkeit und aggressiver Stimmung, Unzugänglichkeit des Patienten sowie mit Gefahr der Korsakow'schen Psychose.

Ferner kann ein Zustand von Paresen nach Poliomyelitis, auch nach Enzephalitis und nach Impfungen, durch Para-Benzochinon gut beeinflußt werden. Völliger Ausfall des Gedächtnisses und Störungen der Muskelkoordination sowie Multiple Sklerose und Tumoren im Bereich der Wirbelsäule mit Schmerzen und Paresen können auf Para-Benzochinon evtl. günstig ansprechen, auch Gehirntumoren. In vielen Fällen höchster Hirnreizung beeinflußt Para-Benzochinon die furchtbaren Schmerzen noch besser als ein Opiat.

Para-Benzochinon kann ähnlich wie Sulfur wirken, wenn gut gewählte Homöopathika nicht ausreichend zur Wirkung kommen bzw. wenn dieses auf einer Veränderung des Nervensystems beruht. Para-Benzochinon vermag auch die kritische Phase von Schockzuständen oder Eiweißvergiftungen auszukompensieren, welche nach Bluttransfusionen, nach Frischzellen und Plasma-Infusionen auftreten.

Bei Unverträglichkeit von Fleisch ist Para-Benzochinon ebenfalls indiziert.

Para-Benzochinon hat auch umfangreiche Auswirkungen auf die endokrinen Drüsen, z. B. beim Bartwuchs der Mädchen oder Bildung einer Brust bei Knaben, wobei oft der stupide Ausdruck des Gesichts auffallend ist. Auch ungewöhnliche Fettanlagerungen oder extreme Magersucht können vorhanden sein.

Bei schweren Entgleisungen der Parathyreoidea kann es in Verbindung mit Glandula parathyreoidea suis erstaunlich helfen. Auch bei Versagen der Nebennieren und Addison'scher Krankheit sowie bei Multipler Sklerose, wenn Schmerzhaftigkeit und Verkrampfungen im Vordergrund stehen, ferner bei Milzschäden mit Veränderungen des Blutbildes und bei Status nach Entfernung der Milz, bei Insuffizienz der Bauchspeicheldrüse mit Fermentstörungen und nachfolgenden Atembeschwerden muß an para-Benzochinon gedacht werden.

Günstig bei allen schweren Giftlagen, auch bei Reaktionsphasen ist die Kombination mit Acidum malicum, Acidum fumaricum und Natrium oxalaceticum.

Para-Benzochinon ist besonders auch dann angezeigt, wenn nach Anwendung von Hydrochinon eine Verschlechterung des gesamten Zustandes eintritt.

Bei allen Erkrankungen, die mit einer Eiweißintoxikation im Zusammenhang stehen könnten, bei denen also auch Autoantigene (Wilde Peptide) bzw. Autoaggressionen im Spiel sind, kann para-Benzochinon möglicherweise günstige Wirkungen haben, z. B. bei primär chronischer Polyarthritis, Endomyokarditis und anderen Auto-Aggressionskrankheiten, auch nach Bluttransfusionen und bei schwer erziehbaren Kindern. Dabei soll, je länger die Dysregulation besteht, eine umso höhere Potenz gewählt werden, während bei akuten und dramatischen Krankheitsbildern tiefere Potenzen zu bevorzugen sind.

Wichtigste Indikationen für Para-Benzochinon sind Krebsbildungen besonders solche der unteren Darmabschnitte, wobei eine deutliche Verschlechterung nach dem Genuß von Fleisch und Eiern charakteristisch ist.

Zweckmäßigerweise wird Para-Benzochinon in Verbindung mit Anthrachinon oder Hydrochinon eingesetzt. Solche Patienten sind meist mißmutig, gereizt und können nie lachen. Sie machen einen unsagbar leidenden Eindruck. Dabei kann der fast immer trockene Stuhl plötzlich mit wässrigem Durchfall wechseln, mit quälenden Schmerzen im gesamten Abdomen, bei Parese des Darmes und Unfähigkeit, den Stuhl zu halten.

Para-Benzochinon kann auch bei Sommerdurchfällen, speziell auf Reisen oder bei Kostveränderung (Fleischgenuß) wirksam sein.

Auch bei chronischer Zystopyelitis, Incontinentia urinae und Papillomen der Blase, Kondylomen am Penis, die oft hart und stark pigmentiert sind, ist para-Benzochinon angezeigt.

Durch das gesamte Arzneimittelbild von Para-Benzochinon zieht sich Entartung der verschiedensten Gewebe, Unterentwicklung zurückgebliebener Kinder, Krebsbildung und Hormonfehlsteuerungen (Hypophyse oder Nebennieren), aashafte Absonderungen, z. B. aus der Brustdrüse oder von nässenden Ekzemen an den Genitalien, was kaum durch Waschungen unterbunden werden kann. Folgen ererbter Lues können vorliegen sowie hartnäckige Ekzeme mit Lichenifikation der gesamten Körperhaut mit Bevorzugung der Arme, Beine, der Halsgegend und des Gesichtes, wie sie sich oft im Endstadium nach üblicher externer Therapie finden, auch nach Aussetzen der Kortikosteroid-Behandlung.

Dabei ist es wesentlich, vorher die gesamte Homotoxinlage mittels Nosoden und speziell mittels die Entgiftung anregenden Präparaten zu bereinigen, da das durch Para-Benzochinon in Bewegung gesetzte homotoxische Material sonst zu erheblichen Ausweitungen von Reaktionsphasen führen kann, z. B. zur Ausbildung von Abszessen, die dann als biologisch günstiges Ventil aufgefaßt werden müssen.

Auch am Knochensystem zeigen sich degenerative Veränderungen, die Para-Benzochinon erfordern, wie speziell Gelenkaffektionen nach Kortisongaben, Osteomyelitis, rachitische Veränderungen, Scheuermann'sche Erkrankung, Skoliose in früher Jugend, wobei die Kinder nicht gerade sitzen, auch nicht stehen können. Auch an den Zähnen äußern sich die für para-Benzochinon typischen Depositionserscheinungen. Sie brechen in großen Brocken zusammen, ohne Schmerzen mit braunen Flecken und bloßliegenden Zahnhälsen.

Para-Benzochinon vereinigt zahlreiche Symptomengruppen degenerativen Charakters, die sich bei den Arzneimittelbildern von Arsen, Sulfur, Phosphor, Mercurius-Verbindungen, speziell auch bei Nosoden finden (Psorinum, Luesinum, Medorrhinum, Tuberculinum u. a.). Para-Benzochinon soll daher zweckmäßigerweise in Kombination mit diesen sonst indizierten Präparaten zum Einsatz kommen, speziell auch mit den entsprechenden Nosoden und Suis-Organ-Präparaten der adäquaten Gewebe und Organe, sollte jedoch zweckmäßigerweise stets einzeln parenteral verabfolgt werden, so daß die sonst indizierten Präparate nebenher verabfolgt werden.

Charakteristisch könnte die Situation von Para-Benzochinon etwa so geschildert werden, daß der Patient bei darniederliegender Abwehr und Oxydationsfähigkeit zunehmend in eigenen, intermediären Homotoxinen zu ersticken droht, wobei durch die vorhandenen Ausscheidungen und Entzündungen nur ein oberflächlicher, geringer Teil der schweren inneren Giftlage zum Abbau gelangt, gerade eben noch so viel, daß das Leben notdürftig aufrechterhalten wird, aber nicht im Sinne einer sich durchsetzenden kompletten regressiven Vikariation in die Reaktionsphase eine Generalreinigung der gesamten Giftlage erfolgen kann. Hier kann Para-Benzochinon den Umschwung bringen. Eine solche „Wunderheilung" hat der Verf. 1979 bei einer sterbenden, 84jährigen Patientin erlebt.

Zur Verfügung stehen Para-Benzochinon-Injeel (forte) mit dem Potenzenakkord (D 8), D 10, D 12 und D 30; als Einzelpotenzen in D 10; D 12; D 30.
Para-Benzochinon ist enthalten in Ubichinon compositum.

Berberis – Sauerdorn, Berberitze

Verwendet wird die getrocknete Wurzelrinde der Stammpflanze: Berberis vulgaris L./Berberidaceae.

Die Tinktur wird aus der getrockneten Wurzelrinde des Sauerdorns, Berberis vulgaris L., gewonnen und enthält als wirksame Bestandteile die Alkaloide Berberin, Oxyacanthin und Berbamin.

Für Berberis existieren einige charakteristische Indikationen, nämlich Reiz- und Entzündungszustände im Harnleitungssystem und ausgesprochene Nierenschmerzen, die nach allen Richtungen hin ausstrahlen, besonders längs den Harnleitern verlaufen, reißend und stechend, brennend oder auch schneidend sind und eventuell mit Blasenschmerzen und Harntenesmen einhergehen, sogar bis in die Harnröhre und gegen die Hoden ausstrahlen können, welche Zustände häufig bei Nierenkoliken und Harngries gefunden werden. Berberis ist daher eines der Hauptmittel gegen Nephrolithiasis und hat sich auch allgemein bei sonstigen Affektionen des Nieren-Harnleitersystems bewährt, z. B. bei Zystopyelitis, wobei allerdings noch andere Präparate zusätzlich indiziert sind.

Dabei besteht auch ohne Kolik- und Schmerzzustände ein Steifigkeits- und Taubheitsgefühl in der Nierengegend und eventuell im ganzen Rükken, verbunden mit großer Schwäche.

Besonders die Schwäche und Erschöpfung ist ein weiteres Symptom von Berberis, evtl. verbunden mit Zerschlagenheitsgefühl und Prostration sowie Steifigkeit der Glieder und Lähmigkeit.

Auch Schweiße können vorhanden sein, wobei man den Eindruck hat, daß diese Schweiße besonders bei Schwäche und geistiger Erschöpfung sowie bei jeder Anstrengung auftreten. Bekannt sind die Vikariationen zwischen Haut und Niere. Bei darniederliegender Nierenfunktion erfolgt vikariierend eine Ausscheidung über die Haut.

Zu der allgemeinen Arbeitsunlust, Erschöpfung und Schwäche kommt noch eine apathische, weinerliche und wehmütige Stimmung, ebenso geistige Müdigkeit mit eingenommenem Kopf, schwere Besinnlichkeit, Denkunfähigkeit, die bis zur Arbeitsunfähigkeit gehen kann.

Nach jahrelangen Beobachtungen hat der Verf. den Eindruck gewonnen, daß Berberis nicht nur auf das Nierensystem, sondern insbesondere auch auf die Nebennieren eine ausgesprochene Wirkung ausübt. Die bei Erschöpfungszuständen auftretenden blauen Ringe unter den Augen werden ebenfalls durch Berberis günstig beeinflußt, ebenso wie sonstige Erscheinungen einer darniederliegenden Nebennierenrindenfunktion, die sich in einer rheumatisch-gichtischen Anlage äußern, verbunden mit Gelenkschmerzen, Zerschlagenheit und Schwere der Glieder, Ziehen und Spannen in den Muskeln sowie auch Hauterscheinungen, die sich durch

Gesichtsröte mit roten, brennenden Flecken im Gesicht und Aufschießen von juckenden, roten Knötchen, Bläschen, Quaddeln äußern können mit nachfolgender Abschilferung.

Auch Leber-Galle-Erscheinungen sind Berberis zu eigen. So bilden Cholangitiden mit Schmerzen im rechten Hypochondrium und Druck unter dem rechten Rippenbogen, evtl. auch links in der Flexura linealis, ebenso galliges Aufstoßen mit Meteorismus und evtl. Ikterus eine Indikation für Berberis.

Gelegentlich findet sich auf der Zungenspitze eine schmerzhafte Blase. Im Magen kann ein Kältegefühl mit Druck und Aufstoßen vorhanden sein. Auch chronische Verdauungsstörungen mit Neigung zu Durchfällen werden durch Berberis gegebenenfalls günstig beeinflußt, wenn das allgemeine Bild von Berberis vorliegt. Der Urin pflegt dabei häufig dunkelrot, trübe und dickschleimig zu sein.

Bei Frauen kann nebenher auch noch Fluor albus mit Dysmenorrhö sowie venöser Stase im Becken und Unterleib gefunden werden, evtl. auch Metritis und Ovariitis.

Auch Hämorrhoiden mit Jucken und Brennen im After und dem für Berberis charakteristischen Wundheitsgefühl sowie mit pulsierenden Stichen im Os sacrum können vorliegen, ebenso wie Afterfissuren.

Wenn Berberisextrakte auch generell als ungiftig gelten, so konnte experimentell von Berberin (mit der summarischen Formel $C_{20}H_{17}NO_4$), auch als Jamaicin oder Xanthopikrit bezeichnet, bei intravenösen Injektionen von ein bis drei Gramm bei Hunden und Kaninchen als Versuchstieren dennoch eine toxische Wirkung nachgewiesen werden, indem diese unter Speichelfluß, Übelkeit, Erbrechen, Durchfällen, Atmungsbeschwerden sowie Zittern und schließlicher Lähmung ad exitum kamen. Bei innerlicher Darreichung kommen Durchfälle zur Beobachtung.

Wenn die Hauptsymptome von Berberis zusammengefaßt werden, so ergibt sich folgendes typische Arzneimittelbild:

1. Nierensteinleiden, besonders auch Nierensteinkoliken sowie sonstige Erkrankungen des Urogenitalsystems, Zystopyelitis, Urintenesmen mit trübem, mehligem, rotem und flockigem Urin.
2. Leberaffektionen, Cholangitis, Cholezystitis, Gallensteinkoliken, Ikterus.

3. Hämorrhoiden mit Jucken und Brennen im After und hartem, blutbezogenen Stuhl sowie Stuhltenesmen und pulsierenden Stichen im Os sacrum.
4. Durchfälle, Gastritis mit Druck im Magen. Bläschen an der Zungenspitze. Präkanzerose.
5. Nebennierenerschöpfung. Stress. Allgemeine Erschöpfung und depressive Stimmungslage. Blaue Ringe um und unter den Augen.
6. Gichtisch-rheumatische Erkrankungen als Ausdruck einer mangelnden Nierenexkretion und darniederliegender Nebennierenfunktion (Steuerung der Bindegewebsfunktion). Im Zusammenhang damit
7. Hautaffektionen mit juckenden Bläschen, Pusteln u. a.
8. Neuropathische Anlage. Geistige Müdigkeit. Denkunfähigkeit. Erschöpfung mit Lähmigkeit und Steifigkeit in allen Gelenken.

Berberis ist stets dann indiziert, wenn eine allgemeine Homotoxinüberlastung vorliegt, die sich speziell durch eine Überlastung der Ausscheidungsorgane, wie Nieren und Leber, evtl. auch der Haut, zu erkennen gibt und die durch depositionsphasengebundene Homotoxine zu den verschiedensten Erscheinungen führen kann, wobei durch die toxisch bedingte Schwäche der Nebennierenfunktion auch Rückwirkungen auf das Mesenchym und das vegetative Nervensystem möglich sind.

Zur Verfügung steht Berberis-Injeel (forte) mit dem Potenzenakkord (D 3, D 6), D 12, D 30, D 200.

Berberis ist enthalten in Atropinum compositum, Berberis-Homaccord, Discus compositum, Procainum compositum, Reneel, Solidago compositum.

Berberis aquifolium

Verwendet wird die getrocknete Rinde der in Nordamerika einheimischen, in Europa vielfach als Zierstrauch kultivierten Stammpflanze: Mahonia aquifolium [Pursh.] Nutt./Berberidaceae.

Psoriasis, Pityriasis. Ekzeme.

Zur Verfügung steht Berberis aquifolium-Injeel (forte) mit dem Potenzenakkord (D 6), D 10, D 30, D 200.

Beta vulgaris rubra – Rote Rübe

Verwendet wird die vielfach angebaute Rote Rübe, Beta vulgaris L. ssp. vulgaris convar. crassa/Chenopodiaceae.

Beta vulg. rubra gehört nach Seeger zu jenen Stoffen, welche die Zellatmung reaktivieren bzw. blockierte Atmungsfermente regenerieren können, ist daher bei allen zellulären Phasen indiziert (Imprängnations-, Degenerations- und Neoplasmaphasen), auch bei Viruskrankheiten, Virusgrippe, Poliomyelitis u. a.

Zur Verfügung steht Beta vulgaris rubra-Injeel (forte) mit dem Potenzenakkord (D 4), D 10, D 30, D 200.

Beta vulgaris rubra ist enthalten in Coenzyme compositum.

Betonica — Betonie

Verwendet wird das frische, blühende Kraut von Stachys officinalis [L.] Trev./Labiatae.

Außer günstigen Wirkungen bei Erkältungskatarrhen hat Betonica auch Schmerzen in verschiedenen Körperteilen günstig beeinflußt, so Stiche in der rechten Schläfe mit Unfähigkeit zur Konzentration, Schmerzen im Bauch, besonders im Lebergebiet und Querkolon, auch zur Gallenblase strahlend sowie im rechten Leistengebiet und den Samensträngen.

Typisch ist ein schießender Schmerz in beiden Handgelenksrücken mit Hängehand. Auch werden Schmerzen in der rechten Kniekehle beeinflußt, die das Bein hinunterstrahlen mit lähmigem Gefühl im ganzen Bein.

Betonica ist enthalten in Tartephedreel.

Betula alba — Birke

Verwendet wird der durch Anbohren von Stämmen junger, kräftiger Hängebirken im Frühjahr gesammelte Kambialsaft (Stammpflanze: Betula pendula Roth./Betulaceae.

Gastritis. Schleimhautkatarrhe allgemein.

Zur Verfügung steht Betula alba-Injeel (forte) mit dem Potenzenakkord (D 4), D 10, D 30, D 200.

Betula alba ist enthalten in Galium-Heel.

Bismutum metallicum – Wismut

Verwendet wird elementares Wismut, Bi.

Inveterierte Lues (der Leber etc.). Gummata.

Nach größeren Gaben sind als Vergiftungssymptome beobachtet worden Würgen, Erbrechen, Durchfall mit Koliken, Schwindel, Sinnestäuschungen, Delirien, Zustände von Betäubung mit Zuckungen, Atemnot und Herzkrampf.

Nach längerer Anwendung auf der Haut als Schminke konnte zuweilen Gesichtsschmerz mit Zuckungen der Gesichtsmuskeln und teilweise auch Lähmung derselben beobachtet werden.

Nach kleineren Gaben zeigte sich große Schwäche der unteren Extremitäten mit Zerschlagenheitsgefühl, ferner Zittern in den Händen und Beinen.

Bekannt ist der Wismutsaum am Zahnfleisch nach früher üblichen Wismut-Einspritzungen bei Lues. Daher ergibt sich als Indikation: Stomatitis und Gingivitis mit geschwollenem, schmerzendem Zahnfleisch, vermehrter Speichelsekretion, Schlingbeschwerden. Dabei bitterer, latschiger Geschmack und großer Durst nach kalten Getränken.

Heftiges, leeres Aufstoßen. Brechneigung, heftiges Würgen mit Magenschmerzen und Drücken im Magen.

Diarrhoische Stühle mit Leibschmerz, Brechdurchfall und häufigem Blähungsabgang.

Eine Hauptindikation bilden auch Krämpfe, Tic convulsif et douloureux der Gesichtsmuskeln. Herzaffektionen mit Dyspnö und evtl. Kollaps.

Zur Verfügung steht Bismutum metallicum-Injeel (forte) mit dem Potenzenakkord (D 6), D 10, D 30, D 200.

Bismutum subnitricum – Basisches Wismutnitrat

Verwendet wird Basisches Wismutnitrat der ungefähren Zusammensetzung $BiO(NO_3) \cdot H_2O$.

Wie eine schwere Last im Magen, Brennen, Krampfen mit Druck zum Rückgrat. Muß sich nach hinten überbeugen. Erbrechen sogleich nach dem

Essen. Gastralgien. Cholera infantum. Ulcus ventriculi et duodeni, Magenkarzinom.

Zur Verfügung steht Bismutum subnitricum-Injeel (forte) mit dem Potenzenakkord (D 6), D 12, D 30, D 200.

Blatta orientalis — Küchenschabe

Verwendet wird die häufig in menschlichen Wohnungen, namentlich Bäckereien in ganz Europa und Nordafrika vorkommende Küchenschabe (Kakerlake), Blatta orientalis L./Blattidae.

Die wirksamen Bestandteile der Blatta nannte man früher Antihydropin, das pharmakologisch und chemisch noch nicht genau analysiert werden konnte und seit Alters her als ein Volksheilmittel gegen Wassersucht in Rußland angewendet wurde. In homöopathischer Zubereitung hat es sich klinisch gut beim Asthma bronchiale bewährt.

Nach Dr. Ray (Kalkutta) soll es spezifisch auf den Nervus vagus einwirken wie die sonstigen bekannten Asthmamittel (Ipecacuanha, Cuprum aceticum, Lobelia) indem es den Schleim löst und die Anfälle vermindert.

Blatta soll mehr bei Fettleibigen passen und bei solchen Fällen, die sich bei schlechtem, regnerischem Wetter verschlimmern. Ferner sollen bei akuten Asthma-Atacken die niedrigen, bei chronischen Fällen mehr die höheren Potenzen bevorzugt werden.

Blatta orientalis ist enthalten in Tartephedreel.

Boletus laricis — Lärchenschwamm

Verwendet wird der getrocknete Pilz Fomes officinalis Faull./Polyporaceae, der als Parasit auf Lärchen in Europa, Sibirien und Nordamerika vorkommt.

Die Hauptindikationen sind:

Nachtschweiße. Cholangitis. Pankreatitis.

Als Symptome finden sich morgens verklebte Augen mit dumpfen Schmerzen in den Augäpfeln, ferner schmerzendes Zahnfleisch, dick-gelbbelegte Zunge mit Zahneindrücken und metallischem Geschmack, Übelkeit und Erbrechen, heftige, schneidende Magenschmerzen und besonders brennende Schmerzen in der Gallenblasengegend. Auch gelbe dünne oder breiige Stühle oder gallige, schleimige oder blutige Stühle mit hohem Fieber, dumpfen Schmerzen im Rücken und in den Beinen mit Frostschauern über den Rücken, mit Hitzewallungen und profusen Nachtschweißen weisen auf Boletus laricis hin.

Zur Verfügung steht Boletus laricis-Injeel (forte) mit dem Potenzenakkord (D 6), D 10, D 30, D 200.

Borax

Verwendet wird Dinatriumtetraborat, $Na_2B_4O_7 \cdot 10\ H_2O$.

Schwindel beim Abwärtsbewegen. Stomatitis aphthosa. Otitis externa chron. Sommerdurchfälle der Säuglinge. Psoriasis. Jede Verletzung eitert.

Zur Verfügung steht Borax-Injeel (forte) mit dem Potenzenakkord (D 4), D 8, D 12, D 30, D 200.

Bothrops lanceolatus — Jararaca

Verwendet wird das Gift der Lanzenschlange Bothrops jararaca Wied./ Crotalidae.

Das hervorstechende Symptom von Bothrops lanceolatus ist die Aphasie, wie sie fast stets bei Apoplexia cerebri gefunden wird. Aber auch Hämorrhagien jeder Genese weisen auf Bothrops hin, besonders solchen aus Körperöffnungen. Aber auch Schwierigkeiten zu artikulieren ohne jegliche Zungenbeschwerden, auch ohne vorhergegangene Apoplexie, weisen auf Bothrops hin.

Ferner finden sich Amaurose und Netzhautblutungen, Tagesblindheit, konjunktivale Blutungen. Das Gesicht ist dabei geschwollen und gedunsen mit törichtem Gesichtsausdruck und evtl. nervösem Zittern.

Auch der Hals ist wie eingeschnürt mit Schwierigkeiten beim Schlucken, besonders beim Trinken. Magenblutungen und Hämatemesis.

Blutige Stühle. Auch die Haut ist geschwollen, livide und kalt mit hämorrhagischen Infiltrationen, evtl. Gangrän, geschwollenen Lymphdrüsen und evtl. malignem Erysipel.

Zur Verfügung steht Bothrops lanceolatus-Injeel (forte) mit dem Potenzenakkord (D 8), D 15, D 30, D 200.

Bothrops lanceolatus ist enthalten in Cerebrum compositum.

Bovista — Bovist

Verwendet werden die Sporen des reifen, in Mitteleuropa überall auf Weideplätzen und trockenen Wiesen wachsenden Pilzes Calvatia gigantea/Lycoperdaceae.

Sprachstörungen. Wendet Worte falsch an, versteht falsch. Otitis externa mit stinkendem Sekret. Menorrhagien. Menses zu früh. Ekzem auf dem Handrücken, feuchtend.

Eine Modalität von Bovista kann auf das Mittel hinleiten, nämlich wenn sich Zahnschmerz in frischer Luft bessert.

Sonst finden sich noch heftiges Jucken am gesamten Körper, besonders auch der behaarten Kopfhaut mit abendlicher Verschlimmerung. Auch Ausschläge kleiner weißer oder roter Papeln, Bläschen, Knötchen oder Pusteln, die nässen oder Schorfe bilden oder die sich kleieartig abschilfern oder vereitern, kommen zur Beobachtung. Intertrigo in der Leistengegend. In Nasenlöchern und in den Mundwinkeln findet sich oberflächliche Geschwürsbildung.

Bewährt hat sich Bovista besonders auch bei Metrorrhagien (neben Ipecacuanha) und bei skrofulösen Patienten mit flechtenartigen Hautausschlägen, Augen- und Ohrentzündungen langwierigen Verlaufs, bei langwierigem Schnupfen mit geschwüriger Nase und Lippen.

Zur Verfügung steht Bovista-Injeel (forte) mit dem Potenzenakkord (D 4), D 12, D 30, D 200.

Bovista ist enthalten in Ovarium compositum.

Bromum — Brom

Verwendet wird Brom, Br.

Laryngospasmus. Keuchhusten. Drüsenschwellungen. Zu geringfügige sexuelle Erregung beim Koitus.

Zur Verfügung steht Bromum-Injeel (forte S) mit dem Potenzenakkord (D 6), D 12, D 30, D 200.

Bronchus – Bronchien

Verwendet werden die Bronchien eines Tieres in homöopathischer Zubereitung (Organpräparat).

Emphysem. Asthma bronchiale, chronische Bronchitis. Stauungen im kleinen Kreislauf.

Auch bei chronischen Raucherkatarrhen ist Bronchus suis mit einzusetzen, um die Abwehr des Organismus gegen die durch das im Rauch enthaltene Karzinogen Benzpyren erfolgte Schädigung im Sinne der Präkanzerose (die generell keine Erscheinungen macht) auszurichten.

Bei ausgeprägter Karzinombildung kann auch das einfache Organpräparat evtl. noch gewisse stimulative Wirkungen entfalten, jedoch sind hier in noch spezifischer Weise die fermentierten Nosoden indiziert (siehe dort).

Bronchus suis steht zur Verfügung als Bronchus suis-Injeel in dem Potenzenakkord D 10, D 30, D 200 und als Bronchus suis-Injeel forte in dem Potenzenakkord D 8, D 12, D 30, D 200.

Brucella abortus Bang

Verwendet wird die Abschwemmung von Kulturen von Brucella abortus (Bacterium abortus Bang) in homöopathischer Zubereitung (Nosode).

Habitueller Abort. Dysmenorrhö. Psychosen in Verbindung mit der Gravidität. Auch bei Erkrankungen durch Morbus Bang zu versuchen. Nach Impfungen auftretende Beschwerden irgendwelcher Art.

Zur Verfügung steht Brucella abortus Bang-Injeel (forte) mit dem Potenzenakkord (D 6), D 10, D 30, D 200; als Einzelpotenz in D 5.

Bryonia – Zaunrübe

Verwendet wird die frische, vor der Blütezeit geerntete Wurzel von Bryonia cretica L. ssp. dioica [Jacq.] Tutin./Cucurbitaceae.

Bryonia alba, die Zaunrübe, weist schon im Sinne der Signaturenlehre durch ihre äußerste Gestalt auf die Symptomatologie hin. Die feinen, zarten, rankenden Zweige sind außerordentlich empfindlich gegen Bewegung und Berührung, ebenso wie der Bryonia-Patient. Werden sie von ihrer Unterlage gelöst, verwelkt rasch die ganze Pflanze. Die kräftige, bis zu 3 kg schwere Rübe, der die Pflanze ihren Namen verdankt, weil sie, in Europa weit verbreitet, an Hecken und nah an Zäunen wächst (Zaunrübe), weist nahe Beziehungen zum Wasserhaushalt auf und gibt einen gewissen Hinweis auf den großen Durst (auf Bier), welches Symptom typisch für Bryonia ist (sog. Kuhdurst: könnte einen Eimer Wasser oder Bier austrinken), dem nur noch in etwa der unersättliche Durst von Curare an die Seite gestellt werden kann. Bryonia ist auch ein wichtiges Heilmittel bei Nierensteinleiden, Zystopyelitis u. a. Die rankenden Zweige und Blätter der Zaunrübe sind dem Hopfen sehr ähnlich. Dieses mag ein Hinweis auf den typischen Bierdurst sein.

Größere Gaben von Bryonia rufen Leibschmerzen, reichliche wässrige Diarrhoe und selbst Erbrechen hervor. Experimentell zeigen sich nach hohen Bryonia-Gaben Entzündungen des Magens mit schwärzlichen Flekken der Schleimhaut sowie Kolitis.

Die Hauptwirkungen von Bryonia erstrecken sich, wie die Prüfungen erwiesen haben, auf Haut, Schleimhäute und besonders auf die serösen Häute.

Typisch ist die Verschlimmerung der Beschwerden durch Bewegung allgemein sowie durch leise Berührung (ähnlich wie bei Apis mellifica) und in frischer Luft, während eine Besserung eintritt durch Ruhe, starken Druck auf die schmerzende Stelle und Aufenthalt im warmen Zimmer, umgekehrt der Husten, der sich beim Eintritt in ein warmes Zimmer verschlimmert.

Auch kann die Besserung durch Druck die vorherrschende Modalität sein (z. B. bei Nierenkolik), wobei Bewegungsdrang vorliegen kann und Bewegung als erleichternd empfunden wird.

Dabei ist die Gemütsstimmung gereizt, verdrießlich, bänglich, ärgerlich und evtl. auch weinerlich. Der Bryonia-Patient kann auch zänkisch sein. Er hat häufig einen unruhigen Schlaf mit Aufschrecken, ärgerlichen und deliranten Träumen. Die Haut ist häufig ikterisch verfärbt (Bryonia ist auch ein wichtiges Lebermittel). Es können sich aber auch Jucken und Ausschläge kleiner Knötchen und Bläschen zeigen, verbunden mit Abschilfern der Epidermis und Wundwerden an den Beugeseiten.

Typisch für Byonia ist auch eine Schmerzhaftigkeit der Kieferwinkel, auch die akute Entzündung des Kiefergelenkes.

Besonders charakteristisch ist der Kopfschmerz von Bryonia, charakterisiert durch einen berstenden Schmerz mit evtl. pressenden Schmerzen in der Stirn, Schwerheitsgefühl und pulsierenden Stößen in den Schläfen, evtl. auch Stechen und Ziehen durch den gesamten Schädel, evtl. verbunden mit Schwindel und Neigung zum Rückwärtsfallen und allgemeinem Schwächegefühl, das am frühen Morgen am schlimmsten ausgeprägt ist.

Ähnlich wie bei Belladonna kann sich auch katarrhalische Konjunktivitis finden mit schleimig-eitrigen Absonderungen.

Weiterhin sind charakteristisch für Bryonia akute rheumatisch-entzündliche Erkrankungen, z. B. rheumatische Gelenkschmerzen am Ellenbogen- und Handgelenk, aber auch an den Zwischenrippenmuskeln, Kreuzschmerzen und Lendenschmerzen, Arthritis der Kniegelenke, entzündliche Schmerzen im Fußgelenk, in den Zehengelenken, jedoch auch mit Beteiligung der Synovialmembran und der fibrösen Gewebe sowie der Muskulatur.

Damit wird Bryonia eines der wichtigsten Mittel bei akuter Polyarthritis sowie bei akutem Muskelrheumatismus, welcher speziell durch Druck, gegebenenfalls auch durch kräftiges Massieren gebesert wird, während bei der Polyarthritis äußerste Ruhe und jegliches Vermeiden von Bewegungen angenehm ist. Diese gegensätzlichen, sich anscheinend ausschließenden Symptome von Bryonia sind typisch bei Gelenk-Muskelaffektionen, indem einmal Ruhe bessert, andernteils aber starker Druck und Liegen auf der kranken Seite Erleichterung bringen.

Besonders typisch für Bryonia sind auch die katarrhalischen Erscheinungen der Schleimhäute, wie Katarrhe des Kehlkopfes, der Luftröhre mit Heiserkeit, Ansammlung von zähem Schleim und Hustenreiz, der — wie erwähnt — besonders beim Eintritt in ein warmes Zimmer erfolgt, wobei der Auswurf sich schwer löst und ein trockener Husten besteht. Dabei finden sich auch Brustbeklemmung und besonders Bruststiche, die nur beim tiefen Atmen auftreten. Diese Symptome findet man häufig bei Pleuritis, für welche Bryonia ein wichtiges Heilmittel ist, auch bei begleitender Pneumonie.

Ähnlich wie bei Belladonna können auch die Tonsillen entzündlich gerötet sein und schwieriges Schlingen wegen Stomatitis und Tonsillitis vorliegen.

Bei allen entzündlichen Erkrankungen, welche Bryonia erfordern, findet sich meist auch ein schlechter, fader oder bitterer Geschmack mit Appetitmangel und besonders ein heftiger Durst bei Tag und Nacht, wobei aber nach dem Trinken Unbehagen und Übelkeit auftritt, nach dem Essen auch Druckgefühl im Magen und evtl. Erbrechen des Genossenen erfolgt.

Die Zunge ist meist braun belegt. In der Magen- und in der Unterrippengegend rechts und links findet sich Druckgefühl und schmerzhaftes Spannen. Verstopfung kann mit Durchfall abwechseln oder es können weiche und diarrhoische Stühle mit Leibschneiden vorliegen. Der für die Bryonia-Obstipation typische Stuhl sieht „wie verbrannt" aus und ist trocken.

Bryonia ist eines der wichtigsten Mittel bei Appendizitis. Man hüte sich aber hier, Bryonia in tiefer Potenz oral einzusetzen, da dann bisweilen unvermerkt eine kritische Zuspitzung mit Perforation des Appendix erfolgen kann und den evtl. deletären Folgen. Der Verf. hat an vielen Fällen feststellen können, daß z. B. nach reichlichem Sutoxingenuß (Schlachtplatten, frische Leberwurst, Eisbein, Rippchen und dergleichen) zunächst Gallenblasenreizungen auftraten, die auf Medikation von Belladonna und Chelidonium bzw. geeigneten Kombinationspräparaten (Antihomotoxika-Biotherapeutika) dann rasch abklangen, woraufhin dann Obstipation und die für Bryonia typischen Zungenbefunde und sonstigen Symptome (Durst, Verlangen nach Ruhe u. a.) eintraten.

Wenn jetzt Bryonia D 4 in häufigen Gaben eingesetzt wird, besteht die Gefahr der Perforation einer bis dahin nicht in Erscheinung getretenen latenten Appendizitis, die akut ohne jede Vorboten mit konsekutiver Peritonitis erfolgen kann. Man gebe daher bei solchen Erscheinungen und bei Verdacht auf akute Appendizitis niemals Bryonia in Tiefpotenz, sondern verwende höhere Potenzen (D 30 oder noch höhere Potenzen), unter denen die Appendizitis, falls nicht ein sofortiges chirurgisches Eingreifen indiziert ist, unter laufender Beobachtung abklingen kann. Die chronische Appendizitis allerdings reagiert gut auf Tiefpotenzen von Bryonia (z. B. in Nux vomica-Homaccord — siehe später).

Bryonia kann auch bei einer chronischen Gastritis sehr nützlich sein, bei welcher sonstige Präparate wie Pulsatilla, Arsenicum album, Argentum nitricum, Oxalis Acetosella u. a. evtl. versagen. Der Verf. hat einmal einen Fall schwerer chronischer Gastritis (keine Ulkusbildung) mit braun belegter Zunge, die zwar auch auf Antimonium crudum hin eine gewisse Besserung zeigte, dann durch Bryonia rasch heilen sehen. Es betraf einen 30jährigen Galvaniseur, der laufend mit Zyansalzen arbeitete und seit vielen Jahren an dieser chronischen Gastritis litt.

Die für Bryonia charakteristischen, stechenden Schmerzen treten nur bei Bewegung auf, im Gegensatz zu Colocynthis, bei welchem Präparat die Stiche auch ohne besonderen Anlaß einsetzen, ebenso bei Kalium carbonicum (Bruststiche rechts).

Bryonia ist auch ein Heilmittel für typhöse Fieber, wobei die Zunge meist braun belegt ist und oftmals Störungen des Sensoriums und Delirien vorliegen, wie z. B. auch bei Meningitis, wenn der Unterkiefer in ständig kauender Bewegung ist (ebenfalls ein Bryonia-Symptom).

Die für Bryonia typische Ausdörrung und Trockenheit der Schleimhäute, in Verbindung mit dem für Bryonia-Patienten außergewöhnlichen Durst zeigt sich auch an den Lungen und Bronchien durch harten, trokkenen Husten mit Stichen, Wundheit und Schmerzen, wobei sich dieser Husten nach Anwendung von Bryonia leichter löst mit Expektoration. Typisch für den Husten von Bryonia ist übrigens das Symptom, daß der Patient beim Husten Kopf und Brust festgepreßt hält, weil er dadurch Linderung erfährt, ebenso wie der Bryonia-Kopfschmerz durch Druck, z. B. auf die Nervenaustrittsstellen (Okziput) gebessert wird.

Bryonia kann auch bei Folgen von Überhitzung im Sommer indiziert sein, z. B. bei Fällen von Diarrhö, welche evtl. einer Austrocknung der Schleimhäute vorangehen kann.

Auch bei vikariierendem Nasenbluten an Stelle der Menses sowie bei zurückgetretener Milch bei Wöchnerinnen, bei evtl. konsekutiver Mastitis ist Bryonia indiziert (hier am besten mit Hepar sulfur-Injeel und Mercurius solubilis-Injeel als Mischspritze).

Wenn die Hauptsymptome von Bryonia zusammengefaßt werden, so ergibt sich etwa folgendes wesentliche Arzneimittelbild, durch welches Bryonia zu einem großen, oft benötigten Polychrest gestempelt wird:

1. Beschwerden schlimmer von Bewegung, nach dem Essen, von Ärger, besser durch Ruhe und Druck sowie durch Liegen auf der kranken Seite. Ärgert sich leicht (Anacardium schimpft).
2. Stechende Schmerzen, schlimmer von Bewegung, besser durch Ruhe. Berstende und stechende Kopfschmerzen. Trigeminusneuralgie (rechts). Pleuritis acuta. Interkostalneuralgien (neben Ranunculus bulbosus).
3. Polyarthritis rheumatica acuta und chronica. Pleuritis acuta mit stechenden Schmerzen beim Husten. Peritonitis. Appendicitis acuta (Hochpotenzen!) und chronica. Mastitis. Muskelrheuma.
4. Typöse Fieber mit Störungen des Sensoriums, Meningitis mit ständig kauender Bewegung des Unterkiefers.

5. Durst auf große Mengen Bier (typisch bei Fieber usw.). Kuhdurst. Nierensperre bei Nephrolithiasis, Druck bessert. Pyelitis. Nierenkoliken.
6. Husten trocken mit Stichen in den Pleuren, besonders bei Eintritt in ein warmes Zimmer, draußen besser. Hält Kopf und Brust beim Husten mit den Händen. Akute Erkältungskatarrhe allgemein, auch Stomatitis und Tonsillitis.

Zur Verfügung steht Bryonia-Injeel (forte) S mit dem Potenzenakkord (D 4), D 12, D 30, D 200, D 1000; als Einzelpotenzen in D 30; D 200.

Bryonia ist enthalten in Arnica-Heel, Atropinum compositum, Bronchalis-Heel, Bryaconeel, Echinacea compositum, Gripp-Heel, Heelax, Nux vomica-Homaccord, Rheuma-Heel, Spigelon.

Bucco – Buccoblätter

Verwendet werden die getrockneten Blätter von Barosma betulina [Thunb.] Bartl. et Wendl. und B. crenulata [L.] Hook./Rutaceae.

Die das ätherische Öl Hesperdidyn, das Glykosid Barosmin und Harze enthaltende Bucco ist ein antiphlogistisches, mildes Diuretikum mit spezieller Wirkungsausrichtung auf die Entzündungen der ableitenden Harnwege.

Bucco ist enthalten in Populus compositum, Solidago compositum.

Bufo – Kröte

Verwendet wird das aus den Hautdrüsen der Gemeinen Kröte (Bufo bufo L./Bufonidae) gewonnene Sekret.

Die hauptsächlichen Heilanzeigen sind:
Schamlosigkeit. Kindisches, albernes Benehmen. Eiterblasen (Pemphigus) auf Haut und Schleimhäuten.

Ein Schaf, eine Katze und ein Hund, denen Bufo injiziert wurde, starben in wenigen Minuten unter heftigen Krämpfen. Dabei wechselten Torpor und Konvulsionen ab. Der Tod trat plötzlich ein.

Beim Menschen soll das Krötengift eine Art Imbezillität hervorrufen (Heinigke), wobei jeglicher sittliche Halt verloren geht, der Patient zu Onanie neigt und auch epileptiforme Anfälle eintreten. Bevor sich diese Erscheinungen manifestieren, wird eine eigentümliche Aufgeregtheit beobachtet. Der Patient spricht unzusammenhängende Worte, ist sehr empfindlich, wenn man ihn nicht versteht. Tiefer Schlaf nach den Konvulsionen. Impotenz soll die weitere Folge sein. Indianerfrauen bringen ihren Männern das Gift in Speisen und Getränken bei, um von ihnen nicht belästigt zu werden.

Typisch für Bufo sind übelriechende Ausdünstungen und Absonderungen, die besonders bei Entzündungen beobachtet werden.

Die Patienten neigen zu Zornesausbrüchen, wobei sie in Gegenstände beißen. Musik ist unerträglich. Der Patient kann den Anblick glänzender Gegenstände nicht ertragen.

Brennen in den Lungen, Herzklopfen. Als ob das Herz zu groß sei mit dem Gefühl des Zusammenschnürens (Cactus). Die Beschwerden zeigen sich besonders zur Zeit der Menses, auch epileptiforme Anfälle, geschlechtliche Erregung, Brennen in der Gebärmutter und in den Ovarien.

Pemphigus zeigt sich besonders auf den Handtellern und Fußsohlen.

Panaritien mit Schmerzen, die den Arm hinauflaufen.

Verschlimmerung im warmen Zimmer, beim Erwachen (Lachesis). Besserung nach Baden oder in kühler Luft.

Bufo ist besonders dann indiziert, wenn die Zustände im Zusammenhang mit geschlechtlicher Aufregung auftreten, während der Menses, nach Onanie und bei schwachsinnigen Kindern.

Bufo steht zur Verfügung als Bufo-Injeel (forte) mit dem Potenzenakkord (D 8), D 15, D 30, D 200.
Bufo ist enthalten in Psorinoheel.

Bursa pastoris (Thlaspi Bursa pastoris) – Hirtentäschelkraut

Verwendet wird die frische, blühende Pflanze Capsella bursa-pastoris [L.] Medik./Cruciferae.

Die Hauptindikationen sind:
Blutungen. Metrorrhagien. Menorrhagien. Hämaturie.

Als im ersten Weltkrieg wegen Mangels an Secale auch Extrakte aus Bursa pastoris zur Blutstillung herangezogen wurden, ergab sich eine auffallende Übereinstimmung der Wirkung beider Pharmaka.

Obwohl sich aus den Prüfungsberichten noch sonstige andersartige Symptome ergeben, wie unruhiger Schlaf mit häufigem Erwachen und verworrenen unangenehmen Träumen, Schwindel, wie berauscht, schlimmer beim Aufrichten aus gebückter Stellung, drückender Stirnkopfschmerz, schlimmer gegen Abend, Empfindung wie Staub in den Augen morgens, nach Anstrengung summendes Ohrgeräusch, wie wenn ein Insekt hineingeraten wäre, Schwerhörigkeit und Ohrenschmerzen, ferner schuppiger Ausschlag hinter den Ohren, Nasenbluten u. a., erfolgt die Anwendung fast ausschließlich bei abnormen Blutungen, auch bei Myomen sowie bei Fluor albus mit großer Schwäche, auch bei Blutharnen, blutiger Diarrhö, Hämorrhoidalblutungen sowie bei chronischer Zystitis, bei Nierengrieß und Nephrolithiasis sowie bei Gichtdiathese.

In einem Fall von blutenden Mamma-Brustknoten war bei Unwirksamkeit aller sonstigen Maßnahmen die endgültige Blutstillung mit täglichen, später 2tägigen Injektionen von Bursa pastoris-Injeel forte möglich. Das Karzinom selbst bildete sich allmählich bisher zwar nicht vollständig auf Wechselinjektionen von Asterias rubens-Injeel forte zurück.

Zur Verfügung steht Bursa pastoris-Injeel (forte) mit dem Potenzenakkord (D 4) D 12, D 30, D 200.

Bursa pastoris ist enthalten in Hormeel.

Cactus – Königin der Nacht

Verwendet werden die jüngsten, im Juli gesammelten Stengel und Blüten der wild in Mittelamerika, als Topfpflanze wegen der schönen, nur wenige Stunden einer Nacht geöffneten Blüten häufig gezogenen Stammpflanze Selenicereus grandiflorus [L.] Britt. et Rose/Cactaceae.

Selenicereus grandiflorus, ein großblumiger Säulenkaktus (Königin der Nacht), enthält einige Harze, jedoch kein Alkaloid oder Glykosid und gilt als nichttoxisch.

Ein wichtiges Symptom beherrscht das gesamte Mittel, nämlich das Gefühl des Zusammenschnürens, Zusammenkrampfens bzw. des Umschnürens wie mit einem eisernen Ring, wobei sich dieses Symptom nicht nur am Herzen findet, sondern auch am Kopf, im Schlund, am Zwerchfell, Blasenhals, Uterus oder auch am Mastdarm. Allgemein jedoch überwiegen Herzsymptome mit Neigung zu Herzschwäche und allgemein heftigen Zirkulationsstörungen und Verschlimmerung beim Linksliegen, wobei heftiges Herzklopfen aufzutreten pflegt.

Auch Blutungen, die mit Herzerkrankungen im Zusammenhang stehen, pflegen durch Cactus günstig beeinflußt zu werden.

Ferner werden Zustände von Emphysem mit Brustbeklemmung oder erschwertem Atem, als ob die Brust nicht ausgedehnt werden könne, durch Cactus günstig beeinflußt, ebenso wie periodische Erstickungsanfälle, die mit Ohnmächtigwerden und kaltem Gesichtsschweiß, sogar mit völliger Pulslosigkeit einhergehen können.

Das bei Angina pectoris so oft bemerkte Symptom Taubheitsgefühl im linken Arm wird ebenfalls durch Cactus günstig beeinflußt.

Es sind noch sonstige Symptome von Cactus zu erwähnen, die jedoch als nebensächlich gelten können, es sei denn, daß sie mit den charakteristischen Herzbeschwerden gleichzeitig in Erscheinung treten, wie z. B. schmerzhafte Menstruation mit reichlichem, teerartigem Menstruationsblut, dabei Schmerzen in der Brustdrüse, pulsierenden und ziehenden Schmerzen im Uterus und in den Ovarien, die bis nach oben in den Magen ziehen oder auch bis in die Schenkel ausstrahlen, ferner unwillkürlicher Harnabgang während des Schlafes und häufiger Drang zum Urinieren, auch periodische Trübsichtigkeit, Blutkongestionen zum Gehirn, evtl. auch Lungenblutungen. Jedoch muß man sich darüber im klaren sein, daß diese Beschwerden, ebenso wie Mattigkeit und Schlaflosigkeit, verschlossene und schweigsame, trübe und melancholische Gemütsstimmung meistens im Zusammenhang mit den geschilderten Herzsymptomen auftreten bzw. bei Herzerkrankungen vorliegen, die dann evtl. Cactus als Arzneimittel benötigen.

Die wichtigsten Symptome sind folgende:

1. Krampfende Beschwerden mit Zusammenziehen, wie von einer eisernen Klammer umfaßt, besonders am Herzen auftretend (Angina pectoris), aber auch im Mastdarm, Blasenhals, Uterus, Zwerchfell, Kopf, Schlund, Magen usw.
2. Blutungen aus allen Körperhöhlen, besonders bei Stauungen und Herzaffektionen, auch Lungenblutungen und Menstruationsblutungen.
3. Pulsierender Kopfschmerz, wie ein schweres Gewicht auf dem Scheitel. Pulsieren durch den ganzen Körper, am Schlafen hindernd.
4. Druckgefühl, wie von einer Last in der Brust. Wie eine Last auf dem Scheitel.
5. Gastrokardialer Symptomenkomplex mit Herzbeengungen, Pulsationen in der Magengegend, Übelkeit und Aufstoßen, evtl. Bluterbrechen (akute oder chronische Stauungsleber).

Zur Verfügung steht Cactus-Injeel (forte) mit dem Potenzenakkord (D 3, D 6), D 12, D 30, D 200; als Einzelpotenz in D 4.

Cactus ist enthalten in Angio-Injeel, Cactus compositum, Cardiacum-Heel, Cor compositum, Strophanthus compositum.

Cadmium sulfuricum – Kadmiumsulfat

Verwendet wird Cadmiumsulfat, $3\ CdSO_4 \cdot 8\ H_2O$.

Die Hauptsymptome und Indikationen sind:

Brennen im Magen. Erbrechen. Hämatemesis. Magenkarzinom (evtl. auch peroral verabreichen).

Die Wirkung ist ähnlich wie die von Zincum, jedoch kräftiger. Dabei besteht ein Verlangen, sich völlig ruhig zu verhalten wie bei Bryonia, gleichzeitig aber auch die Reizbarkeit des Magens und die Erschöpfung von Arsenicum album.

Einen Hinweis bietet das Symptom: Frostschauer, selbst in der Nähe der Heizung.

Die Tendenz zu Erbrechen ist so ausgeprägt, daß sogleich Erbrechen und Würgen erfolgt, kaum wenn die Speisen die Lippen berührt haben.

Es finden sich noch Geschwürigkeit und Verstopfung der Nase, Hautjucken, gelbe Flecke auf der Nase, auf Backen und Brust.

Als Indikationen gelten auch Gelbfieber mit schwarzem Erbrechen, Ozäna und Chloasma.

Zur Verfügung steht Cadmium sulfuricum-Injeel (forte S) mit dem Potenzenakkord (D 8), D 12, D 30, D 200.

Caesium

Verwendet wird Caesiumchlorid, CsCl.

Spurenelementfaktor. Nerven-Blutmittel.

Zur Verfügung steht Caesium-Injeel (forte) mit dem Potenzenakkord (D 6), D 10, D 30, D 200.

Calabar – Calabarbohne

Verwendet werden die getrockneten Samen der im tropischen Westafrika, in Indien und Brasilien angebauten Stammpflanze: Physostigma venenosum Balfour./Leguminosae.

Enthält Physostigmin (Eserin). Bei Vagotonie, trockener Haut (im Umkehreffekt) indiziert.

Calabar kann auch als Antidot gegen zu große Gaben von Strychnin und Atropin versucht werden, ferner bei Erkrankungen der Regenbogenhaut und Störungen des Akkomodationsvermögens, speziell nach Diphtherie.

Zur Verfügung steht Calabar-Injeel (forte) mit dem Potenzenakkord (D 6), D 10, D 30, D 200.

Caladium seguinum – Schweigrohr

Verwendet werden der frische Wurzelstock sowie Stengel und Blätter der in Ostasien, Mittelamerika und dem tropischen Südamerika heimischen Stammpflanze: Caladium seguinum Vent./Araceae.

Empfohlen bei Pruritus vulvae.

Als sonstige Indikationen gelten pulsierende und krampfhafte Schmerzen, die durch Schwitzen und durch kurzen Schlaf gemindert werden. Dabei besteht Scheu vor Bewegung und Hang zum Liegen, ferner die Empfindung, als würde man gewiegt. Der Schlaf ist unruhig und ängstlich, mit Stöhnen und Ächzen, Zusammenschrecken und leichtem Erwachen.

Trotz Trockenheit im Munde besteht kein Verlangen, ja ein Widerwille gegen Wasser und kein Durst. Brennen im Magen und Bauch.

Ejaculatio praecox bei unvollkommener Erektion mit zu früher Ejakulation und vermindertem Trieb.

Zur Verfügung steht Caladium seguinum-Injeel (forte) mit dem Potenzenakkord (D 4), D 12, D 30, D 200.

Caladium seguinum ist enthalten in Sulfur-Heel, Testis compositum.

Calcium aceticum – Kalziumazetat

Verwendet wird Calciumacetat, $Ca(CH_3COO)_2 \cdot H_2O$.

Hauptindikationen sind:
Knochen- und Nierenerkrankungen.

Die Wirkung ist im wesentlichen mit der von Calcium carbonicum identisch.

An besonderen Symptomen sind zu vermerken: Schwindel an der frischen Luft, einseitiger Kopfschmerz mit Kältegefühl und saurem Geschmack. Lockerer Krampfhusten mit Expektoration großer Stücke, an welchen sich die Abgüsse der Bronchien zeigen, ferner saures Aufstoßen, schmerzlose, profuse Diarrhö, membranöse Dysmenorrhö, Pruritus ani, quälende Schmerzen bei Krebs.

Zur Verfügung steht Calcium aceticum-Injeel (forte) mit dem Potenzenakkord (D 6), D 10, D 30, D 200.

Calcium arsenicosum – Kalziumarsenit

Verwendet wird Calciumarsenit, $Ca_3(AsO_3)_2$.

Die wesentlichen Indikationen sind:
Drüsenschwellungen (auch maligner Art — versuchsweise — Leukämie). Nephrose. Chronische Knocheneiterungen. Pädatrophie. Lymphosarkom.

Bei Epilepsie kann Calcium arsenicosum nützlich sein, wenn vor dem Anfall Blutandrang zum Kopfe besteht.

Jede Woche wiederkehrende Kopfschmerzen über dem rechten Auge. Akute und chronische Nierenentzündungen mit Albuminurie und Ödemen, Schmerzen in der Herzgegend mit Brennen und Stechen, bis in die Beine und Arme ausstrahlend, dabei beständiges Frösteln.

Entzündung der Leistendrüsen, Schmerzen in die Beine strahlend.

Zur Verfügung steht Calcium arsenicosum-Injeel (forte) mit dem Potenzenakkord (D 6), D 12, D 30, D 200.

Calcium bromatum – Kalziumbromid

Verwendet wird Calciumbromid, $CaBr_2$.

Als Hauptindikation gelten:
Zahnungsbeschwerden neuropathischer Säuglinge.

Calcium bromatum soll besonders bei unruhigen, zu Schreisucht und nervösen Störungen neigenden Kindern mit blonden Haaren passen, besonders wenn eine Neigung zu Gehirnreizung, Erbrechen und Durchfall vorliegt.

Zur Verfügung steht Calcium bromatum-Injeel (forte) mit dem Potenzenakkord (D 6), D 12, D 30, D 200.

Calcium carbonicum Hahnemanni – Conchae

Verwendet werden die inneren Teile zerbrochener Schalen der Auster Ostrea edulis L./Ostreidae.

Calcium carbonicum oder kohlensaurer Kalk ist ein wichtiges Mineral, dessen der Organismus zum Aufbau verschiedener Gewebe dringend bedarf. Speziell im Knochensystem wird Kalk in größeren Mengen benötigt und gespeichert. Man kann das Knochensystem auch als ein großes Kalkreservedepot des Organismus definieren. Kalk hat weitere Beziehungen zum Drüsengeschehen, speziell zur Glandula parathyreoidea, durch welche der Kalkstoffwechsel reguliert wird. Daraus resultieren die umfangreichen Anwendungsmöglichkeiten des homöopathisch zubereiteten Kalkes. Calcium carbonicum wird nicht nur bei Drüsenschwellungen, Hauterkrankungen und solchen des Skelettsystems, sondern auch bei Steinbildungen (Gallensteine, Nierensteine), bei Koxitis, ebenso bei Nabelkoliken und Schleimhautkatarrhen, z. B. bei Fluor kleiner Mädchen (neben Mercurius jodatus flavus) und bei schmerzloser Heiserkeit angewandt.

Konstitutionell gesehen ist der Calcium carbonicum-Typ gedunsen, pastös, wasserreich, welche Zustände man vielfach bei der exsudativen Diathese findet. Speziell für diese letztere Erkrankung ist Calcium carbonicum eines der wichtigsten Heilmittel. Kinder in den ersten Lebensjahren neigen zu solchen Exsudationen, sei es, daß es sich um Milchschorf handelt, oder um Hyperhidrosis, wobei letztere eines der wichtigsten Symptome im Calcium carbonicum-Bild ist. Der Calcium carbonicum-Patient ist dabei meistens phlegmatisch und neigt zu konstitutioneller Fettsucht. Die Hautfarbe ist weiß, durch ödematöse Schwellung verändert oder sogar kreidebleich. Die Kinder fallen besonders durch ihre Schwerfälligkeit und Langsamkeit sowie Trägheit bei allen ihren Bewegungen auf. Sie zahnen spät und lernen spät laufen. In dem Temperament, das von dem des Sulfur-Temperamentes grundlegend verschieden ist, bestehen andernteils doch gewisse Ähnlichkeiten mit Sulfur, nämlich in der Neigung zu ekzematösen Hautaffektionen, ebenso wie man sie auch bei Graphites findet, bei welch' letzterem Mittel auch ein phlegmatisches Temperament mit Neigung zu Adipositas vorherrscht.

Die für Calcium carbonicum typischen Knochenveränderungen äußern sich besonders am Rückgrat und an den langen Röhrenknochen im Sinne der Rachitis, jedoch ist Calcium carbonicum auch angezeigt bei Osteomalazie und ebenso eines der wertvollsten Heilmittel bei persistierenden Fontanellen, wobei auch eine Neigung zu hydrozephalisch vergrößertem Schädel vorliegen kann.

Die Funktion des lympathischen Apparates ist bei Calcium carbonicum-Patienten allgemein gestört. Man findet auch adenoide Vegetationen und Polypen in der Nase, in den Ohren, ebenso in Blase und Uterus.

Wenn schon auf die für Calcium carbonicum typische Hyperhidrosis hingewiesen wurde, so kann die Art der Schweißabsonderung noch genauer definiert werden. Der Patient leidet unter kalten, feuchten Füßen mit dem Gefühl, als wenn er kalte, feuchte Strümpfe anhätte. Ebenso leidet er unter kalten Beinen mit Nachtschweißen. Dabei besteht ein innerliches und äußerliches Kältegefühl, z. B. an den verschiedensten Teilen des Kopfes, als wenn ein Stück Eis daran läge. Typisch ist oft das blasse, gedunsene Gesicht. Dabei herrscht ein Gefühl der innerlichen Kälte vor, mit Empfindlichkeit gegen frische Luft, indem der leichteste kühle Luftzug durch und durch geht, ähnlich wie bei Silicea. Bei Säuglingen und Kleinkindern finden sich typische Kopfschweiße, wobei das Kopfkissen von Schweiß durchtränkt wird und die Haare am Hinterkopf abbrechen. Man findet dabei gelegentlich Hydrocephalus, Rachitis, nebenher auch Cholera infantum und marantische Symptome. Schweiße der männlichen Geschlechtsteile, am Genick, an der Brust, an Achsel, Händen, Knien und Füßen, aber auch partielle Schweiße, auch Nachtschweiße, ebenfalls solche bei Tuberkulose sind eine Indikation für Calcium carbonicum, besonders dann, wenn die Haut dabei kalt ist, speziell an den unteren Extremitäten.

Ein weiteres Symptom von Calcium carbonicum ist eine Säuerung entlang dem Verdauungskanal, charakterisiert durch saures Aufstoßen, saures Erbrechen geronnener Milch, wie man es bei Aethusa cynapium findet, auch saure Diarrhö, so daß das ganze Kind sauer riecht. Charakteristisch ist für Calcium carbonicum auch ein Verlangen nach Eiern, das sowohl während der Erkrankung als auch während der Genesung auftreten kann. Dabei finden sich typische Schwellungen des Magens, der nach außen vorgewölbt ist und wie eine umgekehrte Untertasse hervorsteht. Die Auftreibung mag durch die Schwellung der Mesenterialdrüsen zustandegekommen sein, für die Calcium carbonicum ebenfalls das Hauptmittel darstellt, ähnlich wie für chronisch vergrößerte Tonsillen. Durch Diarrhö, welche sich nachmittags verschlimmert, versucht sich der Organismus der Toxine vikariierend zu entledigen, wobei die Diarrhö verhältnismäßig schwächt. Die Wirkung von Calcium carbonicum auf die Schleimhäute zeigt sich auch an den Lungen und speziell am Kehlkopf, wo schmerzlose Heiserkeit besteht, die morgens schlimmer ist, während an der Lunge eine konstitutionelle Schwäche vorliegt, die sich häufig als Grundlage der Tuberkulose findet. Dabei ist meist der mittlere und obere Teil der rechten Lunge befallen (demgegenüber bei Sulfur mehr der obere linke). Im Calcium carbonicum-Bild findet sich auch eine Kurzatmigkeit beim Gehen und besonders beim Steigen.

Wenn Calcium carbonicum bei Frauen indiziert ist, so besteht meistens eine zu frühe und profuse Menstruation, wobei die Patientinnen über kalte Füße bis zu den Knien klagen. Im Gegensatz zu der pastösen Gedunsenheit kann im Kalziumbild bei weiter fortschreitenden Erkrankungsbild der Appetit völlig fehlen und eine fortschreitende Abmagerung die Folge sein.

Dabei findet man als Leitsymptom meistens kalte Hände und Füße, allgemeine Frostlosigkeit und Kälteempfindung, Neigung zum Schwitzen, evtl. auch Nachtschweiße (Klimax).

Der für Calcium carbonicum typische Fluor albus ist milchig, wie er sich häufig bei kleinen Mädchen findet, ohne Blutbeimengungen. Auch die für Calcium carbonicum typischen Polypen bluten nicht, sondern neigen mehr zu schleimigen Absonderungen (Schleimpolypen).

Wenn die wichtigsten Symptome von Calcium carbonicum kurz zusammengefaßt werden, so ergibt sich folgendes charakteristische Arzneiwirkungsbild:

1. Leukophlegmatisches Temperament mit Entwicklungsstörungen des Skelettsystems. Neigung zu Rachitis und Osteomalazie. Verlangsamte Schließung der Fontanellen. Ausbildung eines großen Kopfes. Neigung zu Hydrozephalus. Späte Zahnung, spätes Laufenlernen der Kinder.
2. Schwellungen der Lymphknoten (Tonsillen, Hilusdrüsen, Mesenterialdrüsen). Skrofulose.
3. Auftreibung des Bauches. Mesenterialdrüsenkoliken.
4. Kältegefühl an Händen und Füßen mit der Empfindung wie nasse Strümpfe.
5. Frostigkeit, Abneigung gegen Kälte und frische Luft. Allgemeine Kälteempfindung, aber auch umschrieben an Kopf, an Knien, Füßen.
6. Partielle und allgemeine Schweiße, tags und nachts, besonders Schwitzen am Hinterkopf sowie Schwitzen bei der geringsten Anstregung, umschriebene Schweiße zwischen den Schenkeln oder an den Füßen und Händen oder an den Genitalien. Klimakterische Schweiße.
7. Milchschorf und Neigung zu Grind. Exsudative Diathese. Geschwollene, gedunsene Haut, die weiß, blaß und pastös wie gedunsen ist. Milchiger Fluor albus.
8. Polypenbildungen, speziell in der Nase, im Ohr und im Uterus. Schleimpolypen, nicht blutend.
9. Frühe und starke, zu lange Menstruation, speziell während des Klimakteriums.

10. Saure Durchfälle, Erbrechen saurer und geronnener Milch. Das ganze Kind riecht sauer.
11. Starkes Verlangen nach Eiern, speziell bei Erkrankungen oder in der Rekonvaleszenz.
12. Schmerzlose Heiserkeit, schlimmer am Morgen.
13. Koxitis, Arthritis mit Veränderungen der Gelenke. Ohrgeräusche.

Zur Verfügung steht Calcium carbonicum-Injeel (forte) mit dem Potenzenakkord (D 6), D 12, D 30, D 200.

Calcium carbonicum ist enthalten in Calcoheel, Circulo-Injeel, Graphites-Homaccord, Hepar compositum, Hormeel, Injeel-Chol, Viburcol.

Calcium chloratum – Kalziumchlorid

Verwendet wird Calciumchlorid-6-hydrat, $CaCl_2 \cdot 6\ H_2O$.

Die Hauptindikationen sind:
Skrofulöse Drüsenschwellungen. Impetigo. Erbrechen.

Gegen hartnäckiges Erbrechen wurde früher Calcium chloratum in Form des Liquor calcii chlorati angewandt, ein von Rademacher empfohlenes Magenmittel.

Zur Verfügung steht Calcium chloratum-Injeel (forte) mit dem Potenzenakkord (D 6), D 10, D 30, D 200.

Calcium fluoratum – Fluorkalzium

Verwendet wird das Mineral Fluorit, Flußspat, das hauptsächlich aus Calciumfluorid, CaF_2, besteht.

Die Hauptindikationen sind:
Schwellungen der Knochen. Zahnkaries. Knochenfisteln. Drüsenschwellungen, steinhart und suspekt auf Karzinom, Naevus vasculosus. Lumbago mit Verschlimmerung zu Beginn der Bewegung. Chalazion- und Hordeolum-Zysten, verhärtet. Verhärtungen sind für Calcium fluoratum charakteristisch.

Die Hauptwirkung erstreckt sich ebenfalls auf bindegewebige Strukturen allgemein, auch auf elastische Fasern und auf die Knochenhaut;

fördert auch die Resorption verhärteter Exsudate, ist ebenfalls wirksam bei Varizen, Hämorrhoiden, Exostosen, bei Hornhautflecken, Brustknoten (hier besser oder zugleich die Mastitis cystica-Nosode-Injeel). Auch bei Lumbago (aufgrund von Affektionen der Wirbelsäule), Retronasalkatarrh und Ozaena indiziert.

Zur Verfügung steht Calcium fluoratum-Injeel (forte) mit dem Potenzenakkord (D 6), D 12, D 30, D 200.

Calcium fluoratum ist enthalten in Abropernol, Cutis compositum, Galium-Heel, Thyreoidea compositum.

Calcium jodatum — Kalziumjodid

Verwendet wird Calciumiodid, $CaJ_2 \cdot 4\ H_2O$.

Die Hauptindikationen sind:

Chronische Drüsenverhärtungen, Struma parenchymatosa. Tonsillarhypertrophie.

Durch die Jodkomponente wird eine Aktivierung der Verbrennungsvorgänge und der Bindegewebsfunktion erzielt. Daher ist Calcium jodatum in manchen Fällen dem Calcium carbonicum vorzubziehen.

Die Anwendung wird empfohlen bei Parotishypertrophie, Stockschnupfen, Polypen, Bronchitis, Pleuritis exsudativa, Patellarhygrom, chronischen Knocheneiterungen, Adenomen der Brustdrüsen, Hydrocephalus chronicus, Fazialislähmung, Conjunctivitis phlyctaenulosa, Ulcera corneae bei skrofulösen Kindern, die auch sonst geschwollene Tonsillen und Nackendrüsen aufweisen, ebenso bei Blepharitis, bei eitriger (chronischer) Otitis mit Knochenerkrankung und Schwerhörigkeit, bei Galaktorrhö nichtstillender Frauen (wenn hier Pulsatilla versagt).

Zur Verfügung steht Calcium jodatum-Injeel (forte) mit dem Potenzenakkord (D 4), D 12, D 30, D 200.

Calcium jodatum ist enthalten in Barijodeel, Strumeel.

Calcium phosphoricum — Kalziumphosphat

Verwendet wird Calciumhydrogenphosphat, $CaHPO_4 \cdot 2\ H_2O$.

Die Hauptcharakteristik ist folgende:

Schwächemittel für unterentwickelte Kinder und in den Entwicklungsjahren. Rachitis. Kopfschmerz (Hut unerträglich). Kopf wackelt hin und her. Langwieriges Zahnen. Zähne werden früh kariös. Verlangen nach Geräuchertem. Glieder- und Gelenkschmerzen bei Wetterwechsel. Kopfschmerz nach der Schule. Lungentuberkulose, Empfindlichkeit gegen den geringsten Luftzug (macht Schmerzen). Regt Kallusbildung bei Frakturen an.

Während Calcium carbonicum besser bei pastösen Patienten wirkt, ist Calcium phosphoricum bei mageren Kranken indiziert. Es finden sich Nabelkoliken, dauerndes Verlangen zu essen, wonach die Nahrung leicht wieder erbrochen wird.

Diarrhö und Kolikschmerzen, besonders nach Früchten, grüne, durchfällige, zuweilen schleimige und unverdaute Stühle mit stinkenden Blähungen. Fistula ani.

Zu frühe Menstruationen mit hellrotem oder dunklem Blut mit heftigen Rückenschmerzen.

Heiserkeit, beständiges Räuspern, Kitzelhusten mit Trockenheit im Hals.

Calcium phosphoricum ist eines der Hauptmittel bei Rachitis und bei schwieriger Zahnung sowie bei Cholera infantum, Verdauungsschwäche, und dient bei Knochenbrüchen zur raschen Heilung.

Zur Verfügung steht Calcium phosphoricum-Injeel (forte) mit dem Potenzenakkord (D 6), D 12, D 30, D 200.

Calcium phosphoricum ist enthalten in Discus compositum, Lymphomyosot, Osteoheel, Tonsilla compositum.

Calcium silicicum – Kalziumsilikat

Verwendet wird natürliches Calciumsilicat, das hauptsächlich aus $CaSiO_3$, Ca_2SiO_4, Ca_3SiO_5 und $CaSiO_3 \cdot 2\ SiO_2 \cdot 5\ H_2O$ besteht.

Hauptcharakteristik:

Drüsenmittel. Entwicklungsstörungen.

Zur Verfügung steht Calcium silicicum-Injeel (forte) mit dem Potenzenakkord (D 6), D 10, D 30, D 200.

Calcium sulfuricum — Kalziumsulfat

Verwendet wird Calciumsulfat, $CaSO_4 \cdot 2\ H_2O$.

Hauptindikationen sind:
Bindegewebseiterungen. Akne conglobata. Fistelnde Abszesse. Tonsillitis chronica. Keratitis und Konjunktivitis mit Eiterungen (spezifisch).

Calcium sulfuricum steht Hepar sulfuris nahe, hat auf Eiterungsprozesse jedoch eine tiefere Wirkung, speziell nach Öffnung derselben.

Zur Verfügung steht Calcium sulfuricum-Injeel (forte) mit dem Potenzenakkord (D 6), D 12, D 30, D 200.

Calculi bili — Gallensteine

Verwendet werden Gallensteine (Calculi fellei) in homöopathischer Zubereitung (Nosode).

Die wesentlichen Indikationen sind:
Cholelithiasis. Cholecystitis. Cholangitis, besonders wirksam in Mischung mit Calculi renales, Bacterium coli sowie mit Vesica fellea.

Zur Verfügung steht Calculi bili-Injeel (forte) mit dem Potenzenakkord (D 6), D 10, D 30, D 200.

Calculi renales — Nierensteine

Verwendet werden Nierensteine (Calculi renales) in homöopathischer Zubereitung (Nosode).

Die Hauptindikationen sind:
Nephrolithiasis. Zystopyelitis. Pyelonephritis. Prostataleiden. Besonders wirksam mit Berberis, Calculi bili-Injeel und Ureter in der Mischspritze.

Zur Verfügung steht Calculi renales-Injeel (forte) mit dem Potenzenakkord (D 6), D 10, D 30, D 200.

Calendula — Ringelblume

Verwendet wird das blühende Kraut von Calendula officinalis L./Compositae.

Die Hauptindikationen sind:

Schlecht heilende Wunden (mit zerrissenen und zerquetschten Rändern).

Calendula ist außerdem gekennzeichnet durch große Reizbarkeit mit Neigung zum Ersticken und rheumatoide Schmerzen allenthalben mit leichten Frostschaudern, die während der Ruhe sich verschlimmern.

Auch Bläschenausschläge und entzündliche Anschwellung der Unterkieferdrüse, der Tonsillen und der Ohrspeicheldrüsen wie verschiedener Lymphdrüsen (evtl. auch einzusetzen bei Mononucleose — Pfeiffer'schem Drüsenfieber — neben Vincetoxicum oder Engystol) werden durch Calendula beeinflußt.

Calendula eignet sich ganz besonders bei Wunden, deren Zustand sich laufend verschlimmert, die erhebliche Schmerzen verursachen und deren Ränder entzündlich gerötet sind mit Neigung zu Eiterung, besonders bei Quetschwunden (auch äußerlich).

Zur Verfügung steht Calendula-Injeel (forte) mit dem Potenzenakkord (D 4), D 12, D 30, D 200.

Calendula ist enthalten in Calendula-Salbe-Heel, Traumeel.

Caltha palustris – Sumpfdotterblume

Verwendet wird die frische, blühende, an Gräben und auf feuchten Wiesen in Europa, Asien und Nordamerika vorkommende Stammpflanze: Caltha palustris L./Ranunculaceae.

Caltha palustris hat sich bei gastrischen Symptomen mit Bauchschmerzen, Erbrechen und Durchfall bewährt, besonders wenn Kopfschmerzen und Singen in den Ohren vorhanden sind und evtl. Harntenesmen vorliegen. Auch können günstige Wirkungen bei Hautwassersucht (Anasarka) sowie bei Pemphigus vulgaris mit Blasen, die von einem Ring umgeben sind und viel jucken, beobachtet werden. Auch bei starker Schwellung des Gesichtes, besonders um die Augen herum, sowie bei juckenden Ausschlägen auf den Oberschenkeln und Pustelbildung kann Caltha palustris (in der Tinktur oder in niedrigen Potenzen) versucht werden. Bei Uteruskrebs sollen günstige Wirkungen beobachtet sein.

Caltha palustris ist enthalten in Galium-Heel.

cAMP – zyklisches Adenosinmonophosphat

cAMP ist als bedeutungsvoller intrazellulärer Steuerungsfaktor bekannt geworden, bei dessen Produktion (in der Zellmembran auf Reize hin, die u. a. vom umgebenden Bindegewebe ausgehen) die Zelldifferenzierung erfolgt und sonstige hormonelle Reize übertragen werden. cAMP steht im Antagonismus zu cGMP (cyclisches Guanidinmonophosphat), durch welch letzteres das undifferenzierte Zellwachstum gefördert wird, d. h. die Krebsbildung. Die Krebszelle ist — außer der Atmungsstörung und Mutation — durch ein unbeschränktes Wachstum nicht differenzierter Zellen (ohne die sonst üblichen Hemmfaktoren) gekennzeichnet.

Angewendet wird cAMP hauptsächlich zur stimulativen Reaktivierung bei Fermentblockaden (Zellmembranfermente wie Adenylatzyklase) bei zellulären Phasen, Therapieschäden, versuchsweise bei Viruskrankheiten sowie als Zusatztherapie bei Neoplasien.

Zweckmäßigerweise werden Injektionen verabfolgt, und zwar je mehr die Phase rechts des biologischen Schnittes orientiert ist, um so höhere Potenzen, z. B. bei Neoplasien D 30 und D 20, bei Entzündungen (Reaktionsphasen) die D 6 oder D 8, während die D 12 eine Mittelpotenz darstellt, die auch bei Neoplasien indiziert sein kann.

Zur Verfügung steht cAMP als Einzelpotenzen in D 6; D 8; D 12; D 20; D 30.

cAMP (zyklisches Adenosinmonophosphat) ist enthalten in Thalamus compositum, Viscum compositum.

Camphora – Kampfer

Verwendet wird der aus Cinnamomum camphora [L.] Siebold/Lauraceae gewonnene D-Campher.

Die wesentlichen Indikationen sind:

Abortivkur bei Grippe im Beginn. Hauptmittel bei Cholera. Heftige Fieber mit nachfolgender Prostration. Blasenreizung. Krämpfe und Neuralgien.

Camphora dient als Gegenmittel für die verschiedensten Arzneimittelverschlimmerungen.

Typisch für Camphora sind brennende Schmerzen im Schlunde und Magen, auch Würgen und Erbrechen sowie Einwirkungen auf den Kreislauf.

Diese zeigen sich zunächst in Verlangsamung des Pulses, Blasswerden der Haut und Sinken der Körpertemperatur, in Gegenwirkung dann später Beschleunigung der Herztätigkeit mit Erhöhung der Körpertemperatur. Dabei findet sich Hitze und Röte des Gesichtes, Klopfen der Halsarterien.

Camphora ist auch indiziert bei beginnenden Erkältungen, z. B. bei akutem Fließschnupfen mit vermehrter Absonderung wässrigen Schleimes aus der Nase mit oder ohne Niesen, jedoch auch bei Stockschnupfen und katarrhalischen Reizungen der Kehlkopf- und Luftröhrenschleimhaut, dabei kurzes, trockenes Hüsteln und Brustbeklemmung.

Camphora ist immer dann angezeigt, wenn Lebensgefahr droht durch rasches Sinken der Nerventätigkeit oder der Lungen- und Herztätigkeit, wie z. B. bei Ertrinkenden. Hier steht es etwa in einer Linie mit Carbo vegetabilis bei Kollaps.

Wirksam soll Camphora auch dann sein, wenn Blasenbeschwerden auftreten, die durch Mißbrauch von Cantharidenpflaster verursacht sind. Die Blasenbeschwerden weisen sonst auf Prostataerkrankungen hin. Es besteht häufiger Drang zum Urinieren mit schmerzhaftem und schwierigem, tropfenweisem Harnabgang unter Brennen, auch Harndrang bei Harnverhaltung und Tenesmen des Blasenschließmuskels.

Als seltenes Symptom mag angeführt werden, daß die Harnblase über der Schambeinfuge herausgepreßt wird, etwa als wenn es sich um einen Bruch handeln würde.

Camphora steht zur Verfügung als Camphora-Injeel (forte) mit dem Potenzenakkord (D 6), D 8, D 12, D 30, D 200.

Camphora ist enthalten in Populus compositum.

Cantharis – Spanische Fliege

Verwendet wird der getrocknete, pulverisierte Käfer Lytta vesicatoria L./ Meloideae.

Cantharis zeigt einige charakteristische Symptome, die vornehmlich die Schleimhäute der Geschlechts- und Harnorgane betreffen. Hier ruft Cantharis heftige Entzündigungen mit Reizzuständen hervor, ähnliche Erscheinungen auch an der Magen-Darm-Schleimhaut und der Schleimhaut der

Atmungsorgane sowie an den serösen Häuten (hämorrhagische Entzündungen). Als Folge der Giftwirkung erscheinen die Gegenstände gelb. Dabei besteht aber auch eine kräftige Wirkung auf das Nerven- und das Gefäßsystem und die Empfindung von Brennen, besonders an den Schleimhäuten, wie Brennen im Mund, Rachen und Magen, evtl. verbunden mit Koliken, heftigem Durst und Abgang von weißem oder blaß rötlichem zähem Schleim, wie Darmschabsel, mit Blutstreifen. Auch brennende Schmerzen in den Ovarien und Peritonitis mit brennenden Schmerzen, aber auch Brennen und Stechen im Kehlkopf und Brennen in der Brust sowie der Haut bei Erysipel sind für Cantharis kennzeichnend. Chronische Bronchitis mit Schwierigkeit, den Schleim herauszubringen, kann durch Cantharis gut beeinflußt werden, wenn Kalium bichromicum nicht wirksam ist und evtl. Urinsymptome bestehen (Nash).

Im Halse kann das Gefühl des Zusammenkrampfens bestehen, wie man es bei Hydrophobie findet, ebenso wie die Urinsymptome häufig von krampfhaftem spastischem Zusammenziehen begleitet sind, verbunden mit anhaltendem und heftigem Drängen des Urins. Dabei wird der Urin nur tropfenweise entleert und der Kranke hat die Empfindung, als ob geschmolzenes Blei durch die Urethra liefe, verbunden mit heftigem Brennen und nachhaltig andauernden Schmerzen, die evtl. bis ins Kreuz ziehen.

Früher waren Vergiftungen durch Cantharis häufig, weil die spanische Fliege als Aphrodisiacum benutzt wurde, um den Geschlechtstrieb zu erregen. Bei Gonorrhö mit heftiger Reizung und Erektionen ist im Umkehreffekt daher Cantharis indiziert, auch bei eitrigem und blutigem Fluor aus Urethra und Vagina. Dabei ist Cantharis besonders auch dann von Nutzen, wenn aufgrund unbiologischer Therapie, wie es früher allgemein üblich war, die Harnröhrenkatarrhe oder die Gonorrhö durch Injektionen in die höheren Regionen des Urogenitaltraktus zurückgetrieben wurden.

Bei der Frau finden sich Nymphomanie mit starken Blasenreizerscheinungen, ferner dunkle, frühe und reichliche Menstruation. Dabei kann durch Cantharis die Ausstoßung von Molen usw. gefördert werden.

Die Hautsymptome lassen Cantharis auch als nützliches Heilmittel bei Bläschenausschlägen erscheinen, vor allen Dingen auch nach Verbrennungen, wenn sich Wasserblasen auf gelblicher Basis bilden, ebenso bei Herpes zoster, obwohl hier Präparate wie Ranunculus, Rhus Tox, Mezereum und andere rascher und tiefgreifender wirken. Cantharis kann eventuell bei gangränösen Blasen indiziert sein.

Wichtig sind die Halsschmerzen von Cantharis, die sich in Verbindung mit Paresen und der Unmöglichkeit, feste Dinge, besonders aber Wasser zu schlucken bei Tollwut (Hydrophobie) und bei Bulbärparalyse finden. Hier kann Cantharis ein wichtiges symptomatisch wirkendes Heilmittel sein, indem zumindest diese Sensationen gemildert werden (sonst Medulla oblongata suis mit Traumeel). Auch sind erysipelartige Entzündungen der Haut mit Blasenbildung, vor allen Dingen im Gesicht, an den Händen, an den Armen und an der Brust, die stark jucken und brennen und vermehrte Absonderungen zeigen, im Symptomenbild von Cantharis vorhanden.

Charakteristisch tritt bei Cantharis die Umkehrwirkung großer und kleiner Gaben zu Tage. Während die tieferen Potenzen bei vorliegender Reizung des Urogenitaltraktus evtl. kräftige Verschlimmerungen hervorrufen, haben die mittleren und höheren Verdünnungen im Umkehreffekt eine beruhigende und heilende Wirkung. So berichtet Dr. med. Orlowski (Berlin), der ein Verfahren zur Heilung der Ejaculatio praecox entwickelt hatte, wobei der Colliculus seminalis kauterisiert und nachfolgend mit Argentum nitricum geätzt wurde und wobei stets starke Nachblutungen auftraten, daß er mit Cantharis D 6 diese Blutungen rasch zum Stillen brachte, während er früher bei den operierten Fällen jeweils im Laufe des Tages und der Nacht dann schwerste Komplikationen aufgrund unstillbarer Blutungen erlebte. Cantharis ist nämlich auch speziell indiziert bei Harnbluten (auch bei Darmblutungen mit Abgang schleimiger Fetzen), so daß Cantharis auch bei Nierensteinbildung, verbunden mit Blutharnen und bei Reizzuständen im Urogenitaltraktus ein wichtiges Mittel ist.

Wenn man die Hauptsymptome von Cantharis zusammenfaßt, so ergibt sich folgendes typische Arzneimittelbild:

1. Spezielle Wirkung auf die Schleimhäute des Urogenitaltraktus mit Drängen zum Urinieren und heftigen Tenesmen, tropfenweiser Urinentleerung und Hämaturie. Brennen beim Urinieren und Kreuzschmerzen. Starke Erregung des Geschlechtstriebes. Nymphomanie. Eitriger und brennender Fluor albus. Zu frühe, dunkle und reichliche Menses.
2. Bläschenbildung auf der Haut, mit wundmachender Flüssigkeit gefüllt. Haut brennt wie Feuer. Verbrühungen. Herpes zoster. Erysipel (Nasenrücken).
3. Darmentzündungen mit Entleerung blut-streifigen Schleims, Schnei-

den und Brennen im After. Brennen entlang dem ganzen Verdauungskanal.

4. Schlundkrämpfe. Hydrophobie. Tollwut. Halssymptome (Schluckbeschwerden) bei Bulbärparalyse. Kehlkopf- und Luftröhrenkatarrhe mit blutigem Auswurf.
5. Allgemeine Neigung zu hämorrhagischen Entzündungen und Gangrän (Penis). Hämorrhagische Pneumonie. Dysenterie. Colitis haemorrhagica. Meningitis haemorrhagica. Hämaturie.

Zur Verfügung steht Cantharis-Injeel (forte) mit dem Potenzenakkord (D 6), D 12, D 30, D 200.

Cantharis ist enthalten in Atropinum compositum, Cantharis compositum, Populus compositum, Reneel, Solidago compositum, Testis compositum.

Capsicum – Spanischer Pfeffer

Verwendet werden die reifen, getrockneten Früchte der in Mittelamerika einheimischen Stammpflanze Capsicum annuum L./Solanaceae.

Die wesentlichen Indikationen sind:

Glossitis ulcerosa. Aphthen. Pharyngitis, blutrote Schleimhäute, Wundheitsgefühl, Zusammenschnüren, schlimmer beim Nichtschlucken. Angina tonsillaris, Mastoditis. Otitis media acuta. Malaria, große Frostigkeit, Chronische Urethritis.

Capsicum soll ein Mittel gegen Heimweh sein, was natürlich schwierig zu objektivieren ist. Die Gemütsstimmung ist reizbar und launenhaft, vom Lachen zum Weinen wechselnd. Dabei besteht große Unruhe und Übergeschäftigkeit sowie ängstliches Wesen.

Weitere Indikationen für Capsicum sind:

Ein seltenes Symptom kann in manchen Fällen auf Capsicum hinführen, nämlich Fieberzustände, in denen sich großer Durst meist nur im vorangehenden Froststadium findet, aber während des Hitzestadiums fehlt.

Ferner finden sich rheumatische Gelenkschmerzen mit Knarren, Knakken und Krachen der Gelenke sowie klammartige Schmerzen und Steifigkeit verschiedener Gelenke, besonders des Knie- und Fußgelenkes. Diese sind besonders ausgeprägt bei beginnender Bewegung (Rhus Toxicodendron).

Neuralgien stechender oder reißender Art in verschiedenen Körperteilen, vorzugsweise im Bereich der Arme und des Nervus ischiadicus.

Zur Verfügung steht Capsicum-Injeel (forte) mit dem Potenzenakkord (D 4), D 12, D 30, D 200.

Capsicum ist enthalten in Populus compositum, Solidago compositum, Sulfur-Heel.

Carbo animalis – Tierkohle

Verwendet wird die aus Rindsleder bereitete, gut ausgeglühte Kohle.

Die wesentlichen Indikationen und Symptome sind:

Übelriechende Sekretionen. Kupferfarbene Ausschläge an der Stirn. Mycosis fungoides. Kältegefühl im Magen nach dem Essen, muß Hand auflegen. Brennen, Wundheit am Anus. Drüsenschwellungen. Mammaknoten. Erosio portio uteri, Präkanzerose. Magenkarzinom. Fissura ani. Menorrhagien. Hämorrhagien. Schwäche und Erschlaffung. Gehirn wie locker, schwächende Menstruation, Schwäche der Sexualfunktion u. a.

Carbo animalis paßt besonders für ältere Patienten und solche, die durch Krankheit sehr heruntergekommen sind (Imprägnationsphasen), mit Blässe der Haut, Tendenz zur Anschwellung drüsiger Organe mit drohender Induration (Neoplasiebildung). Auch die Akne rosacea erfordert Carbo animalis, wobei der Patient empfindlich gegen frische Luft ist und sich leicht erkältet.

Meist besteht auch eine Schwäche der geschlechtlichen Funktionen, bei Frauen ist die Menstruation so schwächend, daß sie kaum sprechen können.

Ältere Patienten, die dauernd an irgendeinem Magenleiden „herumlaborieren" und bei denen der Verdacht auf bösartige Entwicklung besteht, mit Kältegefühl im Magen, wobei die Beschwerden durch Druck oder Reiben des Bauches gebessert werden, ferner mit Aufstoßen (mit dem Geschmack langer vorher genossener Speisen) und Auftreibung nach den Mahlzeiten benötigen Carbo animalis. Ähnliche Symptome finden sich auch bei Carbo vegetabilis. Jedoch sind gewisse Abweichungen vorhanden, wie kurz skizziert.

Zur Verfügung steht Carbo animalis-Injeel (forte) mit dem Potenzenakkord (D 6), D 12, D 30, D 200.

Carboneum sulfuratum – Schwefelkohlenstoff

Verwendet wird Schwefelkohlenstoff, CS_2.

Folgende toxische Wirkungen von Schwefelkohlenstoff werden z. B. bei Arbeitern in Gummifabriken, die dem Schwefelkohlenstoff ausgesetzt sind, beobachtet:

Anfänglich Kopfschmerzen, Schwindel und Erscheinungen einer Gehirnüberreizung. Diese zeigt sich in großer Gesprächigkeit, in dem Singen unzusammenhängender Lieder und in Lachkrämpfen. Konsekutiv entwickelt sich dann ein allgemeiner Schwäche- und Erschöpfungszustand, der mit Verlust des Gedächtnisses, mit Gesichts- und Gehörstörungen, später dann auch mit Impotenz verbunden ist.

Als besondere Symptome treten hervor: Wehtum der Kopfhaut, besonders auf dem Scheitel, Augenschwäche, als wenn alles in Nebel gesehen würde, Pupillenerweiterung, ferner Ohrgeräusche und Ohrstiche beim Schlucken. Auch finden sich ein steifer Nacken und rheumatischer Nakkenschmerz, ebenso Rücken- und Kreuzschmerzen. Die Haut brennt und juckt und zeigt gewisse Anästhesierung, besser in der frischen Luft, schlimmer nach dem Baden. Dabei besteht eine Empfindlichkeit gegen Feuchtigkeit.

Carboneum sulfuratum soll der herpetischen Konstitution entsprechen und bei chronischen Hautausschlägen, die mit Jucken verbunden sind, nützlich sein. Auch wenn großes Schwächegefühl vorherrscht, speziell bei beginnenden Erkrankungen, ist Carboneum sulfuratum indiziert; ferner bei Halluzinationen, bei der Menière'schen Krankheit, bei Rheumatismus und Ischias. Auch bei progressiver Muskelatrophie sollte ein Versuch mit Corboneum sulfuratum gemacht werden.

Die Hauptindikationen sind:

Imprägnationsphasen. Leberschäden.

Zur Verfügung steht Carboneum sulfuratum-Injeel (forte) mit dem Potenzenakkord (D 6), D 10, D 30, D 200.

Carboneum tetrachloratum – Tetrachlorkohlenstoff

Verwendet wird Tetrachlorkohlenstoff, CCl_4.

Die Hauptindikationen sind:
Leberschäden. Therapieschäden. Agranulozytose. Zelluläre Phasen.

Zur Verfügung steht Carboneum tetrachloratum-Injeel (forte) mit dem Potenzenakkord (D 6), D 10, D 30, D 200.

Carbo vegetabilis – Holzkohle

Verwendet wird die gut ausgeglühte Kohle von Rotbuchen- oder Birkenholz.

Carbo vegetabilis, die Holzkohle, ist allgemein als Absorbens- und Entgiftungsmittel bekannt, durch welches zahlreiche Gifte, z. B. Alkaloide, aber auch Eiweißgifte usw. unschädlich gemacht werden können. Eine ähnliche Entgiftungswirkung wird auch bei den homöopathischen Zubereitungen von Holzkohle deutlich, wenn diese auch nicht so offensichtlich lediglich durch Adsorption der Toxine zustande kommt, sondern wie bei allen Homöopathika durch Anregung des Systems der Großen Abwehr. Wenn Carbo vegetabilis in homöopathischer Potenz und Verdünnung gereicht wird, spielen diese Adsorbtionsfaktoren direkt offenbar keine Rolle mehr, sondern es scheinen durch Carbo vegetabilis-Dynamisationen, speziell solche in höchster Verdünnung, Abwehrmechanismen mit Giftadsorptionseffekten spezifisch angeregt zu werden, wie z. B. das Retikuloendothel, das für Speicherungsmechanismen bekannt ist.

Carbo vegetabilis ist homöopathisch daher dann indiziert, wenn schwere Giftlagen vorliegen, d. h. wenn Erschöpfungszustände infolge Giftüberlastung bei irgendwelchen schweren Erkrankungen auftreten, einerlei ob es sich um Herzaffektionen, Apoplexia cerebri, Typhus, Pertussis, Asthma, Emphysem, Ulcera cruris oder sonstige Erscheinungen handelt. In solchen Fällen kann Carbo vegetabilis, in entsprechender Potenz dargereicht (besser wirken hier nach allgemeiner Erfahrung Hochpotenzen), lebensrettend wirken, wie immer wieder festgestellt werden kann. Carbo vegetabilis weist dabei ein besonderes Leitsymptom auf, nämlich kollapsbedingte Eiseskälte der Haut, des Körpers und trotzdem dabei Verlangen nach frischer Luft, wie es auch bei Fällen beginnender Atemlähmung in Erscheinung treten kann. Diese Patienten, einerlei ob es sich um Asthma, Herzschwäche, Kollapszustände sonstiger Genese handelt, z. B. auch nach Unfällen, liegen oft unbedeckt und fühlen sich angeblich wohl dabei, verlangen sogar danach, obwohl die vorliegende Kreislaufschwäche dadurch offensichtlich nur noch gesteigert wird. Die vegetativen Zentren des Mittelhirns und des verlängerten Marks sind bei solchen Kranken oder

Verletzten fast erschöpft. Der Atem ist kalt, der Puls setzt aus, ist fadenförmig, dabei besteht, ähnlich wie bei Veratrum album-Fällen, kalter Schweiß an den Gliedern. Auch kann eine bläuliche Verfärbung der Haut, ähnlich der prämortalen Zyanose eintreten, bedingt durch Kreislaufschwäche, Sympathicus-Erschöpfung mit konsekutiver arterieller Stagnation des Blutes und Unfähigkeit, den Sauerstoffbedarf durch die Atmung zu befriedigen, z. B. auch beim Asthmaanfall. Auch Ekchymosen und Sugillationen sind möglich. Der Kranke verlangt trotz dieser erlöschenden Lebenswärme dauernd nach kühler Luft, die ihm zugefächelt werden muß, er steht ganz am Rande der endgültigen physischen Erschöpfung. Bei solchen Fällen, wenn z. B. schwere Infektionskrankheiten, wie Typhus usw. vorliegen, können auch Zahnfleisch-, Darm- und Schleimhautblutungen auftreten. Diese sind aber nicht der entscheidende Faktor, der zur Verordnung von Carbo vegetabilis führt, sondern es ist das hippokratische Gesicht, die Erschöpfung, der Kollaps, aus dem die Kranken durch Carbo vegetabilis oft überraschend herausgeführt zu werden vermögen.

Auch sonstige Kollapszustände, z. B. solche post operationem oder nach Frischzellenimplantation, bei Schockerscheinungen jedweder Art, sprechen generell rasch und dauerhaft auf Carbo vegetabilis an, noch offenkundiger in Kombination mit Veratrum album, so daß man die Kombination von Veratrum album und Carbo vegetabilis, parenteral appliziert, als homöopathische Kreislaufspritze bezeichnen könnte. Solange die Abwehrkräfte des Organismus überhaupt noch weckbar sind, wird man dieses oft mit Carbo vegetabilis erzielen und die Wiedererholung von Kranken sehen können, deren Situation sonst offensichtlich hoffnungslos war, und zwar bei Zuständen von Kollaps und Darniederliegen der Lebenskraft, bei Asthma, Pertussis, bei Unfällen usw.

Es ist an sich erstaunlich, daß ein so tiefgreifend und praktisch ohne Versager wirkendes Homöopathicum nicht auch in der allgemeinen Medizin mehr Anwendung findet. Es mag dieses daran liegen, daß viele Kollegen sich an den hohen Potenzen (D 12, D 30) stoßen, die in solchen Fällen zum Einsatz kommen müssen. Trotzdem kann man gerade daran den Wert der Hochpotenzen ermessen, wenn immer wieder gleichmäßige Wirkungen bei ein und derselben Indikation feststellbar sind.

Carbo vegetabilis hat noch eine Reihe anderer Symptome, die nichts mit Kollaps zu tun haben, nämlich entartetes, schwammiges Zahnfleisch, das beim Berühren, oder wenn man daran saugt, blutet und das sich von den Zähnen zurückschiebt, wie man es bei Parodontose findet. Auch

Schwächegefühl im Magen, verbunden mit Übersäuerung und Sodbrennen wird durch Carbo vegetabilis günstig beeinflußt, speziell dann, wenn Pulsatilla hierfür nicht wirksam ist. Blähungen sind charakteristisch für Carbo vegetabilis, und zwar speziell, wenn sie im Epigastrium auftreten. Auch Brennen im Magen, wie man es bei Neoplasmaphasen oder bei Präkanzerose findet, kann durch Carbo vegetabilis günstig beeinflußt werden. Laryngitis und Heiserkeit, die schlimmer in der feuchten Luft ist und hauptsächlich abends auftritt, wird durch Carbo vegetabilis ebenfalls günstig beeinflußt, demgegenüber die Morgenheiserkeit besser durch Causticum. Bei Bronchitis und Asthma alter Leute mit erschöpfter Konstitution ist Carbo vegetabilis, wie dargelegt, oft lebensrettend wirksam, z. B. auch bei beginnendem oder ausgeprägtem Lungenödem. Es ist nur natürlich, daß Carbo vegetabilis auch eine ausgezeichnete Hilfe bei Bronchialasthma bietet, besonders auch beim Status asthmaticus, wo es mit Sulfur und Bryonia am besten i.v. verabfolgt wird.

Wenn bei Asthma Schleimrasseln besteht und der Kranke den Schleim nicht herausbefördern kann, auch wie erwähnt, z. B. beim Lungenödem, soll Carbo vegetabilis zum Einsatz kommen. Brennen, wie von glühender Kohle mit Ermüdungsgefühl auf der Brust, im Magen und in anderen Organen wird oft durch Carbo vegetabilis gebessert.

Außer kaltem Atem und kalter, feuchter Haut sind auch kalte Knie, speziell nachts, so daß der Patient davon aufwacht, ein typisches Symptom für Carbo vegetabilis.

Der Carbo vegetabilis-Patient verträgt übrigens auch keinen Alkohol und leidet danach an dyspeptischen Erscheinungen. Die oft so schwer beeinflußbare Glossitis aphthosa ist ebenfalls eine Indikation für Carbo vegetabilis, ferner heraustretende Hämorrhoiden mit bläulichen Knoten. Bei Ulcera cruris ist Carbo vegetabilis ebenfalls bewährt.

Ein gutes Wechselmittel zu Carbo vegetabilis ist China, welches ebenso wie Carbo vegetabilis ein Schwächemittel darstellt, das allerdings mehr bei chronischen Zuständen indiziert ist.

Carbo vegetabilis ist eines der Mittel, mit denen die Wirkung der Hochpotenzen besonders klassisch experimentell unter Beweis gestellt werden kann, speziell in solchen Fällen, die auch auf die übliche schulmäßige Therapie bei schwersten Erschöpfungs- und Kollapszuständen nicht mehr ansprechen. Wenn die Situation hoffnungslos erscheint, der Exitus wegen Versagens des Kreislaufes offenbar nur noch eine Frage von Minuten ist, wenn Exzitantien nicht mehr wirken, mache man auch bei Fällen allgemeiner Art, die zunächst keine Carbo vegetabilis-Indikation darzubieten scheinen, noch einen Versuch mit diesem großen Polychrest, dessen Wirkungen oft so unglaublich sind, daß sich der medizinisch gebildete Therapeut genieren mag, darüber zu berichten.

Der Carbo vegetabilis-Effekt drängt uns geradezu, den Wirkungsmechanismus der Hochpotenz in unermüdlichen Forschungsbemühungen aufzuklären zu versuchen, wenn auch bis heute hierüber nur Hypothesen existieren, mit denen die experimentellen Ergebnisse noch nicht befriedigend erklärt werden können. Der Anwendung derartig hochwirksamer Zubereitungen in Hochpotenz steht die bisherige Unmöglichkeit einer exakten Erklärung dabei jedoch keineswegs entgegen, denn die mit Hochpotenzen von Carbo vegetabilis bei geeigneten Fällen erzielten Wirkungen sind offensichtlich.

Wenn die Symptome von Carbo vegetabilis noch einmal kategorisiert werden, so ergibt sich folgendes Arzneimittelbild:

1. Kältemittel: Kalte, feuchte Haut, kalter Atem, kalte Knie.
2. Kollapszustände bei verschiedensten Erkrankungen, bei Typhus, Apoplexie, Herzmuskelschwäche, Schockzuständen (nach Verkehrsunfällen) u. a. mit Verlangen, die Fenster zu öffnen. Herzpalpitationen.
3. Herzmuskelschwäche mit typischer Dyspnoe, evtl. Lungenödem und beginnende Atemlähmung.
4. Asthma bronchiale mit Lufthunger, kaltem Schweiß, Kollaps.
5. Aufblähung im Magen mit Brennen in der Magengegend.
6. Glossitis aphthosa mit blutendem Zahnfleisch, welches schwindet (Parodontose).
7. Bläuliche Hämorrhoiden, heraustretende Knoten.
8. Nächtlicher Pertussis mit Erstickungsgefühl und Verlangen, Luft zugefächelt zu erhalten.
9. Verträgt keinen Alkohol, danach Dyspepsie, Flatulenz und Blähungen, vor allen Dingen oben im Magen.
10. Laryngitis mit Heiserkeit abends.
11. Ulcera cruris mit brennenden Beschwerden.
12. Erschöpfung und Verfall der Lebenskräfte allgemein, auch bei Neoplasmaphasen.

Zur Verfügung steht Carbo vegetabilis-Injeel (forte) mit dem Potenzenakkord (D 6), D 12, D 30, D 200.

Carbo vegetabilis ist enthalten in Calcoheel, Carbo compositum, Cor compositum, Cruroheel, Droperteel, Gastricumeel, Leptandra compositum, Momordica compositum, Strophanthus compositum.

Carcinoma bronchium
Carcinoma bronchium fermentatum –
Bronchialkarzinom-Nosode

Verwendet wird die durch operative Eingriffe gewonnene (und anschließend mit Neuraminidase fermentierte) Ursubstanz: exzidiertes Bronchialkarzinom in homöopathischer Zubereitung (Nosode).

Die Nosodenpräparate wirken einmal als Stimulatoren zur Anregung der körpereigenen Abwehr, wobei sowohl die humorale (Antikörper-) sowie auch die zelluläre Abwehr (Makrophagen, Lymphozyten) nur dann funktionieren kann, wenn die von den Krebszellen um jede Zelle errichtete Tarnung mittels Neuraminsäure, in welcher sich wie in einem Dickicht Antikörper verfangen und nicht zu der eigentlichen, mit Antigenen beladenen, Membran durchdringen können, durchbrochen wird. Daher ist die vorher durch Fermentation erfolgte Freilegung dieser membranständigen Antikörper erforderlich, um die Zielscheibe der körpereigenen Abwehr erkennbar zu machen.

Dabei kann das Simile-Prinzip insofern gegenüber dem isopathischen Prinzip von Vorteil sein, als ähnliche Gewebe zur Anwendung kommen, wie z. B. die Carcinoma bronchium (fermentatum)-Nosode bei Carcinoma laryngis und umgekehrt bei Carcinoma bronchium (die fermentierte) Carcinoma laryngis (fermentatum)-Nosode. Dasselbe gilt auch für die sonstigen Nosoden wie Carcinoma coli (fermentatum)-Nosode (Dickdarm-Krebs-Nosode), bei Carcinoma hepatis. Umgekehrt die Carcinoma hepatis (fermentatum)-Nosode (Leberkrebs-Nosode) bei Magenkrebs, Carcinoma mammae-Nosode u. a.

Dabei ist zu berücksichtigen, daß neben der Nosoden-Therapie stets auch sonstige stimulative Maßnahmen mittels geeigneter Biotherapeutika, homöopathischer Einzelmittel, Antihomotoxika im Sinne von Mischpräparaten zur Anwendung kommen müssen, um auf ganzer Breite die Abwehrleistungen anzuregen.

Zur Verfügung stehen Carcinoma bronchium-Injeel (forte) mit dem Potenzenakkord (D 6), D 10, D 30, D 200, ferner Carcinoma bronchium fermentatum D 12.

Carcinoma coli
Carcinoma coli fermentatum –
Darmkrebs-Nosode

Verwendet wird die aus (fermentiertem) Darmkrebsgewebe gewonnene Nosode in homöopathischer Zubereitung.

Eingesetzt wird Carcinoma coli (fermentatum) bei Präkanzerose der adäquaten Gewebe oder auch im Simile-Prinzip bei ähnlichen Indikationen, z. B. bei Carcinoma uteri. Jedoch kann die Carcinoma coli-Nosode auch bei Dickdarmkrebs selbst angewendet werden (isopathisches Prinzip), wobei etvl. heftige Reaktionen auftreten können.

Zur Verfügung stehen Carcinoma coli-Injeel (forte) mit dem Potenzenakkord (D 6), D 10, D 30, D 200 und Carcinoma coli fermentatum D 12.

Carcinoma hepatis Carcinoma hepatis fermentatum Carcinoma hepatis metastatis – Leberkrebs-Nosoden

Verwendet wird das aus humanen Leberkarzinomen entnommene (fermentierte) Gewebe in homöopathischer Zubereitung (Nosode).

Leberschäden und Präkanzerose der Leber sowie als Zwischeninjektion bei Imprägnations- und Degenerationsphasen verschiedener Art, auch bei Frühfällen von Karzinomen mit Tendenz zur metastatischen Ausbreitung.

Zur Verfügung stehen Carcinoma hepatis-Injeel (forte) mit dem Potenzenakkord (D 6), D 10, D 30, D 200, das fermentierte Nosoden-Präparat Carcinoma hepatis fermentatum D 12 und Carcinoma hepatis metastatis-Injeel (forte) mit dem Potenzenakkord (D 6), D 10, D 30, D 200.

Carcinoma laryngis Carcinoma laryngis fermentatum – Kehlkopfkrebs-Nosode

Verwendet wird die aus (fermentiertem) Kehlkopfkrebsgewebe hergestellte Nosode in homöopathischen Verdünnungen.

Indikationen wie bei Carcinominum. Langwierige Heiserkeit ohne organischen Befund. Laryngitis der Redner und Sänger.

Zur Verfügung steht Carcinoma laryngis-Injeel (forte) mit dem Potenzenakkord (D 6), D 10, D 30, D 200 und das fermentierte Nosoden-Präparat Carcinoma laryngis fermentatum D 12.

Carcinoma mammae – Brustkrebs-Nosode

Verwendet wird das aus humanem Brustdrüsenkrebs entnommene Gewebe in homöopathischer Zubereitung (Nosode).

Bei Frühfällen von Mammakarzinom sowie bei Brustknoten und suspekten Fibromen im Rahmen der sonstigen antihomotoxischen Therapie (siehe unter Neoplasmaphasen) als Zwischeninjektion mit Katalysatoren, Chinonen, Karbonylgruppen-Präparaten usw.

Zur Verfügung steht Carcinoma mammae-Injeel (forte) mit dem Potenzenakkord (D 6), D 10, D 30, D 200.

Carcinoma uteri
Carcinoma uteri fermentatum – Gebärmutterkrebs-Nosode

Verwendet wird das aus Gebärmutterkrebs gewonnene (fermentierte) Gewebe in homöopathischer Zubereitung (Nosode).

Die zelluläre Abwehr gegen Krebsgewebe erfolgt vorwiegend durch Makrophagen und T-Lymphozyten. Letztere erhalten im Thymus ihre Information über die Struktur und Chemie der Krebszellen, gewissermaßen werden sie mit den „steckbrieflich gesuchten Zellen“ bekannt gemacht. Die Krebszellen selbst sind getarnt. Üblicherweise können die T-Lymphozyten und Makrophagen daher die Krebszelle als solche nicht erkennen. Es muß zunächst die umhüllende Schicht (besonders Neuraminsäure) fermentativ entfernt werden (mittels Neuraminidase).

In den fermentierten Krebszellpräparaten-Nosoden ist die Oberfläche der Krebszellen fermentativ freigelegt. Es handelt sich jetzt darum, Lymphozyten und Makrophagen mit diesen fermentierten Krebszellen in Verbindung zu bringen, gewissermaßen den „Steckbrief“ vorzuzeigen, damit die „Killer-Zellen“, als welche die T-Lymphozyten und Makrophagen bezeichnet werden können, nunmehr auch ihren Gegner erkennen können.

Daher ist es zweckmäßig, derartige fermentierte Präparate in die Gegend von Lymphdrüsen zu spritzen, z. B. in die Leistengegend, Achselhöhle, in den Nacken, in supraklavikuläre Lymphknoten usw., evtl. auch in den oberen und unteren Pol der Tonsillen, um eine innige Berührung mit den Lymphgeweben bzw. den Lymphozyten zu erreichen. Der Wirkungsmechanismus besteht in einem Aggressivwerden und in einer enormen Steigerung der körperlichen Abwehr mit spezifischer Ausrichtung auf die Krebsgewebe.

In einem Fall einer jungen Frau, bei der mittels Konisation krebsiges Gewebe am Uterus entnommen war, setzte 3 Wochen nach der Konisation, als die Nosode Carcinoma uteri fermentatum D 8 gespritzt wurde, einige Minuten nach der Injektion (in die Leistenbeugen erfolgt) eine heftige Blutung aufgrund der Arrosion eines Gefäßes im konisierten, aber bereits wieder abgeheilten, Gebiet ein. Dieses spricht dafür, daß die Abwehrreaktionen des Organismus auf die Anwendung der fermentierten Nosoden hin im Sinne einer Antigen-Antikörper-Reaktion erfolgen oder solche auch infolge einer Zerstörung der vom Krebs befallenen Gewebe bzw. der Krebszellen durch die aktivierten körpereigenen „Killer-Zellen" auftreten.

Daraus resultiert aber gleichzeitig, daß man bei frisch operierten Fällen mit der Anwendung dieser fermentierten Nosoden etwas vorsichtig sein muß. Zumindestens ist es notwendig, bei evtl. auftretenden Arrosionsblutungen chirurgische Hilfe augenblicklich zur Verfügung zu haben, falls arterielle Blutungen einsetzen sollten.

Zur Verfügung steht Carcinoma uteri-Injeel (forte) mit dem Potenzenakkord (D 6), D 10, D 30, D 200, ferner Carcinoma uteri fermentatum D 12.

Carcinominum – Krebs-Nosode

Verwendet wird die aus verschiedenen Krebsen verschiedener Lokalisation und verschiedener Gewebe gewonnene homöopathisch verdünnte Krebsnosode.

Polyvalentes Krebs-Gewebe-Präparat, geeignet zur „Schulung" der Lymphozyten; einzuspritzen in Lymphnoten (Leistendrüsen, Nackendrüsen, Tonsillen usw.). Literatur bei Jewgenjewa; BM 2, 345–348 (1973). (Siehe auch therapeutisches Register unter Neoplasmaphasen).

Dyskrasien. Präkanzerose. Psychische Depression. Asthma bronchiale. Diabetes mellitus. Anämie. Chronische Hepatitis. Schlaflosigkeit bei Kindern (Julian). Naevi. Nephritis albuminurica. Besserung bei Gewitter, am Abend, am Meeresstrand (Julian).

Zur Verfügung steht die Einzelpotenz Carcinominum D 200. Als fermentiertes polyvalentes Nosoden-Präparat steht zur Verfügung Carcinominum compositum.

Carcinomatöser Urin – Krebsurin

Verwendet wird der Urin von Krebskranken in homöopathischer Zubereitung (Nosode).

Versuchsweise bei Karzinom und Präkanzerose interponieren.

Zur Verfügung steht Carcinom. Urin D 30 und D 200.

Cardia ventriculi – Mageneingang

Verwendet wird der Mageneingang eines Tieres in homöopathischer Zubereitung (Organpräparat).

Durch die Organpräparate in homöopathischer Zubereitung wird die Abwehrleistung des Organismus (System der Großen Abwehr) auf die adäquaten humanen Gewebe gerichtet. Die Heilwirkung kommt über die stimulative Verstärkung der Selbstheilungstendenzen zum Tragen, wobei die verschiedensten Phasen beeinflußt werden können, auch die Imprägnationsphasen.

Im wesentlichen ergeben sich folgende Indikationen:
Kardiospasmus. Sodbrennen. Singultus. Chronische Gastritis. Ulkusdiathese.

Cardia ventriculi suis steht zur Verfügung als Cardia ventriculi suis-Injeel in dem Potenzenakkord D 10, D 30, D 200 und als Cardia ventriculi suis-Injeel forte in dem Potenzenakkord D 8, D 12, D 30, D 200.

Carduus benedictus – Benediktendistel

Verwendet wird das frische blühende Kraut von Cnicus benedictus L./ Compositae.

Die hauptsächlichen Indikationen sind:
Leberschäden. Cholelithiasis. Cholangitis. Varizen.

Zur Verfügung steht Carduus benedictus-Injeel (forte) mit dem Potenzenakkord (D 4), D 10, D 30, D 200.

Carduus marianus – Mariendistel

Verwendet werden die reifen Samen von Silybum marianum [L.] Gaertn./ Compositae.

Die Gesamt-Symptomatologie von Carduus marianus ist auf fieberhafte und fieberlose Affektionen der Leber eingestellt mit Durchfall oder Verstopfung, ebenso bei Ikterus, Gallensteinkoliken und als Zusatzmittel auch bei Aszites.

Empirisch ist auch Carduus marianus bewährt bei Husten mit Seitenstichen, bei Affektionen der Pleura und des Peritoneums sowie bei Kongestivzuständen und abnormen Blutungen des Uterus.

Zur Verfügung steht Carduus marianus-Injeel (forte) mit dem Potenzenakkord (D 4), D 12, D 30, D 200.

Carduus marianus ist enthalten in Hamamelis-Homaccord, Hepar compositum, Hepeel, Injeel-Chol.

Cartilago – Knorpel

Verwendet wird tierischer Knorpel der Knie- und Hüftgelenke der Beckengliedmaße in homöopathischer Zubereitung (Organpräparat).

Erkrankungen des Knorpels. Tendovaginitis. Arthrosis deformans. Koxitis. Periarthritis humeroscapularis. Arthrosis deformans (hier auch intraartikulär bzw. periartikulär/infiltrativ).

Cartilago suis steht zur Verfügung als Cartilago suis-Injeel in dem Potenzenakkord D 10, D 30, D 200 und als Cartilago suis-Injeel forte in dem Potenzenakkord D 8, D 12, D 30, D 200.

Cartilago ist enthalten in Discus compositum, Zeel P/Zeel.

Castor equi

Verwendet wird der getrocknete, an der inneren Seite der Vorder- und Hinterfüße des Pferdes (Equus caballus/Perissodactyla) befindliche Auswuchs (auf der Grenze zwischen dem Sprunggelenk und der Röhre).

Die Hauptindikationen sind:
Mastitis. Wunde Brustwarzen.

Nach der Prüfung durch H e r i n g erstreckt sich die Wirkung außer auf die Brustwarzen auch auf Nägel und Knochen und beeinflußt auch Schmerzen in der rechten Tibia (Wolhynisches Fieber) und im Steißbein. Außer bei rissigen und geschwürigen, äußerst empfindlichen Brustwarzen (evtl. verbunden mit heftigem Jucken in den Brüsten, gerötetem Warzenhof) sowie bei Nagelleiden und evtl. auch bei Warzen auf der Stirn ergibt sich auch ein Hinweis auf die Anwendung bei Kokzygodynie.

Zur Verfügung steht Castor equi-Injeel (forte) mit dem Potenzenakkord (D 6), D 10, D 30, D 200.

Castoreum sibiricum – Bibergeil

Verwendet werden die sekrethaltigen Drüsen des in Sibirien vorkommenden Bibers Castor fiber L. var. sibirica/Castoridae.

Die Hauptindikationen sind:
Nervenmittel. Hysterie. Grünschleimige, weißliche Diarrhö. Mattigkeit und schwächende Schweiße nach fieberhaften Erkrankungen.

Die gesamten Symptome weisen auf psychische Überlagerungen hin, wobei eine große Empfindlichkeit gegen die verschiedensten äußeren Eindrücke besteht. Bei Toxinüberlastungen, z. B. während der Menstruation, entstehen oder verschlimmern sich manche Beschwerden. Allgemein tritt eine Besserung durch Reiben der befallenen Körperabschnitte und durch Wärmeanwendung ein.

Die Gemütsstimmung schwankt zwischen Verdrießlichkeit morgens und heiterer Ausgelassenheit abends, zwischendurch Anwandlung von Melancholie.

Der Schlaf ist im allgemeinen unruhig mit beängstigenden Träumen.

Rheumatisch-neuralgische Affektionen mit krampfhafter Spannung in den Interkostalregionen, in der Muskulatur des Nackens, der Schulter und des Rückens und Armneuralgien, die durch Reiben gebessert werden, sowie schmerzhafte Sensationen entlang dem Nervus ischiadicus mit großer Mattigkeit der Unterglieder und Schweregefühl im Kopf, evtl. auch undeutlichem Sehen bei vermehrter Tränenabsonderung sowie Ohrenreißen, Ohrenklingen und Ohrensausen passen in das Bild von Castoreum.

Im Kreislaufgebiet finden sich aufgetriebene Venen bei langsamem Puls und Beklemmungsgefühl am Herzen ebenso überlaufene Frostschauer, wobei alle Beschwerden ohne wesentliche Objektivierung sind.

Auch an den Atmungsorganen bestehen katarrhalische Affektionen mit Husten, Stichen auf der Brust. Ferner finden sich diese an den Verdauungsorganen mit Stomatitis und Glossitis, Aufstoßen, Ekel, Übelkeit, Völlegefühl mit Drücken im Magen, wobei das Symptom, „als wenn ein Gefühl von Kälte im Magen herrsche", auf Castoreum hinlenken kann.

Die Menses pflegen zu früh einzutreten mit Kreuzschmerzen und mancherlei nervösen Beschwerden, wobei sich die Menstruation nach wenigen Tagen wiederholt.

Castoreum eignet sich daher besonders bei entzündlichen und krampfhaften Affektionen verschiedener Organe, besonders bei psychisch überlagerten Fällen.

Zur Verfügung steht Castoreum sibiricum-Injeel (forte) mit dem Potenzenakkord (D 6), D 12, D 30, D 200.
Castoreum ist enthalten in Angio-Injeel, Cardiacum-Heel.

Caulophyllum thalictroides – Frauenwurzel

Verwendet wird der frische Wurzelstock mit den daranhängenden Wurzeln der in feuchten Wäldern in Nordamerika, von Canada bis Carolina, und Asien wachsenden Stammpflanze: Caulophyllum thalictroides L. Michx./Berberidaceae.

Die Hauptindikationen sind:

Dysmenorrhö. Leukorrhö ätzend, scharf, profus, bei Kindern. Rheumatismus der kleinen Gelenke (Finger).

Ohne Zweifel kommt Caulophyllum eine spezifische Wirkung auf die Muskulatur des Uterus zu, wobei durch Caulophyllum die Geburt erleichtert und habitueller Abort und Wehenschwäche verhütet werden können. Der Verf. hat dieses während seiner Berliner Praxis bei zahlreichen Patientinnen bestätigt gesehen und pflegte damals Pulsatilla D 30 morgens und Caulophyllum D 30 abends allen schwangeren Patientinnen ab 6. Monat zu ordinieren, speziell also etwa in den letzten 3 Monaten der Schwangerschaft. Er kann sich nicht an einen einzigen Fall erinnern, in dem eine pathologische oder mit Komplikationen belastete Geburt stattgefunden hätte. Dieses kann allerdings kein Kriterium sein, da exakte statistische Angaben fehlen.

Demgegenüber hat der Verf. bei primär-chronischer Polyarthritis (bei Rheumatismus der kleinen Gelenke an Händen und Füßen mit wandernden Beschwerden) keine wesentliche Beeinflussung gesehen. Dieses mag daran liegen, daß es sich bei der primär-chronischen Polyarthritis um eine schwere degenerative Schädigung des Hypophysenvorderlappen-Nebennierenrindensystems handelt und zu wenig Cortison produziert wird, da durch medikamentöse Gaben von Cortison die gesamten Beschwerden in Kürze behoben werden können, leider aber nicht dauerhaft und zugleich der Cortisonismus droht.

Trotzdem sollte in solchen Fällen Caulophyllum als Dauertherapeutikum eingesetzt werden, wobei die degenerative Schädigung durch entsprechende Kombinationspräparate und vor allem durch Frisch-, (Eis-, Trokken-)Zellen-Implantationen von Hypophyse und Nebennierenrinde evtl. hervorragend beeinflußt werden kann.

Zur Verfügung steht Caulophyllum thalictroides-Injeel (forte) mit dem Potenzenakkord (D 4), D 12, D 30, D 200.

Causticum Hahnemanni

Verwendet wird das Destillat aus einer Mischung von gleichen Teilen Calciumoxid, CaO, und Kaliumhydrogensulfat, $KHSO_4$, in Wasser.

Causticum Hahnemanni ist eines der umstrittensten homöopathischen Heilmittel, da es, rein chemisch gesehen, lediglich destilliertes Wasser sein müßte. Causticum wird hergestellt, indem ein Stück Calciumoxid eine Minute lang in destilliertes Wasser und dann in einen trockenen Napf gelegt wird, wo dieser Kalk zu Pulver zerfällt. Anschließend erfolgt eine Destillation einer Mischung dieses Pulvers mit ebensoviel Kaliumhydrogensulfat, die in einer erwärmten Porzellanreibeschale zu einem dicken Brei angerührt wird, wobei das Kaliumsalz zuvor geglüht, geschmolzen, nach dem Erkalten pulverisiert und in kochendem Wasser gelöst worden ist. Das Destillat wird mit der gleichen Gewichtsmenge 90 %igem Äthanol vermischt und filtriert.

Trotz der umstrittenen pharmakologischen Wirkungen von Causticum Hahnemanni findet sich dieses bei zahlreichen homöopathischen Ärzten als hochwirksames Polychrest in ständigem Gebrauch. Es dürfte auch keinem Zweifel unterliegen, daß die dem Causticum zugeschriebenen Wirkungen bei richtiger Indikationsstellung reproduziert werden können. Dieses gilt z. B. für die Behandlung von Verbrennungen, wo Causticum lebensrettend wirken kann. Andernteils finden sich so charakteristische Symptome und Krankheitszustände im Arzneimittelbild, daß es geradezu verwunderlich wäre, wenn die Heilung zahlreicher oft recht hartnäckiger und oft wochenlang bestehender Zustände, für die Causticum angezeigt ist, wie z. B. Blasenmuskelschwäche, rheumatische Beschwerden, Heiserkeit usw., die auf andere Mittel nicht oder nur vorübergehend ansprechen, auf Causticum dann aber schlagartig gebessert werden, lediglich auf suggestiver Wirkung beruhen sollte.

Das Arzneimittelbild von Causticum umfaßt einmal neuralgisch-rheumatische Beschwerden mit Unruhe und Reißen in Nerven und Muskeln, vor allen Dingen nachts und in den Beinen, evtl. verbunden mit Lähmungszuständen, z. B. Facialisparesen nach Einwirkung kalten Ostwindes. Folgen trockener Kälte sind häufig Ursache von Causticumsymptomen festzustellen. Dieses gilt auch für Heiserkeit mit Laryngitis, Trokkenheit und Wundheitsgefühl im Hals, Schmerzen beim Husten, wobei die Schmerzen auch in eine Bauchseite oberhalb der Hüfte abstrahlen können. Gelindert wird der Husten durch einen Schluck kalten Wassers (im Gegensatz zu Spongia, wo der Husten durch heiße Getränke gebessert wird). Causticum hat in seinem Arzneimittelbild ferner eine typische Steifigkeit in den Gelenken, in der gesamten Muskulatur, im Rücken, Kreuz, speziell beim Aufrichten im Bett oder wenn man nach längerem Sitzen aufsteht, ähnlich wie Rhus Toxicodendron. Dazu sind häufig Warzenbildungen im Gesicht und an den Händen vorhanden, und zwar trokkene harte Warzen, Rhagaden, Fissuren, Flechten, besonders an den Händen, auch Dupuytrensche Kontraktur.

Der Causticum-Patient fühlt sich im allgemeinen schlechter bei klarer kalter Luft (Ostwind), dagegen recht wohl in der Wärme. Auffallend beim Causticum-Patienten ist auch eine hochgradige Schwäche, die häufig mit Zittern verbunden ist, sowie mit Unsicherheit beim Gehen, so daß der Patient leicht stolpert. Ganz besonders ist Causticum indiziert bei unfreiwilligem Harnabgang, vor allen Dingen bei Incontinentia urinae der Schwangeren und post partum, speziell wenn der Urin beim Niesen und Husten wegspritzt, aber auch bei Enuresis nocturna, wenn der Urin im ersten Schlaf unfreiwillig entleert wird.

Für Causticum typisch sind brennende Schmerzen, wie rohes Fleisch. Z. B. können auch Magenschmerzen dieser Art auf Causticum außerordentlich gut reagieren. Die Patienten klagen in diesem Fall über die Empfindung, als wenn alles roh und wund wäre, oder als wenn Kalk im Magen gebrannt würde. Die Empfindung von Rohheit und Wundheit der Schleimhäute, im Kehlkopf, Magen und an anderen Körperregionen, z. B. auch in den Fingerkuppen ist für Causticum typisch.

Ptosis ist ferner ein typisches Symptom für Causticum, so daß Causticum häufig auch post apoplexiam indiziert ist (in ähnlicher Weise wie Gelsemium). Die für Causticum typischen Paresen sind hauptsächlich auf der rechten Seite lokalisiert (demgegenüber die Lachesis-Paresen mehr links). Die seelische Stimmung von Causticum entspricht einer Hoffnungslosigkeit, Melancholie, Traurigkeit und Depression, indem alles von der schwärzesten Seite gesehen wird, wobei häufig auch chronischer Kummer oder Sorgen zugrunde liegen mögen.

Bei beginnendem grauen Star kann Causticum ebenfalls nützlich sein, da auch das Symptom wie ein Nebel oder eine Wolke vor dem Auge im Causticum-Bild enthalten ist.

Einige weitere Symptome sind noch Gelbheit des Gesichtsbildes sowie Gesichtsschmerzen neuralgiformer Natur, evtl. mit Lähmungserscheinungen verbunden (Facialisparese), evtl. auch eine Steifigkeit des Kiefers, so daß der Mund nicht geöffnet werden kann, welche Zustände man z. B. bei beginnendem Tetanus finden kann.

Die Zunge ist beim Causticum-Patienten an den Rändern weiß belegt und in der Mitte rot, zeigt jedoch nicht so deutlich einen roten Streifen wie bei Veratrum viride.

Die Stuhlsymptome entsprechen Tenesmen mit erfolglosem Drang und Obstipation, ähnlich wie man es bei Nux vomica findet. Der Stuhl kann besser im Stehen entleert werden. Auch Hämorrhoiden finden sich im Causticum-Bild mit dem typischen Wundheitsgefühl, das sich durch Gehen, Darandenken, durch Reden oder selbst durch Anstrengung der Stimme verschlimmert. Typisch für Causticum ist außer der Schwäche des Blasenschließmuskels auch eine Empfindung von Wundheit oder Rohheit und auch ein Jucken an der Harnröhrenmündung mit beständigen erfolglosen Urintenesmen, wobei nur tropfenweise Urin entleert werden kann. Der Causticum-Patient ist meistens mit Harnsäure und harnsauren Salzen überladen, es finden sich dicke verschieden gefärbte Sedimente.

Causticum ist wegen der Symptome der Müdigkeit, des Schmerz- und Zerschlagenheitsgefühls mit Brustschmerzen neben Eupatorium perfoliatum, Rhus Toxicodendron, Aconitum u. a. ein ausgezeichnetes Mittel bei Grippe. Gut paßt Causticum dabei zu Rhus Toxicodendron und zu Sulfur, speziell bei der Behandlung des Rheumatismus und chronisch gichtischer Erkrankungen, wenn die Gelenke bei Bewegung krachen. Auch bei Rheumatismus und Arthritis findet sich wieder das brennende Wundheitsgefühl, das für Causticum so charakteristisch ist.

Ähnlich wie Sulfur vermag Causticum auch unterdrückte Ekzeme, d. h. also retoxische Phasen wieder aufzulösen bzw. wieder nach außen zu entwickeln und dann der biologisch-richtigen Heilung zuzuführen, so daß man Causticum auch als Antipsoricum bezeichnen kann. Mit gleichem Recht könnte Causticum wie Thuja, da es auch bei Warzen oft ausgezeichnet wirksam ist, als Antisykotikum bezeichnet werden.

Causticum ist also eines der wichtigsten homöopathischen Polychreste und kann als durchgreifend wirksames Antihomotoxikum bei zahlreichen Imprägnationsphasen zum Einsatz kommen, z. B. auch bei Asthma, das bei trübem feuchtem Wetter besser ist, ähnlich wie es bei Nux vomica der Fall ist, wo als allgemeine Modalität eine Verschlimmerung bei klarem schönen Wetter beobachtet werden kann. Wenn die Gesamtsymptome noch einmal klassifiziert werden, so ergibt sich folgende Übersicht:

1. Schwäche verbunden mit Zittern und Unsicherheit im Gehen, evtl. bis zur Lähmung sich steigernd, die besonders rechts lokalisiert ist.
2. Örtliche Paresen, z. B. der Stimmbänder, der Schlingmuskeln, der

Augenlider, des N. facialis, des Blasenschließmuskels, der Extremitätenmuskulatur u. a.

3. Neuralgien hartnäckigen Charakters, ebenso Arthrosen und rheumatische Erscheinungen. Chronische Polyarthritis mit Krachen und Wundheitsschmerz der Gelenke. Dumpfe Schmerzen in Gliedern und im Rücken, auf dem Kreuzbein. Lähmungsgefühl. Rheumatische und gichtische Entzündungen mit Steifheit der Gelenke.
4. Typischer Wundheitsschmerz wie rohes Fleisch oder als wenn Kalk im Magen gebrannt würde, bei verschiedenster Lokalisation.
5. Melancholische Stimmung, Hoffnungslosigkeit, Schwarzseherei, Traurigkeit, Folgen chronischen Kummers.
6. Starbildung wie Nebel vor den Augen, oder wie eine Wolke vor den Augen. Tinnitus aurium wie Widerhallen der eigenen Stimme. Dabei oft starke Rötung der Ohren.
7. Kränklich gelbe Gesichtsfarbe mit Gesichtsschmerzen und Neuralgien auf rheumatischer oder retoxischer Basis, Steifigkeit der Kiefer mit Trismus.
8. Zungenlähmung oder undeutliches Sprechen. Zunge an den Rändern weiß belegt, in der Mitte rot. Brennende Halsschmerzen wie rohes Fleisch mit Kitzel und trockenem langwierigem Husten, am Ende desselbigen etwas Auswurf.
9. Wenn Sulfur in ähnlichen Zuständen nicht wirkt, ist oft Causticum das Mittel.
10. Magenkatarrhe mit Wundheitsgefühl, ebenso Hämorrhoiden, entzündet, juckend, schmerzhaft. Jucken der Harnröhrenmündung, Harntenesmen, Stuhltenesmen ohne Erfolg. Wundheitsschmerz in der Harnblase, unwillkürlicher Harnabgang und Enuresis nocturna, Incontinentia urinae, speziell beim Husten, Schneuzen, Niesen.
11. Heiserkeit mit Husten, besser durch einen Schluck kalten Wassers. Zerschlagenheitsgefühl bei Grippe.
12. Bildung trockener harter Warzen an den Händen und im Gesicht. Papillome.
13. Besserung aller Beschwerden bei trübem feuchtem Wetter. Verschlimmerung bei klarem schönem Wetter (Asthma, Rheumatismus usw.).

Zur Verfügung steht Causticum-Injeel (forte) S mit dem Potenzenakkord (D 4), D 12, D 30, D 200.

Causticum ist enthalten in Barijodeel, Causticum compositum, Husteel, Neuralgo-Rheum-Injeel, Reneel, Rheuma-Heel.

Ceanothus americanus – Säckelblume

Verwendet werden getrocknete Blätter der in Nordamerika einheimischen Stammpflanze: Ceanothus americanus L./Rhamnaceae.

Die Hauptindikationen sind:

Milzbeschwerden. Knäuelgefühl im linken Oberbauch, dabei Atemnot. Milztumor.

Zur Verfügung steht Ceanothus americanus-Injeel (forte) mit dem Potenzenakkord (D 4), D 8, D 12, D 30, D 200.

Ceanothus americanus ist enthalten in Ceanothus-Homaccord, Momordica compositum, Mucosa compositum.

Cedron

Verwendet werden die reifen Samen der im tropischen Amerika heimischen Stammpflanze: Quassia cedron/Simarubaceae.

Die Hauptindikationen sind

Neuralgien und Wechselfieber, die auf den Glockenschlag wiederkehren.

In Amerika wurde früher Cedron als ein zuverlässiges Mittel gegen das Gift der Klapperschlangen eingesetzt, indem es sofort nach dem Biß innerlich und äußerlich angewendet wurde. Ebenso hat es dort einen Ruf bei Sumpf- und Wechselfieber, d. h. bei periodisch wiederkehrenden Erscheinungen, u. a. auch bei Trigeminus-Neuralgie, besonders auf der linken Seite und um das Auge herum lokalisiert. Aber auch bei Nervenschmerzen in Armen und Beinen, bei neuralgischen Beschwerden, die bei Iritis und Glaukom vorhanden sind, wirkt es günstig. Allgemein sollte man Cedron nicht versäumen einzusetzen bei Malaria mit Milztumor, Anämie und wassersüchtigen Erscheinungen und speziell bei Fieber, welches täglich zwischen 13.00 und 18.00 Uhr auftritt.

Zur Verfügung steht Cedron-Injeel (forte) mit dem Potenzenakkord (D 4), D 12, D 30, D 200.

Cedron ist enthalten in Klimaktheel.

Cepa – Zwiebel

Verwendet werden die als Küchengewächs angebauten, aus Blattscheiden und dem kurzen scheibenförmigen Stamme gebildeten eiförmigen Zwiebeln: Allium cepa L./Liliaceae.

Die Hauptindikationen sind:

Fließschnupfen akut. Cystitis acuta. Laryngitis mit heftigem, zerreißendem Schmerz beim Husten, muß mit der Hand an den Kehlkopf greifen. Fadenschmerz bei Gesichtsneuralgien. Panaritium mit heftigen Schmerzen. Kausalgien.

Zur Verfügung steht Cepa-Injeel (forte) mit dem Potenzenakkord (D 4), D 12, D 30, D 200.

Cerebellum – Kleinhirn

Verwendet wird das aus tierischem Kleinhirngewebe hergestellte Organpräparat in homöopathischer Zubereitung.

Indiziert ist Cerebellum bei zellulären Phasen des Kleinhirns.

Die Hauptindikationen sind daher:

Kinetosen. Menière'sches Syndrom. Schwindel. Hyperemesis gravidarum. See- und Fahrkrankheiten. Schlaflosigkeit.

Cerebellum suis steht zur Verfügung als Cerebellum suis-Injeel in dem Potenzenakkord D 10, D 30, D 200 und als Cerebellum suis-Injeel forte in dem Potenzenakkord D 8, D 12, D 30, D 200.

Cerebrum – Großhirn

Verwendet wird das aus tierischem Großhirngewebe hergestellte Organpräparat in homöopathischer Zubereitung.

Die Hauptindikationen sind:

Geistige Erschöpfungszustände und Entwicklungsstörungen. Funktionsschwäche und Durchblutungsstörungen des Gehirns. Progressive Paralyse (Nachbehandlung). Paraplegie. Arteriosklerotische Demenz. Enzephalomalazie.

Cerebrum suis steht zur Verfügung als Cerebrum suis-Injeel in dem Potenzenakkord D 10, D 30, D 200 und als Cerebrum suis-Injeel forte in dem Potenzenakkord D 8, D 12, D 30, D 200; als Einzelpotenzen in D 6; D 200.

Cerebrum frontalis – Stirnhirn

Verwendet wird das aus der vorderen Hirnhälfte eines Tieres hergestellte Organpräparat in homöopathischer Zubereitung.

Die Hauptindikationen sind:

Störungen der Intelligenz und des Denkvermögens. Entwicklungsstörungen der Kinder.

Cerebrum frontalis suis steht zur Verfügung als Cerebrum frontalis suis-Injeel in dem Potenzenakkord D 10, D 30, D 200 und als Cerebrum frontalis suis-Injeel forte in dem Potenzenakkord D 8, D 12, D 30, D 200.

Cerebrum occipitalis — Hinteres Gehirn

Verwendet wird das aus der hinteren Hirnhälfte eines Tieres hergestellte Organpräparat in homöopathischer Zubereitung.

Die Hauptindikationen sind:
Schwindel. Zentral bedingte Sehstörungen.

Cerebrum occipitalis suis steht zur Verfügung als Cerebrum occipitalis suis-Injeel in dem Potenzenakkord D 10, D 30, D 200 und als Cerebrum occipitalis suis-Injeel forte in dem Potenzenakkord D 8, D 12, D 30, D 200.

Cerebrum totalis — Gesamtes Gehirn

Verwendet wird das aus dem gesamten Gehirn eines Tieres hergestellte Organpräparat in homöopathischer Zubereitung.

Indikationen wie Cerebrum oder Cerebrum frontalis.

Cerebrum totalis suis steht zur Verfügung als Cerebrum totalis suis-Injeel in dem Potenzenakkord D 10, D 30, D 200 und als Cerebrum totalis suis-Injeel forte in dem Potenzenakkord D 8, D 12, D 30, D 200.

Cerebrum totalis ist enthalten in Cerebrum compositum.

Cerevisia — Bier

Verwendet wird Bier.

Die Hauptindikationen sind:
Unverträglichkeit von Alkohol, Bier, Wein usw. Neigung zu Ödemen mit Dyspnoe.

Zur Verfügung steht Cerevisia-Injeel (forte) mit dem Potenzenakkord (D 6), D 10, D 30, D 200.

Cerium oxalicum — Ceroxalat

Verwendet wird Cer(III)-oxalat, $Ce_2(OOC\ COO)_3 \cdot 9\ H_2O$.

Die Hauptindikationen sind:
Chronisches Erbrechen. Hyperemesis.

Cerium oxalicum hat sich allgemein auch bei chronischem Erbrechen bewährt, vor allem wenn unverdaute Nahrung erbrochen wird. Auch bei Seekrankheit und Erbrechen von Tuberkulose- und Krebskranken zu versuchen, die angeblich keinerlei Nahrung mehr bei sich behalten können.

Cersalze haben außerdem die Fähigkeit, die Sauerstoffutilisation in den Geweben zu fördern. Daher kann Cerium oxalicum auch als Nebenmittel bei Neoplasien, bei Präkanzerose und bei Degenerationsphasen allgemein angewendet werden.

Zur Verfügung steht Cerium oxalicum-Injeel (forte) mit dem Potenzenakkord (D 6), D 10, D 30, D 200.

Cerium oxalicum ist enthalten in Coenzyme compositum, Molybdän compositum.

Cerium sulfuricum – Cersulfat

Verwendet wird Cer(IV)-sulfat, $Ce(SO_4)_2 \cdot 4\ H_2O$.

Die Hauptindikationen sind:
Dysmenorrhö. Hyperemesis.

Für Cerium sulfuricum gelten dieselben Hinweise betreffs der Verbesserung der Gewebeatmung wie für Cerium oxalicum (siehe dort).

Zur Verfügung steht Cerium sulfuricum-Injeel (forte) mit dem Potenzenakkord (D 6), D 10, D 30, D 200.

Cerumen – Ohrenschmalz-Nosode

Verwendet wird Ohrenschmalz in homöopathischer Zubereitung (Nosode).

Die Hauptindikationen sind:
Seborrhö. Akne vulgaris. Otitis externa. Sulfur-ähnliche Wirkungen bei Reaktionslosigkeit. Besonders wirksam in Verbindung mit Adeps suillus.

Zur Verfügung steht Cerumen-Injeel (forte) mit dem Potenzenakkord (D 6), D 10, D 30, D 200.

Cetraria islandica – Isländisch Moos

Verwendet wird die in Nord- und Osteuropa, arktischen Gebieten und Tundren einheimische getrocknete Flechte der Stammpflanze: Cetraria islandica [L.] Ach./Parmeliaceae.

Die Hauptindikationen sind:

Bronchitis acuta und chronica. Asthma. Schmerzen auf der Brust beim Husten.

Zur Verfügung steht Cetraria islandica-Injeel (forte) mit dem Potenzenakkord (D 4), D 10, D 30, D 200.

Chamomilla – Kamille

Verwendet wird die frische, zur Zeit der Blüte gesammelte ganze Pflanze mit Wurzel von Matricaria chamomilla L./Compositae.

Das homöopathische Einzelmittel Chamomilla ist aus der römischen Kamille, Matricaria chamomilla, gewonnen, bekannt als eines der wichtigsten Hausmittel in der Volksmedizin, z. B. als Kamillentee. Die Kamille eignet sich speziell bei nervösen Erregungszuständen als Beruhigungsmittel. Die Patienten sind reizbar, übelgelaunt, ärgerlich, boshaft und schnippisch, welche psychische Haltung man bei unartigen Kindern jeden Lebensalters, besonders auch beim Zahnen der Kleinkinder, findet. Dabei ist die eine Backe rot, die andere blaß. Die Kinder pflegen bei geringstem Anlaß, evtl. ununterbrochen zu schreien. Oft besteht dabei Fieber und häufig Diarrhö. Die typische Gemütsstimmung von Chamomilla liegt vielfach auch bei unklaren Kopf- und Ohrenschmerzen vor, für welche Chamomilla dann ein spezifisches Heilmittel ist. Die für Chamomilla typische Launenhaftigkeit ist nicht nur ein Prädikat kindlicher Kranker, sondern in jedem Lebensalter anzutreffen. Wenn Zorn und Ärgerzustände die psychische Lage charakterisieren, kann die Wahl auch zwischen Colocynthis, Bryonia, Aconitum, Ignatia, Nux vomica und Staphisagria zu treffen sein, wobei Chamomilla oft den Vorrang hat.

Aus allem geht schon hervor, daß Schmerzen eine Indikation für Chamomilla sind, wobei der Schmerz in typischer Weise nicht im Verhältnis zur Schwere des Falles steht. Denn die Chamomilla-Patienten sind besonders überempfindlich und können den Schmerz nicht aushalten. Bei solchen Fällen pflegen auch alle Antineuralgika, Schmerztabletten usw. völlig zu versagen. Ist aber Chamomilla das Simillium — und diese Fälle sind nicht selten —, so pflegt Chamomilla rascher und durchgreifender als selbst Morphium zu wirken. Die Schmerzen pflegen nach einer Gabe Chamomilla dann oft in kürzester Zeit abzuklingen.

Schmerzzustände, bei denen Chamomilla erfolgreich zur Anwendung kommen kann, finden sich nicht nur bei Neuralgien, sondern auch bei Entbindungen, Zahnschmerzen. Mittelohrkatarrhen, Rheumatismus u. a. Immer dann, wenn die Patienten die typische Überempfindlichkeit der Chamomilla-Kranken aufweisen, kann Chamomilla mit Erfolg eingesetzt werden. Diese für Chamomilla-Patienten typische Überempfindlichkeit findet sich häufig bei Kaffeetrinkern und nach Reizmittelabusus.

Ein weiteres Charakteristikum des für Chamomilla typischen Schmerzes ist eine gewisse Benommenheit bei den Schmerzen, die auch von Nash als typisch für Chamomilla gekennzeichnet wird. Auch Lähmungszustände können bei den für Chamomilla typischen Schmerzen vorhanden sein. Eine wichtige Modalität des Chamomilla-Bildes ist die Eigentümlichkeit, daß die Schmerzen durch Wärme verschlimmert, und daß sie nicht, wie man es bei den für Pulsatilla typischen Schmerzen findet, durch Kälteanwendung gebessert werden. Der Chamomilla-Patient ist, allgemein gesehen, gegen Kälte äußerst empfindlich. Ja, durch Kälte werden seine Beschwerden sogar direkt hervorgerufen. Auch Schlaflosigkeit läßt sich durch Chamomilla beeinflussen, wenn sie nämlich mit großer Unruhe gepaart ist, welche man ähnlich auch bei Aconitum, Arsenicum und Rhus toxicodendron findet. Der Chamomilla-Patient muß nachts herumlaufen, ähnlich wie es bei Ferrum metallicum der Fall ist. Kinder kommen nicht eher zur Ruhe, bis sie auf den Arm genommen und herumgetragen werden.

In hervorragendem Maße ist bei Kleinkindern und Säuglingen die für Chamomilla-Patienten charakteristische Nervenüberempfindlichkeit festzustellen. Das Chamomilla-Bild weist dabei ähnliche Erscheinungen auf, wie sie bei Calcium carbonicum gefunden werden, nämlich Kopfschweiß, der die Haare durchnäßt, der jedoch im Gegensatz zu dem Calcium carbonicum-Schweiß warm ist. Auch Unterleibsschmerzen gehören zum Chamomilla-Bild.

Die für Chamomilla typischen Ohrenschmerzen sind drückend und reißend und zwingen zum Schreien, wobei eine besondere Empfindlichkeit der Ohren gegen kalte Luft besteht. Der für Chamomilla typische Zahnschmerz wird durch warme Getränke oder Speisen verschlimmert. Charakteristisch für Chamomilla ist auch das Symptom, daß der Patient nach dem Essen oder Trinken im Gesicht schwitzt.

Wenn Zahnschmerz vorliegt, besteht ferner ein Gefühl, als wenn die Zähne zu lang wären. Beim Zahnen kommt es zu Diarrhö mit Stühlen, die heiß und grün, wäßrig und wundmachend sind und wie faule Eier stinken. Intertrigo bei Säuglingen und entzündliche Erkrankungen, wie Otitis media, Drüsenschwellungen, Nabelkoliken, Gallenkoliken und Erregungszustände, Krampfwehen sind eine Indikation für Chamomilla. Die Schmerzen sind dabei so unerträglich, daß die Kranken zum Schreien gezwungen sind.

Der Geschmack bei Chamomilla-Patienten ist oft bitter, die Zunge ist belegt und es besteht Foetor ex ore. Auch rheumatische Beschwerden finden sich im Chamomilla-Bild. Chamomilla ist auch bei Arthritis der Schultern indiziert.

Wenn die Symptome von Chamomilla kurz zusammengefaßt werden, ergibt sich ein vielgestaltiges Arzneimittelbild:

1. Überempfindlichkeit gegen jeden Schmerz, dabei Reizbarkeit, Boshaftigkeit, Ärgerlichkeit, evtl. Benommenheit und Lähmungsgefühl.
2. Entzündliche Erkrankungen (Reaktionsphasen) mit psychischer Überlagerung, z. B. Dentition, Otitis media, Gastroenteritis, Dyspepsie, Nabelkoliken, sonstige Schmerzzustände, z. B. bei Arthritis der Schultergelenke, Krampfwehen, Nabelkoliken. Kinder wollen dabei herumgetragen werden.
3. Eine Wange ist heiß und rot, die andere kalt und blaß. Kopfschweiße wobei die Haare völlig durchnäßt sind.
4. Neuralgien, Rheumatismus und Schmerzen zwingen zum Schreien.
5. Bitterer Geschmack. Belegte Zunge. Foetor ex ore. Stuhl wie gehacktes Ei oder wie gehackter Spinat, wundmachend.
6. Metrorrhagie mit dunklem, geronnenem Blut, mit Krampfanfällen. Menstrualkolik nach Ärger.
7. Wehen aufwärts drückend und innen an den Oberschenkeln entlangstrahlend, dabei Rigidität des Muttermundes mit unerträglichen Schmerzen. Unerträglich schmerzende Nachwehen.
8. Trockener Kitzelhusten im Schlaf, wird dabei nicht wach, schlimmer im Winter und bei nassem Wetter. Der Körper ist kalt und frostig, während das Gesicht und der Atem heiß sind (im Gegensatz zu Carbo vegetabilis).
9. Otitis media mit heftigen Schmerzanfällen. Drüsenschwellungen wie bei Skrofulose und Nabelkoliken. Gallenkoliken mit unerträglichen

Schmerzen und Erregungszuständen. Verschlimmerung durch Ärger, Aufregung und Wärme. Dabei gleichzeitige Empfindlichkeit gegen Kälte.

10. Kinder- und Frauenmittel, jedoch auch beim männlichen Geschlecht entsprechend indiziert.

11. Unruhe, muß nachts aus dem Bett, Herumlaufen. Findet keine Ruhe vor den rheumatischen, neuralgischen Schmerzen.

Es wird oft übersehen, Chamomilla entsprechend den erwähnten Indikationen zu verabfolgen, weil die Chamomilla-Zustände trotz der psychischen Überlagerung auch bei schwerwiegenden Indikationen vorkommen können, wenn Chamomilla auch grundsätzlich als Nervenmittel bei leichterer Erregung ohne bereits vorliegenden organischen Befund indiziert ist und bei fast allen Chamomilla-Fällen die Diskrepanz zwischen dem objektiven Befund und der dargebotenen Gemütslage des Patienten die Entscheidung für die Chamomilla-Anwendung gibt. Die Chamomilla-Wirkung setzt in den meisten Fällen so überzeugend und charakteristisch ein, daß Chamomilla in fraglichen Fällen zumindest vor Anwendung schwerwiegender Maßnahmen, wie Operationen usw. versuchsweise zum Einsatz gebracht werden sollte. Wenn die Wirkung nicht augenblicklich oder nach wenigen Gaben zum Tragen kommt, bleibt dann immer noch Zeit für die weiteren therapeutischen Maßnahmen.

Zur Verfügung steht Chamomilla-Injeel (forte) mit dem Potenzenakkord (D 3, D 6), D 12, D 30, D 200; als Einzelpotenzen in D 3; D 200.

Chamomilla ist enthalten in Calcoheel, Kamillen-Salbe-Heel, Spascupreel, Valerianaheel, Traumeel, Viburcol.

Chaulmoogra

Verwendet wird das aus der in Indien einheimischen Pflanze Hydnocarpus kurzii [King] Warb./Flacourtiaceae und weiteren etwa 40 Hydnocarpus-Arten gewonnene fette Öl.

Empfohlen bei Skrofulose, Pityriasis, Psoriasis, Lepra und bei syphilitischen Hautaffektionen.

Zur Verfügung steht Chaulmoogra-Injeel (forte) mit dem Potenzenakkord (D 6), D 10, D 30, D 200.

Chelidonium – Schöllkraut

Verwendet wird der frische, im Herbst gesammelte Wurzelstock mit anhängenden Wurzeln von Chelidonium majus L./Papaveraceae.

Die zu den Papaveraceen gehörende Stammpflanze Chelidonium majus, das Schöllkraut, findet sich in Europa, Südasien und Afrika als Unkraut an Wegrainen, Ackerrändern und auf Schutthalden. Beim Abbrechen der hellgelben Blüten, der Blätter, der Stengel oder der zylindrischen, mehrköpfigen Wurzel, die mit zahlreichen langen Fasern besetzt ist, tritt ein gelblicher Milchsaft aus, was dem Schöllkraut im Volksglauben den Ruf einer Heilwirkung bei Leber-Gallenleiden eingetragen hat. Der gelblich milchige Saft ist der Galle ähnlich, woraus sich ferner gewisse Beziehungen von Chelidonium zu den Erkrankungen der abführenden Gallenwege auch im Sinne der Signaturenlehre ergeben.

Eines der durch die homöopathische Arzneimittelprüfung festgestellten Hauptsymptome des Schöllkrautes ist nun tatsächlich ein Leber-Gallen-Symptom, nämlich ein heftiger, scharfer oder dumpfer, festsitzender Schmerz am unteren inneren rechten Schulterblattwinkel. Die Schmerzen strahlen evtl. bis in die Gegend des rechten Rippenbogens ab oder gehen auch von dort aus. Bei Chelidonium finden sich speziell rechtsseitige Beschwerden, die in irgendeinem Zusammenhang mit der Leber zu stehen scheinen. Auch ein rheumatischer Schmerz im rechten Schultergelenk reagiert oft günstig auf Chelidonium, ebenso wie in zahlreichen Fällen eine rechtsseitige Supraorbitalneuralgie Chelidonium als Heilmittel erfordert. Auch bei rechtsseitiger Lungenentzündung, die im Gefolge von Leberstörungen auftreten kann oder durch solche kompliziert wird, ist Chelidonium hilfreich, ebenso bei rheumatischen Beschwerden, die in die Hüften, in die Oberschenkel und Füße abstrahlen und besonders rechtsseitig auftreten. Der rechte Fuß ist dabei oft eiskalt, der linke hat demgegenüber natürliche Wärme.

Als weiteres Symptom von Chelidonium ist der bittere Geschmack zu erwähnen, ebenfalls ein leberbedingtes Symptom, wobei auch die Zunge häufig dick-gelb belegt ist und rote Ränder mit Zahneindrücken zeigt, ähnlich wie bei Mercurius.

Ikterus, verbunden mit heftigem Hautjucken und sonstigen Manifestationen der Gallenfarbstoffe (im Urin usw.), ist ebenfalls eine Indikation für Chelidonium. Auch also, wenn die Stühle lehmfarbig oder goldgelb sind, wenn der Urin durch Gehalt an Gallenfarbstoffen zitronengelb oder dunkelbraun verfärbt ist, liegt eine Indikation von Chelidonium vor. Dabei besteht häufig Appetitsverlust, verbunden mit Ekel, Übelkeit und Erbrechen galliger Massen. Der Patient erbricht alles außer heißen Getränken.

Chelidonium ist also ein charakteristisches Leber-Gallenmittel mit typischem Heilumfang, als Basistherapeutikum indiziert bei Cholangitis, Cholezystitis, Cholelithiasis, wobei sich höhere Potenzen oftmals besser bewährt haben als die sonst üblichen Tiefpotenzen, speziell auch bei schmerzhaften Krisen und Kolikzuständen. Wenn das Symptomenbild von Chelidonium tabellarisch umrissen wird, so findet sich folgende Übersicht:

1. Leber-Gallenmittel. Cholelithiasis. Cholezystitis. Cholangitis. Icterus catarrhalis und Ikterus bei Steinverschluß.
2. Schmerzen unter dem rechten Schulterblattwinkel und unter dem rechten Rippenbogen, evtl. herumlaufend und durchstrahlend. Gallenkoliken. Die Schmerzen werden durch heiße Getränke gebessert.
3. Bitterer Geschmack. Erbrechen galliger, bitterer Massen. Alle Nahrungsmittel werden erbrochen, heiße Getränke bleiben beim Patienten.
4. Rheumatische Beschwerden im rechten Schulterblatt und neuralgische Schmerzen über dem rechten Auge und in der rechten Schläfe.
5. Nach Diätfehlern, Ärger usw. auftretende Migräne rechts.
6. Rechtsseitige Pneumonie und sonstige rechtsseitige Beschwerden, z. B. solche rheumatischer Art in der Hüfte und im rechten Bein.
7. Der rechte Fuß ist kalt, der linke warm und normal durchblutet.

Bei Leber-Gallenleiden der geschilderten Art, welche pathogenetisch fast in jedem Falle auf Sutoxingenuß zurückzuführen sind und durch laufende Sutoxinzufuhr unterhalten werden, ist Chelidonium, den in breitesten Schichten der Bevölkerung heute üblichen Ernährungsgewohnheiten entsprechend, eines der wichtigsten Heilmittel. Dabei kann Chelidonium zwar in der Tiefpotenz, z. B. in D 2 bis D 4, günstige Wirkungen entfalten, pflegt aber, speziell bei chronischen Fällen, die in Vielzahl anzutreffen sind, sowie bei Kolikzuständen bessere Wirkungen in höheren Potenzen zu entfalten. Gute Neben- und Folgemittel zu Chelidonium sind dabei Lycopodium und Belladonna. Beide Präparate sind hauptsächlich rechtsseitig orientierte Heilmittel, wobei Lycopodium die Leberfunktion aufbessert und Belladonna spastischen und entzündlichen Erscheinungen entgegenwirkt. Es empfiehlt sich daher in zahlreichen Fällen, diese beiden Präparate mit Chelidonium im Wechsel, evtl. auch gemischt zu verabfolgen, da die Wirkung dann im Bürgi'schen Sinne verstärkt wird.

Zur Verfügung steht Chelidonium-Injeel (forte) mit dem Potenzenakkord (D 4), D 12, D 30, D 200.

Chelidonium ist enthalten in Atropinum compositum, Chelidonium-Homaccord, Hepar compositum, Hepeel, Injeel-Chol.

Chenopodium anthelminthicum – Amerikan. Wurmkraut

Verwendet wird das frische, blühende Kraut von Chenopodium ambrosioides L. var. anthelminticum [L.] A. Gray/Chenopodiaceae.

Die Hauptindikationen sind:
Geräuschüberempfindlichkeit, Ohrschwindel. Menièresches Syndrom.

Zur Verfügung steht Chenopodium anthelminthicum-Injeel (forte) mit dem Potenzenakkord (D 6), D 12, D 30, D 200.

Chenopodium anthelminthicum ist enthalten in Tanacet-Heel.

Chimaphila umbellata – Doldenblütiges Wintergrün

Verwendet wird die frische, blühende, in den nördlichen Gegenden von Europa, Asien und Nordamerika gefundene Stammpflanze: Chimaphila umbellata [L.] Nutt./Pyrolaceae.

Die Hauptindikationen sind:
Urethritis, Zystitis mit viel Schleim. Prostatahypertrophie.

Zur Verfügung steht Chimaphila umbellata-Injeel (forte) mit dem Potenzenakkord (D 4), D 12, D 30, D 200.

China – Chinarinde

Verwendet wird die getrocknete Rinde jüngerer Stämme und älterer Zweige der in den Anden wildwachsenden, in Ostindien, namentlich auf Java angebauten Stammpflanze: Cinchona succirubra Pavon/Rubiaceae.

Der in Peru und Bolivien, in Indien und vor allem auf Java angebaute Chinarindenbaum Cinchona succirubra aus der Familie der Rubiaceen ist als die Stammpflanze eines der wichtigsten Heilmittel, aus dem das früher als Spezifikum gegen Malaria verwandte Chinin gewonnen wird, bekannt. Als Volksmittel wurde die Chinarinde gegen Fieber, speziell gegen Wechselfieber angewandt, aber auch als Bittermittel zur Herstellung von Schnäpsen und bei Erschöpfungszuständen gebraucht. In der

Homöopathie wird China weniger häufig als Fiebermittel verwandt, sondern mehr bei Schwächezuständen und Anämie nach Säfteverlusten jedweder Art eingesetzt, wobei sowohl starke Blutverluste als auch Verluste von Säften beim Stillen, bei Eiterungen, chronischen Durchfällen, Milch-, Speichelfluß, Fluor albus, Samen usw. eine Indikation bilden. Bei plötzlichen Entleerungen von Körpersäften kann als Folge Ohnmacht, Klingen in den Ohren sowie Verlust des Sehvermögens ebenfalls vorhanden sein.

Die Symptome der China sind durch blasses, gelbliches Gesicht mit eingesunkenen, dunkel umränderten Augen gekennzeichnet, durch klopfende Kopfschmerzen, ferner durch leichtes Schwitzen bei der geringsten Bewegung oder Anstrengung sowie durch Nachtschweiße. Auch anämischer Kopfschmerz mit Lufthunger ist charakteristisch, verbunden mit einer allgemeinen Labilität des Gefäßnervenapparates, mit Kongestionen zum Kopf und zur Brust, mit Pulsieren der Karotiden, evtl. mit Ödemen. Dabei besteht weiterhin eine Neigung zu profusen, dunklen Blutungen aus verschiedenen Organen, die nach der China-Medikation, wenn sie vorübergehend durch irgendwelche Hämostyptika behoben wurden, wieder in Erscheinung treten können, wenn China in zu niedriger Dosierung gegeben wird. Es hat sich daher allgemein als zweckmäßig herausgestellt, bei vorhandenen Blutungen zunächst die Blutungen selbst symptomatisch anzugehen (z. B. mit Cinnamomum-Zubereitungen), und erst anschließend China zur Behebung der sekundären Anämie einzusetzen.

Infolge der durch Säfteverluste bedingten humoralen Dystonie zeigen sich auch im Symptomenbild der Chinarinde Leberfunktionsstörungen mit Appetitlosigkeit, Abmagerung, Klumpengefühl unter dem Sternum, ähnlich wie bei Pulsatilla, ferner Meteorismus, Appetitlosigkeit nach wenigen Bissen und Aufstoßen, wodurch jedoch nur vorübergehende Erleichterung gebracht wird. Die Speisen werden meist unverdaut wieder erbrochen. Dabei besteht Durst auf kaltes Wasser und Verlangen nach Schnäpsen und nach Zucker (ähnlich wie bei Argentum nitricum). Auch Ikterus kann bestehen und es können sich Gallensteine und verminderte Harnsäureausscheidung zeigen, evtl. verbunden mit Darmspasmen und übelriechenden Flatus. Der diarrhoische Stuhl ist schmerzlos, tritt nach dem Essen und nachts, besonders nach Obstgenuß auf und weist unverdaute Nahrungspartikel auf.

Während die Fieberattacken, wie sie bei Malaria periodisch auftreten, durch die China-Tinktur in seltenen Fällen gebessert werden, kann durch Chininum sulfuricum in allopathischer Dosis evtl. eine Unterdrückung des Fiebers erzielt werden, während diese Zubereitung nach homöopathischen Gesichtspunkten bei Ohrensausen Anwendung findet, z. B. bei Menière'schem Symptomenkomplex. Dabei sind die Fieberzustände, bei denen China wirksam ist, außerordentlich charakteristisch, indem sich das Fieber einen Tag um den anderen verschlimmert. Diese von Tag zu Tag wechselnde Verschlimmerung der Symptome ist nicht nur für das Fieber charakteristisch, sondern auch für Kopfschmerzen und sonstige Affektionen irgendwelcher Art, die in täglich wechselndem Rhythmus auftreten. Nash berichtet, daß er mit China zahlreiche Enttäuschungen bei der Behandlung von Wechselfieber gehabt hat, während er mit anderen Mitteln, z. B. mit Eupatorium perfoliatum, Natrium muriaticum oder Arsenicum album zu guten Behandlungsergebnissen hierbei kam.

Es darf erwähnt werden, daß Hahnemann zur Findung des homöopathischen Simile-Prinzipes durch einen Eigenversuch mit der Chinarinde kam. Es zeigten sich bei ihm nach Einnehmen der Chinarinde Fiebersymptome wie bei Wechselfieber. Hahnemann war zu diesem ersten Experiment in der Geschichte der Medizin durch eine Notiz in Cullens Materia medica angeregt worden, nach welcher China sowohl Fieber erzeugen als auch (durch angebliche Beeinflussung der Magenfunktion) Fieber heilen könne.

Die den China-Patienten innewohnende Schwäche wird auch durch Empfindlichkeit gegen Luftzug und gegen Berührung charakterisiert, wobei besonders die Kopfhaut empfindlich ist, als wenn die Haare weh täten. Demgegenüber pflegt starker Druck, ähnlich wie bei Bryonia, zu lindern. Eine Schwäche zwischen den Schulterblättern, die auf Scheuermann'sche Erkrankung hinweist, ist für China typisch. Auch bei Osteochondrose der Wirbelsäule ist China wirksam, wenn Schwächesymptome vorherrschen. Die Patienten sind matt, fühlen sich kraftlos und elend, daß sie nicht in der Lage sind, die erforderliche Haltungskorrektur durchzuführen.

Erwähnt werden muß noch eine gewisse Empfindlichkeit im linken Hypogastrium, etwa der topographischen Lage der Milz entsprechend, evtl. verbunden mit schmerzlosem Durchfall unverdauter Speisen, mit Gasbauch und Aufstoßen, welches keine oder nur vorübergehende Erleichterung bringt (im Gegensatz zu Carbo vegetabilis und Argentum nitricum), und mit Abgang stinkender Flatus, wie bereits erwähnt.

Wenn die Hauptsymptome von China kategorisiert werden, so ergibt sich folgendes wesentliche Arzneimittelbild:

1. Erschöpfungszustände und Schwäche nach Säfteverlusten jedweder Art. Appetitlosigkeit. Sekundäre Anämie. Schwäche zwischen den

Schulterblättern, kann nicht ohne Lehne sitzen. Scheuermann'sche Erkrankung. Erschöpfungszustände bei Osteochondrose.

2. Leberfunktionsstörungen und Reizzustände im Gallensystem. Cholelithiasis, Cholangitis und Cholezystitis. Leber und Milz geschwollen mit Empfindlichkeit. Ikterus. Gallen- und Milzerkrankungen.
3. Meteorismus mit Aufstoßen ohne Erleichterung. Neigung zu schmerzloser Diarrhö mit unverdauten Speisen und stinkenden Blähungen.
4. Chronische Neuralgien und sonstige Beschwerden, die sich jeden zweiten oder dritten Tag verschlimmern. Empfindlichkeit besonders der Kopfhaut gegen Berührung und Luftzug.
5. Verlangen nach Kaffee. Empfindlichkeit gegen Kälte. Neigung zu profusen Blutungen.

Zur Verfügung steht China-Injeel (forte) S mit dem Potenzenakkord (D 4, D 6), D 30, D 200.

China ist enthalten in Arsuraneel, Cerebrum compositum, China-Homaccord, Discus compositum, Ginseng compositum, Hepar compositum, Hepeel, Injeel-Chol, Procainum compositum.

Chinhydron

Verwendet wird Chinhydron, ein Komplex aus 2,5-Cyclohexadien-1,4-dion, $C_6H_4O_2$, und 1,4-Benzoldiol (Hydrochinon) $C_6H_4(OH)_2$.

Vermag als Chinonpräparat katalysatorischen Einfluß auf die Atmungskette zu nehmen, wirkt als intermediärer Katalysator und ist bei allen zellulären Phasen, auch bei Neoplasmaphasen und Viruskrankheiten indiziert. (Nur seltene Gaben s.c., monatelang nachwirken lassen!)

In der Praxis hat es sich als notwendig erwiesen, daß Chinhydron in fast allen Fällen mit einem homöopathischen Metall gekoppelt werden muß, z. B. mit Aurum, Argentum, Ferrum, den Merkurialia u. a. und daß die beste Wirksamkeit von Chinhydron festgestellt wird, wenn gleichzeitig Hydrochinon und para-Benzochinon verabfolgt wird, para-Benzochinon ab D 10.

Speziell bei retoxischen Phasen ist Chinhydron indiziert, d. h. nach Unterdrückung von Infektionen durch Chemotherapeutika und Allopathika. Das betrifft auch sonstige Therapieschäden, d. h. den gesamten Bereich der zellulären Phasen (chronisches Siechtum).

Wenn Katalysatoren des Zitronensäurezyklus und Chinone anscheinend keine Wirkung haben, so können sie durch Chinhydron — in den gleichen Potenzen verabfolgt — wiederum aktiviert werden, vielfach unter Verwendung von Natrium pyruvicum in der Mischspritze. Auch können überschießende Reaktionen des para-Benzochinons durch Chinhydron gebremst werden. Auch die Wetterfühligkeit kann nach häufigen Gaben günstig beeinflußt werden.

Als homöopathische Ergänzungsmittel eignen sich Sulfur sowie alle Homöopathika mit Naßwetterverschlimmerung wie z. B. Kalmia, Dulcamara, Rhus toxicodendron, Rhododendron, Luesinum, Medorrhinum, Bryonia u. a.

Gute Kombinationen ergeben sich mit Acidum phosphoricum und Chinhydron ab D 6, auch bei Sklerose des Gehirns mit Ohrensausen, Labyrinthschwindel, geistigem Zerfall, aber auch bei Schulkopfschmerz und nach anstrengender geistiger Arbeit mit Schlaflosigkeit.

Auch die chronischen Formen der mit Antibiotika behandelten Bronchitis reagieren auf Chinhydron, ebenso trockene Katarrhe der Nasenschleimhaut mit Brennen, aber auch wässriger Fließschnupfen, chronische Laryngitis, Pharyngitis mit Räuspern und trockenem Kitzelhusten. Auch zu versuchen bei Kehlkopfkrebs, Emphysem, besonders in Verbindung mit Tuberculinum. Wenn nach antibiotischer Therapie von Pneumonien Chinhydron verabfolgt wird, so kann die Homotoxinstauung durch einen gewaltigen Auswurf aufgelöst werden. Ebenso kann Chinhydron wirksam sein, wenn nach Tonsillektomie unangenehme Beschwerden im Halsbereich weiterbestehen.

Chinhydron sollte stets dann eingesetzt werden, wenn gut gewählte Homöopathika in ihrer Wirkung versagen, z. B. bei Akkommodationsstörungen, beim Katarakt wie auch bei Otosklerose und Ohrgeräuschen, Verminderung des Geruchsinns, Koordinationsstörungen, bei überreizten Kindern in Koppelung mit Stramonium und Hyoscyamus sowie bei Impfschäden der Kleinkinder mit Auswirkungen auf die Sinnesorgane.

Günstig hat sich auch die Koppelung von Vitamin B 12 in der D 12 mit Chinhydron D 12 oder D 6 erwiesen, z. B. bei Angstzuständen im Dunkeln, wobei stets die auffallende Blässe während der kritischen Krankheitsphasen typisch ist. Mit Hydrochinon und Acidum fumaricum D 12 gekoppelt ist

Chinhydron bei Gefäßinnenwanderkrankungen indiziert wie bei Arteriitis nodosa, Gefäßsklerose mit langsam fortschreitender Demenz, Claudicatio intermittens, Raucherbeinen, Thrombosen, Thrombophlebitis, wobei die erkrankten Teile schneeweiß und eiskalt sind (nicht blaurot verfärbt), auch bei Status nach Herzinfarkt.

Auch zur Resorption von Blutergüssen nach Verletzungen und Quetschungen ermöglicht Chinhydron eine rasche Resorption. Bei Migräne sind häufige Chinhydron-Gaben notwendig, während para-Benzochinon und Hydrochinon nach anfänglich häufigeren Dosen später dann in größeren Abständen gespritzt werden sollen.

Darmerkrankungen mit der Gefahr einer malignen Entartung benötigen die sehr häufige Verabfolgung von Chinonen, neben Organpräparaten, Arsenicum album, Insektizid-Zubereitungen, para-Benzochinon, Hydrochinon, regelmäßig speziell auch Anthrachinon, Chinhydron in wechselnder Anwendung.

Auch bei Milchschorf, der seinen Ursprung in einer vom Verdauungskanal her ausgelösten Allergie hat (gegen das Milcheiweiß der Mutter, welches wegen zu früher Anlegung an die Mutterbrust infolge Fehlens der Fermente noch nicht ausreichend verdaut werden konnte), läßt sich durch den einmaligen Einsatz von Chinhydron, Ubichinon, Anthrachinon und para-Benzochinon evtl. eine grundlegende Umstimmung erzielen, ebenso wie Infektionskrankheiten des Magen- und Darmkanals Chinone, speziell Anthrachinon in Verbindung mit Chinhydron benötigen, auch Hepatosen und Zustände nach infektiöser Hepatitis sowie Leberschäden, chronische Cholezystitis und Cholangitis sowie Pylorospasmus der Säuglinge und rezidivierende Ulcera ventriculi et duodeni.

Chinhydron sollte mit Apis und Apisin kombiniert werden bei Nierenerkrankungen, wenn bei starkem Schwitzen zu geringe Harnmengen abgesondert werden und trotz Niereninsuffizienz keine Hypertonie besteht, auch bei Eklampsie und Urämie. Hier empfiehlt sich evtl. die Mischspritze von Hydrochinon und para-Benzochinon mit Chinhydron.

Chinhydron ist auch sonst hilfreich, um Schwangerschaftsbeschwerden mit Nierenaffektionen zu bessern, ferner alle Folgen durchgemachter Genorrhö oder Trichomonadeninfektion nach antibiotischer oder fungizider Therapie.

Bei Unterleibskrebs in allen Formen und Stadien kann es nach Chinhydron zur Absonderung großer Mengen jauchigen, eitrigen Fluors kommel (muß als Homotoxin-Entlastungsaktion freien Lauf erhalten).

Bei Brustkrebs mit harten, dicken, höckerig von der Oberfläche sich abhebenden Knoten, die nicht mehr operabel sind, könnte eine Kombinationsbehandlung mit Chinhydron, Hydrochinon und Acidum asparaginicum bei nicht zu weit fortgeschrittenem Stadium noch zu einer Umstimmung führen.

Bei chronischen, rheumatischen und arthritischen Erkrankungen der Gelenke mit Versteifungstendenz (primär-chronische Polyarthritis) sowie bei schweren Formen von Arthrosen mit unerträglichen nächtlichen Schmerzen ist Chinhydron ein guter Katalysator für Luesinum (nächtliche Knochenschmerzen mit Naßwetterverschlimmerung).

Akute Schübe von Polyarthritis rheumatica mit Fieber und extremer Überempfindlichkeit der erkrankten Teile, daß nicht einmal die Bettdecke mehr ertragen werden kann, werden durch die Einspritzung der zur Verfügung stehenden Chinone einschließlich Acidum malicum und Chinhydron — ohne Antibiotika und ohne Gefahr eines Rezidivs — möglicherweise noch einer Umstimmung zugeführt. Zumindest sollte diese Möglichkeit versucht werden.

Chinhydron ist in Verbindung mit para-Benzochinon auch bei chronischen, lichenifizierten Ekzemen indiziert, evtl. in Verbindung mit auslösenden Allergien, auch bei Psoriasis mit heftigem Juckreiz, der die Patienten nachts nicht zur Ruhe kommen läßt.

Chinhydron wirkt am besten, wenn nicht die Rötung der Haut, sondern Blässe im Vordergrund steht. Auch bei Anilinschädigungen der Haut und Ellenbogenekzem der Metallarbeiter wirkt Chinhydron in Verbindung mit Benzochinon, während die Akne vulgaris außer Chinhydron den Einsatz von Ubichinon, Cerumen oder Comedones (Injeel) verlangt.

Offensichtlich werden die Katalysatoren des Zitronensäurezyklus und die Chinone durch Chinhydron aktiviert und die Krebsdisposition umgestellt. Auch Schädigungen nach Röntgen-Radium-Bestrahlungen können durch Chinhydron kompensiert werden (im Wechsel mit Causticum).

Zur Verfügung steht Chinhydron-Injeel (forte) mit dem Potenzenakkord (D 8), D 12, D 30, D 200.

Chininum arsenicosum – Chininarsenit

Verwendet wird Chininarsenit.

Die Hauptindikationen sind:

Sepsis. Chronisches Fieber. Neuralgien. Appetitlosigkeit. Hinfälligkeit wie bei Arsenicum album. Asthma.

Zur Verfügung steht Chininum arsenicosum-Injeel (forte) mit dem Potenzenakkord (D 6), D 12, D 30, D 200.

Chininum arsenicosum ist enthalten in Aletris-Heel, Tonico-Injeel.

Chininum salicylicum – Chininsalizylat

Verwendet wird Chininsalicylat.

Die Hauptindikationen sind:
Schwindel. Ohrensausen. Nach Streptomycinschäden.

Zur Verfügung steht Chininum salicylicum-Injeel (forte) mit dem Potenzenakkord (D 6), D 10, D 30, D 200.

Chininum sulfuricum – Chininsulfat

Verwendet wird Chininsulfat.

Die Hauptindikationen sind:
Papulöse Exantheme. Neuralgien. Kachexie. Ohrgeräusche. Menièresches Syndrom.

Zur Verfügung steht Chininum sulfuricum-Injeel (forte) mit dem Potenzenakkord (D 4), D 12, D 30, D 200.

Chionanthus virginica

Verwendet wird die frische Wurzelrinde der in Nordamerika und Europa einheimischen Stammpflanze: Chionanthus virginicus/Oleaceae.

Die Hauptindikationen sind:
Lebermittel. Cholangitis. Diabetes mellitus.

Ein Charakteristikum von Chionanthus ist die Teilnahmlosigkeit und ein dumpfer Stirnkopfschmerz über der Nasenwurzel, über den Augen, in den Schläfen mit Verschlimmerung durch Treppensteigen und Gemütsbewegungen. Dabei finden sich häufig Erscheinungen von Ikterus wie gelbe Skleren und häufiges Urinieren eines zuckerhaltigen Harnes von hohem spezifischen Gewicht, sowie Vergrößerung der Leber und Schmerzen in der Gallenblasengegend und Stuhlverstopfung. Die Stühle sind tonfarbig und unverdaut. Empfohlen wird Chionanthus auch bei Leberschwellung infolge Malaria sowie bei Gallensteinen.

Zur Verfügung steht Chionanthus virginica-Injeel (forte) mit dem Potenzenakkord (D 6), D 8, D 12, D 30, D 200.

Chloramphenicol

Verwendet wird das Antibiotikum Chloramphenicol in homöopathischer Zubereitung (homöopathisiertes Allopathikum).

Die Hauptindikationen sind:
Avitaminosen infolge Schädigung der Darmflora durch Antibiotika und Chemotherapeutika. Sonstige Therapieschäden. Agranulozytose u. a.

Zur Verfügung steht Chloramphenicol-Injeel (forte) mit dem Potenzenakkord (D 6), D 12, D 30, D 200.

Chloroquin

Verwendet wird Chloroquin-diphosphat in homöopathischer Zubereitung (homöopathisiertes Allopathikum).

Die Hauptindikationen sind:
Bindegewebsschädigungen mannigfacher Art, besonders durch Chemotherapeutika und Antibiotika. Da auch das Karzinomgeschehen bindegewebsgebunden ist und die entgiftende Bindegewebsfunktion im Umkehreffekt durch Chloroquin stimuliert wird, liegen nicht nur Imprägnations- und Degenerationsphasen sowie die Präkanzerose im Bereich der Indikationen, sondern es ist (ebenso wie mit Cortison) auch ein Versuch bei Neoplasmaphasen zu empfehlen.

Zur Verfügung steht Chloroquin-Injeel (forte) mit dem Potenzenakkord (D 6), D 10, D 30, D 200.

Chlorum – Chlorwasser

Verwendet wird in Wasser gelöstes Chlorgas, Cl_2.

Die Hauptindikationen sind:
Heftige Katarrhe der oberen Luftwege. Rhinitis vasomotorica.

Typisch für Chlorum ist die plötzliche Atemnot infolge Spasmen der Stimmbänder mit Erstickungsanfällen und Stimmritzenkrampf. Dabei besteht große Trockenheit der Zunge, auch Schnupfen mit Kopfschmerz.

Auf das Mittel hinweisen können rußige, narbige Nasenlöcher, wie sie bei Typhus gefunden werden. Der Patient pflegt auch psychisch alteriert zu sein, fürchtet, verrückt zu werden und vergißt Namen und Personen. Wenn bei Typhus die erwähnten Nasensymptome auftreten, sollte Chlorum auch bei Typhus zum Einsatz kommen.

Zur Verfügung steht Chlorum-Injeel (forte) mit dem Potenzenakkord (D 6), D 10, D 30, D 200.

Cholesterinum — Cholesterin

Verwendet wird Cholesterin (5-Cholesten-3β-ol) in homöopathischer Zubereitung (Nosode).

Die Indikationen zur versuchsweisen Anwendung sind:
Leberkrebs. Chronische Leberschwellung. Verhütet Neubildung von Gallensteinen. Versuchsweise bei Cholesterinämie. Plethora.

Zur Verfügung steht Cholesterinum-Injeel (forte) mit dem Potenzenakkord (D 6), D 12, D 30, D 200.

Cholesterinum ist enthalten in Hepar compositum.

Cichorium — Zichorie

Verwendet wird die frische Wurzel von Cichorium intybus L./Compositae.

Die Hauptindikationen sind:
Blutreinigung. Leberfunktionsstörungen.

Zur Verfügung steht Cichorium-Injeel (forte) mit dem Potenzenakkord (D 6), D 10, D 30, D 200.

Cicuta virosa — Wasserschierling (Wütherich Hahnemanni)

Verwendet wird der frische, zur Zeit der beginnenden Blüte gesammelte Wurzelstock mit den anhängenden Wurzeln der in Europa an Teichen, Bächen und Flüssen wachsenden Stammpflanze: Cicuta virosa L./Umbelliferae.

Die Hauptindikationen sind:
Bartflechte mit eitrig-krustigen Absonderungen. Verlangen nach Holzkohle und anderen unverdaulichen Sachen. Konvulsionen bei Verwurmung. Epileptiforme Anfälle. Meningitis mit Überempfindlichkeit und Anfällen. Nebenmittel bei Meningitis tuberculosa. Ekzeme der Kopfhaut.
Hinlenken kann auf Cicuta virosa die Empfindung von Kribbeln in den Gliedern, von Brennen, Drücken, Reißen in verschiedenen Körperteilen sowie von Stößen, Rucken und Zucken durch den ganzen Körper mit Steifigkeit und Kälte sowie Taubheitsgefühl der Arme und Hände bei aufgetriebenen Venen. Auch Schlingbeschwerden und heftiger Durst bei Appetitmangel und abnormen Speisegelüsten wie „Hunger auf Kohlen" können auf Cicuta virosa hindeuten. Verschiedenste Psychosen, Gehirn- und Rückenmarksaffektionen mit Krampfzuständen, Zahnungskrämpfe der Kleinkinder und Säuglinge, auch infolge von Würmern sind eine Indikation, ebenso wie Magenkrämpfe mit Bluterbrechen, Blasenlähmung und Hauterkrankungen, bei denen gleichzeitig Störungen des peripheren Nervensystems vorliegen (versuchsweise bei Syringomyelie).

Zur Verfügung steht Cicuta virosa-Injeel (forte) mit dem Potenzenakkord (D 4), D 12, D 30, D 200.

Cicuta virosa ist enthalten in Psorinoheel

Cimex lectularius – Bettwanze

Verwendet wird die Bettwanze Cimex lectularius L./Hemipteroidea.

Die Hauptindikationen sind:
Kopfschmerz nach Alkoholabusus. Frost am ganzen Körper. Gefühl, als wenn die Sehnen zu kurz wären, besonders am Knie. Muffiger, übelriechender Schweiß (vom Patienten selbst als übel empfunden). Muskelkontrakturen.

Zur Verfügung steht Cimex lectularius-Injeel (forte) mit dem Potenzenakkord (D 6), D 12, D 30, D 200.

Cimicifuga – Wanzenkraut

Verwendet wird der frische Wurzelstock mit den anhängenden Wurzeln der ziemlich häufig an Hecken und in lichten Hainen in den östlichen Staaten von Nordamerika und Kanada wachsenden Stammpflanze: Cimicifuga racemosa [L.] Nutt./Ranunculaceae.

Die homöopathischen Indikationen für Cimicifuga betreffen hauptsächlich nervöse Leiden, wobei neuralgische Schmerzen und ein veränderter Gemütszustand mit starkem Stimmungswechsel und Launen das Bild beherrschen. Offensichtlich spielt bei vielen Cimicifuga-Symptomen die Wirbelsäule als Ausgangspunkt der Beschwerden eine erhebliche Rolle. Im Arzneimittelbild finden sich blitzartig schießende Schmerzen, Neuralgien, heftige Schmerzen im Kopf, die nach außen drücken, als ob die Schädeldecke abfliegen wollte, welche auch in die Augen strahlen, evtl. bis in den Nasenflügel herein. Die Schmerzen können auch im Hinterkopf lokalisiert sein und den Nacken herunterschießen oder über den Augen als Supraorbitalneuralgie besonders links lokalisiert sein. Ebenso finden sich Neuralgien, die scheinbar reflektorisch vom Uterus ausgehen, ferner Pleuraschmerzen sowie Nerven- und Muskelschmerzen bei Influenza, Ischiasschmerzen, Herzstiche, Schweregefühl im linken Arm, so daß man an Angina pectoris denken könnte, ebenso das Gefühl, als ob von hinten unten ein Keil in den Kopf eingetrieben würde mit rasenden Hinterkopfschmerzen und Migräne, speziell auf der linken Seite. Augenschmerzen treten speziell beim Drehen auf. Auch finden sich Empfindlichkeit der Wirbelsäule, speziell im Halsteil gegen Druck, ferner Steifigkeit und Schmerzen entlang der gesamten Wirbelsäule mit Schwäche und Zerschlagenheitsgefühl im Kreuz, wobei die Rückenlage unmöglich ist.

In der Uterusgegend äußern sich die Cimicifuga-Symptome als schmerzhafte Kontraktionen und Krampfwehen sowie Abortus imminens. Dabei schießen die Schmerzen quer herüber von Hüfte zu Hüfte. Häufig findet sich auch chronischer Fluor und das Gefühl des Herabdrängens im Uterus (wie Sepia und Lilium tigrinum). Die Ovarien weisen besonders linksseitig, ähnlich wie Lachesis, neuralgische Schmerzen auf. Ferner kann Amenorrhö bestehen, wobei die Beschwerden bei Eintritt und nach Ablauf der Menstruation gebessert werden. Das Vorhandensein von endokriner Fettsucht oder auch endokriner Magersucht läßt die Störungen in der Hypophyse vermuten, woraus man schließen könnte, daß Cimicifuga speziell auf die Hypophyse wirkt. Schließlich aber wirkt jedes Arzneimittel, einerlei ob es sich um allopathische oder homöopathische Dosierung handelt, auch auf Hypophysenvorderlappen-Nebennierenrindenmechanismus, so daß sich daraus also keine endgültigen Indikationen ableiten lassen.

Die Muskelschmerzen von Cimicifuga sind charakteristisch, da sie speziell in den Muskelbäuchen auftreten.

Typisch für Cimicifuga sind auch gewisse hysteriforme Zeichen, speziell in Äußerung am weiblichen Organismus. Zuckungen, Krämpfe, Konvulsionen, Neuralgien sowie Geistes- und Gemütssymptome in großer Vielseitigkeit tragen einen hysterischen Charakter. Es kann Zittern mit nervösem Frost ohne Kälte bestehen, wobei Verzagtheit und unaufhörlicher Redefluß hervorstechend ist mit häufigem Springen des Themas. Die Patientinnen sind bekümmert und verwirrt, seufzen viel (ähnlich wie bei Ignatia) oder weisen eine tiefe Depression mit Schlaflosigkeit auf, so daß die Patientinnen fürchten, sie würden geisteskrank werden (ähnlich Calcium carbonicum). Psychische Erscheinungen können auch als Chorea minor, Delirium tremens, Melancholie und als Puerperalpsychose auftreten. Auch Otosklerose und Ohrensausen sollen auf Tiefpotenzen von Cimicifuga gelegentlich ansprechen.

Kälte und Nässe verschlimmern alle Beschwerden, ebenso findet sich eine Verschlimmerung vor und während der Periode.

Es ergeben sich, zusammengefaßt, folgende Hauptsymptome von Cimicifuga:

1. Neuralgische Schmerzen, vornehmlich von der Wirbelsäule ausgehend, blitzartig, schießend.
2. Supraorbitalneuralgie links. Zervikalmigräne mit Schmerzen, die nach außen drücken, als ob die Schädeldecke abfliegen wollte, evtl. bis in die Nasenflügel hereinstrahlend.
3. Pleuraschmerzen, Nerven- und Muskelschmerzen bei Grippe.
4. Uterusschmerzen, Krampfwehen von Hüfte zu Hüfte herüberschießend, Herabdrängen im Uterus.
5. Ovarialneuralgie links.
6. Amenorrhö, Menorrhagie und Dysmenorrhö.
7. Besserung der Beschwerden beim Eintritt und nach Ablauf der Menstruation.
8. Muskelschmerzen in den Muskelbäuchen.
9. Allgemeine nervös-hysterische Stimmungslage mit Zuckungen, Krämpfen, Konvulsionen, Geistes- und Gemütssymptomen von großer Vielseitigkeit.
10. Verzagtheit und unaufhörlicher Redefluß. Seufzen. Puerperalpsychose.
11. Verschlimmerung aller Beschwerden durch Kälte und Nässe, vor und während der Periode.

Zur Verfügung steht Cimicifuga-Injeel (forte) S mit dem Potenzenakkord (D 4), D 12, D 30, D 200.

Cimicifuga ist enthalten in Cimicifuga-Homaccord, Discus compositum, Gelsemium-Homaccord, Metro-Adnex-Injeel.

Cina — Zitwerblüten

Verwendet werden getrocknete, kurz vor dem Aufblühen gesammelte Blütenköpfchen der in den Steppen Mittelasiens, namentlich Turkestans, wachsenden Stammpflanze: Artemisia cina [Berg.] Willkomm./Compositae.

Die Hauptindikationen sind:
Blasses Gesicht. Ränder um die Augen. Krampfhusten, der mit Niesen endigt. Wurmbeschwerden. Konvulsionen von Wurmreiz. Pertussis.

Typisch für Cina sind Zuckungen und Verdrehungen der Glieder und allgemeine Konvulsionen. Hierbei kann auf das Mittel hinleiten das Symptom, daß die Finger und Zehen bei diesen Krampfzuständen nicht mitbeteiligt sind.

Auch die Erscheinungen einer beginnenden Bulbärparalyse mit Unvermögen Flüssiges zu schlingen, können ein Hinweis auf Cina bilden, während es sonst hauptsächlich indiziert ist bei Krampfbeschwerden der Kinder, auch Schreien und Umherwerfen im Schlafe, Zähneknirschen, aber auch bei eklamptischen Anfällen, bei Verdauungsstörungen mit Gefräßigkeit und Heißhunger sowie bei periodischen Leibschmerzen mit oder ohne Meteorismus und Flatulens, auch bei Keuchhusten und Enuresis. Zahlreiche nervöse Wurmbeschwerden lassen sich mit Cina ausgleichen.

Zur Verfügung steht Cina-Injeel (forte) mit dem Potenzenakkord (D 6), D 12, D 30, D 200.

Cineraria maritima

Verwendet wird die frische, vor der Blüte gesammelte Pflanze von Cineraria maritima/Compositae.

Hauptindikation ist Cataracta senilis.

Cineraria ist nicht geprüft worden, soll sich jedoch bei Starbildung und Hornhauttrübungen bewährt haben. Hierbei wird im allgemeinen der reine Saft äußerlich eingeträufelt und die Kur monatelang fortgesetzt. Es soll aber auch die innere Anwendung erfolgreich sein, besonders wenn Starbildung nach Verletzungen auftritt, oder Hornhauttrübungen und selbst Altersstar, so daß es sich empfiehlt, bei Fällen, bei denen keine strikte Indikation zur Operation vorliegt, mit Cineraria maritima einen Versuch zu machen.

Zur Verfügung steht Cineraria maritima-Injeel (forte) mit dem Potenzenakkord (D 6), D 10, D 30, D 200.

Cinnabaris — Zinnober

Verwendet wird rotes Quecksilber(II)-sulfid, HgS.

Die Hauptindikationen sind:
Polysinusitis mit übelriechenden Sekreten. Otitis externa. Alte Luesfälle mit Hauteruptionen (Pusteln, rötlichem Schorfe). Schmerzen durch den Augapfel schießend und um den Augapfel herum.

Typisch für die Anwendung von Cinnabaris ist eine allgemeine Schmerzhaftigkeit der Schädelknochen und der Kopfhaut, selbst der Haare bei Berührung.

Die plötzlich auftauchenden Schmerzen in verschiedenen Körpergegenden in Form von Stichen und reißenden Schmerzen seitlich der Wirbelsäule, in der Rücken- und Lendengegend, ebenso in den Armnerven, schmerzhaftes Zucken im Unterschenkel, nachts aus dem Schlaf weckend, mit Druck- und Taubheitsempfindungen im Fuß, weisen auf vertebragene Bedingtheit hin.

Früher wurde Cinnabaris häufig bei syphilitischer Genese eingesetzt.

Zur Verfügung steht Cinnabaris-Injeel (forte) mit dem Potenzenakkord (D 6), D 12, D 30, D 200.

Cinnabaris ist enthalten in Naso-Heel.

Cinnamomum — Ceylon-Zimt

Verwendet wird die getrocknete innere Rinde der auf Ceylon, in Indien, auf den Sundainseln, den Philippinen und Seychellen, in Brasilien und Ghana kultivierten Stammpflanze: Cinnamomum ceylanicum Nees./Lauraceae.

Die Hauptindikationen sind:
Blutungen und Blutungsneigung, auch bei Ösophagusvarizen; Uterusblutungen mit hellrotem Blut, profus, gußweise. Post partum. Menstruation dauert 8 bis 14 Tage, gefolgt von Fluor albus.

Cinnamomum steht zur Verfügung als Cinnamomum-Injeel (forte) mit dem Potenzenakkord (D 6), D 12, D 30, D 200.

Cinnamomum ist enthalten in Cinnamomum-Homaccord.

Cirrhosis hepatis-Nosode – Leberzirrhose-Nosode

Verwendet wird die aus zirrhotischer humaner Leber gewonnene Ursubstanz in homöopathischer Zubereitung (Nosode).

Die Erkrankungen an Leberzirrhose zeigen in den letzten Jahrzehnten eine erhebliche Zunahme, was nicht nur auf erheblichen Alkoholgenuß, sondern letztlich auch auf die verfeinerte Diagnostik (Leberbiopsie) zurückzuführen ist, wahrscheinlich auch auf die immer mehr zunehmende Verwendung von Chemotherapeutika bei der Behandlung banaler Erkrankungen, da zahlreichen Chemotherapeutika und Allopathika eine leberschädigende Wirkung zukommt, was sich letztlich auch in einem Ansteigen der Zahl dieser Erkrankungen zeigt.

Die Cirrhosis hepatis-Nosode ist daher nicht nur einzusetzen bei bereits ausgeprägter Leberzirrhose, sondern auch bei den Vorstadien, z. B. Therapieschäden verschiedenster Art, besonders solchen, die mit Lebersymptomen einhergehen, Veränderungen der Serum-Proteine erkennen lassen, bei pathologischen Veränderungen der Transaminasen-Werte usw.

Auch bei der Behandlung sonstiger Erkrankungen kann die Cirrhosis hepatitis-Nosode einen wichtigen Beitrag leisten, z. B. bei abnormen Giftlagen mannigfacher Art, da die Leber als die wichtigste Entgiftungsstation des Organismus fungiert und dieser Entgiftungsmechanismus speziell bei Leberzirrhose erheblich gestört wird.

Man denke an die Anwendung von Cirrosis hepatis-Nosode daher auch bei Polyarthritis rheumatica, septischen Affektionen, zur Unterstützung der Leberentgiftung bei verschiedensten chronischen Affektionen im Bereiche der zellulären Phasen, versuchsweise auch bei Neoplasien, wobei Anhaltspunkte für die Anwendung der Cirrhosis hepatis-Nosode durch die von Dr. Voll (Plochingen) entwickelte Medikamententestung mit dem Diatherapunkteur gegeben sind, was auch betreffs der Anwendung sonstiger Nosoden Geltung hat.

Versuchsweise auch bei Cholangitis und bei intrahepatischer Cholestase.

Zur Verfügung steht Cirrhosis hepatis-Nosode-Injeel (forte) mit dem Potenzenakkord (D 8), D 12, D 30, D 200.

Cistus canadensis – Kanadisches Ziströschen

Verwendet wird die in Nordamerika einheimische frische, blühende Pflanze von Helianthemum canadense/Cistaceae.

Die Hauptindikationen sind:
Ausschläge an Händen und Fingern. Harte, verdickte Stellen in der Handfläche, Risse. Neigung zu Drüsenschwellungen, Skrofulose, Karies. Haut rissig, Rhagaden, leicht blutend. Begleitende Durchfälle. Trockenheit der Schleimhäute des Mundes und Rachen, Hals wie gefirnißt. Jede Erkältung schlägt auf den Hals. Kältegefühl. Kalte Luft unangenehm.

Charakteristisch für Cistus canadensis ist die Verschlimmerung der Beschwerden durch unangenehme Aufregungen und Gemütsbewegungen sowie die äußerste Empfindlichkeit gegen Zugluft, auch ein Kältegefühl in der Brust.

Außer bei katarrhalischen Affektionen und rheumatisch-neuralgischen Beschwerden (auch Armneuralgie) ist Cistus indiziert bei Herpes zoster und vesikulösen Ekzemen sowie bei Koliken mit Durchfall und bei Schwellungen der Lymphknoten.

Zur Verfügung steht Cistus canadensis-Injeel (forte) mit dem Potenzenakkord (D 4), D 12, D 30, D 200.

Cistus canadensis ist enthalten in Naso-Heel.

Clematis – Steife Waldrebe

Verwendet wird der zu Beginn der Blüte gesammelte Stengel mit Blättern und Blüten der auf sonnigen Hügeln und in lichten Gebüschen Mittel- und Südeuropas blühenden Stammpflanze: Clematis recta L./Ranunculaceae.

Die Hauptindikationen sind:
Chronische Blasenreizung, Nachträufeln. Prostatahypertrophie. Epididymitis. Leistendrüsen geschwollen. Strictura urethrae. Gichtknoten. Nässende, vesikulöse Ekzeme. Ausschlag am Hinterkopf, heftiges Jucken.

Auf Clematis kann die Schmerzhaftigkeit der Harnröhre bei äußerem Druck hinweisen, ebenso eine krampfhafte Verengung und Zusammenziehen der Harnröhre mit eitrigem Ausfluß (Urethritis), Harntenesmen und Schmerzen beim Urinieren (Cantharis), wobei auch das Urinieren stoßweise und in Absätzen erfolgt und der Harn unwillkürlich nachträufelt.

Typisch ist ferner eine große Empfindlichkeit gegen kühle Luft, besonders auch beim Entblössen des Körpers. Pustulöse, sehr empfindliche und durch brennende und stechende Schmerzen charakterisierte Ausschläge und Pusteln gehen vielfach mit entzündlichen Anschwellungen der benachbarten Lymphknoten einher, wobei auch die Drüsenläppchen unter der Brustwarze verhärtet sein können.

Zur Verfügung steht Clematis-Injeel (forte) mit dem Potenzenakkord (D 4), D 12, D 30, D 200.

Clematis ist enthalten in Atropinum compositum, Galium-Heel.

Cobaltum gluconicum – Kobaltglukonat

Verwendet wird Kobalt (II)-digluconat, das Kobaltsalz der D-Gluconsäure.

Die Bedeutung des Kobalt geht besonders daraus hervor, daß das antianämische Prinzip im Vitamin B 12 eine komplexe Verbindung des Co^{++} ist. Auch soll die Glycyl-Glycinpeptidase spezifisch durch Co^{++} aktiviert werden.

Kobaltmangel ruft eine schwere degenerative Erkrankung der Schafe in Australien hervor, die „coast disease", eine Krankheit, die durch progressive Abmagerung, Schwäche, Appetitlosigkeit und Apathie gekennzeichnet ist, die schließlich zu einer schweren Anämie führt und andernteils durch Darreichung von 1 mg Kobalt (pro Tag und Schaf) verhütet bzw. geheilt wird.

Cobaltum-II-gluconicum ist enthalten in Molybdän compositum.

Cobaltum metallicum – Kobalt

Verwendet wird metallisches Kobalt, Co.

Die Hauptindikationen sind:

Rückenschmerz, in die Beine abstrahlend und schlimmer beim Sitzen, beim Gehen und Liegen besser. Kopfschmerz von Ohr zu Ohr, über den Scheitel laufend. Erschöpfung nach sexuellen Exzessen. Anaemia perniciosa.

Zur Verfügung steht Cobaltum metallicum-Injeel (forte) mit dem Potenzenakkord (D 6), D 12, D 30, D 200.

Cobaltum nitricum – Kobaltnitrat

Verwendet wird Cobalt(II)-nitrat, $Co(NO_3)_2$.

Siehe Cobaltum metallicum.

Zur Verfügung steht Cobaltum nitricum-Injeel (forte) mit dem Potenzenakkord (D 4), D 12, D 30, D 200.

Cocculus – Kokkelskörner

Verwendet werden die reifen, getrockneten Früchte der in Indien, auf Ceylon und in den indomalayischen Gebieten vorkommenden Stammpflanze: Anamirta cocculus W. et Arn./Menispermaceae.

Die aus den Kokkelskörnern hergestellte Tinktur enthält einen giftigen Bitterstoff Pikrotoxin, ferner Fett, Wachse, Harz, Gummi, sowie Menispermin und Paramenispermin. Die Hauptwirkung von Cocculus erstreckt sich auf das Zentralnervensystem und trifft vor allem vagotone Zustände sowie Erschöpfungserscheinungen, die bis zur Lähmung oder Ohnmacht gehen können. Es besteht Schwäche der Halsmuskeln mit Schwere des Kopfes, als wenn die Muskeln den Kopf nicht tragen könnten. Auch im Kreuz wird über ein Gefühl der Schwäche geklagt, wie gelähmt, ebenso über große Schwäche und Schwere in den Beinen, Versagen der Knie beim Gehen. Dabei können auch Parästhesien in den Fußsohlen sowie in den Händen (abwechselnd mal rechts mal links) bestehen. Die Oberschenkel können wie verschlagen schmerzen. Auch die Paraesthesia nocturna mit dem Gefühl, als wenn die Hand wie geschwollen wäre, ist für Cocculus charakteristisch.

Diese parasympathisch bedingte Erschöpfung kann sich auch als Kopfschmerz zeigen, der den Nacken herunterzieht, etwa wie bei Zervikalmigräne. Auch das Gefühl, als ob sich der Kopf öffnet und schließt, ist eine Indikation für Cocculus.

Eine weitere sehr wichtige Indikation für Cocculus ist Seekrankheit, Übelkeit und Erbrechen beim Fahren, auch nach Tabakrauch, evtl. verbunden mit Schlundkrämpfen und Konvulsionen, besonders auch nervösen und hysterischen Erscheinungen beim Eintritt und während der Menstruation sowie während der Gravidität und wenn die Menstruation durch irgendwelche Maßnahmen unterdrückt wurden.

Cocculus kann immer dann hilfreich sein, wenn Nux vomica nicht wirkt, z. B. auch bei drückenden, klemmenden Magenbeschwerden. Dabei besteht häufig ein Widerwillen gegen alles Saure.

Die unter dem Namen Kokkelskörner (Cocculus indicus) von den ostindischen Inseln importierten Cocculus-Früchte wurden früher auch als Hopfensurrogat und zum Betäuben der Fische benutzt, woher auch ihr Name Fischkörner rührt.

Die vagotonisch bedingte Erschöpfung, welche sich bis zu einem betäubungsähnlichen Zustand steigern kann, findet sich auch nach Überforderung und Überanstrengungen, besonders nach Nachtwachen. Cocculus ist daher auch ein gutes Mittel bei beruflicher Überlastung, kurz gesagt auch nach Stress.

Schließlich ist auch der für Cocculus charakteristische Schwindel, der beim Fahren in der Eisenbahn, im Auto, beim Fliegen usw. auftritt, parasympathisch bedingt. Auch das Menière'sche Syndrom mit migräneartigen Erscheinungen und Übelkeit, sowie mit Erbrechen einhergehend, reagiert günstig auf Cocculus.

Zu erwähnen ist noch das Gefühl einer Leere im Kopf, wobei sich dieses Gefühl der Leere auch im Bauch, in den Därmen, in der Brust, in sonstigen Organen und allen inneren Teilen finden kann und einen strikten Hinweis auf Cocculus gibt.

Zu erwähnen ist noch, daß Cocculus auch hilfreich sein kann bei rheumatischen und gichtischen Gelenkaffektionen, die ohne erhebliche Entzündungsvorgänge verlaufen und mit Knacken bei Bewegungen verbunden sind, ferner bei Samenstrangneuralgien.

Wenn die Hauptsymptome von Cocculus zusammengefaßt werden, so ergibt sich folgendes typische Arzneimittelbild:

1. Schwindel mit Ohnmachtsgefühl und Übelkeit. Seekrankheit, Auto-, Luft- und Fahrkrankheiten (Eisenbahnkrankheit). Menière'sches Syndrom mit Erbrechen und Übelkeit.
2. Große Schwäche und Erschöpfung mit Ohnmachtsgefühl und Leereempfindung in verschiedensten Körperteilen und Organen. Folgen von Übernächtigung und Nachtwachen sowie zu wenig Schlaf (Krankenpflegepersonal, Nachtdienst-Beschäftigung).
3. Kopfschmerzen im Hinterkopf und Nacken sowie Schwäche und Schmerzen im Kreuz, den Hüften und Knien, als wenn die Glieder den Dienst versagen.
4. Vagotonie. Parästhesien. Von der Wirbelsäule ausgehend Beschwerden bei Osteochondrose.
5. Neigung zu krampfhaften Erscheinungen, Magenkrämpfen, Erbrechen und Widerwillen gegen alles Saure.

Zur Verfügung steht Cocculus-Injeel (forte) mit dem Potenzenakkord (D 6), D 12, D 30, D 200, D 1000.

Cocculus ist enthalten in Aletris-Heel, Cerebrum compositum, Cocculus-Homaccord, Vertigoheel.

Coccus cacti – Koschenillelaus

Verwendet wird die weibliche Cochenille-Schildlaus Dactylopius coccus Costa/Coccidae, die in Mittelamerika, Peru, Algerien und Spanien auf Kakteen lebt, besonders auf Nopalea coccinellifera, Opuntia monacantha u. a.

Die Hauptindikationen sind:

Nierenkoliken, Pyelitis, Nephrolithiasis. Pertussis mit zähem, strähnigem Schleim, besser in kalter Luft. Zusammenschnüren im Hals (Bulbärsyndrom, Sprachstörungen).

Typisch für Coccus cacti sind Keuchhusten-ähnliche Paroxysmen mit dickschleimigem, fadenziehendem Auswurf, wobei sich über den Lungen (strahlenförmig sich ausbreitende) Stiche und Druck finden mit Beengungsgefühl und einem Gefühl vermehrter Wärme in der Brust. Hitzeempfindung ist auch in der Mundschleimhaut vorhanden bei reiner, rauher und trockener Zunge.

Zur Verfügung steht Coccus cacti-Injeel (forte) mit dem Potenzenakkord (D 4), D 12, D 30, D 200.

Coccus cacti ist enthalten in Droperteel, Tonsilla compositum.

Cochlearia officinalis – Löffelkraut

Verwendet wird das frische, blühende Kraut der in Europa und Rußland einheimischen Stammpflanze: Cochlearia officinalis L./Cruciferae.

Die Indikationen sind:

Stomachikum und Diuretikum.

Zur Verfügung steht Cochlearia officinalis-Injeel (forte) mit dem Potenzenakkord (D 3), D 6, D 12, D 30, D 200.

Coecum – Blinddarm

Verwendet wird der Blinddarm (Intestinum caecum) eines Tieres in homöopathischer Zubereitung (Organpräparat).

Die Hauptindikationen sind:
Störungen der Darmexkretion. Chronische Obstipation. Allgemeine Giftüberlastung. Wirkt anregend auf Entgiftungs- und Ausscheidungsvorgänge.

Coecum suis steht zur Verfügung als Coecum suis-Injeel in dem Potenzenakkord D 10, D 30, D 200 und als Coecum suis-Injeel forte in dem Potenzenakkord D 8, D 12, D 30, D 200.

Coenzym A – CoA

Das Coenzym A enthält Pantothensäure, einen zur Gruppe der B-Vitamine gehörenden Stoff, ferner ein schwefelhaltiges Amin, das Cysteamin (2-Aminoethanthiol, $H_2N\ CH_2\ CH_2\ SH$), Ribose-3'-phosphat und Adenin. Es ist für zahlreiche Synthesen und wichtige Reaktionen des intermediären Stoffwechsels ein unerläßlicher Co-Faktor; z. B. aktiviert das Coenzym A die Essigsäure zum Eintritt in den Zitronensäurezyklus. Die Fettsäuren sind nur in Form ihrer Coenzym A-Verbindung reaktionsfähig. Um die freie Essigsäure reaktionsfähig zu machen, muß sie unter Energieaufwand in die Coenzym A-Verbindung übergeführt werden, wozu ATP (Adenosintriphosphat) nötig ist. Andernteils kann die Bildung der aktivierten Essigsäure auch beim oxydativen Abbau der Brenztraubensäure und der Fettsäure direkt erfolgen, indem die Abspaltung des Azetylrestes unter Aufnahme von Coenzym A erfolgt, wozu die Energie für die Bildung des Azetylmerkaptans durch den Spaltungsvorgang selbst geliefert wird. Die Azetylübertragung durch das Coenzym A als grundlegende Reaktion des Intermediär-Stoffwechsels spielt bei vielen biochemischen Synthesen eine bedeutende Rolle, so z. B. bei der Bildung des Azetylcholins aus Cholin und Azetat, dessen Synthese vom ATP abhängt. Die Essigsäure ist ein wichtiger Baustein aller möglichen Synthesen und wird durch Bindung an das Coenzym A reaktionsfähig gemacht. Die aktivierte Essigsäure stellt also gewissermaßen ein an der SH-Gruppe azetyliertes Coenzym A dar.

Coenzym A kann daher zur Stimulierung von Fermentaktivitäten bei verschiedensten Phasen Verwendung finden, speziell bei zellulären Phasen mit Fermentschäden (iatrogene Pathologie) z. B. bei Asthma, Leberschäden, Herzmuskel-Schäden sowie bei allen degenerativen Erkrankungen, speziell in Kombination mit geeigneten Biotherapeutika-Antihomotoxika.

Zur Verfügung steht Coenzym A als Einzelpotenz D 8; D 12.

Coenzym A ist enthalten in Coenzyme compositum, Depot-Zeel, Discus compositum, Ginseng compositum, Ubichinon compositum, Zeel.

Coffea – Kaffee

Verwendet werden die von der Samenschale (Silberhaut) weitgehend befreiten, reifen, getrockneten, ungerösteten Samen von Coffea arabica L./ Rubiaceae.

Die Hauptindikationen sind:
Überempfindlichkeit gegenüber äußeren Eindrücken. Kein Schlafbedürfnis. Zahnschmerz läßt nach durch Trinken von kaltem Wasser. Blasenlähmung. Dysmenorrhö.

Zur Verfügung steht Coffea-Injeel (forte) mit dem Potenzenakkord (D 4), D 12, D 30, D 200.

Colchicum – Herbstzeitlose

Verwendet werden die frischen, im Frühjahr gesammelten Knollen von Colchicum autumnale L./Liliaceae.

Die Hauptwirkung erstreckt sich nach Heinigke auf einzelne Gebiete der Schleimhaut (Magen und Dünndarm), der serösen Häute (Brustfell, Bauchfell und Herzbeutel), der fibrösen Gewebe (Gelenkbänder und Sehnen, besonders kleinerer Gelenke) und der Muskelfasern (besonders der Thoraxmuskulatur und des Zwerchfells), wo Entzündungsvorgänge vorherrschen.

Bei Vergiftungen werden heftige Magen-Darm-Entzündungen beobachtet mit Sinken aller Kräfte und Tod bei vollem Bewußtsein.

In tabula wurde gefunden: Bluterguß am Magenpförtner zwischen Schleim- und Muskelhaut, Bluterguß im Jejunum zwischen Schleimhaut und Peritoneum, ebenso unter der Pleura und dem Perikard. Die Lungen, das rechte Herz und die Hohlvenen waren mit schwarzem, dicken Blut erfüllt.

Bei homöopathischen Prüfungen wurden weiterhin beobachtet: Muskel- und Gelenkschmerzen mit gesteigerter, allgemeiner Reizbarkeit und Verschlimmerung zur Nachtzeit sowie bei Bewegung des Körpers oder bei Berührung der schmerzenden Teile. Dabei bestand Abspannungsgefühl und Sinken der Kräfte bis zum Unvermögen, zu sprechen, ferner Streck-

und Beugekrämpfe, ferner Kälte der Hände und Füße, nach großen Gaben auch Lähmungserscheinungen.

Typisch für Colchicum ist auch ein unruhiger durch Schmerzen gestörter Schlaf mit häufigem Aufschrecken. Dabei besteht erregte Gemütsstimmung und Reizbarkeit, Niedergeschlagenheit, Verdrossenheit und melancholische Depression.

Charakteristisch für Colchicum ist ein leidender Gesichtsausdruck, der auf Hinfälligkeit hinweist, besonders bei gynäkologischen Affektionen (Neoplasien) mit kühler, blasser Haut und braungeränderten, tiefliegenden Augen (Halonierung bei Überlastung der Abwehrsysteme). Auch können die Mundwinkel zucken und Nervenschmerzen am Jochbein und im Unterkiefer vorliegen sowie Krämpfe der Kiefermuskeln, verbunden mit Zähneknirschen.

In Prüfungsprotokollen wird berichtet über die Bildung eines Linsenkapselstars mit Aufquellung der Linse, Hervortreiben der Iris und staphylomatöser Hervorwölbung der Kornea, darauf allmählich erfolgende Rückbildung dieser krankhaften Vorgänge (Heinigke).

Typisch sind besonders die rheumatoiden Schmerzen in der Muskulatur und in den Gelenken des Rückens, der oberen und unteren Extremitäten mit stellenweisem Ausfall der Sensibilität. Bei anfangs beschleunigter Herztätigkeit erfolgt oft ein späteres Sinken der allgemeinen Energie, bei Fiebersteigerung ein Wechsel zwischen Frost und Hitze, dabei reichliche, stark sauer riechende Schweiße, Kälte des Gesichts und der Extremitäten und Stiche am Herzbeutel.

An den Verdauungsorganen zeigen sich Brennen im Munde bei großer Trockenheit der Schleimhaut, Schmerzen im Zahnfleisch und in den Zähnen, wodurch das Kauen behindert wird. Schwere und Steifigkeit der Zunge können vorliegen sowie Zusammenschnürungsgefühl und Schlingbeschwerden bei Schleimhautkatarrhen mit vermehrter Schleimabsonderung auch Schmerzen entlang der Speiseröhre und heftiger Durst.

Typisch ist Appetitlosigkeit, Ekel und Übelkeit besonders beim Geruch gekochter Speisen. Dabei ist der Bauch aufgetrieben (Meteorismus) mit häufigem Aufstoßen, anhaltendem Singultus, heftiges Erbrechen, Darmkoliken und diarrhoische Stühle, Kältegefühl in der Tiefe der Magengegend mit Schmerzen und Krämpfen. Dabei besteht Stuhldrang mit Obstipation oder es finden sich reichliche gallige Durchfälle mit Fetzen von krupösen Membranen, blutige und blutig-schleimige Stühle, eventuell Aftervorfall mit Kolikzuständen und ruhrartigen Erscheinungen.

Auch Blasen- und Nierenbeschwerden können vorliegen mit viel Urintenesmen und Schmerzen in der Urethra.

Nash beschreibt den Fall einer 75jährigen Frau, welche plötzlich von Übelkeit befallen wurde. Es folgten blutige profuse Stühle, die dann geringer und blutig-schleimig wurden mit heftigem Tenesmus und Darmschmerzen. Auf die üblichen Mittel wie Aconitum, Mercurius, Nux vomica, Ipecacuanha, Hamamelis und Sulfur trat keine Besserung ein. Im Gegenteil verschlimmerte sich der Zustand nach 12 Tagen so rapide, daß sie moribund schien. Sie konnte vor Schwäche den Kopf nicht vom Kopfkissen heben. Innerhalb 24 Stunden wurden 75 Stühle gezählt, die im Bett abgegangen waren. Dabei verschlimmerten sich die Schmerzen und die Zahl der Ausleerungen und alle Symptome charakteristisch vom Sonnenuntergang bis Sonnenaufgang, ein für Colchicum außerordentlich wichtiges charakteristisches Kennzeichen.

Bei diesem Fall war charakteristisch der Ekel vor dem Geruch kochender Speisen, wodurch Nash auf die Verordnung von Colchicum (D 200) hingewiesen wurde (da er eine tiefere Potenz nicht zur Hand hatte). Durch die rasche Genesung der Patientin aufgrund der Hochpotenz Colchicum D 200 wurde Nash, wie er schreibt: „Gegen meinen Willen belehrt, aber noch nicht bekehrt“.

Nash erwähnt von Colchicum noch das heftige Brennen und die eisige Kälte im Magen. Diese Gegensätze können sich auch am Unterleib finden. Besonders häufig ist Colchicum bei Herbstruhr angezeigt, bei weiß- oder blutig-schleimigen Ausleerungen, wie mit Schleimhautfetzen durchsetzt. Ähnliche Stühle hat Cantharis, die wie Schabsel aussehen, wobei dann meistens auch Harntenesmen und Blasenschmerzen vorhanden sind.

Colocynthis ist ebenfalls bei solchen Stühlen indiziert, jedoch wird es durch die zusammenkrümmenden, kolikartigen Schmerzen von Cantharis und Colchicum unterschieden. Denn die starke Auftreibung des Bauches mit Blähungen sind charakteristisch für Colchicum sowie die evtl. in die Oberschenkel abstrahlenden Schmerzen und Krampfzustände.

Zu denken ist differentialdiagnostisch betreffs der Arzneimitteldiagnose auch an Carbo vegetabilis, China oder Lycopodium.

Boericke weist auf die große Erschöpfung und innere Kälte hin, die Empfindlichkeit gegen Berühtung und Bewegung, auf die vom Abend bis zum Morgen andauernde Verschlimmerung, die gichtischen Erscheinungen, besonders auch gichtische Entzündungen der Großzehen, Gicht in der Ferse, und auch typische Schmerzen vorn am Oberschenkel.

Colchicum hat sich auch als wirksam bei Neoplasmaphasen erwiesen, speziell wenn Appetitlosigkeit vorliegt und evtl. Ekel gegen den Geruch kochender Speisen besteht.

Diese Wirkung wird gestützt durch das Ergebnis pharmakologischer Untersuchungen, da sich herausgestellt hat, daß Colchicin, der Wirkstoff der Herbstzeitlose, ein typisches Mitosegift ist, indem der Spiedelapparat blockiert wird und Krebszellen an der weiteren Teilung gehindert werden.

Als nach der Währungsreform 1948 wieder Schinken und Speck zur Verfügung standen, erkrankten zahlreiche ältere Leute an Magenkrebs. Verf. konnte eine ganze Anzahl dieser Kranken seinerzeit über Monate und sogar Jahre hinweg mit Colchicum und Conium, alle ein bis zwei Tage wechselnd subkutan per injectionem verabfolgt, stationär halten.

Wenn die Hauptsymptome von Colchicum zusammengefaßt werden, ergibt sich folgendes typische Arzneimittelbild:

1. Gichtische Erkrankungen mit wandernden Beschwerden. Rheumatismus. Polyarthritis rheumatica mit Endocarditis und Hydrops (Pleura, Perikard, Peritoneum). Große Erschöpfung. Kann kaum sprechen vor Hinfälligkeit. Halonierung (Augen).
2. Ödeme bei Herz- und Nierenleiden. Nephritis nach Scharlach. Rheumatische Iritis. Schleimhautkatarrhe (Mund, Zunge).
3. Herbstdurchfälle, blutig-schleimig, wie Darmschabsel.
4. Überempfindlichkeit gegen Gerüche. Schon der Geruch kochender Speisen macht Übelkeit und Brechreiz mit Würgen.
5. Vom Unterleib und der Blase bis in die Oberschenkel ausstrahlende Schmerzen.
6. Karzinom und Neoplasmaphasen der verschiedensten Art, speziell bei Appetitlosigkeit und Ekel vor dem Geruch kochender Speisen.
7. Verschlimmerung vom Abend bis zum Morgen (nachts). Gesteigerte Reizbarkeit.

Zur Verfügung steht Colchicum-Injeel (forte S) mit dem Potenzenakkord (D 6), D 12, D 30, D 200.

Colchicum ist enthalten in Aesculus compositum, Arnica-Heel, Colchicum compositum, Diarrheel, Ginseng compositum, Lithiumeel, Neuralgo-Rheum-Injeel, Thyreoidea compositum, Ubichinon compositum, Vomitusheel.

Colibacillinum – Bakterium coli-Nosode

siehe Bacterium coli

Collinsonia canadensis – Grieswurzel

Verwendet wird der frische, im Frühjahr gesammelte Wurzelstock der in Wäldern des atlantischen Nordamerikas wachsenden Stammpflanze: Collinsonia canadensis L./Labiatae.

Die Hauptindikationen sind:
Hämorrhoiden, wie Sand, Trockenheit, Holzstückchen im After. Obstipation (hellfarbige, trockene Knollen). Uterus-Prolaps. Pruritus vulvae.

Zur Verfügung steht Collinsonia-canadensis-Injeel (forte) mit dem Potenzenakkord (D 4), D 12, D 30, D 200.

Colocynthis – Koloquinte

Verwendet werden die geschälten, entkernten Früchte der in Nordafrika, Südarabien und Vorderasien vorkommenden Stammpflanze: Citrullus colocynthis [L.] Schrad./Cucurbitaceae.

Während Colocynthis aus der üblichen allopathischen Therapie fast vollständig verschwunden ist, kommt ihm in der homöopathischen Therapie eine bedeutende Rolle zu. Colocynthis ist eines der besten Heilmittel gegen Koliken. Diese Koliken lassen sich durch Zusammenkrümmen oder durch Drücken von harten Gegenständen gegen den Bauch oder gegen die schmerzenden Stellen bessern, wobei sich der Patient über Stühle, Tische, Bettpfosten usw. lehnt. Auch Koliken in Verbindung mit Dysenterie oder akuten Darmkatarrhen werden durch Colocynthis gebessert, wobei man zusätzlich Arsen, Aconitum, Mercurius und Veratrum album geben könnte. Colocynthis ist andernteils ein gutes Heilmittel bei stechenden Schmerzen, z. B. bei Ischias, ebenso bei Neuralgien im Bereiche des N.

trigeminus und anderer Lokalisation. Colocynthis ist stets dann indiziert, wenn stechende Schmerzen unabhängig von der Bewegung wie ein Blitzstrahl durchschießen. Blähungskoliken bei Kindern werden zwar oft durch Chamomilla günstig beeinflußt, wenn sie aber in stärkerer Weise auftreten, ist Colocynthis meist erforderlich. Andere Mittel, wie Magnesium phosphoricum, Staphisagria, Dioscorea, Veratrum album, Stannum und Jalapa können bei solchen Koliken ebenfalls wirksam sein. Colocynthis vermag dann eine rasche und dauerhafte Hilfe zu schaffen, wenn schießende Schmerzen und Zusammenkrümmen im Vordergrund stehen. In den Bereich der Heilwirkung von Colocynthis fallen daher, wenn man eine tabellarische Übersicht über die Symptome gibt, folgende Heilanzeigen:

1. Blähungskoliken im gesamten Bauch mit Neigung sich zusammenzukrümmen, die Knie an das Kinn zu ziehen und die Arme in den Leib zu pressen, evtl. verbunden mit Durchfällen, die erneut nach jedem Essen und Trinken auftreten und durch heiße Umschläge gebessert werden.
2. Neuralgien verschiedener Art, besonders im Gebiete der Ischiasnerven, aber auch sonstiger Lokalisation, wie im Bereiche des Trigeminus-, der Interkostalnerven (hier evtl. im Wechsel mit Ranunculus und Dulcamara indiziert) aber auch bei stechenden Schmerzen in den Gelenken, z. B. im rechten Knie und an anderen Loci.
3. Stechende Schmerzen, wie ein Messerstich durchschießend, unabhängig von Bewegung, Berührung, Druck oder dergl., evtl. verbunden oder gefolgt von Parästhesien, Kribbeln oder Eingeschlafenheitsgefühl (ähnlich wie bei Gnaphalium).
4. Große Reizbarkeit, cholerisches Temperament, wobei die Beschwerden häufig durch Zorn oder Ärger ausgelöst werden.
5. Besserung durch Wärme, Pressen und Druck der Unterarme.
6. Der Schweiß riecht nach Urin.
7. Periodizität der Beschwerden.

Zur Verfügung steht Colocynthis-Injeel (forte) S mit dem Potenzenakkord (D 4), D 12, D 30, D 200.

Colocynthis ist enthalten in Atropinum compositum, Berberis-Homaccord, Colnadul, Colocynthis-Homaccord, Diarrheel, Discus compositum, Heelax, Hepeel, Neuralgo-Rheum-Injeel, Nux vomica-Homaccord, Spascupreel.

Colon – Dickdarm

Verwendet wird der Grimmdarm, der Hauptanteil des Dickdarms (Intestinum colon) eines Tieres in homöopathischer Zubereitung (Organpräparat).

Änliche Wirkungen wie bei Coecum, jedoch kräftiger. Auch bei Enterospasmen (Flexura lienalis, Sigmoid). Ist als Zwischenmittel oder zu Beginn der Kur bei allen schweren Giftlagen indiziert. Darmatonie. Nabelkoliken. Darmtenesmen. Colitis mucosa et ulcerosa. Insomnie.

Colon suis steht zur Verfügung als Colon suis-Injeel in dem Potenzenakkord D 10, D 30, D 200 und als Colon suis-Injeel forte in dem Potenzenakkord D 8, D 12, D 30, D 200; als Einzelpotenzen in D 6; D 200.
Colon ist enthalten in Hepar compositum.

Comedones – Mitesser

Verwendet werden Mitesser (Komedo) in homöopathischer Zubereitung (Nosode).

Die Hauptindikationen sind:
Akne vulgaris et conglobata.

Nebenindikationen sind Cholesterinämie, Seborrhö, auch seborrhoisches Ekzem.

Zur Verfügung steht Comedones-Injeel (forte) mit dem Potenzenakkord (D 6), D 10, D 30, D 200.

Comocladia dentata – Guao

Verwendet wird die frische Rinde der in Westindien und Südamerika einheimischen Stammpflanze: Comocladia dentata Jacq./Anacardiaceae.

Die Hauptindikationen sind:
Zilarneuralgie. Akute und chronische Ekzeme. Ulzerationen.
Hinleiten auf Comocladia dentata können auch die Augensymptome: Gefühl, als ob die Augen zu groß wären und aus dem Kopf herausgepreßt würden, Druck- und Vollheitsgefühl in den Augen sowie Schmerzen, die sich besonders bei strahlender Wärme verschlimmern, so daß der Patient nur einen schwachen Lichtschein sehen kann.

Auch pustulöse, rote und juckende Hautausschläge und Röte am ganzen Körper sowie tiefe Geschwüre mit grünlichem stinkenden Eiter weisen auf Comocladia hin. Auch Heinigke empfiehlt die umfangreiche Anwendung von Comocladia bei Hautkrankheiten. Von Navarro wird Comocladia bei akutem und chronischem Ekzem, bei bösartigem Erysipel, bei Gürtelrose und Geschwüren aller Art und sogar beim Aussatz als wirksam empfohlen.

Zur Verfügung steht Comocladia dentata-Injeel (forte) mit dem Potenzenakkord (D 4), D 10, D 30, D 200.

Condurango — Kondurangorinde

Verwendet wird die getrocknete Rinde oberirdischer Achsen der an den Westabhängen der Cordilleren, in den Grenzgebieten zwischen Ecuador und Peru wachsenden Stammpflanze: Marsdenia condurango Reichenb. fil./Asclepiadaceae.

Die Hauptindikationen sind:
Ulzerationen bei Karzinom, Lues, Lupus. Teleangiektasien.

Condurango wurde in den 70er Jahren des letzten Jahrhunderts als „sicheres Krebsmittel“ von Ecuador nach Europa gebracht. Es hat jedoch nicht gehalten, was man sich von ihm versprochen hatte. Condurango ist nur unvollständig geprüft und hat sich in manchen Fällen klinisch bewährt, u. a. auch bei Wucherungshypertrophien und bei Epitheliomen.

Condugango steht zur Verfügung als Condurango-Injeel (forte) mit dem Potenzenakkord (D 6), D 10, D 30, D 200.
Condurango ist enthalten in Arsuraneel, Mucosa compositum.

Conium — Schierling

Verwendet wird das frische, blühende Kraut der in Europa und Asien an feuchten, schattigen Orten, an Wegen, Hecken und auf Feldern vorkommenden Stammpflanze: Conium maculatum L./Umbelliferae.

Conium maculatum, der gefleckte Schierling, ein großes Polychrest, weist in konzentrierter Form erhebliche Giftwirkungen auf, die aus der bekannten Vergiftung des Sokrates bekannt sind. Danach verursacht Conium eine von unten nach oben aufsteigende Lähmung. Dieses Symptom tritt in der homöopathischen Symptomatologie ebenfalls in Erscheinung. Außerdem ist der Drehschwindel eines der Hauptsymptome von Conium.

Nash beschreibt als weiteres wichtiges Symptom von Conium eine typische Augenentzündung bei Patienten, die an Struma leiden, bei welchen Conium vor allen Dingen wegen einer ungewöhnlich intensiven Lichtscheu angezeigt ist, die in gar keinem Verhältnis zu dem Grade der tatsächlichen Augenentzündung steht und die nur im Dunkeln und durch Druck gebessert wird, wobei andernteils auch Hornhautgeschwüre vorhanden sein können.

Ein anderes wichtiges Symptom von Conium, wobei man in diesem Falle der höheren Potenz den Vorzug geben sollte, ist eine steinhart sich anfühlende Drüsenschwellung und Verhärtung mit Prickeln und Stechen, die speziell nach Kontusionen und Quetschungen, in vielen Fällen als anfangs scheinbar harmloser Mammaknoten auftritt. Diese können sich durch Conium häufig überraschend zurückbilden, besonders wenn ein Stoß gegen die Brust oder eine Verletzung die Ursache war.

Der Verf. hat kurz nach dem Kriege eine Metzgersfrau behandelt, die an steinharten Metastasenknoten in den Bauchdecken litt, die wahrscheinlich als ein in die Bauchdecke hineingewuchertes Gallenblasenkarzinom anzusehen waren. Den Hinweis auf die Medikation von Conium ergab das Symptom der steinharten Knoten, die keinesfalls mit Tuberkuloiden, Mykosis fungoides oder anderen Hauterkrankungen hätten verwechselt werden können. Auf die Conium-Gaben kam es nach etwa 10 Tagen zu einem plötzlichen Erweichen der Metastasen und Aufbrechen mit nachfolgender langwieriger Fisteleiterung, durch die sich über 90 Gallensteine entleerten, so daß damit die wahrscheinlich vorliegende Neoplasmaphase regressiv vikariierend in toto in eine Reaktionsphase, nämlich in die suppurierende Fistel umgesetzt war. Die Patientin ist auch nicht an diesem Leiden zugrunde gegangen, sondern erst 10 Jahre später einem Herzinfarkt erlegen. Man gibt Conium also auch bei krebsartigen Erkrankungen der Brüste, der Gebärmutter oder anderer Organe, wobei die Schmerzen, welche für Conium sprechen, brennend, stechend oder schießend sind, so daß man auch an Apis mellifica denken könnte.

Conium hat auch eine erhebliche Wirkung auf die Sexualorgane, indem bei den Männern meistens eine große Schwäche besteht mit heftigem Verlangen und Liebesgedanken, denen die Patienten nachzukommen aber unfähig sind. Diese Zustände finden sich häufig im fortgeschrittenen Lebensalter, ebenso wie unwillkürliche Unterbrechungen des Harnstrahles, die sich auch unter Clematis finden, speziell bei Prostatahypertrophie. Begleitend kann Zystitis mit eitrigem Urin bestehen.

Auch Nacht- oder Tagschweiße, die sofort beim Einschlafen auftreten, sind ein Hinweis für Conium. Hierzu kommen noch sonstige Alterserscheinungen verschiedenster Art, Arteriosklerose und fortschreitende Kachexie. Auch Koordinationsstörungen bei Tabes und sensible Reizerscheinungen sprechen auf Conium an (ähnlich Argentum nitricum).

Seitens der Gehirnfunktionen finden sich Gedächtnisschwäche, verminderte Denkfähigkeit, Aphasie, evtl. auch Tremor, Ohrensausen und Schlaflosigkeit, die auf Conium ansprechen. An den Schleimhäuten werden Reizungen mit Trockenheit und Geschwüre mit übelriechender Absonderung beobachtet.

Typisch für Conium ist ferner ein heftiger Kitzelhusten, der besonders nachts beim Liegen auftritt und wie von einem trockenen Fleck ausgeht. Häufig tritt dieser Husten bei Lungentumoren auf, aber auch bei akuter Erkältung und bei Tuberkulose mit Schwierigkeit der Expektoration (wobei auch Lachesis nebenher nützlich sein kann). Die Schleimhäute weisen auch sonst Reizzustände auf, z. B. im Sinne einer Glossitis ulcerosa, von Zungenrhagaden, Magenschmerzen mit Erbrechen, Durst und Verlangen nach Saurem, wie es sich häufig bei Magenkarzinom findet. Auch blutig schleimige Durchfälle oder auch Obstipation mit Ohnmacht nach dem Stuhlgang, ähnlich wie bei Nux vomica sprechen für Conium.

Alle Beschwerden werden durch Kälte und Ruhe und speziell nachts verschlimmert.

Es ergeben sich in übersichtlicher Darstellung folgende Hauptsymptome:

1. Von unten nach oben aufsteigende Lähmung.
2. Drehschwindel.
3. Allgemeine Alterserscheinungen. Arteriosklerose. Fortschreitende Kachexie. Koordinationsstörungen. Gedächtnisschwäche. Aphasie. Tremor. Ohrensausen. Schlaflosigkeit.
4. Prostatahypertrophie mit Blasenreizung. Unterbrechung des Harnstrahles. Zystitis.
5. Steinhart sich anfühlende Drüsenschwellungen mit Verdacht auf Neoplasmaphasen. Mammaknoten.
6. Bei Neoplasmaphasen zur Konstitutionsbehandlung.
7. Heftiger Kitzelhusten, wie von einem trockenen Fleck ausgehend.
8. Ulzerationen an Schleimhäuten. Zungenrhagaden.
9. Blutig-schleimige Durchfälle oder Obstipation mit Ohnmacht nach dem Stuhlgang.

10. Verlangen nach Saurem.
11. Verschlimmerung durch Kälte, Ruhe und speziell nachts.

Zur Verfügung steht Conium-Injeel (forte) S mit dem Potenzenakkord (D 4), D 12, D 30, D 200.

Conium ist enthalten in Cerebrum compositum, Colchicum compositum, Ginseng compositum, Rauwolfia compositum, Testis compositum, Thyreoidea compositum, Tonsilla compositum, Ubichinon compositum, Vertigoheel.

Convallaria majalis – Maiglöckchen

Verwendet wird die frische, blühende, in Laubwäldern Europas, Asiens und Nordamerikas vorkommende Stammpflanze: Convallaria majalis L./ Liliaceae.

Die Hauptindikationen sind:

Herzmuskelschwäche. Dekompensierte Vitien. Endokarditis. Nervöses Herzklopfen. Sportherz (Arbeitshypertrophie). Nach Tabakabusus.

Convallaria ist homöopathisch geprüft worden und hat außer Herzsymptomen auch noch Gemütsdepression und Reizbarkeit gezeigt, besonders wenn der Prüfer nach irgendetwas gefragt wird.

Auch ein dumpfer, schwerer Kopfschmerz, der vom Scheitel nach den Schläfen zieht, und Kopfschmerzen mit Fieber sowie Schläfrigkeit beim Eintreten in ein warmes Zimmer, dabei aber unruhiger Schlaf wurden gefunden.

Auf der Vorderseite des Oberschenkels zeigten sich Knötchen, wie von Mückenstichen mit starkem Jucken.

Auch optische Täuschungen beim Lesen ergaben sich insofern, als alle Buchstaben gleich aussahen. Es fand sich auch eine Schwere der Oberlider mit dumpfem Wehegefühl im re. Auge sowie ein klopfender Schmerz im linken Ohr mit Hitze.

Typisch war eine fahle Gesichtsfarbe mit eingefallenem hippokratischem Gesicht.

Auch rheumatische Beschwerden in der Lendengegend, dumpfe scharfe Schmerzen unter dem unteren Schulterblattwinkel und in der Nierengegend sowie ein rheumatischer Schmerz im linken Ellenbogengelenk mit Taubheit in der Hand, Schmerzen in der Handwurzel sind auch eine Indikation für Conium, ebenso Krämpfe auf der Innenseite des rechten Oberschenkels, Schmerzen in den Knien, Krämpfe in der rechten Wade mit Taubheitsgefühl und Knöchelschmerz.

Außer Dyspnoe mit Ohnmachtsgefühl und Herzklopfen, großer Atemnot bei geringsten Bewegungen, klagten die Prüfer über ein Gefühl des Herzflatterns bei Anstrengungen, dann Gesichtsröte, und über eine Empfindung, als ob das Herz stillstehen wollte. Sodann schlug es wieder plötzlich stark mit Ohnmachtsgefühl.

An den Verdauungsorganen fand sich als auffallendes Symptom: fettig schmeckendes Aufstoßen; Übelkeit nach dem Essen mit Schleimerbrechen, auch dumpfer kolikähnlicher Schmerz in der linken Oberbauchgegend sowie in der Nabelgegend.

Zur Verfügung steht Convallaria majalis-Injeel (forte) mit dem Potenzenakkord (D 3), D 6, D 12, D 30, D 200.

Convallaria majalis ist enthalten in Aurumheel.

Corallium rubrum – Rote Koralle

Verwendet wird die pulverisierte Rote Koralle Corallium rubrum L./Coralliidae.

Die Hauptindikationen sind:

Psoriasiforme Ausschläge, korallenrot. Husten krampfartig (wie Maschinengewehrfeuer). Retronasalkatarrh.

In den Prüfungen ergab sich eine erhöhte Empfindlichkeit gegen schmerzhafte Eindrücke sowie ein Abgeschlagenheitsgefühl in den Ober- und Unterschenkeln nach geringer Bewegung, ferner Schlaflosigkeit bis Mitternacht bei großer Tagesschläfrigkeit, öfteres Aufschrecken aus dem Schlafe durch ängstigende Träume, wobei die Gemütsstimmung im allgemeinen ärgerlich und verdrießlich war. Ferner zeigten sich Schmerzen der Augäpfel bei Bewegen derselben sowie entzündliche Affektionen der Augenbindehaut mit Empfindung von Hitze und Druck, als ob Sand im Auge sei (Konjunktivitis). Typisch war auch die chronische Zellgewebsentzündung an der Nase mit Abszeßbildung und langdauernder Eiterung, verbunden mit Nasenbluten.

Im Kniegelenk bestand ein Schwächegefühl mit Zusammenknicken und Ermüdungsschmerz im Knie- und Fußgelenk, ferner ein ziehender Schmerz im Schienbein.

Die roten Flecken, himbeerfarbene, blaurote, kleinere und größere Flecken zeigten sich am dichtesten an Oberschenkeln und Unterarmen ohne Gewebsinfiltration. Sie wurden nach einigen Tagen braunrot, dann verfärbten sie sich gelb und verblaßten allmählich. Hinführen kann auf Corallium rubrum wochenlanger Fließschnupfen mit reichlichem dünnen wässrigem Schleim, der ohne Ausschnauben abtropft, ferner der Husten mit drückendem Schmerz in der Brust und ein Gefühl beim Tiefatmen, als ob ein kalter Luftstrom in die Luftröhren eindringt und Hustenreiz und Schleimauswurf verursacht.

Zur Verfügung steht Corallium rubrum-Injeel (forte) mit dem Potenzenakkord (D 6), D 12, D 30, D 200.

Cornea – Hornhaut des Auges

Verwendet wird die Hornhaut des Auges (Cornea) eines Tieres in homöopathischer Zubereitung (Organpräparat).

Die Hauptindikationen sind:
Hornhauttrübungen. Astigmatismus. Chronische Hornhautulzera und chronische Konjunktivitiden.

Cornea suis steht zur Verfügung als Cornea suis-Injeel in dem Potenzenakkord D 10, D 30, D 200 und als Cornea suis-Injeel forte in dem Potenzenakkord D 8, D 12, D 30, D 200.

Corpus luteum – Gelbkörper

Verwendet wird der Gelbkörper (Corpus luteum) aus dem Ovar eines Tieres in homöopathischer Zubereitung (Organpräparat).

Die Hauptindikationen sind:
Störungen des weiblichen Hormonhaushaltes. Frühzeitiges Altern. Klimakterium. Störungen im Ablauf der Schwangerschaft.

Corpus luteum suis steht zur Verfügung als Corpus luteum suis-Injeel in dem Potenzenakkord D 10, D 30, D 200 und als Corpus luteum suis-Injeel forte in dem Potenzenakkord D 8, D 12, D 30, D 200.

Corpus pineale — Epiphyse

Verwendet wird die Epiphyse (Corpus pineale) eines Tieres in homöopathischer Zubereitung (Organpräparat).

Corpus pineale weist gewisse Gegentaktwirkungen zur Hypophyse auf. Aufgrund der bei Frischzellenimplantierungen gewonnenen Erfahrungen haben sich folgende Indikationen ergeben:

Wirkt bremsend auf Neoplasmaphasen. Asthma bronchiale. Versuchsweise auch bei Epilepsie und Degenerationsphasen allgemeiner Art als Neben- und Zwischenmittel. Chorea minor. Papillome der Blase.

Corpus pineale suis steht zur Verfügung als Corpus pineale suis-Injeel in dem Potenzenakkord D 10, D 30, D 200 und als Corpus pineale suis-Injeel forte in dem Potenzenakkord D 8, D 12, D 30, D 200.

Corpus pineale ist enthalten in Thalamus compositum, Thyreoidea compositum.

Corpus vitreum — Glaskörper des Auges

Verwendet wird der zwischen Linse und Netzhaut gelegene Glaskörper des Auges (Corpus vitreum) eines Tieres in homöopathischer Zubereitung (Organpräparat).

Die Hauptindikationen sind:

Glaskörpertrübungen. Glaukom. Katarakt.

Corpus vitreum suis steht zur Verfügung als Corpus vitreum suis-Injeel in dem Potenzenakkord D 10, D 30, D 200 und als Corpus vitreum suis-Injeel forte in dem Potenzenakkord D 8, D 12, D 30, D 200.

Cor — Herz

Verwendet wird das Herz eines Tieres in homöopathischer Zubereitung (Organpräparat).

Die Hauptindikationen sind:

Hypertonie. Angina pectoris. Koronardurchblutungsstörungen. Herzinsuffizienz. Sportherz. Paroxysmale Tachykardie. Nachbehandlung post infarctum.

Nicht zweckmäßig ist es, Cor (sowohl als Homöopathikum in üblichen Potenzen als auch in Form von Frischzelleninjektionen) während akuter Dekompensation zu verabfolgen. Aus diesem Grunde sollte Cor auch nicht sofort nach einem Infarkt Anwendung finden, sondern erst einige

Wochen später (zur Nachkur), wenn die völlige muskuläre Kompensation wieder hergestellt ist.

Cor suis steht zur Verfügung als Cor suis-Injeel in dem Potenzenakkord D 10, D 30, D 200 und als Cor suis-Injeel forte in dem Potenzenakkord D 8, D 12, D 30, D 200; als Einzelpotenzen in D 6; D 200.

Cor ist enthalten in Cor compositum, Testis compositum.

Cortex glandulae suprarenalis – Nebennierenrinde

Verwendet wird die Nebennierenrinde (Cortex glandulae suprarenalis) eines Tieres in homöopathischer Zubereitung (Organpräparat).

Indikationen für die Anwendung der isolierten Nebennierenrinde in homöopathischer Zubereitung sind Imprägnationsphasen oder Degenerationsphasen (Erschöpfungsphase Selyes), bei Streß-Situationen, z. B. auch nach toxischen Wirkungen (Chemotherapeutika, Antibiotika usw.) bei Therapieschäden, generell bei Phasen mit Cortisonmangel wie z. B. bei der primär chronischen Polyarthritis, wobei zweckmäßigerweise geeignete Nebenmittel verabfolgt werden.

Cortex glandulae suprarenalis ist enthalten in Tonsilla compositum.

Cortison

Verwendet wird Cortison-21-acetat (17 α, 21-Dihydroxy-4-pregnen-3,11,20-trion 21-acetat) (homöopathisiertes Allopathikum).

Die Hauptindikationen sind:
Schädigungen von NNR, Hypophyse und des Bindegewebes. Dystrophia adiposogenitalis. Simmond'sche Kachexie. Folgen von Cortisonmißbrauch und andere Therapieschäden. Zu versuchen auch bei Osteochondrose, Umknicken der Gelenke, Osteoporose, Sudeck'scher Atrophie und anderen, am Bindegewebe manifest werdenden Erkrankungen. Gute Kombinationsmöglichkeit mit Funiculus umbilicalis und Silicea.

Zur Verfügung steht Cortison-Injeel (forte) mit dem Potenzenakkord (D 6), D 12, D 30, D 200; als Einzelpotenzen in D 30; D 200.

Cortisonacetat ist enthalten in Cutis compositum, Echinacea compositum, Pulsatilla compositum, Testis compositum, Thyreoidea compositum, Tonsilla compositum.

Coxsackie-Virus-Nosode

Verwendet werden inaktivierte Coxsackie-Viren der Subgruppen A_9 und B_4 in homöopathischer Zubereitung (Nosode).

Die Hauptindikationen sind:
Pyelozystitis, Cystitis acuta et chronica. Chronische Sinusitiden. Abakterielle Meningitis und Zephalgien. Asthma, Durchblutungsstörungen. Stenokardien und Herzschmerzen, Myokard- und Perikardschäden bzw. -belastungen, nach Parotitis, Pankreatitis, Hepatitis, Nephritis, Orchitis, Oophoritis, Pleuritis, abakterieller Meningitis, Enzephalitis u. a. zurückbleibende Restzustände (u. a. auch Paresen). Chronische Dickdarmaffektionen (Colitis mucosa), besonders in Kombination mit Colon, Nux vomica, Cantharis, Traumeel u. a. (Literaturbericht von Dr. Schmidt über Erfahrungen bei über 500 Patienten. Biologische Medizin 2, 160—161 (1973), ferner 5, 212—214 (1976).

Zur Verfügung steht Coxsackie-Virus-A_9-Injeel (forte) und Coxsackie-Virus-B_4-Injeel (forte) mit den Potenzenakkorden (D 10), D 15, D 30, D 200; als Einzelpotenzen (Coxsackie-Virus A_9 und Coxsackie-Virus-B_4) in D 6; D 7; D 8; D 12; D 20; D 30.

Coxsackie-Virus-A_9-Nosode ist enthalten in Solidago compositum

Crabro vespa — Hornisse

Verwendet wird die Hornisse Vespa crabro L.

Die Hauptindikationen sind:
Ovariitis links. Konjunktivitis. Chemosis.

Zur Verfügung steht Crabro vespa-Injeel (forte) mit dem Potenzenakkord (D 4), D 12, D 30, D 200.

Crabro vespa ist enthalten in Gynäcoheel, Metro-Adnex-Injeel.

Crataegus – Weißdorn

Verwendet werden die frischen, reifen Früchte der in Hecken, Zäunen, an Waldrändern in Europa und in den gemäßigten Teilen von Asien wachsenden Stammpflanze Crataegus oxyacantha L. emend. Jacq. und Crataegus monogyna Jacq. und ihren Bastarden (Rosaceae).

Weißdorn ist ein herz- und kreislaufwirksames Phytotherapeutikum, der selbst bei Überdosierung und Dauergebrauch keine toxischen Nebenwirkungen entfaltet. Crataegus wird nicht nur als Herztonikum allgemein sondern auch bei postinfektiöser Herzschwäche, d. h. bei retoxischen Imprägnationsphasen angewandt und kann speziell bei Altersherz zum Dauergebrauch eingesetzt werden. Über Crataegus sind in den letzten Jahren zahlreiche Arbeiten erschienen, die sich mit der Pharmakodynamik des Weißdorns beschäftigen. R. F. Weiss (Hippokrates 602, 15 [1963]) bezeichnet Crataegus als eines der meistgebrauchten Mittel, vorwiegend in der kleinen Herztherapie.

Damit steht Crataegus wirkungsmäßig in einem gewissen Gegensatz zu der von Withering vor 180 Jahren entdeckten Digitalis, die im Rahmen der sog. großen Herztherapie angewendet wird. Die grundlegenden Wirkungen der Crataegustinktur pflegen meist erst nach länger dauernder Anwendung in Erscheinung zu treten, während sich die Kranken auch schon nach wenigen Gaben leichter und leistungsfähiger fühlen. Die pektanginösen Beschwerden mit Druck in der Herzgegend, Beklemmungsgefühl, leichter Atemnot usw., pflegen oft unmittelbar, bei längerem Gebrauch dann auch dauerhaft abzuklingen, speziell wenn zusätzliche Einzelmittel mit Crataegus kombiniert werden (Spigelia u. a.).

Während Digitalis als souveränes Mittel für die manifeste Herzinsuffizienz bezeichnet werden kann (Weiss), ist Crataegus mehr für degenerative Zustände am Herzen indiziert, speziell für das Altersherz, die Herzhypertrophie bei Hypertonie, bei Folgen von Myokardinfarkten und Myokardfibrose, bei Koronarsklerose und bei pektanginösen Beschwerden. Daher eignet sich Crataegus ausgezeichnet auch zur Prophylaxe der Angina pektoris und ist bereits bei den geringfügigsten Erscheinungen indiziert, da die Wirkung dann auch unmittelbar und durchgreifend in Erscheinung zu treten pflegt, während bei manifester Herzinsuffizienz zunächst auch Digitalis-Zubereitungen indiziert sind.

Die Wirkung der Crataegus-Zubereitungen beruht auf Flavonoiden (Flavone und Flavane sowie Aminopurine), ferner auf sonstigen, wirkungsmäßig noch nicht genau definierten Substanzen, die von den Digitaloiden eine völlig abweichende Wirkung haben. Im Experiment konnte die Herzkraft als solche mit Crataegus-Zubereitungen nicht gesteigert werden. Die herzkraftsteigernde Wirkung des Crataegus-Extraktes pflegt ja auch erst nach längerer Verabreichung einzutreten. Weiss nennt drei Angriffspunkte der Crataeguswirkung, nämlich:

1. eine Verbesserung des koronaren Durchflusses,
2. eine Einwirkung auf den Herzmuskel selbst, und zwar auf die interstitiellen Zellgruppen des Myokards, wobei diesen die Energielieferung für die Fibrillen zugeschrieben wird, und
3. eine Einwirkung auf das Reizleistungssystem, wobei letzterer Effekt hauptsächlich bei intravenöser Injektion größerer Dosen zu beobachten ist.

Wahrscheinlich wirkt Crataegus auch als allgemeines Zellstimulans, wie aus neunjährigen Fütterungsversuchen von Klatt, dem Direktor des Zoologischen Instituts der Universität Hamburg hervorgeht, der 1956 berichtete, daß bei der Züchtung des Schwammspinners (Ocneria dispar) eine Zucht, die offensichtlich infolge einer Fehlfütterung dem Aussterben nahe war, dann radikal auf Weißdornblätter umgestellt wurde, woraufhin sich die bisher neun Jahre lang mit Erlenblättern gefütterte Spannschwimmerzucht völlig regenerierte und keinerlei Verluste mehr durch die sonst regelmäßigen Infektionskrankheiten erlitt, wobei sich anderenteils große kräftige Falter mit Eiablagerung von mehreren hundert Eiern pro Tier entwickelten. Klatt hat nach sechsjähriger Beobachtung über diese positiven Befunde, die weiterhin anhielten, berichtet und die Umstellung der Fütterung auf Crataegusblätter als die Ursache der Aufbesserung der Zucht angesehen. Er schreibt dem Crataegus die Wirkung eines allgemeinen Zellstimulanz zu.

E. Holtzem vom Pharmakologischen Institut der Universität Bonn hat die Fütterungsversuche mit Crataegus an der Fliege Drosophila melanogaster nachgeprüft, und hat bei fünf Generationen gegenüber den Kontrollkulturen, die mit Normalfutter ernährt wurden, eine deutliche Vermehrung der Nachkommen gefunden, wenn zusätzliche Gaben von Crataegusblättern gereicht wurden. Auch die Fütterung von reiner Oleandersäure, welche eine der Triterpensäuren des Weißdorns ist, führte hierbei zu gleichem Ergebnis.

Weiss ordnet die Schwerpunkte der Digitalistherapie mehr der Klinik zu, während die Crataegusverordnungen hauptsächlich in der Praxis angewandt werden können. Weiss hält dabei die laufende Therapie mit

Crataegus für erforderlich und mißt der Größe der Einzelgaben keine so große Bedeutung zu.

Wie ferner aus den Versuchen mit Ocneria dispar hervorgeht, ist die Wirkung von Crataegus nicht allein auf den Kreislauf beschränkt, sondern dehnt sich auch auf andere Systeme aus. So läßt sich beim Menschen nicht nur eine Herzwirkung, sondern auch eine allgemeine tonisierende Kreislaufwirkung feststellen, indem Crataegus auch regulierend auf den Blutdruck wirkt und dabei gleichzeitig auch die Spannung im peripheren Kreislauf reguliert, wobei die Blutdruckregulierung zum Teil über zentrale, zum Teil über periphere Angriffspunkte zu erfolgen scheint.

Bei übersichtlicher Darstellung ergeben sich folgende Hauptindikationen für Crataegus:

1. Herzmuskelschwäche, auch solche toxischer Art, z. B. bei retoxischen Imprägnationsphasen (infektiös toxische Herzmuskelschwäche).
2. Myokarditis, Myokardosen.
3. Altersherz. Sportherz. Fettherz.
4. Hypertonie. Arteriosklerose allgemein.
5. Koronarsklerose. Koronardurchblutungsstörungen mit pektanginösen Beschwerden.
6. Zur Kreislaufstütze bei Infektionen und Fieber (Grippe, Pneumonie usw.).

Zur Verfügung steht Crataegus-Injeel (forte) mit dem Potenzenakkord (D 4),), D 12, D 30, D 200.

Crataegus ist enthalten in Angio-Injeel, Aurumheel, Cactus compositum, Cor compositum, Cralonin, Crataegus-Heel, Glonoin-Homaccord, Melilotus-Homaccord, Valerianaheel.

Cresolum – Kresol

Verwendet wird eine Mischung aus Ortho-, Meta- und Para-Kresol (o,m,p-Cresol), $C_6H_4(OH)(CH_3)$.

Bei Epilepsie empfohlen. Sonst bei Imprägnationsphasen und Präkanzerose.

Zur Verfügung steht Cresolum-Injeel (forte) mit dem Potenzenakkord (D 6), D 10, D 30, D 200.

Crinis humanus – Menschenhaar

Verwendet wird Menschenhaar in homöopathischer Zubereitung (Nosode).

Die Hauptindikationen sind:
Alopezie. Vorzeitiges Ergrauen der Haare (Kombination mit Onyx empfohlen).

Zur Verfügung steht Crinis humanus-Injeel (forte) mit dem Potenzenakkord (D 6), D 10, D 30, D 200.

Crocus – Safran

Verwendet werden die getrockneten Narben der im Orient einheimischen, in Südeuropa angebauten Stammpflanze: Crocus sativus L./Iridaceae.

Die Hauptindikationen sind:
Brennen der Augen nach kurzem Lesen, Mouches volantes. Wie Kindsbewegungen im Leib. Metrorrhagien, Abort. Blutungen durch die geringste Bewegung verschlimmert, wie ein Eiszapfen geronnen. Hysterie. Chorea minor.

Wesentlich sind die in der Arzneimittelprüfung gewonnenen sonstigen Symptome, denn nach großen Gaben werden narkotische Erscheinungen beobachtet sowie Blutandrang nach dem Kopf, der sich bis zur Apoplexie steigern kann, dabei Berauschung und Betäubung mit Delirien und Schlafsucht bis zum Koma. Allgemein häufig sind Blutungen, speziell des Uterus.

Auf das Mittel hinleiten kann ein seltenes Prüfsymptom, nämlich die Empfindung dumpfer und stumpfer Stöße, Schläge und Schmerzen, die plötzlich eintreten, nicht lange anhalten und anfallsweise wiederkehren. Hervorgerufen und verschlimmert werden diese gern durch Bewegung. Sie treten morgens am heftigsten auf und beschwichtigen sich bei langsamem Gehen im Freien. Auch kann das Gefühl vorliegen, als hüpfe etwas im oder am Körper umher.

Auffallend ist auch die exzessive Heiterkeit, Lust und Laune zu scherzen und zu spaßen, übermäßiges Lachen, Neigung zum Singen und zu delirieren mit musikalischen Ideen. Wenn Töne das Ohr treffen, singt der Patient unwillkürlich mit. Dabei besteht ein rascher und unvermittelter Wechsel entgegengesetzter Stimmungen, ein exzessives Schwanken von einem Extrem der Launen zum anderen.

Frauen empfinden wehenartige Schmerzen im Unterleib wie vor Eintritt der Periode.

Zu versuchen ist Crocus auch bei hysterischen Affektionen, bei Lach- und Weinkrämpfen, Veitstanz, Melancholie und larviertem Wechselfieber, bei gichtigen Affektionen und speziell bei Blutungen von dunklem, dickem und leicht gerinnbarem Blut (wie ein Eiszapfen).

Zur Verfügung steht Crocus-Injeel (forte) mit dem Potenzenakkord (D 4), D 12, D 30, D 200.

Crotalus – Nordamerikanische Klapperschlange

Verwendet wird das getrocknete Gift aus den Drüsensäcken des Oberkiefers der in Nordamerika lebenden Klapperschlange Crotalus horridus L./ Crotalidae.

Die Hauptindikationen sind:

Blutungen aus Augen, Ohren, Nase und allen Organen, dunkel, flüssig. Frühjahrsverschlimmerung. Metrorrhagien im Klimakterium, Morbus Werlhoff. Gehirnstörungen, macht Irrtümer beim Schreiben und Rechnen. Gelbfieber, Typhus, Entzündungen mit Gangrän und Sepsis. Herzschwäche. Toxischer Ikterus. Virushepatitis. Akute gelbe Leberatrophie.

Typisch für Crotalus ist die große Mattigkeit und Erschöpfung und die rasche Kräfteabnahme, die anfallsweise mit Ohnmachten, Zittern am ganzen Körper und mit Konvulsionen auftreten kann. Besonders die rechte Körperhälfte ist beteiligt. Die Verschlimmerung aller Beschwerden erfolgt in den frühen Morgenstunden. Dabei besteht eine reizbare Gemütsstimmung, wobei der Patient zu Rührung und zu ekstatischen Zuständen geneigt ist. Bei chronischen Affektionen besteht Gleichgültigkeit, Niedergeschlagenheit und Ängstlichkeit mit Unruhe und Menschenscheu.

Auf das Mittel hinführen kann das Unvermögen zu passender und korrekter sprachlicher Ausdrucksweise in Wort und Schrift und die Anwendung fehlerhafter Worte zur Bezeichnung der Begriffe, wie eine sonst nicht gekannte fehlerhafte Orthographie und eine ungewöhnliche Gedächtnisschwäche (Luesinum, Medorrhinum, Anacardium).

Schmerzen in der Stirn- und Schläfengegend, in den Augenhöhlen und in den Zähnen, evtl. mit Übelkeit und Erbrechen werden durch frische Luft gebessert. Ein Vergiftungsbild nach Klapperschlangenbiß weist vornehmlich auch halbseitige Lähmungen auf, schnell wechselnde und häufig wiederkehrende Schmerzen, wobei vorzugsweise die Knochen von Schmerzen ergriffen sind. Auch ein Krampf der Kopfhaut mit Sträuben des Haares, Kinnbackenkrampf und schlaffes Herabhängen des Unterkiefers sind Crotalus-Symptome (Apoplexie).

Charakteristisch sind auch Katarrhe der Konjunktiva und eine Rötung des linken oberen Augenlides mit Hitze- und Brenngefühl, Tränen der Augen und ikterische Verfärbung der Skleren, häufig mit Pupillenerweiterung verbunden.

Im Vordergrund stehen die Blutaustritte aus Körperöffnungen, allgemein in die Haut (gelbe, rote, blaue, auch grünliche und schwarz-blaue Flecken mit juckenden Stichen an verschiedenen Stellen), allgemeine gelbsüchtige Hautfärbung und Blutergüsse aus dem Kapillarnetz der Haut, verbunden mit Ausschlag kleiner Pusteln an Gesicht, Rumpf und Gliedern mit ausgebreiteten blau-rötlichen Flecken und größeren Beulen mit Bildung jauchigen Eiters, auch allgemeine wassersüchtige Anschwellung der Haut und des Unterhautzellgewebes (Schlangenbißwirkung).

Dabei besteht ein schwache und heisere Stimme mit schmerzhafter Empfindlichkeit des Kehlkopfes bei Berührung, Dyspnoe, Husten mit Brustschmerzen und blutigem Auswurf, ferner übler Mundgeruch, Zahnfleischblutungen, vermehrte Speichelabsonderung.

Die Zunge ist trocken, braun und geschwollen, nur schwierig zu bewegen und zu artikulieren. Der Magen behält nichts als Gallerte, Kaffee und ein wenig Branntwein. Würgen und Erbrechen mit Aufstoßen und Schlucksen, Sodbrennen. Dabei bestehen Empfindlichkeit der Bauchdecken gegen Berührung mit Schmerzen in der Leber- und Milzgegend (Leptandra) sowie häufige dünne Stühle mit unwillkürlichen Stuhlentleerungen (Podophyllum, Aloe, Veratrum u. a.) und Blutungen aus dem Mastdarm.

Wenn sich typische Symptome finden, ist daher an die Anwendung von Crotalus auch bei Lähmungserscheinungen und krampfhaften Zuständen, bei Psychosen mit ekstatischen oder melancholischen Zuständen und vor allem auch bei akuter Cholangitis, Cholezystitis und Pankreatitis zu denken, ferner bei Skorbut und Hämophilie.

Zur Verfügung steht Crotalus-Injeel (forte) mit dem Potenzenakkord (D 10), D 12, D 30, D 200.

Croton tiglium – Purgierkörner

Verwendet werden die reifen Samen der im tropischen Asien einheimischen, dort sowie in China angebauten Stammpflanze: Croton tiglium L./ Euphorbiaceae.

Die Hauptindikationen sind:

Konjunktivitis, Tränen, Lichtscheu. Schmerzen beim Stillen von der Brustwarze bis zum Schulterblatt. Pustulöse und vesikulöse Ekzeme. Brennen, Jucken, Rötung. Ekzema scroti.

Das aus dem Samen gewonnene Öl ist ein starkes Hautreizmittel. Es bewirkt Entzündungserscheinungen mit Bildung von Bläschen bzw. Pusteln, welche aber verhältnismäßig rasch abheilen, zumindest rascher als die durch Tartarus stibiatus hervorgerufenen Bläschen. Croton tiglium ist ferner eines der stärksten Abführmittel, denn mehrere Tropfen des Öls bewirken Durchfall, Magen- und Darmentzündung mit heftigen hydrantenähnlichen Entleerungen.

Eine Besserung mancher Beschwerden erfolgt durch Schlaf, der sonst unruhig und traumvoll ist mit dem Gefühl bleierner Schwere in den Gliedern.

Ein Hinweis auf Croton tiglium sollen auch heftige Entzündungen der Konjunktiva mit geringem Hypopyon bilden.

Allgemein charakteristisch sind scharlachartige Hautentzündungen mit Frieselbildung und erysipelartigen Entzündungen und Gewebsschwellungen, auch im Gesicht, sowie mäßigen Ausschlägen nach Art eines Herpes zoster, aber auch Ekzeme mit intensiver Rötung, Bläschen- und Pustelbildung, welche verschorfen und abschuppen.

Eine Bläschenflechte am Skrotum weist ebenfalls auf Croton tiglium hin sowie eine schmerzhafte Anschwellung der Unterkiefer- und Gaumenbogendrüsen (Pfeiffer'sches Drüsenfieber). Als ein für Croton tiglium typisches Symptom mag vermerkt werden: Schwitzen beim Stuhlgang, besonders an der Stirn.

Zur Verfügung steht Croton tiglium-Injeel (forte) mit dem Potenzenakkord (D 6), D 12, D 30, D 200.

Cubeba – Kubeben

Verwendet werden die getrockneten, unreifen Beeren der in Malaysia einheimischen Stammpflanze: Piper cubeba L. f./Piperaceae.

Die Hauptindikationen sind:

Urethritis. Leukorrhö kleiner Mädchen.

Charakteristisch für Cubeba soll außer allgemeiner Schwäche und Abmagerung besonders ein Verlust des Gedächtnisses und eine Sinnesschwäche sein mit dem Symptom: Gefühlsabstumpfung in Fingern und Fußzehen, welche Erscheinungen nach Absetzen des Mittels verschwinden (Prüfsymptom).

Sonst ergaben sich weitere Prüfsymptome wie Gliederzittern mit krampfhaften Bewegungen und leichten Lähmungserscheinungen, eine ungewöhnlich heitere Laune, gerötetes Gesicht und Pupillenerweiterung.

Bei entzündeter Mundschleimhaut und belegter Zunge ist ein eigenartiger Geruch des Sekrets typisch mit Hitzegefühl und Brennen im Mund und im Schlund. Bei Darmkoliken haben die reichlich diarrhoischen Stühle einen eigentümlichen Geruch. Auch der dunkelschäumende Harn mit vermehrter Harnabsonderung weist einen eigentümlichen Geruch auf, wobei an der Mündung der Harnröhre brennendes Jucken mit Ausfluß besteht, ferner ein Gefühl von Druck und Schwere im Becken und Erregung der Geschlechtsorgane mit Schwäche und evtl. Entzündung der Nebenhoden.

Cubeba scheint vor allem dann indiziert zu sein, wenn das erste Entzündungsstadium der Gonorrhö abgeklungen ist, Brennen in der Urethra besteht und dickrahmiger Ausfluß vorherrscht.

Zur Verfügung steht Cubeba-Injeel (forte) mit dem Potenzenakkord (D 4), D 10, D 30, D 200.

Cubeba ist enthalten in Populus compositum.

Cucurbita pepo — Kürbis

Verwendet werden die frischen Samen von Cucurbita pepo L./Cucurbitaceae.

Bei Prostatahypertrophie empfohlen.

Zur Verfügung steht Cucurbita pepo-Injeel (forte) mit dem Potenzenakkord (D 6), D 10, D 30, D 200.

Cucurbita pepo ist enthalten in Populus compositum.

Cumarinum — Kumarin

Verwendet wird Cumarin, 2H-[1]Benzopyran-2-on.

Empfohlen bei Heuschnupfen.

Zur Verfügung steht Cumarinum-Injeel (forte) mit dem Potenzenakkord (D 6), D 12, D 30, D 200.

Cuprum – Kupfer

Verwendet wird metallisches Kupfer, Cu.

Kupfer hat einen eng umrissenen Wirkungsbereich, wobei Krämpfe im Vordergrund stehen. Diese pflegen häufig von den Fingern und Zehen aus- und gegebenenfalls mit Bewußtseinsverlust einherzugehen. Solche krampfhaften Zustände können sich bei Dysmenorrhö bei Magen-Darm-Koliken, bei Nierenkoliken (hier besonders links indiziert), bei Wadenkrämpfen, bei Muskelkrämpfen infolge von Cholera, aber auch bei Epilepsie und ähnlichen Erkrankungen finden und besonders nachts ausgeprägt sein. Dabei kommt dem Kupfer auch eine gewisse Bedeutung bei der Therapie retoxischer Imprägnationsphasen zu, d. h. besonders nach Hemmung von Ausscheidungen, Ausschlägen usw.

Bei Chorea minor ist Cuprum ebenfalls indiziert und besonders bei Keuchhusten, speziell wenn stundenlanges, krampfhaftes Husten vorliegt. Auch bei Asthma ist Kupfer angezeigt, wenn krampfhaftes Erbrechen bei Beendigung des Anfalles erfolgt. Auch bei Cholera finden sich heftiges Erbrechen, sowie Durchfall, Angstgefühl in der Magengrube und Konvulsionen der Extremitäten, Kälte und Blaufärbung des Körpers, krampfhaftes Zusammenschnüren der Brust, Dyspnoe und chronische Krämpfe, die auf Cuprum arsenicosum (und Veratrum album) als Simillima hinweisen. Hier kann Cuprum lebensrettend wirken. Cuprum ist weiterhin das Metall der Niere, und zwar ist es nach Prof. Müller (Titisee) bei den mit Hypotonie einhergehenden Nierenerkrankungen indiziert, während bei den hypertonen Formen der Nierenerkrankungen Plumbum als Metall angezeigt ist. Linksseitige Nierenkoliken reagieren offenbar besser auf Kupfer als rechtsseitige, bei denen Arsenicum gut wirkt.

Dahlke beschreibt noch eine Modalität von Kupfer, wonach der Husten und das Erbrechen, die Kupfer erfordern, durch einen Schluck kalten Wassers gebessert werden. Auch bei Hydrocephalus acutus, Zahnkrämpfen und besonders auch bei inveterierten Hautausschlägen soll Kupfer wirksam sein, besonders wenn diese flechten- und krätzeartig sind und sehr stark jucken, wobei sich evtl. Geschwüre in den Gelenkbeugen bilden. Die Reifung tiefer Abszesse soll durch Kupfer beschleunigt werden. Auch bei inveterierter Lues, Ankylosen, Kontrakturen und Gelenkeiterungen hat sich Kupfer bewährt. Dabei besteht eine große Muskelschwäche, häufig kleiner und schneller Puls, wobei die Schmerzen übrigens die Neigung haben, überall hin auszustrahlen. Auch Kollaps und Kälte der Körperoberfläche mit Zyanose und Dyspnoe können vorhanden sein, ferner Heiserkeit und Glottiskrampf, der durch Kalttrinken gebessert wird. Auch bei Kehlkopftuberkulose kann sich Kupfer als nützlich erweisen.

Kupfer wirkt offensichtlich auf die Blutbildung, besonders nach Eisenmißbrauch.

Verschlimmerung erfolgt allgemein durch heißes Wetter sowie nachts und ante menses, Besserung durch Kalttrinken und Druck.

Ein Blick auf die Toxikologie der Kupferverbindungen zeigt bei Einwirkung sehr großer Mengen (1 Gramm) eine heftige Entzündung der Magen-Darm-Schleimhaut mit quälendem Erbrechen, Kolikschmerzen und Durchfällen, während bei Mengen von 0,2 Gramm nur Ekelgefühl, Erbrechen und Durchfälle auftreten und bei noch kleineren Mengen bis etwa 0,03 Gramm eine Abnahme des Appetits und im Umkehreffekt Obstipation beobachtet werden.

Da Kupfersalze auch industriell in großem Umfang Anwendung finden und Kupfervergiftungen auch als Gewerbekrankheit auftreten, soll man in solchen Fällen auf grünliche oder grünlich-gelbe Färbung der Haare, des Gesichtes, der Augen und Zähne achten, wobei am Zahnfleisch auch ein Kupferrand auftreten kann.

Kupfervergiftungen können ähnliche Erscheinungen wie Bleivergiftungen bewirken, wobei sich die Kupferkolik von der Bleikolik dadurch unterscheidet, daß nach den Kolikanfällen meist diarrhoische Stühle auftreten.

Wenn die gesamten Kupfersymptome zusammengefaßt werden, so ergibt sich folgende Übersicht:

1. Krampfmittel par excellence: Wadenkrämpfe, Dysmenorrhö, Nierenkoliken, Muskelkrämpfe und Gliederkrämpfe (bei Cholera).
2. Konvulsionen bei Epilepsie, Eklampsie, Urämie, wobei tonische und klonische Krämpfe abwechseln können, die meist mit Ziehen in Fingern und Zehen beginnen und von da über den ganzen Körper strahlen.
3. Keuchhusten und Asthma mit krampfhaftem Erbrechen bei Beendigung des Anfalles.
4. Opisthotonus und Masseterkrämpfe. Abdominalneuralgien, Darmspasmen.
5. Arteriosklerose. Nephrose und Nierenerkrankungen.
6. Kontrakturen, Ankylosen, Gelenkeiterungen auf der Basis einer inveterierten Lues.
7. Inveterierte Hautausschläge mit Jucken und Geschwüren in den Gelenkbeugen.

8. Schmerzen werden gebessert durch Kalttrinken und Druck, verschlimmert durch heißes Wasser nachts und vor der Menstruation.

Es ergibt sich daraus, daß Kupfer bei zahlreichen heftigsten und bedrohlichen, meist akuten, aber auch bei chronischen Zuständen mit Erfolg eingesetzt werden kann. Die Wirkung der Kupfersalze ist ähnlich der von Cuprum metallicum. Verwandt werden speziell Cuprum aceticum, Cuprum sulfuricum und Cuprum arsenicosum, welch letzteres besser bei Neuralgien, Nephrose und Urämie zu wirken scheint, soweit man hier noch eine Wirkung im Umkehreffekt erwarten darf, neuerdings in Koppelung mit zusätzlichen Methoden (Suis-Organ-Therapie).

Zur Verfügung steht Cuprum-Injeel (forte) mit dem Potenzenakkord (D 6), D 12, D 30, D 200; als Einzelpotenzen in D 6; D 8; D 10; D 12; D 15; D 20; D 30; D 100; D 200.

Cuprum ist enthalten in Aesculus compositum.

Cuprum aceticum – Kupferazetat

Verwendet wird Kupfer(II)-diacetat, $Cu(CH_3COO)_2 \cdot H_2O$.

Die Indikationen entsprechen im wesentlichen denen von Cuprum und von Cuprum sulfuricum.

Zur Verfügung steht Cuprum aceticum-Injeel (forte) mit dem Potenzenakkord (D 6), D 12, D 30, D 200.

Cuprum aceticum ist enthalten in Atropinum compositum, Discus compositum, Drosera-Homaccord, Husteel.

Cuprum arsenicosum – Kupferarsenit

Verwendet wird Kupferarsenit, $CuHAsO_3$.

Die Hauptsymptome sind:

Neuralgien. Nephrose. Urämie (versuchsweise).

Bei Vergiftung mit Kupfersalzen erfolgen bald nach dem Genuß heftiger Kopfschmerz, Übelkeit und große Mattigkeit, ferner Zittern, Krämpfe mit kleinem und unregelmäßigem Puls, auch Erbrechen und heftige Darmkoliken mit Durchfall oder Verstopfung, bei weiterem Fortschritt der Vergiftung Delirien und Konvulsionen.

Bei Vergiftung mit Kupfersalzen, der man am besten mit Eiweiß, Zuckerlösungen und Milch begegnet, findet sich als Sektionsbefund die Magenschleimhaut injiziert, ekchymosiert, blutend, gewellt und gelockert mit Erosionen. Die Schleimhaut des Dünndarms ist ähnlich verändert. Die solitären Follikel und Peyer'schen Plaques sind teilweise eitrig infiltriert mit Geschwürsbildung. Die Schleimhaut des Kolons weist größere Substanzverluste auf. Die Pleura ist zuweilen injiziert mit flockiger Exsudation. Sonst entsprechen die Symptome weitgehend denen unter Kupfer dargelegten Erscheinungen.

Zur Verfügung steht Cuprum arsenicosum-Injeel (forte) mit dem Potenzenakkord (D 8), D 12, D 30, D 200.

Cuprum sulfuricum — Kupfersulfat

Verwendet wird Kupfersulfat, $CuSO_4 \cdot 5\ H_2O$.

Die Hauptsymptome siehe Cuprum.

Zur Verfügung steht Cuprum sulfuricum-Injeel (forte) mit dem Potenzenakkord (D 6), D 10, D 30, D 200.

Cuprum sulfuricum ist enthalten in Molybdän compositum, Placenta compositum, Solidago compositum, Spascupreel.

Curare — Pfeilgift

Verwendet wird der Extrakt des Korkgewebes verschiedener Strychnos-Arten und anderer Gewächse, der von den Eingeborenen des äquatorialen Südamerika als Pfeilgift benutzt wird.

Die Hauptsymptome sind:

Verschiedene Lähmungen und Schwächezustände der Muskulatur, auch nach Überanstrengung (Pianisten). Dyspnoe und Schwindel bei Emphysem. Leberflecke (!). Diabetes mellitus. Skrofulöse Hautausschläge hinter den Ohren und im Gesicht. Ist bei Durst jeder Genese wirksam.

Hinweisend auf die Verordnung von Curare kann das Symptom sein: „als ob das Gehirn voll Flüssigkeit wäre."

Empfohlen wird Curare auch bei epileptiformen Anfällen, die hauptsächlich vor der Menstruation eintreten, ferner bei Tollwut und Kinnbackenkrampf bei Tetanus. Auch soll Curare besonders bei skrofulösen

Kindern mit Hautaffektionen, Ekzemen, besonders im Gesicht und hinter den Ohren (Petroleum, speziell auch bei Bildung von Leberflecken) indiziert sein.

Wenn Durstgefühl nicht durch Bryonia, Arsen u. a. zu beheben ist, wirkt meistens Curare.

Zur Verfügung steht Curare-Injeel (forte S) mit dem Potenzenakkord (D 8), D 12, D 30, D 200.

Curare ist enthalten in Arsuraneel, Circulo-Injeel, Syzygium compositum, Testis compositum.

Curvatura major ventriculi – Große Magenkrümmung

Verwendet wird die Große Krümmung des Magens eines Tieres in homöopathischer Zubereitung (Organpräparat).

Die Hauptsymptome sind:

Ulcus duodeni et ventriculi. Chronische Gastritis und Präkanzerose des Magens. Achylia gastrica. Magenspasmen.

Curvatura major ventriculi suis steht zur Verfügung als Curvatura major ventriculi suis-Injeel in dem Potenzenakkord D 10, D 30, D 200 und als Curvatura major ventriculi suis-Injeel forte in dem Potenzenakkord D 8, D 12, D 30, D 200.

Curvatura minor ventriculi – Kleine Magenkrümmung

Verwendet wird die Kleine Krümmung des Magens eines Tieres in homöopathischer Zubereitung (Organpräparat).

Gleiche Indikationen wie Curvatura major ventriculi und Ventriculus.

Curvatura minor ventriculi suis steht zur Verfügung als Curvatura minor ventriculi suis-Injeel in dem Potenzenakkord D 10, D 30, D 200 und als Curvatura minor ventriculi suis-Injeel forte in dem Potenzenakkord D 8, D 12, D 30, D 200.

Cutis – Haut

Verwendet wird die Haut eines Tieres in homöopathischer Zubereitung (Organpräparat).

Hauptsächliche Indikationen sind:

Allergische Reaktionen. Dermatosen. Ekzem. Seborrhö. Pemphigus. Rhagaden. Psoriasis. Dekubitus. Dermatomykosen. Elephantiasis. Sklerodermie. Nach Verbrennungen (auch Röntgenstrahlen). Neurodermitis. Störungen der Nierenexkretion. Hyperhidrosis u. a.

Cutis suis steht zur Verfügung als Cutis suis-Injeel in dem Potenzenakkord D 10, D 30, D 200 und als Cutis suis-Injeel forte in dem Potenzenakkord D 8, D 12, D 30, D 200; als Einzelpotenzen in D 6; D 200.

Cutis ist enthalten in Cutis compositum.

Cyclamen – Alpenveilchen

Verwendet wird der frische, im Herbst gesammelte, knollige Wurzelstock mit den daranhängenden Wurzeln der in den Wäldern der Mittelgebirge Süd- und Mitteleuropas (bis 50° nördl. Breite) vorkommenden Stammpflanze: Cyclamen purpurascens Mill./Primulaceae.

Die Hauptsymptome sind:

Hemikranie mit Gesichtsverdunkelung. Fließschnupfen mit Geruchs- und Geschmacksverlust. Dysmenorrhö. Brüste hart und geschwollen. Laktorrhö, auch bei Nichtschwangeren.

Hinweisen auf Cyclamen kann ein Mangel an Geschmacksempfindung und ein Widerwille gegen Butterbrot, weniger gegen warme Speisen.

Cyclamen hat eine ähnliche traurige und weinerliche Gemütsstimmung wie Pulsatilla, jedoch bessert Wärme (bei Pulsatilla frische, kühle Luft). Als besonders wichtig soll das Symptom der Milchsekretion aus den Brüsten bei Nichtschwangeren hervorgehoben werden, da diesem Symptom sonst kaum beizukommen ist und deshalb bei jungen Mädchen vielfach zur Ablatio der Mamma führte.

Zur Verfügung steht Cyclamen-Injeel (forte) mit dem Potenzenakkord (D 6), D 12, D 30, D 200.

Cyclamen ist enthalten in Hormeel.

Cynara scolymus – Artischocke

Verwendet wird die frische Pflanze von Cynara scolymus L./Compositae.

Die Hauptindikationen sind:

Tonikum. Resolvens. Diuretikum. Enthält ein Ferment, das Insulin in Lävulose umwandelt. Tiefgreifend wirksames Lebermittel, auch bei Zirrhose, Ikterus sowie bei Hydrops, Ischias und zur Anregung der entgiftenden Leberfunktion.

Obwohl das Essen von Artischocken ohne Frage eine günstige Wirkung auf die Leberfunktion hat und auch tiefere Verdünnungen ohne Zweifel günstig wirken, hat sich dem Verf. die Wirkung mittlerer und höherer Potenzen gut bewährt.

Zur Verfügung steht Cynara scolymus-Injeel (forte) mit dem Potenzenakkord (D 4), D 10, D 30, D 200.

Cynara scolymus ist enthalten in Hepar compositum, Rauwolfia compositum.

Cypripedium pubescens — Frauenschuh, Nervenwurzel

Verwendet wird der frische, im Herbst gesammelte Wurzelstock der in Nordamerika einheimischen Stammpflanze: Cypripedium calceolus L. var. pubescens [Willd.] Corell/Orchidaceae.

Die Hauptindikationen sind:
Kaffeemißbrauch. Nervöse Reizzustände.

Der Gebrauch eines Infuses der Wurzel verursacht beim gesunden Menschen zunächst eine Steigerung der geistigen Funktionen und der gesamten Nerventätigkeit, woraufhin eine große Ruhe beobachtet wird, welche schließlich in eine beträchtliche Ermüdung des Geistes und des Körpers übergeht. Dabei sind die Hautsymptome denen der Vergiftung mit Giftsumach ähnlich.

Besonders gut wirkt Cypripedium bei nervösen Frauen, deren Nerven durch Krankheiten oder durch Kaffee- oder Teemißbrauch angegriffen sind (Imprägnationsphasen). Es ist aber auch zu empfehlen bei Folgen geistiger Überanstrengung, bei Nachtwachen und Erschöpfung des Nervensystems bei Influenza (Imprägnationsphasen, hier sonst Cocculus).

Auch bei Zahnungsbeschwerden der Kinder mit Gehirnreizerscheinungen und beginnender Meningitis könnte Cypripedium pubescens günstig wirken.

Zur Verfügung steht Cypripedium pubescens-Injeel (forte) mit dem Potenzenakkord (D 6), D 12, D 30, D 200.

Cypripedium pubescens ist enthalten in Hormeel, Ovarium compositum.

Cysteinum — Cystein

Verwendet wird die essentielle Aminosäure L-(+)-Cystein, HS CH_2 CH (NH_2) COOH.

SH-Gruppen-haltiger Faktor von Redoxpotentialen (z. B. Glutathion). Retoxische Schädigungen und Therapieschäden jeder Art. Zu interponieren bei allen zellulären Phasen, speziell bei Leberschäden, Asthma, Leukämie, Präkanzerose, Neoplasmaphasen.

Zur Verfügung steht Cysteinum-Injeel (forte) mit dem Potenzenakkord (D 8), D 12, D 30, D 200; als Einzelpotenzen in D 6; D 10; D 30.

Cystein ist enthalten in Coenzyme compositum.

Cystopyelonephritis-Nosode – Nierenbecken-Blasenentzündungs-Nosode

Verwendet wird der durch Zentrifugieren des Urins gewonnene Bodensatz bei Zystopyelonephritis (gleichzeitige Entzündung der Blase, des Nierenbeckens und der Niere) in homöopathischer Zubereitung (Nosode).

Die Erkrankungen an chronischer Zystopyelonephritis haben in den letzten Jahrzehnten eine erhebliche Zunahme erfahren. Dabei hat sich herausgestellt, daß die meist auch durch Bakterienbefall komplizierten Reiz- und Entzündungserscheinungen der ableitenden Harnwege mit Antibiotika und antibakteriell wirkenden Pharmaka üblicher allopathischer Prägung meist nicht endgültig geheilt werden können, sondern zu rezidivieren pflegen, so daß die mit derartigen Allopathika behandelten Patient(inn)en trotz monatelanger Medikation und dadurch bedingter Gefahr von Therapieschäden — die meist auch nicht ausbleiben — nicht zur Heilung kommen können.

Besonders in Fällen, bei welchen wegen konsekutiver Hydronephrose evtl. bereits eine Niere exstirpiert wurde, besteht nunmehr akute Lebensgefahr. Diesen Patient(inn)en kann bei Einhaltung eines strengen Schweinefleischverbotes (Wurst, Schinken jeder Art, auch Kalbsleberwurst usw., da in allen Wurstarten Schweinfleisch mehr oder minder verarbeitet wird bis auf einige garantiert schweinefleischfreie Wurstwaren), mit geeigneten Präparaten wir Hepar sulfuris und Mercurius solubilis, Traumeel und nicht zuletzt mit der Cystopyelonephritis-Nosode geholfen werden.

Allerdings sind zunächst wochenlange Kuren erforderlich, die dann aber — in verminderter Dosierung — über Monate fortgesetzt werden müssen, bei weiterer jahrelanger strengster Einhaltung des Schweinefleischverbotes, da das Schweinefleisch als eiterbildender Stoff für die im Harnsystem saprophytierenden Bakterien offensichtlich einen idealen Nährboden darbietet. Auch die einfachen entzündlichen oder eitrigen Erkrankungen der ableitenden Harnwege stellen stets eine ernsthafte Erkrankung dar, wie sich aus folgendem ergibt.

Entwicklungsmäßig gesehen gehören die Nieren und die ableitenden Harnwege zum Mesoderm, d. h. zum „Stamm des Lebens". Daher sind Erkrankungen des Nieren-Blasensystems stets schwerwiegend anzusehen, die meistens dann auftreten, wenn entweder eine erhebliche Giftlage vorliegt, wobei die physiologische Ausscheidung nicht ausreicht, während andererseits auch schwere toxische Schäden die Ursache sein können. Hier ist auch an Rückvergiftungen zu denken, z. B. an das Zurückdrängen von Hautabsonderungen, da Haut und Niere gewisse wirkstoffbedingte Beziehungen aufweisen, indem hautgängige Toxine auch durch die Nieren ausgeschieden werden und umgekehrt (z. B. Harnsäurekristalle auf der Haut bei Urämie).

Speziell die Unterdrückung von Achselschweiß (und Fußschweiß) ist für Nierenerkrankungen verantwortlich zu machen, u. a. auch für Nierensteinbildung. Der Organismus versucht dann die an der Ausscheidung verhinderten Homotoxine über ein Kompensationsventil, d. h. über die Nieren zu eliminieren.

Dieses bedeutet einmal eine Überlastung für die — gegen toxische Faktoren äußerst empfindlichen — Nieren, andernteils aber finden auch ubiquitäre Keime ein günstiges Wachstum-Terrain auf dem mit diesen Ausscheidungsfaktoren (Homotoxinen) beladenen Urin. Auch die Zystopyelonephritis muß also als eine auf dem homotoxischen Terrain sich entwickelnde Infektionskrankheit angesehen werden. Die Bakterien haben hier nur sekundäre Bedeutung.

Der wesentliche therapeutische Faktor liegt in der Beseitigung des homotoxischen Terrains, Wiederöffnung der blockierten Ausscheidungspforten (daher strengstes Verbot jeglicher Anwendung von schweißhemmenden Kosmetika usw.) sowie Einsatz geeigneter Entzündungsmittel (Argentum nitricum, Cantharis, Mercurius solubilis, Hepar sulfur, Arsenicum album u. a.).

Zur Anwendung kommen kann die Cystopyelonephritis-Nosode ebenfalls bei sonstigen Nierenerkrankungen wie Hydronephrose, Nephrolithiasis, versuchsweise auch bei akuter Glomerulonephritis, Prostatahypertrophie u. a.

Zur Verfügung steht Cystopyelonephritis-Nosode-Injeel (forte) mit dem Potenzenakkord (D 8), D 12, D 30, D 200.

Cytisus laburnum – Goldregen

Verwendet werden gleiche Teile frische Blätter und Blüten der in Südeuropa einheimischen, vielfach als Zierstrauch angebauten Stammpflanze: Laburnum anagyroides Medick./Leguminosae.

Die Hauptindikationen sind:
Schwindel. Ticks. Darmtenesmen. Priapismus.

Zur Verfügung steht Cytisus laburnum-Injeel (forte) mit dem Potenzenakkord (D 4), D 12, D 30, D 200.

Damiana

Verwendet werden getrocknete Blätter der in Mexiko, Californien, Brasilien und Bolivien einheimischen Stammpflanze: Turnera diffusa Willd. var. aphrodisiaca Urb./Turneraceae.

Die Hauptindikationen sind:

Erschlaffung der männlichen und weiblichen Sexualorgane. Impotenz, Sterilität. Spermatorrhö. Prostatahypertrophie. Neurasthenie. Migräne.

Zur Verfügung steht Damiana-Injeel (forte) mit dem Potenzenakkord (D 4), D 12, D 30, D 200.
Damiana ist enthalten in Testis compositum.

Dens – Zahn

Verwendet werden tierische Zähne in homöopathischer Zubereitung (Organpräparat).

Die Hauptindikationen sind

Parodontose. Parodontitis. Karies. Zahnentwicklungsstörungen. Apikale Herde. Fokalerkrankungen.

Dens suis steht zur Verfügung als Dens suis-Injeel in dem Potenzenakkord D 10, D 30, D 200 und als Dens suis-Injeel forte in dem Potenzenakkord D 8, D 12, D 30, D 200.

Diencephalon – Zwischenhirn

Verwendet wird das Zwischenhirn (Dienzephalon) eines Tieres in homöopathischer Zubereitung (Organpräparat).

Als Diencephalon bezeichnet man den an der Hirnbasis gelegenen Hypothalamus und den dorsal davon gelegenen Thalamus opticus, welche auf der Ventrikelseite voneinander durch den Sulcus hypothalamicus geschieden werden.

In diesem Teil des Gehirns sind die Kerne als zentrale Schaltstellen für fast alle vegetativen Funktionen lokalisiert, nicht nur für den Schlaf, Blutdruck, sondern auch für die gesamte vegetative Innervation.

Indikationen für die Anwendung von Diencephalon bzw. von Thalamus opticus oder Hypothalamus (Teile desselben wie Pallido-Striatum D 8, D 10 und D 12) sind Imprägnations- und Degenerationsphasen z. B.

Manifestationen der vegetativen Dystonie, evtl. in Kombination mit geeigneten Präparaten oder als Mischpräparat.

Diencephalon ist enthalten in Testis compositum.

Digitalinum — Digitalin

Verwendet wird Digitalin aus Fingerhutsamen.

Die Hauptindikationen sind:
Konvulsionen. Amaurose. Sugillationen. Herzmuskelschwäche.

Zur Verfügung steht Digitalinum-Injeel (forte) mit dem Potenzenakkord (D 6), D 12, D 30, D 200.

Digitalis — Fingerhut

Verwendet werden die vor der Blüte gesammelten, frischen Blätter der in Bergwäldern Europas oft massenhaft an abgeholzten Stellen vorkommenden Stammpflanze: Digitalis purpurea L./Scrophulariaceae.

Die Hauptindikationen und Symptome sind:
Sterbensübelkeit bei reiner Zunge. Erbrechen. Urindrang ununterbrochen. Blasenhalsreizung. Urin spärlich mit Albumin, dunkel, trübe. Hydrozele. Prostatahypertrophie. Hyperemesis gravidarum. Fallträume. Herzmuskelschwäche, Gefühl, als wenn das Herz stillsteht. Kann nicht links und nicht rechts liegen, am besten flach auf dem Rücken. Aufgetriebene Venen. Kalte Glieder. Leberleiden und Leberschwellung bei Herzleiden. Vitium cordis. Ödeme.

Bei Digitalis wird immer vergessen, daß auch außerhalb der Kreislaufsymptome andere Erscheinungen eine Indikation bilden können.

So weisen — allerdings weitgehend auch kreislaufbedingte — Magen-Darm-Symptome auf Digitalis hin wie speziell ein Druck- und Krampfgefühl im linken Oberbauch, das evtl. zum Herzen zieht und Infarktbeschwerden vortäuschen oder einleiten kann. In diesem Fall ist zur Verhütung des Infarktes unbedingt auch Digitalis-Tinktur einzusetzen (am besten gemischt mit Crataegus-Tinktur ana). Auch unruhiger, durch viele Träume und auch durch Harndrang unterbrochener Nachtschlaf mit öfterem Erwachen (durch Angst-, Unruhe und Furcht zu sterben) sind für Digitalis charakteristisch, besonders typisch sogen. „Fallträume".

Auch stechende Schmerzen in der Nierengegend mit Drängen nach der Blase und Blasenreizerscheinungen, Harndrang mit Harnverhaltung und häufigem Drang mit tropfenweisem Abgang brennenden Harnes, evtl. mit Blutgehalt, weisen auf Digitalis hin, was man bei Prostatahypertrophie findet.

Zur Verfügung steht Digitalis-Injeel (forte S) mit dem Potenzenakkord (D 4), D 6, D 12, D 30, D 200.

Dimethylaminophenyldimethylpyrazolon

siehe Amidopyrin

Dioscorea villosa

Verwendet werden die frischen, nach der Blütezeit gesammelten, unterirdischen Teile von Dioscorea villosa L./Dioscoreaceae.

Die Hauptindikationen sind:

Magen-Darm-Koliken. Aufstoßen großer Mengen geschmackloser Luft. Schmerz linker Oberbauch und zentral, an einer kleinen Stelle einsetzend und ausstrahlend, beim Essen beginnend, anhaltend. Dünne Stühle. Pankreatitis.

Verf. hatte Gelegenheit, das Homöopathikum Dioscorea villosa zu prüfen, wobei er besonders durch die heftigen Magenschmerzen belästigt wurde, die jeweils während des Essens begannen und anhielten, so daß er sich stets nur halbsatt essen konnte.

Die Schmerzen waren links im Oberbauch lokalisiert und strahlten zur Mitte bis zum Herzen. Eine Besserung trat erst bei Aufrechtstehen ein. Der Schmerz konnte sich aber auch dem Brustbein entlang bis in die Arme hin erstrecken. Auch allgemeine Beschwerden in Darm, schlimmer beim Niederlegen, mit Poltern und Abgang vieler Blähungen sowie Koliken mit Neigung zum Zusammenkrümmen, besser beim Umhergehen, waren festzustellen.

Ein Hinweis auf Dioscorea villosa können auch Nierenkoliken sein, mit Schmerzen, die in die Extremitäten ausstrahlen.

Dioscorea ist außer bei Leber- und Gallenaffektionen, wobei es den Durchgang der Steine erleichtern soll, auch bei Gastralgien indiziert und bei Nierenkolik zu versuchen, ferner bei Diarrhö, welche morgens früh aus dem Bett treibt.

Zur Verfügung steht Dioscorea villosa-Injeel (forte) mit dem Potenzenakkord (D 4), D 12, D 30, D 200.

Dioxin – Dimethoxan

Verwendet wird das als Konservierungsmittel besonders in Kosmetika Verwendung findende Dioxin (6-Acetoxy-2,4-dimethyl-meta-dioxan) in homöopathischer Zubereitung (homöopathisiertes Allopathikum).

Die Hauptindikationen sind:

Schädigungen und Blockierungen exkretorischer Hautfunktionen durch Konservierungsmittel und Kosmetika.

Zur Verfügung steht a-d-Dioxan-Injeel (forte) mit dem Potenzenakkord (D 8), D 12, D 30, D 200.

Diphtherinum – Diphtherie-Nosode

Verwendet wird die Abschwemmung einer Kultur von Diphtheriebakterien (Corynebacterium diphtheriae) in homöopathischer Zubereitung (Nosode).

Die Wirkung erstreckt sich auf Halsentzündungen, speziell auf Rezidive (in Verbindung mit Baryum carbonicum); mit Diphtherinum und Baryum carbonicum lassen sich derartige chronische Halsentzündungen ausheilen (dazu evtl. Splen suis-Injeel einmal wöchentlich, um die Abwehrleistungen zu steigern).

Diphtherinum ist außerdem bei allen ödematösen Schwellungen an Schleimhäuten wirksam, auch bei Erkrankungen, die mit Absonderung serösen Exsudates einhergehen, wie Endokarditis, Pleuritis, chronische Nephritis mit Ödemen, Polyarthritis acuta und chronica mit Schwellungen. Auch bei Tumorbildung kann Diphtherinum günstige Wirkungen haben, z. B. bei Carcinoma oesophagi et laryngis und bei Bronchialkrebs. Diphtherinum wirkt günstig bei chronischer Blepharitis, ebenso bei üblem, stinkendem Mundgeruch. Auch bedrohlich hohes Fieber mit Dyspnoe reagiert oft gut (in Verbindung mit Phosphor). Bei akuten Erkrankungen sind Tiefpotenzen indiziert.

Zur Verfügung steht Diphtherinum-Injeel (forte) mit dem Potenzenakkord (D 10), D 18, D 30, D 200.

Discus intervertebralis — Bandscheiben

Verwendet werden Bandscheiben (Wirbelsynchondrosen) eines Tieres in homöopathischer Zubereitung (Organpräparat).

Die Hauptindikationen sind:
Osteochondrose der Wirbelsäule. Zervikalsyndrom. Nucleus pulposus-Prolaps. Rheumatismus und Neuralgien vertebragener Genese.

Discus intervertebralis suis steht zur Verfügung als Discus intervertebralis suis-Injeel in dem Potenzenakkord D 10, D 30, D 200 und als Discus intervertebralis suis-Injeel forte in dem Potenzenakkord D 8, D 12, D 30, D 200.
Discus intervertebralis ist enthalten in Discus compositum.

Diverticulose-Nosode — Dickdarm-Divertikel

Verwendet werden Divertikel (pilz-, birnen- oder sackförmige Ausstülpungen) des Dickdarms in homöopathischer Zubereitung (Nosode).

Indikationen für die Anwendung der Diverticulose-Nosode ist sowohl die Erkrankung an Divertikulose selbst wie auch verwandter Zustände, z. B. generell einer Präkanzerose des Darmes.

Wenn bei der Behandlung der Divertikulose mit der Diverticulose-Nosode offenbar ausschließlich das isopathische Prinzip zur Geltung kommt, das im allgemeinen — auch theoretisch — weniger Wirkung beinhaltet als das homöopathische Prinzip, so ist doch dabei stets auch daran zu denken, daß das Diverticulose-Präparat von einem anderen als von dem zur Behandlung anstehenden Patienten gewonnen wurde, daß also trotzdem gewisse Differenzen der Eiweißzusammensetzung und der spezifischen Erkrankungsgrundlagen gegeben sind, so daß auch in solchen Fällen (der Anwendung scheinbar genau derselben Nosode, welche Erkrankung ebenfalls bei dem Patienten vorliegt) von einem gewissen Ähnlichkeitsprinzip gesprochen werden kann, was auch in den Behandlungsergebnissen zum Tragen kommt. Im allgemeinen werden die für die Behandlung erforderlichen Potenzen und die Indikation hierzu mittels Elektroakupunktur-Testung ermittelt.

Zur Verfügung steht Diverticulose-Nosode-Injeel (forte) mit dem Potenzenakkord (D 8), D 12, D 30, D 200.

Dolichos pruriens – Juckbohne

Verwendet werden die Brennhaare der Fruchthülsen der in West- und Ostindien einheimischen Stammpflanze: Mucuna pruriens DC./Leguminosae.

Die Hauptindikationen sind:
Ikterus mit Pruritus. Ekzem bei Leberschädigung.

Dolichos pruriens wirkt auf die rechte Seite des Körpers mit ausgesprochenen Leber- und Hautsymptomen, wobei sich das unerträgliche Jucken über den ganzen Körper nachts verschlimmert und am Schlafen hindert, durch Kratzen nicht gebessert, sondern verschlimmert wird und wobei trotzdem die Haut keinerlei Effloreszenzen zeigt. Außer der Gelbsucht mit Hautjucken pflegt auch Erschöpfung mit aufgetriebenem Leib und entfärbtem Stuhlgang vorhanden zu sein, wobei auch entzündetes, geschwollenes und äußerst schmerzhaftes Zahnfleisch vorhanden sein kann, so das kaum Speise und Trank in den Mund genommen werden können, und ein schmerzhaftes Gefühl im Hals besteht, unterhalb des rechten Unterkieferwinkels, als ob sich dort senkrecht ein Splitter befände und wobei sich der Schmerz beim Schlucken verschlimmert.

Bei herpetischen Ausschlägen soll Dolichos gut auf Rhus toxicodendron folgen. Es ist beim Zahnen der Kinder mit Schmerzen im Zahnfleisch, welche am Einschlafen hindern, nützlich.

Zur Verfügung steht Dolichos pruriens-Injeel (forte) mit dem Potenzenakkord (D 4), D 10, D 30, D 200.

Doxycyclin

Verwendet wird das Antibiotikum Doxycyclin (α-6-Deoxy-5-hydroxytetracyclin) in homöopathischer Zubereitung (homöopathisiertes Allopathikum).

Die hauptsächlichen Indikationen sind:

Therapieschäden. Fermentschäden. Mutationen. Allgemein bei zellulären Phasen.

Zur Verfügung steht Doxycyclin-Injeel (forte) mit dem Potenzenakkord (D 6), D 10, D 30, D 200.

Drosera – Sonnentau

Verwendet wird die frische, bei Beginn der Blüte gesammelte ganze Pflanze von Drosera rotundifolia L./Droseraceae.

Der Sonnentau (Drosera rotundifolia), auch Sonnenkraut genannt, kommt in Osteuropa, Asien und Nordamerika vor und ist eine insektenfressende Pflanze, die auf Torfmooren, sumpfigen Wiesen und an Teichrändern wächst, wobei man die Pflanze kaum ausfindig machen kann, weil nur die haarfeinen Stengel aus dem umgebenden Moos herausragen. An jedem der purpurroten Drüsenhaare, welche rosettenartig um den Stengel ausgebreitet liegen, befindet sich ein kleines Tröpfchen einer glashellen klebrigen Flüssigkeit, einem Tautropfen ähnlich. Wenn ein winziges Insekt ein Blättchen der Pflanze berührt, so klebt es an den feinen Drüsenhärchen fest. Reflektorisch schließt sich das Blatt zusammen, so daß das Insekt gefangen ist und fermentativ zerstört wird.

Drosera hat als homöopathisches Heilmittel einen typischen Indikationsbereich, der sich hauptsächlich auf die Respirationsorgane und den Husten erstreckt. Der Husten kommt in Anfällen mit häufigen Stößen, so daß der Patient zwischendurch kaum zum Atmen kommen kann, und ist schlimmer nachts. Dabei besteht oft Erbrechen und Nasenbluten. Es sind so starke Bruststiche vorhanden, daß die Brust (und der Leib) mit den Händen gedrückt werden muß. Drosera ist somit das Hauptmittel bei Keuchhusten und stellt gewissermaßen den Musterfall dieses Leidens dar (D a h l k e). Aber auch bei Reizhusten und Katarrhen der Phthisiker mit interkurrenten Pleurareizungen ist Drosera indiziert.

Ferner findet sich bei Drosera noch eine tiefe heisere Stimme und chronische Heiserkeit, wie sie z. B. bei Kehlkopftuberkulose auftritt. Ein ähnlicher Husten ist auch eine Indikation von Verbascum, jedoch liegt bei Drosera die Störung mehr im Kehlkopf.

Wenn man die Hauptsymptome von Drosera zusammenfaßt, so ergibt sich das für Drosera charakteristische Arzneimittelbild wie folgt:

1. Keuchhusten (Pertussis) mit pfeifendem Atem und Stichen auf der Brust, mit Zyanose und Erstickungsanfällen, Brechwürgen und großer Schwierigkeit, den Schleim auszuwerfen, wobei es auch zum Erbrechen von Speisen, evtl. auch zu Nasenbluten kommen kann.
2. Große Angst bei den Anfällen. Die Kinder pflegen sich während des Hustens die Brust und den Leib zu halten.
3. Kehlkopfkatarrhe bei interkurrenten Pleurareizungen mit tiefer heiserer Stimme. Chronische Heiserkeit bei Phthisikern.
4. Asthma mit heftigen Krampferscheinungen, Zyanose und Brechwürgen.

Zur Verfügung steht Drosera-Injeel (forte) mit dem Potenzenakkord (D 4), D 12, D 30, D 200; als Einzelpotenz in D 6.

Drosera ist enthalten in Droperteel und in Drosera-Homaccord.

Ductus auricularis externus – Äußerer Gehörgang

Verwendet wird die Haut und Schleimhaut tierischer äußerer Gehörgänge in homöopathischer Zubereitung (Organpräparat).

Die hauptsächlichen Indikationen sind:
Chronische Ekzeme des äußeren Gehörganges. Störungen der Ohrschmalzabsonderung. Gehörgangsfurunkel. Chronische Otitis externa.

Ductus auricularis externus suis steht zur Verfügung als Ductus auricularis externus suis-Injeel in dem Potenzenakkord D 10, D 30, D 200 und als Ductus auricularis externus suis-Injeel forte in dem Potenzenakkord D 8, D 12, D 30, D 200.

Ductus deferens – Samenleiter

Verwendet wird der Samenleiter eines männlichen Tieres in homöopathischer Zubereitung (Organpräparat).

Die Hauptindikationen sind:
Impotentia virilis. Störungen der Fertilität.

Ductus deferens suis steht zur Verfügung als Ductus deferens suis-Injeel in dem Potenzenakkord D 10, D 30, D 200 und als Ductus deferens suis-Injeel forte in dem Potenzenakkord D 8, D 12, D 30, D 200; als Einzelpotenzen in D 6; D 200.

Dulcamara – Bittersüß

Verwendet werden die frischen, vor der Blütezeit gesammelten jungen Schößlinge mit Blättern der an Bächen und Flußufern sowie in feuchtem Gebüsch und in Überschwemmungsgebieten in Europa, Nordafrika und im nördlichen Indien und China vorkommenden Stammpflanze: Solanum dulcamara L./Solanaceae.

Dulcamara oder Bittersüß hat einen typischen Indikationsbereich, welcher gewissermaßen auch dem Standort der Pflanze entspricht. Man findet Dulcamara, eine durch blau und gelb leuchtende Blüten und traubenartig angeordnete rote Beeren ausgezeichnete Solanacee in Überschwemmungsgebieten, die zeitweise völlig unter Wasser stehen. Da die Beeren von Dulcamara mit den Johannisbeeren verwechselt werden können, finden sich gelegentlich Vergiftungsfälle, speziell bei Kindern. Vergiftungssymptome sind Durchfall, Erbrechen, Koliken, Schweiße, Exantheme, Konvulsionen, Lähmungen und evtl. Exitus. Die Beschwerden von Dulcamara verschlimmern sich bei feucht-kaltem Wetter und bei Wetterwechsel, speziell bei Regenwetter. Auch wenn kühle Nächte auf heiße Tage folgen, pflegen sich die Dulcamara-Beschwerden, speziell in Form von Neuralgien und Rheumatismus einzustellen. Dasselbe gilt für Beschwerden, die nach Abkühlung in geschwitztem Zustand auftreten, z. B. bei Fußballspielern. Dulcamara wirkt also bei hydrogenoider Konstitution. Alle Beschwerden sind dabei meist besser in der Wärme. Typisch für Dulcamara sind auch vermehrte Sekretionen aus Schleimhäuten.

Symptome, die auf Dulcamara als Heilmittel hinweisen, sind weiterhin erschwertes Denken, verbunden mit gewissen Verwirrungszuständen. Die Patienten finden die Worte nicht und können sie nur schwer aussprechen. Dabei liegt häufig auch ein dumpfer Kopfschmerz vor, gepaart mit Schwerhörigkeit und Kältegefühl im Hinterhaupt. Meist ist dabei auch die Nase verstopft (Sinusitis), wobei die Sekretion in der Wärme reichlicher erfolgt. Der Speichelfluß ist zäh und seifenartig.

Auch akute Magen- und Darmkatarrhe sowie Dysenterie, Blasenkatarrhe und akute Nephritis können sich als Folge von Erkältung und Durchnässung finden, verbunden mit heftigen Magenschmerzen, Koliken, schleimigen, sauren oder ruhrartigen, wässrigen Stühlen, anhaltenden Schmerzen auch nach dem Stuhl, verbunden mit Koliken und rheumatischen Beschwerden.

Auch Zystitis mit schleimigem übelriechendem Urin und dauernden Urintenesmen ist für Dulcamara typisch, speziell wenn sie bei plötzlich eintretendem, naßkaltem Wetter einsetzt oder nach Durchnässung aufgetreten ist. Dasselbe gilt auch für Husten, der nach Durchnässung auftritt. Akute Nephritis mit heftigen Schmerzen in der Nierengegend und mit schleimigem, eiweißhaltigem, übelriechendem Urin kann durch Dulcamara gut beeinflußt werden, ebenso wie Grippe mit Schnupfen, Husten, auch mit Blutauswurf, ebenso auch Tonsillitis mit Muskelschmerzen und Fieber, wobei häufig auch Paresen verschiedener Art (z. B. Fazialisparese) infolge Durchnässung einsetzen können.

Auch urtikarielle Erscheinungen infolge gastrischer Störungen mit großen, brennenden und juckenden Quaddeln, wobei sich oft nebenher Diarrhö findet, sind für Dulcamara typisch, ebenso wie eine dabei erfolgende Verschlimmerung durch Wärme und Besserung durch Kälte. Auch Milchschorf findet in Dulcamara sein Heilmittel, wenn die Schuppungen trokken und kleieartig sind.

Charakteristisch für Dulcamara ist stets die typische Verschlimmerung aller Symptome bei Wetterwechsel, besonders bei naßkaltem Wetter. Dulcamara hat sich daher auch ausgezeichnet bei chronischen Anginen bewährt, wenn diese jeweils bei nassem Wetter auftreten oder sich verschlimmern. Dieses pflegt häufig bei Tonsillarpfröpfen der Fall zu sein. So ist Dulcamara eines der besten Mittel gegen Tonsillarpfröpfe. Auch Myelitis nach Liegen auf feuchten Wiesen erfordert Dulcamara.

Asthma, welches bei nassem Wetter auftritt, wird ebenfalls durch Dulcamara gut beeinflußt, ebenso wie Ohrenschmerzen, die bei jeder Erkältung auftreten, und dickeitrige Augenkatarrhe. Auch progressive Vikariationen nach Unterdrückung von Absonderungen durch Erkältungen, z. B. der Menstruation (mit vikariierendem Nasenbluten), der Lochien und der Milch sowie von Nasenkatarrhen, wonach dann vikariierend Fieber und Kopfschmerzen einsetzen, finden in Dulcamara ihr Heilmittel, speziell wenn eine Erkältung bei naßkaltem Wetter die Ursache war. Auch grippöse, influenzaartige Zustände, wobei der ganze Körper wie zerschlagen ist und ein dumpfes benommenes Gefühl im Kopf vorherrscht, evtl. verbunden mit Schwerhörigkeit, jedoch auch Hautausschläge an Genitalien, Brüsten und Lippen herpetischer Art, sowie Herpes-Ausschlag vor jeder Menstruation, evtl. mit Krustenbildung und leicht einsetzenden Blutungen, erfordern Dulcamara.

Dabei findet sich meist eine charakteristische Aktivität der Schleimhäute mit starken Sekretionen, während die Haut verhältnismäßig untätig sein kann. Ganz besonders aber sind rheumatische Erkrankungen wie Tortikollis, Steifigkeit und Lähmigkeit im Rücken, Kältegefühl im Kreuz, rheumatische Schmerzen in den Gliedern und Gelenken, verbunden mit

Schwäche, Steifheit und Taubheit für Dulcamara charakteristisch. Der Husten, welcher Dulcamara erfordert, ist dabei heiser und trocken, später locker mit reichlichem Schleimauswurf. Bei der Diarrhö, die durch Dulcamara gebessert wird, findet sich ferner ein schneidender Schmerz um den Nabel. Die Nase ist bei Katarrhen, die Dulcamara erfordern, meistens verstopft. Reichliche Sekretion tritt in der Wärme ein.

Auch bei Warzen kann Dulcamara nützlich sein, wenn diese groß und fleischig sind.

Wenn die Hauptsymptome von Dulcamara noch einmal zusammengefaßt werden, so ergibt sich folgendes charakteristische Arzneimittelbild:

1. Auftreten oder Verschlimmerung der Symptome und Beschwerden bei Übergang zu naßkaltem Wetter (hydrogenoide Konstitution).
2. Muskel-, Gelenkrheumatismus und Lumbago infolge Erkältung und Durchnässung mit Zucken der Muskeln, der Augenlider und des Mundes. Nackensteifigkeit und heftige Schmerzen in den Lendenmuskeln, evtl. verbunden mit Durchfällen und Blasenkatarrh (Ableitung auf Exkretionsvorgänge). Besserung durch trockene Wärme und durch Bewegung. Typische Interkostalneuralgien und neuralgische Schmerzen der linken Schulter- und Nackenpartie, auch Interkostalneuralgien (Ranunculus, Colocynthis) mit Druckgefühl und Schwere auf den Schultern.
3. Paresen verschiedener Art infolge von Durchnässung oder Verschlimmerung bei naßkaltem Wetter.
4. Akute Magenkatarrhe mit heftigen Schmerzen, Erbrechen, Koliken und schleimigen sauren Stühlen. Nabelkoliken.
5. Zystitis und Nephritis infolge Erkältung und Durchnässung mit schleimigem, übelriechendem Urin und dauernden Blasentenesmen. Auch Blasenlähmung mit Verschlimmerung bei feuchtem, kaltem Wetter.
6. Grippöse Erkältungen mit Schnupfen, Husten, Hämatemesis. Katarrhalische Bronchitis, Laryngitis, Tracheitis mit Heiserkeit und reichlichem Schleimauswurf. Tonsillitis acuta und chronica. Tonsillarpfröpfe, auch solche chronischer Art, verbunden mit Muskelschmerzen, Durchfällen, Koliken und Fieber.
7. Urtikaria mit großen, brennenden und juckenden Quaddeln, oft mit Diarrhö verbunden, Verschlimmerung durch Wärme, Besserung durch Kälte. Crusta lactea mit trockener, kleienartiger Abschilferung. Bildung großer, fleischiger Warzen. Herpetische Ausschläge an Genitalien,

Brüsten, Lippen, besonders auch vor jeder Menstruation. Schwellungen der Mammae.

8. Nasenbluten in Vikariation mit der Menstruation.
9. Denken erschwert. Worte werden nicht gefunden oder können nur schwerlich ausgesprochen werden. Dabei gewisse Verwirrungszustände.

Zur Verfügung steht Dulcamara-Injeel (forte) S mit dem Potenzenakkord (D 4), D 12, D 30, D 200.

Dulcamara ist enthalten in Aesculus compositum, Angin-Heel S, Arnica-Heel, Calcoheel, Colnadul, Dulcamara-Homaccord, Rhododendroneel S, Tonsilla compositum, Viburcol, Zeel P/Zeel.

Duodenitis-Nosode

Verwendet wird der entzündete Zwölffingerdarm in homöopathischer Zubereitung (Nosode).

Die Hauptindikationen sind:
Ulcus duodeni und Duodenitis chronica, auch als Zwischenmittel bei Pankreatitis.

Zur Verfügung steht Duodenitis-Nosode-Injeel (forte) mit dem Potenzenakkord (D 6), D 10, D 30, D 200.

Duodenum – Zwölffingerdarm

Verwendet wird der Zwölffingerdarm (Duodenum) eines Tieres in homöopathischer Zubereitung (Organpräparat).

Die hauptsächlichen Indikationen sind:
Ulcus duodeni. Ulkusdiathese. Duodenitis. Pankreatitis. Gastrokardialer Symptomenkomplex. Pylorospasmus.

Duodenum suis steht zur Verfügung als Duodenum suis-Injeel in dem Potenzenakkord D 10, D 30, D 200 und als Duodenum suis-Injeel forte in dem Potenzenakkord D 8, D 12, D 30, D 200.

Duodenum ist enthalten in Hepar compositum.

Dupuytren-Nosode

Verwendet werden Stränge und Knoten von Fingern mit Dupuytren-Kontraktur (Beugekontraktur) in homöopathischer Zubereitung (Nosode).

Die Dupuytren'sche Kontraktur ist eine Faszienkontraktur und bedingt durch eine entzündlich-narbige Schrumpfung und Verwachsung der Palmaraponeurose mit Verkrümmung der Finger, wobei hauptsächlich der vierte und der fünfte Finger befallen sind. Begünstigend für die Entstehung wirken chronische Verletzungen, besonders harte Handarbeit (Arnica, Calendula, Symphytum). Neben diesen Homöopathika oder daraus hergestellten Zubereitungen (Traumeel), besonders auch in Salbenform und neben Homöopathika, die auf narbige Schrumpfungen günstig wirken (Graphites), ist stets auch an den Einsatz der Dupuytren-Nosode zu denken.

Weiterhin ist die Dupuytren-Nosode indiziert bei sonstigen narbigen Schrumpfungsvorgängen jeder Art, wie z. B. bei Keloiden und auch bei Verwachsungsbeschwerden post operationem.

Günstige Wirkungen können sich auch zeigen bei den umfangreichen Verwachsungen, welche sich bisweilen nach Telekobalt-Bestrahlungen entwickeln, ebenso wie bei Kontrakturen sonstiger Art (orthopädische Indikationen).

Zur Verfügung steht Dupuytren-Nosode-Injeel (forte) mit dem Potenzenakkord (D 8), D 12, D 30, D 200.

Dystrophia musculorum progressiva-Nosode – progressive Muskeldystrophie-Nosode

Verwendet wird die aus erkranktem, dystrophischem, humanem Muskel gewonnene Ursubstanz in homöopathischer Zubereitung (Nosode).

Die Dystrophia musculorum progressiva ist eine Myopathie ohne nachweisbare Beteiligung des Nervensystems mit symmetrischen Lähmungen und Atrophien neben krankhaften Fett- und Bindegewebswucherungen in den erkrankten Muskeln, so daß eine Pseudohypertrophie vorliegen kann.

Es existiert eine infantile Form (Beckengürtelform mit aszendierender Tendenz), die zwischen dem 3. und 5. Lebensjahr zunächst mit Atrophien im Beckengürtel- und Rumpfbereich beginnt, und eine juvenile Form (absteigende Schultergürtelform), die meist in der Pubertät oder etwas später beginnt und zunächst Atrophien im Bereich des Schultergürtels und der Oberarme zeigt. Typisch ist der Entengang mit vorgeschobenem Becken (Lordose), evtl. eine Pseudohypertrophie des M. orbicularis („Tapierschnauze" bzw. Facies myopathica) oder der Mm. gastrocnemii („Gnomen-Waden"), wobei sich verschiedene Typen entwickeln können.

Wenn auch hereditäre Ursachen oft nicht ausgeschlossen werden können, lassen sich doch immer wieder typische Zusammenhänge mit Rückvergiftungen durch Behandlung von Hauterkrankungen nachweisen.

So trat eine von den Schultergürteln mit rascher Progression absteigende progressive Muskeldystrophie bei einem vierjährigen Knäblein auf, als dieses nach Verbrennungen an den Armen (März-Sonne im Schwarzwald) mit einer Sulfonamidpaste mehrere Tage lang behandelt wurde. Die vorher heftig entzündete Haut der beiden Arme zeigte danach eine bläuliche Verfärbung. Einige Wochen später traten die ersten Erscheinungen der Muskeldystrophie auf.

Außer der Anwendung der Dystrophia musculorum progressiva-Nosode ist in solchen Fällen Frischzellentherapie indiziert, ferner die Anwendung des breiten Registers stimulativ wirkender Homöopathika (Sulfur, Echinacea, Katalysatoren, sonstige Nosoden usw.) sowie versuchsweise auch Heilerde-Packungen, die offensichtlich Histamin-absaugend wirken. Bei Verbrennungen ist nämlich Histamin als einer der hochtoxischen Mediatoren anzusehen, welche bei Zurückdrängung der Entzündungserscheinungen dann nicht zur Ausscheidung kommen können (in der Brandblasen-Flüssigkeit usw.), sondern für die Rückvergiftungen mit der konsekutiven schweren degenerativen Erkrankung verantwortlich sind.

Sonstige Indikationen sind Folgezustände nach Schlaganfall, Myopathien bei Sportlern usw.

Zur Verfügung steht Dystrophia musculorum progressiva-Nosode-Injeel (forte) mit dem Potenzenakkord (D 8), D 12, D 30, D 200.

Echinacea angustifolia – Schmalblättriger Sonnenhut

Verwendet wird die ganze frische, blühende, in Nordamerika einheimische Pflanze mit Wurzel von Echinacea angustifolia D. C./Compositae.

Die Hauptindikationen sind:
Fieber, Sepsis, Entzündungen jeder Art.

Echinacea ist ein „internes Antiseptikum" mit einer Wirkung auf das lymphatische System. Bei den umfangreichen Prüfungen (Fahnestock) fand sich als erstes Symptom ein beißendes, prickelndes Gefühl auf der Zunge, auf der Lippe und im Halse, ein Gefühl von Angst und Schmerz in der Herzgegend folgte. Anschließend traten Fiebersymptome mit Vollheitsgefühl im Kopfe, rotem Gesicht und schnellem Puls in Erscheinung. Dabei wurde von vielen Prüfern über Schwäche und über scharfe, neuralgische, hin- und herziehende Schmerzen geklagt sowie über Katarrh der Verdauungs- und Atmungsorgane mit kneifenden Leibschmerzen und Abgang übelriechender Gase und gelblicher dünner Stühle. Bei zwei Prüfern wurde eine Abnahme der roten Blutkörperchen festgestellt.

In Amerika wurde Echinacea früher nicht nur gegen typhöse Fieber, Diphtherie, bösartigen Scharlach, Karbunkel und Furunkel, sondern auch bei Schlangenbissen angewandt, während später auch die Indikationen Diarrhö, Cholera infantum, adynamische Fieberzustände, Appendizitis, Blutvergiftung, Puerperalfieber, Pyämie und Vergiftungen mit Rhus toxicodendron aufgenommen wurden.

Angewandt wurde Echinacea ferner gegen die üblen Folgen des Impfens, bei Gangrän, Abszessen, Geschwüren skrofulöser oder luetischer Art, oder wenn im Verlauf akuter oder subakuter Krankheiten eine maligne Entartung einsetzt.

Zur Verfügung steht Echinacea angustifolia-Injeel (forte) mit dem Potenzenakkord (D 4), D 12, D 30, D 200; als Einzelpotenz in D 4.

Echinacea angustifolia ist enthalten in Aesculus compositum, Arnica-Heel, Belladonna-Homaccord, Echinacea compositum (und forte), Galium-Heel, Mercurius-Heel, Tonsilla compositum, Traumeel.

Echinacea purpurea – Purpurfarbener Sonnenhut

Verwendet wird die ganze frische, blühende, in Nordamerika einheimische Pflanze mit Wurzel von Echinacea purpurea [L.] Moench./Compositae.

Die Indikationen sind dieselben wie bei Echinacea angustifolia. Bei der intravenösen Injektion wird ein sonderbarer Geschmack auf der Zunge bemerkt.

Echinacea purpurea ist enthalten in Traumeel.

Echinococcinum-Nosode – Echinokokken-Nosode

Verwendet werden Echinokokkuszysten, die nach einer Infektion mit Eiern des Hundebandwurms (Echinococcus granulosus) meist in der Leber entstehen, in homöopathischer Zubereitung (Nosode).

Nach spontaner (traumatischer oder operativer) Eröffnung der primären Zysten kommt es zu einer universellen Keimaussaat mit evtl. schweren tödlichen Zerstörungen der befallenen Organe, andernteils können sich aber auch alveoläre tumorartige Durchwachsungen entwickeln mit punktierbarer Höhle.

Da es sich bei der Echinokokkose um eine Wurm-Erkrankung handelt, ist die Beeinflußbarkeit der Echinokokkose selbst mit der Nosode fraglich, sollte zumindest aber versucht werden, wobei die sonstigen Symptome mit zu berücksichtigen sind, welche je nach Befall der Organe verschieden sein können.

An die Anwendung der Nosode ist aber auch generell zu denken bei sonstigem tumorartigem Wachstum, u. a. als Zwischenmittel bei Neoplasien. Der Prophylaxe kommt die Hauptbedeutung zu (Vermeidung enger Berührung mit Hunden), da diese häufig am Hundebandwurm (Echinococcus) leiden.

Zur Verfügung steht Echinococcinum-Injeel (forte) mit dem Potenzenakkord (D 8), D 12, D 30, D 200.

Elaps corallinus – Korallenotter

Verwendet wird das in den Giftdrüsen der Giftzähne befindliche Gift der in Südamerika lebenden Korallenotter Micrurus corallinus Wied./Elapidae.

Die Hauptindikationen sind:

Nasen-Rachenkatarrh mit grünlichen Krusten und üblem Geruch. Frühinfiltrat der Lungenspitzen. Nasenpolypen, Mundatmung.

Zur Verfügung steht Elaps corallinus-Injeel (forte) mit dem Potenzenakkord (D 10), D 15, D 30, D 200.

Embryo totalis

Verwendet wird der Embryo eines Tieres in homöopathischer Zubereitung (Organpräparat).

Die Hauptindikationen sind:

Zur Revitalisierung, allgemein bei zellulären Phasen. Arteriosklerose. Muskeldystrophie.

Embryo totalis suis steht zur Verfügung als Embryo totalis suis-Injeel in dem Potenzenakkord D 10, D 30, D 200 und als Embryo totalis suis-Injeel forte in dem Potenzenakkord D 8, D 12, D 30, D 200.

Embryo ist enthalten in Causticum compositum, Cerebrum compositum, Discus compositum, Placenta compositum, Testis compositum, Tonsilla compositum, Zeel P/Zeel.

Ephedra vulgaris

Verwendet wird die frische, blühende Pflanze von Ephedra distachya L./ Ephedraceae.

Die Hauptindikationen sind:

Asthmatoide Bronchitis und Asthma bronchiale. Dyspnoe. Versuchsweise bei Emphysem.

Nach Prüfungen des russischen Arztes Murawjew wirkt es auf die Ganglien des Sympathikus und erzeugt Kongestion des Rückenmarks mit großer Apathie, Nackensteifigkeit und Rückwärtsziehen des ganzen Körpers beim Drehen des Kopfes; dabei Heraustreten der Augen und heftige Kopfschmerzen mit langsamem Puls und heftigen Schmerzen in der Milzgegend.

Ephedra soll auch versucht werden bei Struma mit Exophthalmus und Kopfschmerzen.

Zur Verfügung steht Ephedra vulgaris-Injeel (forte) mit dem Potenzenakkord (D 4), D 10, D 30, D 200.

Ephedra vulgaris ist enthalten in Tartephedreel.

Epididymis – Nebenhoden

Verwendet werden die Nebenhoden eines Tieres in homöopathischer Zubereitung (Organpräparat).

Die Hauptindikationen sind:
Störungen der Fertilität und Potenz, als Nebenmittel bei Carcinoma recti.

Epididymis suis steht zur Verfügung als Epididymis suis-Injeel in dem Potenzenakkord D 10, D 30, D 200 und als Epididymis suis-Injeel forte in dem Potenzenakkord D 8, D 12, D 30, D 200; als Einzelpotenzen in D 6; D 200.

Equisetum arvense – Zinnkraut, Ackerschachtelhalm

Verwendet werden die frischen, im Spätsommer gesammelten, sterilen Sprosse der in Europa, Nordafrika und in Nordamerika einheimischen Stammpflanze Equisetum arvense L./Equisetaceae.

Die Hauptindikationen sind:
Zystitis, Zystopyelitis. Reichliche Schleimabsonderung im Urin. Dumpfer, wunder Schmerz in der Blase. Nephrolithiasis. Nierengrieß. Enuresis nocturna, verbunden mit Blasenreiz.

Alle Equisetum-Arten wirken hauptsächlich auf das Bindegewebe und auf die ableitenden Harnwege. In der Symptomatologie finden sich Nierenschmerzen sowie Abstrahlungen des Schmerzes in Blase und Harnröhre. Auch Harndrang mit heftigen Schmerzen nach dem Harnlassen und tropfenweiser Harnabgang ist typisch; dabei heftiges Brennen und schneidende Schmerzen beim Urinieren. Auch Harnverhaltung und Harnzwang während der Schwangerschaft und nach der Entbindung weisen auf Equisetum hin. Die Schmerzen finden sich vorwiegend in der rechten Nierengegend sowie in der rechten Lende, strahlen nach dem Unterleib aus mit Harndrang und Verschlimmerung durch Bewegung, Druck, beim Niedersitzen und Besserung beim Liegen.

Zur Verfügung steht Equisetum arvense-Injeel (forte) mit dem Potenzenakkord (D 3), D 6, D 12, D 30, D 200.

Equisetum hiemale – Winterschachtelhalm

Verwendet wird die auf feuchten Waldplätzen und Brüchen in Europa und Nordamerika wachsende frische Stammpflanze: Equisetum hyemale L./Equisetaceae.

Die Indikationen von Equisetum hiemale sind dieselben wie von Equisetum arvense mit einer gewissen Abweichung, insofern als Equisetum hiemale eine Wasserpflanze ist und daher nicht nur der Einfluß auf das Harnsystem besonders deutlich hervortritt, sondern auch Schädigungen durch Nässe.

Siehe Equisetum arvense.

Zur Verfügung steht Equisetum hiemale-Injeel (forte) mit dem Potenzenakkord (D 4), D 12, D 30, D 200; als Einzelpotenz in D 3.

Equisetum hiemale ist enthalten in Populus compositum, Lymphomyosot, Solidago compositum.

Erigeron canadensis — Berufskraut

Verwendet wird die in Nordamerika, Europa und Zentralasien einheimische frische blühende Stammpflanze: Erigeron canadensis L./Compositae.

Die Hauptindikationen sind:

Blutungen hellrot, stoßweise, Verschlimmerung bei jeder Bewegung. Hämoptoe. Metrorrhagien.

Außer Blutungen findet sich in der Symptomatologie auch noch Kopfschmerz mit Klingeln im rechten Ohr und — besonders rechts lokalisiert — Brennen in den Augen, Schmerz im rechten Auge und vermehrte Schleimabsonderung aus der Nase sowie Nasenbluten (hellrotes Blut).

Auch im rechten Ellenbogen und in den Handwurzelknochen sowie in den Handgelenken können, besonders bei regnerischem Wetter, Schmerzen vorhanden sein sowie ein rheumatisches Ziehen im rechten Daumen und ein Schmerz im linken Fußgelenk, schlimmer beim Gehen. Auch heftige Schmerzen in den Knien (bei regnerischem Wetter) sprechen für Erigeron.

Blutungen treten auch beim Zahnfleisch auf. Beobachtet wurde auch ein profuses Bluten aus einer Zahnalveole sowie schlechter Mundgeschmack und Pflockgefühl im Rachen.

Besonders indiziert ist Erigeron bei verschiedenartigsten Blutungen aus den weiblichen Genitalien, wenn die Blutungen ruckweise auftreten und mit schmerzhaftem Harnen verbunden sind.

Zur Verfügung steht Erigeron canadensis-Injeel (forte) mit dem Potenzenakkord (D 4), D 12, D 30, D 200.

Erigeron canadensis ist enthalten in Hormeel.

Erythromycin

Verwendet wird das Antibiotikum Erythromycin in homöopathischer Zubereitung (homöopathisiertes Allopathikum).

Die Hauptindikationen sind:
Therapieschäden durch Antibiotika.

Zur Verfügung steht Erythromycin-Injeel (forte) mit dem Potenzenakkord (D 6), D 12, D 30, D 200.

Eucalyptus – Fieberbaum

Verwendet werden die getrockneten Blätter der älteren Zweige von Eucalyptus globulus Lab./Myrtaceae.

Die Hauptindikationen sind:

Grippe und grippöse Katarrhe, Tracheitis, Laryngitis, Bronchiolitis.

Außer der fieberhaften Erkrankung und Katarrhen finden sich flechtenartige Hautausschläge mit Anschwellung der Lymphknoten sowie rheumatische Schmerzen mit dem Gefühl von Stechen in Muskeln und Gelenken mit nächtlicher Verschlimmerung, Müdigkeit und Steifigkeit der Glieder.

Auch Erscheinungen von Darmgrippe mit brennender Empfindung im Magen, im Bauch, große Hitze im Mastdarm, Stuhldrang und -zwang, heftiger Durchfall mit Blutabgang werden durch Eucalyptus beeinflußt.

Zur Verfügung steht Eucalyptus-Injeel (forte) mit dem Potenzenakkord (D 6), D 12, D 30, D 200.
Eucalyptus ist enthalten in Aconitum-Homaccord, Arnica-Heel.

Eupatorium cannabinum – Wasserhanf

Verwendet wird das frische, blühende Kraut der in Deutschland einheimischen Stammpflanze: Eupatorium cannabinum L./Compositae.

Eupatorium cannabinum wird als Volksheilmittel zur Blutreinigung bei Erkrankungen von Leber, Galle und Milz angewandt. Es enthält einen Bitterstoff, das Glykosid Eupatorin sowie Harze und Gerbstoffe. Es wird auch als Fiebermittel eingesetzt, „macht Fieber erträglich".

Angewendet wird es meistens in Mischung mit sonstigen, auf bestimmte Syndrome ausgerichteten Einzelmitteln bzw. in Kombinationspräparaten.

Eupatorium cannabinum ist enthalten in Aesculus compositum, Arnica-Heel.

Eupatorium perfoliatum – Wasserhanf

Verwendet wird die an Seen, Teichen und Bächen in Nordamerika wachsende frische, zu Beginn der Blüte gesammelte, ganze Stammpflanze: Eupatorium perfoliatum L./Compositae.

Die Hauptindikationen sind:
Katarrhalische Fieber, Grippe, Influenza mit Gliederschmerzen, besonders der Schienbeine, Frost über den Rücken laufend. Galleerbrechen. Wolhynisches Fieber. Luetische Knochenschmerzen.

Zur Verfügung steht Eupatorium perfoliatum-Injeel (forte S) mit dem Potenzenakkord (D 3, D 6), D 12, D 30, D 200.

Eupatorium perfoliatum ist enthalten in Echinacea compositum, Gripp-Heel.

Eupatorium purpureum – Roter Wasserhanf

Verwendet wird der frische, im Herbst gesammelte Wurzelstock der in Nordamerika einheimischen Stammpflanze: Eupatorium purpureum L./Compositae.

Die Hauptindikationen sind:
Malaria. Zystopyelitis. Reaktionsphasen und Katarrhe. Prostatahypertrophie.

Typisch ist die Bevorzugung der linken Körperhälfte, eine Erschöpfung der Kräfte sowie Gliederschmerzen bei niedergeschlagener und weinerlicher Stimmung und unruhigem Schlaf mit viel Gähnen und Aufstoßen.

Auch rheumatisch-neuralgische Beschwerden mit Schwäche und Lähmungsgefühl der Nackenmuskulatur sowie schmerzhafte Empfindung entlang der Wirbelsäule, Kreuz- und Lendenschmerz, Schwäche und Schmerzhaftigkeit aller Glieder entsprechen der Symptomatologie von Eupatorium purpureum.

Charakteristisch sind auch dumpfe Nierenschmerzen und heftige, schneidende Beschwerden, die den Harnleitern entlang strahlen, mit geringer Harnabsonderung, Harnverhaltung und Schmerzen sowie Druckempfindung in der Harnblase, wobei auch unwillkürlicher Urinabgang erfolgen kann.

Bei den Frauen finden sich in der Eierstockgegend schneidende Schmerzen mit Zusammenpressen und Zusammenziehen der Gebärmutter, schmerzhafter Menstruation und Fluor albus.

Zur Verfügung steht Eupatorium purpureum-Injeel (forte) mit dem Potenzenakkord (D 6), D 10, D 30, D 200.

Euphorbia cyparissias – Zypressenwolfsmilch

Verwendet wird die auf grasigen Triften in Europa und Nordafrika vorkommende ganze, frische, blühende Stammpflanze: Euphorbia cyparissias L./Euphorbiaceae.

Die Hauptindikationen sind:

Nerven- und Hautreizung. (Prickeln und Brennen.)

Die Indikationen fast aller Wolfsmilchgewächse (Euphorbiaceen) entsprechen der Wirkung von Euphorbium, wobei Euphorbia cyparissias intensiv auf die Haut wirkt, heftiges Prickeln und Brennen verursacht mit gleichzeitig auftretenden Frostschaudern.

Zur Verfügung steht Euphorbia cyparissias-Injeel (forte) mit dem Potenzenakkord (D 4), D 10, D 30, D 200.
Euphorbia cyparissias ist enthalten in Rhododendroneel.

Euphorbium

Verwendet wird der erhärtete Milchsaft aus der in Marokko einheimischen Euphorbia resinifera Bers./Euphorbiaceae.

Die Hauptindikationen sind:

Heftige Schleimhautreizung und Katarrhe der Augen, Nase, Kehlkopf. Trockenheitsgefühl trotz starker Sekretion. Erysipel mit großen Blasen. Knochenschmerzen.

Tubenkatarrh. Nebenmittel bei Ozaena. Stärkster Brennschmerz bei Schleimhautaffektionen.

Euphorbium hat eine sichere Indikation, nämlich Hydrops des Mittelohres mit Gefühl völliger Taubheit auf dem befallenen Ohr, evtl. auch verbunden mit Ohrensausen.

Der Hydrops des Mittelohrs reagiert im allgemeinen nicht auf Apis, wie man vermuten sollte, sondern spricht fast ausschließlich auf Euphorbium an. Verf. hatte einen 40jährigen Geschäftsmann mit dieser Symptomatologie zu behandeln, der sich bereits seit 2 Monaten in der ambulanten Behandlung einer Universitätsklinik befand, ohne daß trotz vielfacher Anwendungen eine Besserung erzielt werden konnte.

Eine einzige Injektion von Euphorbium-Injeel forte brachte bereits eine erhebliche Besserung. Nach etwa 3 Injektionen war der gesamte Zustand endgültig und dauerhaft behoben.

Die beste Propaganda für die Homöopathie sind erfolgreich behandelte Fälle. Auch in diesem Fall interessierten sich die Kollegen von der Klinik für die stattgehabte Therapie.

Auch Tubenkatarrhe (Eustachische Röhre), Rachenentzündungen, Kehlkopfkatarrhe, Sinusitis und Nebenhöhlenkatarrhe verschiedener Lokalisation sind eine Indikation für Euphorbium.

Zur Verfügung steht Euphorbium-Injeel (forte S) mit dem Potenzenakkord (D 6), D 12, D 30, D 200.

Euphorbium ist enthalten in Echinacea compositum, Euphorbium compositum.

Euphrasia – Augentrost

Verwendet wird die auf grasigen Triften und Wiesen in Europa wachsende, ganze, blühende, frische Pflanze von Euphrasia stricta Host./Scrophulariaceae und anderen Euphrasia-Arten.

Die hauptsächlichsten Indikationen sind:

Krampfhafte Lichtscheu, besonders bei Tageslicht. Schneidende Schmerzen in den Augen, Drücken. Akute Konjunktivitis, Fließschnupfen mit Tränenfluß, Chemosis, eitriger Sekretion. Blepharitis ciliaris. Ulcus corneae. Iritis.

Außer bei Erkrankung der Augen ist Euphrasia indiziert bei Schnupfen mit massenhafter Schleimabsonderung mit Kopfeingenommenheit, ferner bei Gedächtnisschwäche und erschwertem Sprechen.

Zur Verfügung steht Euphrasia-Injeel (forte) mit dem Potenzenakkord (D 3, D 6), D 12, D 30, D 200.

Extractum Hepatis – Leberextrakt

Verwendet wird ein Extrakt aus tierischer Leber.

Die Hauptindikationen sind:

Leberfunktionsstörungen. Zur Nachbehandlung bei Parenchymschäden der Leber.

Zur Verfügung steht Extractum Hepatis-Injeel (forte) mit dem Potenzenakkord (D 6), D 10, D 30, D 200.

Fagopyrum — Buchweizen

Verwendet wird die frische, zur Zeit der beginnenden Reife gesammelte Stammpflanze: Fagopyrum vulgare Hill./ Polygonaceae.

Die Hauptindikationen sind:
Pruritus. Neuralgien. Ekzeme. Hyperemesis gravidarum. Fluor albus. Rheumatismus.

Hinleiten auf Fagopyrum kann das Symptom: Schmerz in den Augäpfeln, als ob sie herausgedrückt würden. Auch die Empfindung von Brennen im rechten Eierstock kann auf Fagopyrum hinleiten.

Zur Verfügung steht Fagopyrum-Injeel (forte) mit dem Potenzenakkord (D 4), D 12, D 30, D 200.

Farfara — Huflattich

Verwendet werden die frischen Blätter von Tussilago farfara L./Compositae.

Die Hauptindikationen sind:
Katarrhe der oberen Luftwege mit heftigem trockenem Husten.

Zur Verfügung steht Farfara-Injeel (forte) mit dem Potenzenakkord (D 4), D 10, D 30, D 200.

Febris wolhynica-Nosode — Wolhynisches Fieber-Nosode

Verwendet wird Serum von Kranken, die an Wolhynischem Fieber leiden, in homöopathischer Zubereitung (Nosode).

Das Wolhynische Fieber (Febris quintana, Fünftagefieber, Schützengrabenfieber, french fever) ist eine Infektionskrankheit mit typischem Fieberturnus undulierender Form, welches alle fünf Tage exazerbiert und an den Zwischentagen mitunter Remissionen zur Norm zeigt. Klinisch bestehen allgemeine Gliederschmerzen, vor allen Dingen charakteristische Schienbeinschmerzen (Eupatorium perfoliatum), häufig auch Milzschwellung. Das Blutbild zeigt während der Anfälle eine Leukozytose mit starker Linksverschiebung. Hervorgerufen wird das Wolhynische Fieber durch Rickettsia quintana, wobei die Übertragung durch Läuse erfolgt (im allgemeinen und häufig während Kriegszeiten).

Da derartige Erkrankungszustände nicht nur bei Wolhynischem Fieber, sondern (Schienbeinschmerzen) besonders auch bei Virus-Grippe auftreten, ist die Febris wolhynica-Nosode auch bei Grippefällen mit Schienbeinschmerzen einzusetzen, wie umgekehrt auch Eupatorium perfoliatum als Homöopathikum bei Schienbeinschmerzen günstig bei Wolhynischem Fieber wirkt.

Kranke, die früher ein wolhynisches Fieber durchmachten, können während des späteren Lebens häufig und besonders bei fieberhaften Erkrankungen immer wieder ähnliche Beschwerden und Symptome aufweisen. Man muß daher auch in solchen Fällen stets an die Febris wolhynica-Nosode denken.

Zur Verfügung steht Febris wolhynica-Nosode-Injeel (forte) mit dem Potenzenakkord (D 8), D 12, D 30, D 200.

Fel suis – Schweinegalle

Verwendet wird die frische Galle aus der Gallenblase eines gesunden Schweines (Sus scrofa domesticus L.) in homöopathischer Zubereitung (Nosode).

Die Hauptindikationen sind:

Störungen der Leberfunktion und Exkretion sowie der allgemeinen Leberentgiftung. Dysbakterie des Darmes. Tachykardie und Arrhythmia cordis.

Zur Verfügung steht Fel suis-Injeel mit dem Potenzenakkord D 10, D 30, D 200 und Fel suis-Injeel forte mit dem Potenzenakkord D 8, D 12, D 30, D 200.

Fel tauri – Rindergalle

Verwendet wird die frische, aus der Gallenblase eines gesunden Rindes (Bos taurus L.) gesammelte Galle in homöopathischer Zubereitung (Nosode).

Die Hauptindikationen sind:

Cholangitis. Cholezystitis. Cholelithiasis. Störungen der Leberentgiftung. Nebenmittel bei Ulcus duodeni et ventriculi und bei Pankreatitis. Zur Entlastung von Giftlagen jeder Art und bei Leberdysfunktion. Allgemeines Entgiftungsmittel.

Zur Verfügung steht Fel tauri-Injeel mit dem Potenzenakkord D 10, D 30, D 200 und Fel tauri-Injeel forte mit dem Potenzenakkord D 8, D 12, D 30, D 200; als Einzelpotenz in D 5.

Fel tauri ist enthalten in Chelidonium-Homaccord, Hepar compositum.

Ferrum aceticum — Eisenazetat

Verwendet wird basisches Eisen(III)-acetat, $Fe(OH)(CH_3COO)_2$.

Die Hauptindikationen sind:
Anämie mit wachsbleichem Aussehen (siehe sonstige Indikationen unter Ferrum metallicum).

Zur Verfügung steht Ferrum aceticum-Injeel (forte) mit dem Potenzenakkord (D 6), D 10, D 30, D 200.

Ferrum arsenicosum

Verwendet wird das durch Ausfällung einer Lösung von basischem Eisen-(III)-acetat mit der Lösung eines Alkaliarsenits hergestellte Arsen-Eisensalz.

Die Hauptindikationen sind:
Abmagerung. Schwäche. Nephrose. Erschöpfung. Milztumor.

Im Vordergrund steht die völlige Erschöpfung und Abneigung zu arbeiten, selbst das Bett zu verlassen, sowie Stuhlverstopfung oder erschöpfende Durchfälle, wobei die Stühle aus unverdauten Massen und Schleim bestehen, dabei kein Durst vorhanden ist trotz heftiger und andauernder Hitze mit geringem Brennen im ganzen Körper und Abmagerung.

Zur Verfügung steht Ferrum arsenicosum-Injeel (forte) mit dem Potenzenakkord (D 6), D 10, D 30, D 200.

Ferrum-II-fumaricum — Eisen(II)-fumarat

Verwendet wird Eisen(II)-fumarat, Fe (OOC CH CH COO).

Durch die Koppelung mit der Fumarsäure werden die Beziehungen zum Sauerstofftransport wesentlich verstärkt, da die Fumarsäure als Katalysator des Zitronensäurezyklus ebenfalls wesentliche Beziehungen zur Sauerstoffversorgung und -utilisation aufweist.

Versuchsweise bei Degenerationsphasen bzw. bei Störungen der Sauerstoffutilisation (Blockierung des Zitronensäurezyklus), z. B. bei Psoriasis, Anämia perniciosa u. a.

Zur Verfügung steht Ferrum fumaricum-Injeel (forte) mit dem Potenzenakkord (D 6), D 10, D 30, D 200.

Ferrum-II-fumaricum ist enthalten in Molybdän compositum.

Ferrum jodatum — Eisenjodid

Verwendet wird Eisen(II)-iodid, FeJ_2.

Die Hauptindikationen sind:

Skrofulöse Drüsenschwellungen. Skrofulöse Augenentzündungen. Prostatahypertrophie.

Typisch für Ferrum jodatum ist ein Halsschmerz „wie von Splittern“, auch eitrige Konjunktivitis mit Lichtscheu und eine angeschwollene Nase mit reichlicher Schleimabsonderung weisen auf Ferrum jodatum hin, ebenso das Gefühl, als könne man sich nicht bücken wegen Vollheitsgefühl und Druck unter dem Brustbein, obwohl nur eine geringe Speisenaufnahme erfolgte. Auch besteht beim Sitzen ein Gefühl, als ob etwas nach oben drückte.

Zur Verfügung steht Ferrum jodatum-Injeel (forte) mit dem Potenzenakkord (D 6), D 10, D 30, D 200.

Ferrum jodatum ist enthalten in Lymphomyosot.

Ferrum metallicum — Eisen

Verwendet wird metallisches Eisen, Fe.

Eisen mit seinen Salzen ist eines der wichtigsten Metalle, das als ein wesentlicher Baustein des menschlichen Organimus, speziell der roten Blutkörperchen anzusehen ist und damit eine Schlüsselstellung im Sauerstoffumsatz einnimmt.

Eine typische Modalität (Wechselzustand) von Ferrum ist die Verschlimmerung in der Ruhe und die Besserung bei langsamem Umherbewegen, was allgemein für Ferrum, nicht nur für Schmerzen, sondern auch für Blutungen gilt. Dabei findet sich diese Verschlimmerung speziell nach Mitternacht mit Unverträglichkeit von Hitze, obwohl von den Ferrum-Patienten auch Kälte schlecht vertragen wird. Zugleich besteht eine vermehrte körperliche und geistige Reizbarkeit (irritable Schwäche nach Dahlke).

Eine der Hauptindikationen von Ferrum ist Anämie mit entsprechenden Nebensymptomen, wie Schwindel, Nervosität und asthenisches Fieber. Auch Kopfschmerzen mit Kongestionen, Klopfen und Pulsieren sprechen für Ferrum, speziell mit dem Gefühl, als wenn der Kopf zerspringen würde, auch mit Schwindel und Taumeln, mit rotem Gesicht und kalten Füßen.

Die Ferrumsymptome treten besonders ausgeprägt nach geistiger Arbeit ein.

Die früher als Chlorose (Bleichsucht) bezeichneten Krankheitszustände mit bleichem, wachsfarbigem Gesicht, blassen Lippen und fast weißen Schleimhäuten, die heute genauer als Anämie definiert sind, wobei plötzlich eine jähe Röte einschießen kann, verbunden weiterhin mit heftigem Klopfen der Blutgefäße und mit Ödemen an den abhängigen Körperpartien, speziell an Fußknöcheln, ferner Frösteln, Herzklopfen, aber auch Erscheinungen von Gastritis, verbunden mit Übelkeit, Gastralgie, Magendruck, Speiseerbrechen, Widerwillen gegen Fleisch und Verlangen nach Saurem, wobei meist Obstipation besteht, sind Ferrum-Symptome. Dabei kann auch Muskelschwäche vorliegen, ebenso Abmagerung, Müdigkeit nach geringen Bewegungen und depressive Stimmungslage. Ähnlich wie bei Calcium carbonicum finden sich kalte Füße und kalte Finger, bei heißem Kopf und heißem Gesicht, oder das Gesicht kann rot, aber kalt sein (Pseudoplethora). Das Klopfen im Hinterkopf und Nacken ist schlimmer beim Bücken und beim Husten. Der Kopfschmerz und Gesichtsschmerz kann bis in die Zähne ziehen und wird durch kaltes Wasser gebessert. Die Diarrhöen sind unverdaut, schmerzlos und wäßrig, treten nach jedem Essen und nachts auf (Ferrum phosphoricum).

Die Nierengegend ist druckempfindlich, der Urin kann eiweißhaltig und blutig oder reichlich und hell sein. Enuresis wird häufig ebenfalls durch Ferrum günstig beeinflußt. Die Menstruation tritt im allgemeinen zu früh sein, ist profus, mit wäßrigem oder hellrotem Blut vermischt, mit dunklen Klumpen. Während der Menstruation können sich Varizen an den Beinen verschlimmern. Die Uterusgegend ist meist druckempfindlich.

Auch Fluor albus findet sich als Symptom von Ferrum, ebenso eine Abstumpfung gegenüber dem Koitus bzw. es fehlt an jeglichen sexuellen Gefühlsregungen. Oft besteht Sterilität sowie Amenorrhö. Auf der Brust werden Druck und Schwere empfunden, so daß die Patienten langsam nur umhergehen können, auch findet sich anhaltende Heiserkeit sowie trockener, kitzelnder Husten, verbunden mit Gesichtsröte und Speiseerbrechen, ähnlich wie bei Drosera. Dabei können klopfende Schmerzen im Okziput vorhanden sein. Auch wird bisweilen blutstreifiges Sputum oder reines Blut expektoriert. Geklagt wird dabei über fliegende Stiche in der Brust und ein Gefühl, als sei die Brust wie wund. Hier können Anfangssymptome einer Tuberkulose vorliegen.

Rheumatische Beschwerden bohrender, reißender Art in Armen und Beinen, durch welche der Patient nachts aus dem Bett getrieben wird und umhergehen muß, sind weiterhin eine typische Indikation von Ferrum, ebenso wie Wallungen mit plötzlichem Wechsel von blasser Farbe in rotes Gesicht, verbunden mit Pulsieren durch den ganzen Körper und mit Schwäche und Zittern sowie mit Schlaflosigkeit und Dyspnoe. Auch das venöse System ist affiziert mit Neigung zu Hämorrhagien, aber auch zu Venenerweiterungen.

Typisch wirkt Ferrum bei linksseitigem Schulterrheumatismus, obwohl es durchaus auch rechtsseitig wirksam sein kann (rechts wirken meist besser Ferrum phosphoricum, Chelidonium, Sanguinaria). Ebenso können chronische Verdauungsstörungen und Erbrechen der Schwangeren eine Indikation für Ferrum sein. Bei entzündlichen rheumatischen Fiebern, bei kaltem Körper mit vollem kräftigem Puls und Durst im Frost ist Ferrum ebenfalls indiziert (hier besser Ferrum phosphoricum). Bei chronischen Herzerkrankungen, wenn gleichzeitig Anämie vorliegt, sollten Zwischengaben von Ferrum ebenfalls mit verabfolgt werden, ebenso bei Blutungen, wenn ein empfindliches, wehes Gefühl in den betroffenen Teilen (Uterus oder Lungen) vorliegt. Speziell die höchste Nervosität spricht für Ferrum. Ebenso erfordern Petechien Ferrum.

Einige Salze von Ferrum haben gewisse Sonderindikationen, so wirkt Ferrum phosphoricum speziell bei Otitis media, sowie bei Entzündung der Tuba Eustachii und der Tonsillen, ebenso bei Dysenterie, Enuresis nocturna sowie bei Halsentzündungen der Sänger und, im Gegensatz zu Ferrum metallicum, bei Rheumatismus des rechten Schultergelenkes. Wenn Ferrum phosphoricum bei Fieber erforderlich ist, liegt meist ein voller, weicher Puls vor.

Ferrum picrinicum wird empfohlen bei der Hypertrophie der Prostata, ferner bei chronischem Ohrensausen und Taubheit auf gichtischer Grundlage, sowie bei nervösen Erschöpfungszuständen.

Ferrum jodatum wird empfohlen bei Skrofulose und Anämie, bei Struma, Knoten in der Mamma und bei sonstigen Drüsenschwellungen, besonders auch bei Herunterdrängen in den Genitalien und beim Hinsetzen (Sepia, Lilium tigrinum).

Ferrum sulfuricum hat Indikationen bei Morbus Basedow, verbunden mit Anämie, und bei Morgendurchfällen.

Wenn die Symptome von Ferrum zusammengefaßt werden, so ergibt sich folgendes wesentliche Arzneimittelbild:

1. Anämie mit bleicher, blasser Haut und anämischen Schleimhäuten, Gesicht abwechselnd heiß und rot. Kalte Glieder. Blutwallungen.
2. Frostig. Kopfmüde. Mager. Asthenischer Habitus.
3. Neigung zu Blutungen. Petechien. Epistaxis meist hellrot, Hämatemesis. Herzklopfen. Blutstauungen. Varizen. Ödeme an den Beinen.
4. Fieber mit Durst im Frost. Kopf und Glieder sind kühl.
5. Trockener Husten mit Atemnot. Heiserkeit. Stauungskatarrhe. Druckgefühl auf der Brust. Bruststiche. Tuberkulosegefahr.
6. Magenschwäche. Sodbrennen. Erbrechen. Abneigung gegen Fleisch. Schmerzlose Durchfälle.
7. Enuresis. Zystitis. Nephritis. Hyperemesis.
8. Amenorrhö oder Menstruation stark und lang intermittierend. Sterilität. Abstumpfung gegen Koitus.
9. Schulterrheumatismus links (rechts: Ferrum phosphoricum). Neuralgien, die aus dem Bett treiben.
10. Folgen von Säfteverlusten (China) und retoxischen Imprägnierungen (postinfektiöse Anämie).

Zur Verfügung steht Ferrum metallicum-Injeel (forte) mit dem Potenzenakkord (D 6), D 12, D 30, D 200; als Einzelpotenzen in D 6; D 8; D 10; D 12; D 15; D 20; D 30; D 100; D 200.

Ferrum metallicum ist enthalten in Ferrum-Homaccord, Neuralgo-Rheum-Injeel.

Ferrum muriaticum – Eisen(III)-chlorid

Verwendet wird Eisen(III)-chlorid hexahydrat, $FeCl_3 \cdot 6\ H_2O$.

Charakteristisch ist der Wirkungsumfang bei Beschwerden und Erkrankungen auf der rechten Körperseite, so vor allen Dingen bei Neuralgien und Kopfschmerzen auf der rechten Gesichts- und Kopfseite, Rheumatismus der rechten Schulter, besonders wenn nächtliche Schmerzen vorhanden sind.

Auch bei Blutungen jeder Art ist Ferrum muriaticum indiziert, ferner bei der konsekutiven Schwäche, auch bei Unruhe und Nervosität. Ein Symptom ist weiterhin die Anschwellung der Milz mit Schmerzen im linken Hypochondrium.

Ferrum muriaticum ist enthalten in Ferrum-Homaccord.

Ferrum phosphoricum – Eisenphosphat

Verwendet wird Eisen(III)-phosphat, $Fe\ PO_4 \cdot 4\ H_2O$.

Die Hauptindikationen sind:

Fieberzustände. Otitis media. Polyarthritis acuta. Pneumonie. Enuresis nocturna und Incontinentia urinae am Tage, sowie Reizzustände am Blasenhals. Heiserkeit der Sänger. Nächtliche Verschlimmerung.

Ferrum phosphoricum ist das hauptsächliche Fiebermittel in der Schüssler'schen Therapie. Dieselben charakteristischen Merkmale wie bei den übrigen Eisenverbindungen ist auch hier gegeben wie Anämie, Blutungen, Adererkrankungen, Entzündungen, Erweiterungen und Verhärtungen der Blutgefäße allgemein sowie körperliche und geistige Abspannung, Nervosität, Erschöpfung und rheumatische Affektionen sowie akuter Rheumatismus, was sich besonders nachts unangenehm bemerkbar macht.

Zur Verfügung steht Ferrum phosphoricum-Injeel (forte) mit dem Potenzenakkord (D 6), D 12, D 30, D 200.

Ferrum phosphoricum ist enthalten in Ferrum-Homaccord, Rheuma-Heel, Testis compositum, Tonsilla compositum.

Ferrum picrinicum – Eisenpikrat

Verwendet wird das Eisensalz der Pikrinsäure, Eisen(II)-pikrat, $[C_6H_2(NO_2)_3O]_2Fe$.

Die Hauptindikationen sind:
Prostatahypertrophie. Tinnitus aurium und Taubheit bei Gicht. Nervöse Erschöpfungszustände.

Ferrum picrinicum soll als Lebermittel besonders für dunkelhaarige Personen mit gelbsüchtigem Aussehen passen. Das Mittel wurde nicht geprüft. Jedoch haben sich günstige Wirkungen gezeigt bei Prostatahypertrophie, bei Versagen der Stimme nach Anstrengung (Redner), wobei auf das Mittel hinweist, daß die Umgebung der Gelenke schmutzfarben erscheint bei allgemeinem gelbsüchtigem Aussehen.

Zur Verfügung steht Ferrum picrinicum-Injeel (forte) mit dem Potenzenakkord (D 6), D 12, D 30, D 200.

Ferrum sulfuricum – Eisensulfat

Verwendet wird Eisen(II)-sulfat, $FeSO_4 \cdot 7\ H_2O$.

Die Hauptindikationen sind:
Blutwallungen. Empfindlichkeit gegen Kälte und frische Luft.

Auch Ferrum sulfuricum weist die Hauptmerkmale von Eisen auf, daneben jedoch noch viele von Sulfur. Es erfolgt wie bei Sulfur Besserung durch Wärme oder im warmen Zimmer und Verschlimmerung durch Kälte oder an der freien Luft, während bei Ferrum das Umgekehrte der Fall ist.

Auch Magensäure mit Aufstoßen von Speiseresten sind eine Indikation für Ferrum sulfuricum sowie Blutungen, Schmerzen in der Gallenblase und das Gefühl, als wenn alles Blut in den Kopf oder in das Gesicht schösse. Auch die Empfindung von Gärung und Knurren im Magen weist auf Ferrum sulfuricum hin. Es finden sich auch Muskelschmerzen, allgemeines Hitzegefühl mit Blässe oder Erröten und Neigung zu Schweiß. Früher wurde Ferrum sulfuricum bei beginnender Thyreotoxikose bleichsüchtiger Mädchen empfohlen.

Zur Verfügung steht Ferrum sulfuricum-Injeel (forte) mit dem Potenzenakkord (D 6), D 10, D 30, D 200.
Ferrum sulfuricum ist enthalten in Ferrum-Homaccord.

Fibroma pendulum – Hautfibrom-Nosode
Fibroma pendulum fermentatum

Verwendet wird die gestielte Bindegewebsgeschwulst (Fibroma pendulum) in homöopathischer (fermentativer) Zubereitung (Nosode).

Da Fibrome durch unbedachtsame Entfernung, z. B. durch Abreißen mit einer Pinzette, gelegentlich sarkomatös entarten, empfiehlt sich die Anwendung dieser Nosoden-Zubereitung, speziell in der fermentierten Form, bei Bindegewebsgeschwülsten (speziell bei Sarkomen), jedoch auch bei Hautepithel-Tumoren, Kankroiden, Ulcus rodens u. a., da hier das Simile-Prinzip noch kräftiger zum Tragen kommt.

Zur Verfügung steht Fibroma pendulum-Injeel (forte) mit dem Potenzenakkord (D 6), D 10, D 30, D 200, ferner Fibroma pendulum fermentatum D 12.

Fibroma pendulum fermentatum ist enthalten in Carcinominum compositum.

Filix – Wurmfarn

Verwendet wird der frische, im Herbst gesammelte, von den Wurzeln befreite Wurzelstock mit daransitzenden Blattbasen, der häufig in schattigen Wäldern und Bergwäldern von Europa, Asien, Nordamerika, sowie hier und da in den Gebirgen von Südamerika und Java wachsenden Stammpflanze: Dryopteris filix-mas [L.]/Polypodiaceae.

Die Hauptindikationen sind:

Nächtliche Unruhe, Schlaflosigkeit. Angst. Spastische Darmbewegungen. Abortus. Sterilität.

Zur Verfügung steht Filix-Injeel (forte) mit dem Potenzenakkord (D 4), D 12, D 30, D 200.

Fluor albus-Nosode – Weißfluß-Nosode

Verwendet wird der Ausfluß aus dem Bereich der weiblichen Geschlechtsteile (Fluor vaginalis) in homöopathischer Zubereitung (Nosode).

Der Fluor vaginalis muß als ein biologisch zweckmäßiges Ventil aufgefaßt werden, über welches verschiedenste Homotoxine abgeleitet werden. Biologisch gesehen ist es daher ein Unding, den Fluor vaginalis mit äußerlichen Maßnahmen zu unterdrücken, weil damit vielfach biologische Schäden gesetzt werden, die nicht zuletzt auch für die Entstehung von Neoplasien (Uterus, Ovarien) verantwortlich sein können. Nicht zuletzt ist auch das enorme Ansteigen der Erkrankungen an Gebärmutterkrebs auf diese Rückvergiftungsvorgänge mit zurückzuführen, andernteils auf die völlig falsche, allgemein verbreitete Ernährung mit Schweinefleisch (auch mit Wurst jeder Art, die hochprozentual Schweinefleisch enthält), natürlich auch mit Schinken, Speck usw. Der Fluor vaginalis läßt sich biologisch richtig nur abheilen, wenn die Frauen eine strenge schweinefleischfreie Diät einhalten.

Der Erfolg dieser Diätmaßnahmen (Rindfleisch, Geflügel, Fisch können unbedenklich gegessen werden) macht sich natürlich erst nach längeren Monaten bemerkbar, weil die sutoxischen Faktoren des Schweinefleisches generell im Bindegewebe eingebaut werden (sutoxische Fettsäuren im Sinne der Adipositas) und wegen des enormen Kaloriengehaltes erst langsam verbrannt, d. h. abgebaut werden können.

Nicht nur bei Fluor vaginalis selbst ist die Nosode angezeigt, sondern speziell auch bei den der Rückvergiftung folgenden Nachkrankheiten, insbesondere auch als Zwischenmittel bei Neoplasien der weiblichen Geschlechtsorgane, um die Abwehrkräfte gegen diesen ursächlichen Schaden zu mobilisieren. Oft kann man dann, wie auch bei Anwendung sonstiger Nosoden, die ursächlich vorhandene Erkrankung, welche früher unterdrückt wurde, wieder herauskommen sehen, was meistens mit entsprechenden Ausscheidungen verbunden ist und nun keinesfalls abermals unterdrückt werden darf.

Wenn Ausscheidungen irgendwelcher Art auftreten (mit Ausnahme von Blutungen), ist dieses jeweils als ein biologisch zweckmäßiges Ventil anzusehen, über welches — speziell nach Anwendung von Nosoden — ursächlich verantwortliche Homotoxine wieder in Bewegung gesetzt und nunmehr der entgiftenden Ausscheidung zugeführt werden.

Die Patient(inn)en selbst pflegen, genauso wie bei Schweißausbruch im Ablauf einer fieberhaften Grippe, diese wieder in Gang gekommenen Ausscheidungen mit einer Besserung des sonstigen Befindens zu quittieren, was ärztlicherseits vielfach charakteristisch durch Besserung des bisherigen Befundes von degenerativen Phasen bestätigt werden kann.

Auch bei Adnexitis, Parametritis, Salpingitis, Metritis, Ovarialzysten und anderen Affektionen der weiblichen Geschlechtsorgane ist die Fluor albus-Nosode versuchsweise einzusetzen, speziell dann, wenn früher ein Fluor vaginalis unterdrückt wurde. Denn allen diesen Erkrankungen kann ursächlich eine solche Rückvergiftung zugrunde liegen.

Hier sind auch neuraltherapeutische Beziehungen zu beachten, da für die Chemotherapie des Fluor vaginalis und von Ulzerationen der Portio uteri vielfach stark wirksame Chemotherapeutika angewandt werden, durch welche das in Berührung mit diesen kommende Gewebe völlig zerfällt und anschließend neue Granulationen angeregt werden sollen. Dabei erfahren ohne Frage die neuralen Rezeptoren der Vaginalschleimhaut Schäden im Sinne von Imprägnationsphasen, die sich z. B. auch als ferngeleitete Neuralgien (Trigeminus), ja sogar als sonstige Neurosen (pektanginöse Beschwerden u. a.) äußern können.

Man muß also bei Frauen in jedem Falle nachforschen, ob irgendwann ein oft scheinbar nur harmloser Fluor vaginalis behandelt — und evtl. in nur wenigen Tagen — geheilt wurde. In allen diesen Fällen ist die Fluor albus-Nosode zu interponieren, wobei die Patientin in der Weise zu informieren ist, daß sie bei Wiederauftreten des Fluor vaginalis keineswegs abermals eine unterdrückende Therapie zur Anwendung kommen lassen darf.

Im Sinne des Simile-Prinzipes könnte die Fluor albus-Nosode auch noch angewendet werden bei sonstigen Schleimhautkatarrhen schleimiger oder schleimig-eitriger Art, z. B. der Nebenhöhlen, wobei gelegentlich auch neurale Beziehungen im Sinne der Fokuslehre festzustellen sind.

Zur Verfügung steht Fluor albus-Nosode-Injeel (forte) mit dem Potenzenakkord (D 8), D 12, D 30, D 200.

Foeniculum – Fenchel

Verwendet werden die reifen Früchte von Foeniculum vulgare Miller/Umbelliferae.

Die Hauptindikationen sind:

Spastische Beschwerden (Darm). Nabelkoliken.

Zur Verfügung steht Foeniculum-Injeel (forte) mit dem Potenzenakkord (D 4), D 10, D 30, D 200.

Formica rufa – Ameise

Verwendet wird die in ganz Europa und Nordamerika, sowie in Asien bis Ostindien vorkommende Waldameise Formica rufa L./Formicariae.

Die Hauptindikationen sind:

Rheumatismus und Neuralgien ohne Fieber. Akute Glomerulonephritis. Hämaturie. Albuminurie.

Zur Verfügung steht Formica rufa-Injeel (forte) mit dem Potenzenakkord (D 4), D 12, D 30, D 200.

Frangula – Faulbaum

Verwendet wird die frische Rinde der in Osteuropa sowie in Nordafrika und Kleinasien einheimischen Stammpflanze: Rhamnus frangula L./Rhamnaceae.

Frangula ist als mittelstarkes Laxans bekannt und wird bei habitueller Opstipation eingesetzt. Es enthält Anthrachinone, Glykofrangulin-Wirkstoffe, die sich erst nach einjähriger Lagerung voll entwickeln. Im allgemeinen wird Frangula als Kaltauszug oder in biologischen Abführmitteln angewendet.

Zur Verfügung steht Frangula-Injeel (forte) mit dem Potenzenakkord (D 6), D 10, D 30, D 200.
Frangula ist enthalten in Heelax.

Fraxinus americana – Weiße Esche

Verwendet wird die frische Rinde der in Nordamerika einheimischen Stammpflanze: Fraxinus americana L./Oleaceae.

Die Hauptindikation ist:
Tonikum bei Uterusprolaps und Fibromen.

Hinweisen kann auf Fraxinus Depression mit nervöser Unruhe und Angstgefühl sowie die Empfindung eines heißen Fleckes auf dem Scheitel. Wadenkrämpfe und Frösteln, mit Hitze abwechselnd, finden sich im Symptomenbild. Nach Dr. Burnett ist Fraxinus americana ein hervorragendes Tonikum für die Erschlaffung der Gebärmutterbänder. Er bezeichnet es als „das medizinische Pessar“. Diese Angaben wurden von Clarke wiederholt bestätigt. Der Verfasser hat damit keine Erfahrungen.

Zur Verfügung steht Fraxinus americana-Injeel (forte) mit dem Potenzenakkord (D 3), D 10, D 30, D 200.

Fucus vesiculosus – Blasentang

Verwendet wird der getrocknete, von anhängenden Muscheln und fremden Algen befreite, sehr häufig in der Nord- und Ostsee, im Atlantischen Ozean und im Mittelmeer vorkommende Blasentang Fucus vesiculosus L./Fucaceae.

Die Hauptindikationen sind:

Skrofulöse Drüsen, Struma parenchymatosa. Jodtherapie der Arteriosklerose.

Fucus vesiculosus, der Blasentang, enthält in beträchtlichem Umfang organisch gebundenes Jod, woraus sich die Indikationen ergeben, wobei auch bei sonstiger Jodüberempfindlichkeit die Anwendung erfolgen kann.

Zur Verfügung steht Fucus vesiculosus-Injeel (forte) mit dem Potenzenakkord (D 4), D 12, D 30, D 200.

Fucus vesiculosus ist enthalten in Strumeel (forte), ferner in Thyreoidea compositum.

Fumaria officinalis – Erdrauch

Verwendet wird die frische, blühende Pflanze Fumaria officinalis L./Papaveraceae.

Die Hauptindikationen sind:

Blutreinigungsmittel bei Homotoxinüberlastungen. Skrofulose. Leberfunktionsstörungen.

Zur Verfügung steht Fumaria officinalis-Injeel (forte) mit dem Potenzenakkord (D 6), D 10, D 30, D 200.

Fumaria officinalis ist enthalten in Lymphomyosot.

Funiculus umbilicalis – Nabelschnur

Verwendet wird der Nabelstrang aus dem Uterus eines trächtigen Tieres in homöopathischer Zubereitung (Organpräparat).

Fast bei allen chronischen Erkrankungen indiziertes Bindegewebsmittel. Bindegewebsschäden. Adhäsionen. Osteochondrose. Vorzeitiges Altern. Runzelbildung. Adynamie. Arteriosklerose. Zervikalsyndrom. Koxitis. Divertikulitis. Chronische Kolitis. Lupus erythematodes. Kollagenkrankheiten. Sklerodermie. Fibrome. Gefäßleiden. Geriatrische Indikationen jeder Art. Glaukom. Durchblutungsstörungen. Vegetative Dystonie. Strahlenschäden. Ulcus duodeni et ventriculi. Pruritus vulvae. Psoriasis. Sarkom und Karzinom. Autoaggressionskrankheiten. Schäden durch Antibiotika und Therapeutika. Allgemeine Therapieschäden. Skrofulose. Otosklerose. Multiple Sklerose. Muskelatrophie. Vertebragene Neuralgien. Neurodermitis. Ödeme. Marasmus. Kachexie. Lymphogranulomatose. Myopie. Akne rosacea. Dekubitus. Dermatitis. Dystrophia adiposa-genitalis. Elephantiasis. Emphysem. Exostosen. Leberzirrhose. Hydrozephalus. Tendovaginitis. Hydrozele. Nebenmittel bei Myxödem. Harnröhrenstrikturen. Fissura ani. Uterusprolaps. Erythema exsudativum multiforme et nosodum. Morbus Bechterew. Myositis ossificans. Osteomalazie. Das Präparat soll stets mit geeigneten Biotherapeutika und anderen Organ-Präparaten (Hypophysis, Glandula suprarenalis, speziell auch mit geeigneten Composita, Biotherapeutika, Katalysatoren usw.) kombiniert werden.

Funiculus umbilicalis suis steht zur Verfügung als Funiculus umbilicalis suis-Injeel in dem Potenzenakkord D 10, D 30, D 200 und als Funiculus umbilicalis suis-Injeel forte in dem Potenzenakkord D 8, D 12, D 30, D 200; als Einzelpotenzen in D 6; D 200.

Funiculus umbilicalis ist enthalten in Cutis compositum, Discus compositum, Placenta compositum, Thyreoidea compositum, Tonsilla compositum, Ubichinon compositum, Zeel P/Zeel.

Galanga

Verwendet wird der getrocknete Wurzelstock der Stammpflanze: Alpinia officinarum Hance/Zingiberaceae.

Die Hauptindikationen sind:

Akute Bronchitis. Magen-Darmkatarrhe. Stomachikum. Digestivum.

Zur Verfügung steht Galanga-Injeel (forte) mit dem Potenzenakkord (D 4), D 10, D 30, D 200.

Galega officinalis — Geißraute

Verwendet wird das Kraut der in Ost- und Südeuropa einheimischen Stammpflanze Galega officinalis L./Leguminosae.

Die Hauptindikationen sind:

Förderung der Milchsekretion. Diuretikum. Diabetes mellitus.

Zur Verfügung steht Galega officinalis-Injeel (forte) mit dem Potenzenakkord (D 3), D 10, D 30, D 200.

Galium aparine — Klebkraut

Verwendet wird das auf der nördlichen Halbkugel sehr verbreitete, frische, blühende Kraut der Stammpflanze: Galium aparine L./Rubiaceae.

Galium aparine wird als Volksmittel gegen Krebs innerlich und äußerlich angewendet, ebenso gegen skrofulöse Anschwellungen und Geschwüre. Galium aparine wirkt besonders auch auf die Harnorgane und soll Nierengrieß und Nierensteine auflösen können. Hale erwähnt lt. C. Heinigke (Handbuch der homöopathischen Arzneimittellehre, dritte, vermehrte Auflage 1922) die Beseitigung einer harten krebsartigen Geschwulst der Zunge bei einer 60jährigen Frau.

Nach Boericke ist Galium aparine außerdem nützlich bei Wassersucht, Dysurie und Zystitis und soll die Macht besitzen, die Weiterentwicklung eines Karzinoms zeitweise aufzuheben oder zu mäßigen. Klinisch wurde die Anwendung bei kanzerösen Ulzera und knötchenartigen Tumoren der Zunge bestätigt. Alte Hautbeschwerden und Skorbut werden beeinflußt. Ferner fördert Galium aparine Granulationen bei ulzerierenden Oberflächen.

Galium aparine hat — vornehmlich in Verbindung mit sonstigen biologischen Antikarzinomatosa sowie mit Extrakten sonstiger Galium-Arten — einen kräftigen Effekt im Sinne der regressiven Vikariation, d. h. es vermag die durch Unterdrückung von akuten Krankheiten, von Hautausschlägen, Ausscheidungen usw. hervorgerufenen zellulären Phasen, evtl. aber auch noch Degenerationsphasen und beginnende Neoplasmaphasen biologisch richtig zurückzuführen im Sinne der regressiven Vikariation. Dabei hat sich Galium aparine auch als ein sehr wichtiges Geriatrikum erwiesen mit Regulierung zahlreicher mehr oder weniger gestörter vegetativer Grundfunktionen, wie sie auch für die Präkanzerose charakteristisch sind und die Grundlage zahlreicher Altersbeschwerden bilden.

Bei der Prüfung von Galium aparine zeigten sich (bei Anwendung von Galium aparine bei retoxischen Phasen, z. B. bei Elephanthiasis) dann erhebliche regressive Vikariationen mit Akutwerden der ursächlich zu der Elephanthiasis führenden Erkrankungen, d. h. von akutem Erysipel, so daß es schwierig war, die richtige Dosis zu finden, welche neben gewünschter Wirkung eine Schädigung des Patienten durch zu heftige Abbaureaktionen ausschloß. Dieses ließ sich dann in der Zusammenstellung von Galium-Heel ermöglichen, wobei auch hier vielfache Versuche an einem größeren Patientengut erforderlich waren. Nach einmal erfolgter Festlegung der für die Erzielung milder regressiver Vikariationen erforderlichen Dosierung war dann die Verwendung auch in sonstigen

Kombinationspräparaten möglich geworden, wobei der Mechanismus der Galium aparine-Wirkung bei der Zusammensetzung verschiedener Biotherapeutika und Antihomotoxika zum Tragen kommt.

Zur Verfügung steht Galium aparine-Injeel (forte) mit dem Potenzenakkord (D 4), D 10, D 30, D 200.

Galium aparine ist enthalten in Colchicum compositum, Cutis compositum, Galium-Heel, Ginseng compositum, Thyreoidea compositum, Tonsilla compositum, Ubichinon compositum.

Galphimia

Verwendet werden die getrockneten Blätter und Blüten der in Mexiko wildwachsenden Stammpflanze: Galphimia glauca/Malpighiaceae.

Die Hauptindikationen sind:
Allergien. Asthma. Rhinitis vasomotorica. Neurodermitis. Heufieber.

Zur Verfügung steht Galphimia-Injeel (forte) mit dem Potenzenakkord (D 6), D 10, D 30, D 200.

Gastritis-Nosode

Verwendet wird entzündete Magenschleimhaut in homöopathischer Zubereitung (Nosode).

Die Hauptindikationen sind:
Chronische Gastritis (auch anacida). Präkanzerose des Magens. Auch bei darniederliegenden Abwehrkräften, wenn seitens eines im Sinne der zellulären Phasen geschädigten Magens bei Entzündungen die hierfür benötigten sauren Valenzen nicht zur Verfügung gestellt werden können, d. h. speziell bei Tendenzen zur septischen Entwicklung.

Zur Verfügung steht Gastritis-Nosode-Injeel (forte) mit dem Potenzenakkord (D 6), D 12, D 30, D 200.

Gaultheria procumbens – Wintergrün

Verwendet werden die getrockneten Blätter der in kühlen, feuchten Wäldern Nordamerikas vorkommenden Stammpflanze: Gaultheria procumbens L./Ericaceae.

Im Vordergrund der Symptomatik von Gaultheria steht fortgesetztes Erbrechen, das durch die geringste Nahrungsaufnahme, selbst durch einen

Schluck Wasser, stets von neuem provoziert wird, wobei heftige Magenschmerzen und Krämpfe sowie schwieriges Atemholen den Fall komplizieren.

Auch Stupor mit Gefühllosigkeit und Hitze der Haut können vorhanden sein. Diese Symptomatik ergab sich bei Vergiftungsfällen mit Gaultheria-Öl. Durch Riechenlassen an Salmiakgeist kamen die Kranken dann wieder zu sich.

Sonst wird Gaultheria bei Pleuraaffektionen empfohlen, wenn sich bei denselben ein eigenartiger Schmerz im Mediastinum findet. Auch bei Gastralgien sollen günstige Wirkungen zu erwarten sein. Bewährt hat sich nach Dahlke Gaultheria bei Ischias in niederen Verdünnungen.

Zur Verfügung steht Gaultheria procumbens-Injeel (forte) mit dem Potenzenakkord (D 4), D 10, D 30, D 200.

Gelsemium – Wilder Jasmin

Verwendet wird der frische Wurzelstock der an Flußufern des westlichen Nord- und Mittelamerikas vorkommenden Stammpflanze: Gelsemium sempervirens Ait./Loganiaceae.

Die aus dem wilden Jasmin (Gelsemium sempervirens) zubereitete Tinktur wird auch in der allgemeinen Medizin als Nervenmittel verwendet. Dabei ergeben die mittels der homöopathischen Arzneimittelprüfung am Gesunden gewonnenen Symptome für Gelsemium ein typisches Arzneibild mit Hinweisen auf zahlreiche Erkrankungen, speziell solche des Nervensystems, bzw. mit Beteiligung des Nervensystems einhergehend, so daß Gelsemium einen erstrangigen Platz bei den homöopathischen Verordnungen einnimmt.

Nash kennzeichnet als hervorragendstes Symptom die vollständige Erschlaffung und Erschöpfung des ganzen Muskelsystems, mit teilweiser oder völliger Lähmung der motorischen Nerven, als ob die Muskeln dem Willen nicht mehr gehorchen wollen. Als erstes Symptom tritt dabei ein Gefühl von Abspannung und allgemeiner Ermüdung ein mit dem Verlangen sich niederzulegen. Der Puls wird bei der geringsten Bewegung beschleunigt. Beim Gehen zittern die Beine. Auch Hände und Zunge zittern infolge von Schwäche, so daß man Gelsemium auch als das Zittermittel bezeichnet hat. Die Schwäche wird weiterhin charakterisiert durch Herabfallen der Augenlider, Sprechstörungen und erschwertes Schlucken, wie es beim Bulbärsyndrom vorkommen kann. Dabei bestehen häufig heftige Kongestionen zum Kopf, verbunden mit Kopfschmerzen und Neuralgien, evtl. nach Art einer Migräne, wobei die Schmerzen dumpf oder plötzlich und schießend sein können, evtl. verbunden mit Konvulsionen. Das Gesicht kann dabei dunkelrot sein. Vielfach steigen die Schmerzen vom Nacken über den Kopf hinweg mit dem Gefühl wie ein Band um den Kopf.

Die Gelsemium-Kranken sind auch allgemein träge, schläfrig und scheuen die Bewegung. Auch besteht ein Unvermögen, sich zu konzentrieren. Die Patienten können weder klar denken noch ihre Aufmerksamkeit auf einen bestimmten Punkt richten. Der Schlaf ist dabei unruhig und traumvoll, wie betäubt. Wegen erregten Gedankenzuflusses kann aber auch Schlaflosigkeit bestehen mit kompensatorischer Schläfrigkeit bei Tage und langem tiefem Schlaf am Morgen (Nux vomica).

Nervenfieberartige Erkrankungen werden durch plötzliche Erregung, schlimme Nachrichten, Schreck und Schicksalsahnungen hervorgerufen, wobei als natürliche regressive Vikariation plötzliche Diarrhöen auftreten können. Auch Lampenfieber ist eine Indikation für Gelsemium. Ferner wird Schwindel durch Gelsemium beeinflußt, wenn dabei Trübungen der Gesichtsempfindung, Doppelbilder und ein Gefühl von Berauschtsein (wie betrunken) vorliegen. Die Kopfschmerzen werden oft durch reichlichen Harnabgang gebessert. Auch Übelkeit kann mit dem Kopfschmerz verbunden sein.

Gelsemium ist auch als Fiebermittel häufig indiziert, wobei eine gewisse Erschöpfung besteht mit Schläfrigkeit und Gehirnkongestion nach Art von typhösen Fiebern, jedoch nicht so intensiv wie bei Belladonna. Auch das Gefühl des Fröstelns, wobei der Frost auf dem Rücken auf- und niederläuft, ist eine Indikation für Gelsemium (sonst vornehmlich für Natrium muriaticum).

Ganz besonders ist Gelsemium bei Lähmungszuständen indiziert, z. B. post apoplexiam oder auch bei Blasenschwäche und Incontinentia urinae, aber auch bei postdiphtherischen Lähmungen. Die Stühle sind kopiös und gelb, häufig mit Krampf im Afterschließmuskel verbunden, sowie mit Hämorrhoidalschmerzen. Gelsemium ist auch indiziert bei Dysmenorrhö und bei heftiger Migräne, die einen Tag vor Beginn der Menstruation mit Erbrechen einsetzt.

D a h l k e empfiehlt Gelsemium bei Lähmungen jedweder Art, ferner bei Influenza-Katarrhen, und wenn die Beschwerden schlimmer bei feuchtwarmem Wetter und in der Sommerhitze sind. Auch bei typhösen oder biliösen Fiebern mit vorher eintretenden Sehstörungen, sowie bei Migräne mit vorhergehender Blindheit, bei Konvulsionen im Puerperium und bei Kindern und wenn eine hysterische Überlagerung nach Gemütsbewegungen vorliegt, auch bei funktionellen Herzleiden (Angst, als wenn etwas passieren müßte), bei Diarrhö (infolge Lampenfieber, Examensangst usw.), nervöser Schlaflosigkeit und bei Glaukom wird Gelsemium empfohlen.

Bei Schnupfen ist Gelsemium indiziert, wenn dünner Nasenfluß und Ausschnauben blutigen Schleimes besteht.

Die in der Praxis oft vorkommenden Symptome, bei denen Gelsemium bewährt ist, lassen sich wie folgt zusammenfassen:

1. Benommenheit und Schwindel mit dem Gefühl wie betrunken.
2. Typhöse Fieber mit Frösteln, Erschlaffung und Erschöpfung.
3. Migräne und Kopfschmerzen wie ein Band um die Stirn, gebessert durch reichlichen Harnabgang. Unvermögen, sich zu konzentrieren. Zustand von Betäubung.
4. Nervenlähmungen nach Diphtherie, Apoplexie u. a. Sprechstörungen mit zittriger, schwerer Zunge. Schlucken erschwert, versuchsweise beim Bulbärsyndrom.
5. Zittern und Angstzustände am Herzen, als wollte das Herz aufhören zu schlagen.
6. Incontinentia urinae. Dysmenorrhö. Diarrhö nach Aufregungen. Lampenfieber.
7. Schnupfen mit Ausschnauben blutigen Schleims.

Zur Verfügung steht Gelsemium-Injeel (forte) S mit dem Potenzenakkord (D 4), D 6, D 12, D 30, D 200; als Einzelpotenzen in D 30, D 200.

Gelsemium ist enthalten in Cardiacum-Heel, Cerebrum compositum, Echinacea compositum, Gelsemium-Homaccord, Spascupreel, Spigelon.

Gentiana lutea – Gelber Enzian

Verwendet wird die frische Wurzel der auf den Alpen Europas vorkommenden Stammpflanze: Gentiana lutea L./Gentianaceae.

Wesentliche Indikationen sind:
Chronische Gastritis. Flatulenz. Diarrhö.

Die Hauptwirkung des Mittels zielt auf die Verdauungsorgane mit Trockenheit des Mundes, klebrigem Speichel, erdigem Geschmack, Aufstoßen, Übelkeit, Brechneigung und Erbrechen. Eine Indikation ist auch das Gefühl von Drücken und Schwere im Magen sowie aufgetriebene Magengegend mit Zusammenschnürungsgefühl, Meteorismus mit Leibschmerzen und Abgang übelriechender Blähungen, auch Kolikschmerzen mit Stuhldrang und fortwährender Abgang von Darmgasen mit Aufstoßen. Die Stühle pflegen nach vorhergehenden Darmkoliken dabei diarrhoisch, hellgelb und weich zu sein.

Auch findet sich vermehrte Urinabsonderung.

Zur Verfügung steht Gentiana lutea-Injeel (forte) mit dem Potenzenakkord (D 6), D 10, D 30, D 200.

Gentiana lutea ist enthalten in Lymphomyosot, Tonsilla compositum.

Geranium robertianum – Ruprechtskraut

Verwendet wird die frische, blühende, in Europa und Nordamerika einheimische Stammpflanze: Geranium robertianum L./Geraniaceae.

Geranium robertianum enthält einen Bitterstoff Geraniin sowie Gerbstoffe und ätherisches Öl.

Geranium robertianum wirkt sowohl als Adstringens und wird bei chronischer Enteritis, auch mit blutigem Stuhl und Diarrhö angewandt, sowohl bei Gastroenteritis als auch als externes Adstringens bei Wunden, Geschwüren, Fisteln, Ekzemen und bei Gicht, Rheumatismus, Steinkrankheiten und bei Ikterus. Günstige Wirkungen werden auch beobachtet bei skrofulösen Drüsenerkrankungen sowie bei Vergrößerung der Tonsillen, Anschwellung der Nackendrüsen und Nabelkoliken der Kinder.

Geranium robertianum ist enthalten in Lymphomyosot, Tonsilla compositum.

Gingiva – Zahnfleisch

Verwendet wird das Zahnfleisch eines Tieres in homöopathischer Zubereitung (Organpräparat).

Die wesentlichen Indikationen sind:

Parodontose. Parodontitis. Apikale Foci. Gingivitis. Chronische Aphthenbildung.

Gingiva suis steht zur Verfügung als Gingiva suis-Injeel in dem Potenzenakkord D 10, D 30, D 200 und als Gingiva suis-Injeel forte in dem Potenzenakkord D 8, D 12, D 30, D 200.

Ginseng

Verwendet wird die getrocknete Wurzel der in der Mandschurei und Korea wildwachsenden Stammpflanze Panax ginseng C. A. Meyer/Araliaceae.

Die hauptsächlichen Indikationen sind:
Nervöse Erschöpfungszustände. Hebt Libido (und vielfach auch Potenz).

Die Symptomatik von Ginseng läßt ein Vorherrschen rechtsseitiger Beschwerden erkennen. Es finden sich drückende und stechende Schmerzen an verschiedenen Teilen, ein krampfhaftes Zusammenziehen im Magen, in den Fingern und in den Untergliedern mit Steifigkeit der Gelenke, Schweregefühl und schmerzhaftes Mattigkeitsgefühl in den Extremitäten. Zerschlagenheitsschmerz im Kreuz und in den Schenkeln, ebenfalls bei Vorherrschen rechtsseitiger Beschwerden.

Auffallend ist auch eine Schwäche des Denkvermögens und Vergeßlichkeit mit Eingenommenheit und Schwere des Kopfes, Umnebelung der Sinne.

Auch Schwindel, halbseitiger Kopfschmerz mit Schwere der Augenlider, Hitze im Kopf und Neigung zum Schlafen weisen auf Ginseng hin.

Charakteristisch ist ein lähmiges Herabfallen der oberen Augenlider mit Schwierigkeit sie aufzuschlagen. Dabei findet sich eine gewisse Schwäche des Sehvermögens mit der Empfindlichkeit gegen Lichteindrücke und Schwimmen der Gegenstände beim Fixieren sowie Doppelsehen.

Außer einer Schwäche in den Nackenmuskeln finden sich Steifigkeit und Zerschlagenheitsschmerz der Wirbelsäule, im Kreuzbein, in Händen und Armen sowie Zittern und Kälte, auch Beugekrämpfe in der rechten Hand, Schmerzen in Hüften und Kniegelenk und neuralgische Affektionen im Nervus ischiadicus bis zu den Zehen strahlend.

Die Verdauungsorgane sind betroffen mit roter, brennend schmerzender Zunge, trockenen, aufgesprungenen Lippen, besonders an der Unterlippe, ferner durch Aufstoßen, Übelkeit mit Brechneigung und Magenschmerzen mit Zusammenziehungsgefühl, Stichen in der Lebergegend und Atembeklemmung. Auch finden sich Reizzustände in den Harn- und Geschlechtsorganen mit häufigem Harndrang, Brennen, Jucken und Absonderung wässrigem Urins mit Niederschlägen harnsaurer Salze. Nächtliche Erektion ohne Pollution.

Zur Verfügung steht Ginseng-Injeel (forte) mit dem Potenzenakkord (D 4), D 12, D 30, D 200.

Ginseng ist enthalten in Ginseng compositum, Procainum compositum, Testis compositum.

Glandula lymphatica – Lymphknoten

Verwendet werden Lymphknoten (Nodi lymphatici) eines Tieres in homöopathischer Zubereitung (Organpräparat).

Die wesentlichen Indikationen sind:

Lymphatismus. Exsudative Diathese. Morbus Hodgkin (Lymphogranulomatose). Als Nebenmittel bei Lymphosarkom und Retikulosen (neben Galium, Psorinum, Lymphomyosot). Unklare Lymphknotenschwellungen sonstiger Genese. Nabelkoliken. Agranulozytose. Chronische Tonsillitis. Tonsillarhypertrophie.

Gandula lymphatica suis steht zur Verfügung als Glandula lymphatica suis-Injeel in dem Potenzenakkord D 10, D 30, D 200 und als Glandula lymphatica suis-Injeel forte in dem Potenzenakkord D 8, D 12, D 30, D 200.

Glandula lymphatica ist enthalten in Tonsilla compositum.

Glandula parathyreoidea – Nebenschilddrüse

Verwendet werden die Epithelkörperchen eines Tieres in homöopathischer Zubereitung (Organpräparat).

Die wesentlichsten Indikationen sind:

Tetanie. Störungen des Kalkstoffwechsels. Chronische Arthritis und Arthrosen. Koxitis. Status nach Strumektomie. Asthma bronchiale. Hypertonie. Rachitis. Myositis ossificans. Morbus Bechterew. Osteomalazie. Osteochondrose. Spasmophilie. Pylorospasmus. Morbus Sudeck. Nabelkoliken.

Glandula parathyreoidea suis steht zur Verfügung als Glandula parathyreoidea suis-Injeel in dem Potenzenakkord D 10, D 30, D 200 und als Glandula parathyreoidea suis-Injeel forte in dem Potenzenakkord D 8, D 12, D 30, D 200.

Glandula pinealis – Zirbeldrüse (Corpus pineale)

siehe Corpus pineale

Glandula submandibularis – Unterkiefer-Speicheldrüse

Verwendet werden die Unterkiefer-Speicheldrüsen eines Tieres in homöopathischer Zubereitung (Organpräparat).

Hauptindikationen sind:

Störungen der Speichelsekretion. Morbus Parkinson (versuchsweise).

Glandula submandibularis suis steht zur Verfügung als Glandula submandibularis suis-Injeel in dem Potenzenakkord D 10, D 30, D 200 und als Glandula submandibularis suis-Injeel forte in dem Potenzenakkord D 8, D 12, D 30, D 200.

Glandula suprarenalis – Nebennieren

Verwendet werden die Nebennieren eines Tieres in homöopathischer Zubereitung (Organpräparat).

Hauptindikationen sind:

Adynamie. Asthma bronchiale. Erschöpfungszustände. Morbus Addison und andere Erscheinungen der Nebennierenerschöpfung. Primär chronische Polyarthritis. Hypotonie. Vagotonie. Neurodermitis. Rhagaden. Colitis mucosa. Spasmophilie. Nach Verbrennungen. Geriatrikum.

Glandula suprarenalis suis steht zur Verfügung als Glandula suprarenalis suis-Injeel in dem Potenzenakkord D 10, D 30, D 200 und als Glandula suprarenalis suis-Injeel forte in dem Potenzenakkord D 8, D 12, D 30, D 200; als Einzelpotenzen in D 6; D 200.

Glandula suprarenalis ist enthalten in Cutis compositum, Discus compositum, Testis compositum, Thalamus compositum.

Glandula thymi – Thymusdrüse

Verwendet wird der Thymus eines Tieres in homöopathischer Zubereitung (Organpräparat).

Hauptindikationen sind:

Wachstums- und Entwicklungsstörungen. Mongolismus. Neoplasmaphasen.

Glandula thymi suis steht zur Verfügung als Glandula thymi suis-Injeel in dem Potenzenakkord D 10, D 30, D 200 und als Glandula thymi suis-Injeel forte in dem Potenzenakkord D 8, D 12, D 30, D 200; als Einzelpotenzen in D 6; D 200.

Thymus ist enthalten in Hepar compositum und Thyreoidea compositum.

Glandula thyreoidea – Schilddrüse

Verwendet wird die Schilddrüse eines Tieres in homöopathischer Zubereitung (Organpräparat).

Hauptindikationen sind:
Mongolismus. Myxödem. Struma parenchymatosa et colloides. Neoplasmaphasen. Adipositas. Leber- und Nierenerkrankungen.

Glandula thyreoidea suis steht zur Verfügung als Glandula thyreoidea suis-Injeel in dem Potenzenakkord D 10, D 30, D 200 und als Glandula thyreoidea suis-Injeel forte in dem Potenzenakkord D 8, D 12, D 30, D 200; als Einzelpotenzen in D 6; D 200.

Thyreoidea ist enthalten in Thyreoidea compositum.

Glioma – Gehirngeschwulst

Verwendet werden Geschwülste des Gehirns aus Neuroglia (Stützgewebe des Zentralnervensystems) in homöopathischer Zubereitung (Nosode).

Nicht nur bei Gliomen ist diese Nosode angezeigt, sondern auch speziell bei chronischen Neuralgien und evtl. bei hartnäckigen Kopfschmerzen.

Zur Verfügung steht Glioma-Injeel (forte) mit dem Potenzenakkord (D 8), D 12, D 30, D 200.

Glonoinum – Nitroglyzerin

Verwendet wird Glyceroltrinitrat (1, 2, 3-Propantriyltrinitrat) $CH_2(ONO_2)$ CH (ONO_2) $CH_2(ONO_2)$.

Wenn Glonoinum, Nitroglycerin, auch im wesentlichen für Herzaffektionen eingesetzt wird, speziell bei pektanginösen Beschwerden, so weist das Arzneimittelbild dennoch auch andere Symptome auf, die Glonoin durchaus auch bei anderen Indikationen als wirksames Heilmittel kennzeichen. Der Name Glonoinum beruht auf seiner früheren chemischen Formel: Gl = Glycerin, O = Oxygen, N = Nitrogen.

Die charakteristischen Hauptsymptome sind Herzklopfen bis zum Halse, was man an den pulsierenden Karotiden sehen kann, sowie eine Neigung zu heftigen und plötzlichen Unregelmäßigkeiten der Zirkulation, ferner aktive Hirnhyperämie mit Erscheinungen, wie sie z. B. bei Sonnenstich vorliegen. Auch zerebrales Erbrechen, weiße Zunge, Leerheitsgefühl in der Magengrube mit blassem Gesicht und vollem Puls, mühsamer Atmung, also Erscheinungen, wie sie beim Sonnenstich vorhanden sein können, weisen auf Glonoinum hin. Dabei bestehen Kopfschmerzen, die durch Unbedecktsein des Kopfes und häufig durch ruhiges Liegen gebessert werden, aber schlimmer vom Rückwärtsbiegen des Kopfes sind. Das Gesicht ist im Gegensatz zu Belladonna-Fällen vielfach nicht gerötet, auch muß der Kranke umhergehen, am besten im Freien, weil er dabei Besserung empfindet. Die Belladonna-Symptome sind im allgemeinen genau umgekehrt.

Die wichtigsten Symptome von Glonoin sind die des Herzens, wobei ein Gefühl von Vollsein in der Herzgegend angegeben wird und Klopfen und Pulsieren durch den ganzen Körper, als wenn die Brust zersprengen wollte, verbunden mit ausstrahlenden Schmerzen in die Arme und in den Hals. Nash weist noch auf die Ähnlichkeit mit Melilotus hin, so daß die Differenzierung oft schwierig ist.

Ein Symptom von Glonoinum ist noch beachtenswert: verirrt sich in wohlbekannten Straßen, dabei besteht eventuell Unbesinnlichkeit. Sonst finden sich noch Schwäche und Zittern in den Ober- und Untergliedern sowie ein Gefühl von Schwere und Unruhe in Armen und Beinen, verbunden mit Taubheits- und Eingeschlafenheitsgefühl, auch ein krampfhaftes Ziehen und Steifigkeitsgefühl im Nacken sowie ein krampfhaftes Spannungs- und Zusammenziehungsgefühl in den Muskeln, evtl. auch Stechen in den Schulterblättern.

Dabei können die Blutgefäße überfüllt sein, auch im Auge mit geröteter Augenbindehaut, mit Funken und Blitzen im Gesichtsfeld, Schwach- und Trübsichtigkeit und zeitweiligem Unvermögen zu sehen.

Auch ein Zucken und Taubheitsgefühl in den Lippen mit pulsierenden Zahnschmerzen können vorhanden sein und besonders auch eine vermehrte Absonderung von Speichel und Schleim mit häufigem Ausspukken sowie ein Vergrößerungs- und Wundheitsgefühl der Zunge mit scharfem Geschmack, bitterer und kratzender Empfindung nach dem Gaumen zu.

Auch Diarrhö mit Würgen, Übelkeit, Erbrechen, Blähungsbeschwerden und Leibschneiden sowie Polyurie und Kopfkongestionen während der Menstruation sind im Arzneimittelbild vorhanden.

Als spezifische Indikationen haben sich im allgemeinen herausgeschält die Beschwerden nach Sonnenstich sowie Durchblutungsstörungen am Herzen und das Pulsieren und Klopfen in den Gefäßen, wobei Glonoin auch bei Apoplexie, Delirien, epileptiformen Krämpfen, Meningitis, Migräne und auch bei Dysmenorrhö evtl. gut wirksam ist, wenn die Symptomatologie einigermaßen darauf hinweist. Erwähnt werden darf ferner noch, daß die Beschwerden auch schlimmer von geistigen Getränken sind und die Kopfsymptome auch nach dem Haarschneiden auftreten können.

Zusammengefaßt ergibt sich folgendes charakteristische Arzneimittelbild:

1. Beschwerden schlimmer von Sonnenwärme, heißem Wetter, Bewegung, geistigen Getränken und Haarschneiden, besser in Ruhe und frischer Luft.
2. Pulsierende Beschwerden durch den ganzen Körper, vom Herzen ausgehend. Pulsieren der Karotiden. Blutgefäße erweitert, Blutwallungen vom Nacken über den Kopf ziehend.
   Schmerzgefühl in der Herzgegend. Pektanginöse Beschwerden und lanzinierende Schmerzen, vom Herzen ausgehend und nach dem Rücken und den Schultern ausstrahlend mit krampfhaftem und pressendem Gefühl im Herzen (Cactus). Heftige Herzreaktionen bis in die Fingerspitzen und beschleunigte Herztätigkeit. Voller und frequenter oder schneller und kleiner Puls. Angina pectoris.
3. Findet sich in bekannten Straßen und Städten nicht zurecht.
4. Heftige Kopfschmerzen in der Stirn und Schläfengegend, vom Nakken heraufziehend und den ganzen Hinterkopf einnehmend, schlimmer durch jede Bewegung und Erschütterung, bisweilen besser in der frischen Luft und durch ruhiges Liegen.
5. Diarrhöen mit gastrischen Symptomen, Brechen und Würgen sowie Polyurie und Dysmenorrhö mit Kopfkongestionen. Nebenmittel bei Meningitis.

Zur Verfügung steht Glonoinum-Injeel (forte) mit dem Potenzenakkord (D 6), D 12, D 30, D 200.

Glonoinum ist enthalten in Angio-Injeel, Cactus compositum, Cardiacum-Heel, Cor compositum, Glonoin-Homaccord, Strophanthus compositum, Ypsiloheel.

Glycerinum – Glyzerin

Verwendet wird Glycerol (1,2,3-Propantriol), $HOCH_2\ CH(OH)\ CH_2OH$.

Hauptindikationen sind:

Trockene, rauhe Haut. Störungen im Fettstoffwechsel, speziell der Fettsynthese. Dermatosen.

Zur Verfügung steht Glycerinum-Injeel (forte) mit dem Potenzenakkord (D 4), D 10, D 30, D 200.

Glyoxal

Verwendet wird Glyoxal, OCH HCO.

Wirkt katalysatorisch deblockierend sowie auf geschädigte Atmungsfermente und Toxine, ist daher indiziert bei allen zellulären Phasen, bes. auch bei Neoplasmaphasen, Viruskrankheiten. Seltene Gaben! Nachwirken lassen!

Glyoxal und Methylglyoxal (siehe dort) haben nach Prof. W. Frederik Koch eine tiefgreifende Wirkung auf verschiedenste degenerative Erkrankungen, nicht nur auf Neoplasien, sondern auch auf Schizophrenie (Dr. Wegener/Köln), auch auf Suchtkrankheiten (Dr. Schroeter/Freiburg).

Methylglyoxal und Glyoxal haben als „Karbonylgruppen-Reihen" die Eigenschaft, blockierte Energie-produzierende Systeme der Zelle zu deblockieren sowie im Sinne der Depolymerisation von Homotoxinen-Karzinotoxinen eine bereits im Gang befindliche Krebsbildung mittels der Auswirkung der freien Radikale aufzulösen, was sowohl durch Chinone wie durch freie Karbonylgruppen möglich ist, vorausgesetzt, daß sie entsprechend verdünnt sind (homöopathische Potenzen). Sonst wirken sie umgekehrt (krebsbildend).

Durch die freien Karbonylgruppen und Chinone wird über den Wasserstoffentzug die Imprägnationsphase therapeutisch gewissermaßen „aufgebrochen" (siehe auch die Arbeit von Reckeweg: „Neue Gesichtspunkte der antihomotoxischen Therapie bei zellulären Phasen". Homotoxin-Journal 6, 285—395 [1967]).

Wichtig ist es bei der Therapie mit Glyoxal und Methylglyoxal (Glyoxal compositum) keine erneute Dosis zu verabfolgen, solange der Zustand noch in Reaktion ist bzw. solange die Heilwirkung anhält.

Zur Verfügung steht Glyoxal-Injeel (forte) mit dem Potenzenakkord (D 8), D 12, D 30, D 200; als Einzelpotenzen in D 6; D 10; D 30.

Glyoxal ist enthalten in Glyoxal compositum.

Gnaphalium polycephalum — Vielköpfiges Ruhrkraut

Verwendet wird die in Nordamerika einheimische, frische, blühende Stammpflanze: Gnaphalium polycephalum/Compositae.

Gnaphalium weist einige typische Symptome auf, die eine weit verbreitete Anwendung von Gnaphalium polycephalum rechtfertigen würden, während im allgemeinen lediglich die Anwendung bei Ischias erfolgt, wenn die Schmerzen von der Hüfte bis zu den Zehen strahlen, verbunden mit Taubheitsgefühl und Eingeschlafensein, wobei das taube Gefühl wechselt mit Schmerzen, Wadenkrämpfen und hexenschußartigen Beschwerden, verbunden evtl. mit Schweregefühl im tiefen Becken.

Es kann auch Rheumatismus in den Knien und Fußgelenken vorhanden sein. Auch Gichtanfälle in der großen Zehe reagieren evtl. günstig auf Gnaphalium.

Außerdem ist Gnaphalium noch indiziert bei Sommerdiarrhö der Kinder und auch bei dysmenorrhoischen Beschwerden, ferner bei Erscheinungen von Prostatahypertrophie, wenn die Blase nicht recht entleert werden kann, Harndrang und Unruhe in den Beinen besteht, evtl. mit vermehrtem Geschlechtstrieb und häufigen Erektionen, wobei aber oft Impotenz vorliegt. Diese letzteren Beschwerden sind im allgemeinen kaschiert. Sie imponieren als rheumatische Beschwerden, nämlich als Unruhe in den Beinen mit Kribbeln in den Oberschenkeln, Taubheitsgefühl, zwischendurch evtl. stechenden Beschwerden, so daß sich allgemein die Anwendung von Gnaphalium bei Ischiasbeschwerden durchgesetzt hat.

Dabei können rheumatische Erkrankungen der Gesichtsnerven ebenfalls eine günstige Beeinflussung durch Gnaphalium erfahren. Auch Schwindel und dumpfer Schmerz im Hinterkopf, schießende Brustschmerzen, Wadenkrämpfe, rheumatische Schmerzen in Armen und Ellenbogen.

Dahlke weist auf die Indikation von Gnaphalium bei Morgendiarrhö hin.

Zusammengefaßt ergibt sich folgendes Arzneimittelbild:

1. Ischiasneuralgien, verbunden mit Taubheitsgefühl, bis in die Fußzehen ausstrahlend. Wadenkrämpfe und Fußkrämpfe besonders im Bett. Rheumatische Knie- und Fußschmerzen. Gichtige Schmerzen in der großen Zehe. Rheumatische Beschwerden in Armen und Ellenbogen.
2. Morgendiarrhö mit großer Erschöpfung. Mund pelzig. Übelkeit. Kollern und Blähungen.
3. Prostatabeschwerden mit Unruhe der Beine. Druck in der Nierengegend.
4. Vermehrte Erektionen und vermehrter Geschlechtstrieb. Dysmenorrhö. Schweregefühl im Becken.

Zur Verfügung steht Gnaphalium polycephalum-Injeel (forte) mit dem Potenzenakkord (D 3, D 6), D 12, D 30, D 200.

Gnaphalium polycephalum ist enthalten in Colocynthis-Homaccord, Discus compositum, Neuralgo-Rheum-Injeel.

Gonococcinum – Tripper-Nosode

siehe Medorrhinum

Gossypium herbaceum – Baumwolle

Verwendet wird die frische innere Wurzelrinde der in Ägypten, Kleinasien und Indien einheimischen Stammpflanze Gossypium herbaceum L./Malvaceae sowie anderer Gossypium-Arten.

Die Hauptindikationen sind:

Hyperemesis gravidarum. Ovarialneuralgie. Amenorrhö. Uterusatonie post partum.

Zur Verfügung steht Gossypium herbaceum-Injeel (forte) mit dem Potenzenakkord (D 4), D 12, D 30, D 200.

Granuloma dentis – Zahngranulom

Verwendet werden Zahngranulome (reaktive Bildungen von Granulationsgewebe an der Zahnwurzelspitze) in homöopathischer Zubereitung (Nosode).

Die Hauptindikationen sind:

Parulis. Fokalerkrankungen. Fokaltoxikosen. Kopfschmerzen (besonders in den Augenhöhlen und im Bulbus oculi). Migräne. Endokarditis lenta (als Nebenmittel). Myokarditis. Myokardose. Arrhythmia cordis. Chronische Neuralgien. Polyarthritis acuta.

Allgemein bei Imprägnationsphasen (neben Grippe-Nosode, Psorinum u. a.), auch oral einzusetzen.

Zur Verfügung steht Granuloma dentis-Injeel (forte) mit dem Potenzenakkord (D 6), D 10, D 30, D 200.

Graphites – Reißblei

Verwendet wird Graphit (eine natürliche Modifikation des Kohlenstoffs).

Graphit hat in seiner Wirkung eine gewisse Verwandtschaft zu Carbo vegetabilis, aber auch zu anderen Antipsorika, speziell zu Sulfur. Charakteristisch ist nach Dahlke eine durch das ganze Mittel hindurchgehende Neigung zur Rhagadenbildung und zu Hauterkrankungen verschiedener Art, einhergehend mit krustigen Ausschlägen und Absonderungen einer klebrigen, honigartigen Flüssigkeit, die zu Borken erstarrt.

Hauterkrankungen, die Graphites erfordern, sind mit Vorliebe auf den Beugeseiten lokalisiert. Das Jucken ist in der Hitze und in der Bettwärme schlimmer. Dabei besteht ein pastöses Aussehen, Obstipation und eine traurige Stimmung mit Unruhe, Ängstlichkeit und Gedankenschwäche, so daß man für Graphites-Typen die Schlagworte geprägt hat: Dick — dumm — verstopft. Dieses besteht aber durchaus nicht insofern zu Recht, als auch andere Symptome, die nicht ausgesprochen in diese Charakteristik fallen, sehr gut durch Graphites beeinflußt werden, wie z. B. allgemeiner Haarausfall bei harten und brüchigen Haaren und Alopecia areata. Auch verschiedenartige Ohrgeräusche und Hörstörungen sind Indikationen für Graphites, evtl. verbunden mit chronischem Ohrausfluß, der wie Heringslake riecht. Die Ausschläge von Graphites finden sich meistens in Körperfalten (Beugeseiten) und an Körperöffnungen, so auch hinter den Ohren, an den Nasenlöchern, die aufgesprungen, wund und krustig sind, verbunden evtl. mit übelriechender Absonderung (Ozaena), wobei die Nase selbst trocken ist.

Kolikartige brennende Magenschmerzen, welche durch Essen gebessert werden und mit Meteorismus verbunden sind, werden ebenfalls durch Graphites beeinflußt, evtl. auch Zustände von Präkanzerose im Bereich des Pylorus.

Auch um den Anus herum finden sich juckende Ausschläge, evtl. Hämorrhoiden, die heraustreten und vor Schmerz nicht das Sitzen erlauben.

Bei Frauen findet sich Widerwille gegen Koitus, Kältegefühl in der Vagina und scharfer, weißer Fluor albus, gußweise hervorschießend. An den Fingern und Zehen sind die Nägel verdickt und gespalten. Auch übelriechende Fußschweiße werden durch Graphites gut beeinflußt. Dabei besteht allgemein leichte Erkältlichkeit sowie Empfindlichkeit gegen Kälte. Auch neigen die Graphites-Patienten zu Schwellung und Verhärtung der Drüsen.

Nash führt einen Fall von Ekzem an den Beinen an, bei dem zunächst Sulfur eingesetzt wurde, woraufhin sich am ganzen Körper ein Ausschlag entwickelte, der mit Absonderung einer klebrigen zähen Flüssigkeit einherging. Durch nachfolgenden Einsatz von Graphites wurde dieser Ausschlag dann geheilt. Auch bei Kopfekzemen oder, wenn nach Unterdrückung von Ekzemen braune flüssige Stühle mit unverdauten Stoffen gemengt und von einem unerträglich stinkenden Geruch eintreten, ist Graphites das Heilmittel. Ekzem der Augenlider, mit Schuppen und Schorf bedeckte Lidränder, werden durch Graphites geheilt, während für Sulfur mehr gerötete Körperöffnungen charakteristisch sind. Nash hebt noch hervor, daß die für Graphites charakteristischen knotigen und umfangreichen Stühle zuweilen durch Schleimfäden verbunden sind und daß nicht nur Afterfissuren, sondern allgemein Fissuren an Fingerspitzen, Brustwarzen, Mundwinkeln, zwischen den Zehen usw. für Graphites charakteristisch sind. Auch Atherome werden durch Graphites beeinflußt.

Dahlke erwähnt als klinische Indikation für Graphites noch skrofulöse Augenleiden, Gerstenkörner, spärliche Menstruation mit vikariierenden Blutungen und Herunterdrängen des Uterus, chronische Gicht mit Deformierung der Finger, Anämie, Hydrozele, Atherome, rezidivierendes Erysipel, wobei die erkrankten Teile hart und geschwollen bleiben.

Graphites resorbiert und erweicht auch Narbengewebe und ist daher auch bei Ulcera cruris mit harten Rändern, dünnen, scharfen und übelriechenden Absonderungen indiziert, sowie bei Psoriasis, aber auch bei Heiserkeit und Kehlkopfleiden bei Berufsrednern.

Wenn man die Hauptsymptome von Graphites zusammenfaßt, ergibt sich folgendes Übersichtsbild:

1. Geistige Stumpfheit, Gedankenschwäche. Traurige Stimmung. Ängstlichkeit.
2. Hauterkrankungen mit Neigung zu Ekzembildung in Hautfalten und an Körperöffnungen sowie an den Beugeseiten, evtl. verbunden mit krustigen und trockenen Ausschlägen und übelriechenden, scharfen Sekreten, von klebriger, honigartiger Konsistenz. Jucken in der

Hitze und in der Bettwärme verschlimmert. Einrisse an allen Körperöffnungen. Intertrigo. Hordeolum et Chalazion.

3. Übelriechende Schweiße. Chronische Nasenkatarrhe mit übelriechenden, eitrigen und krustigen Absonderungen (Ozaena).
4. Ohrgeräusche. Otosklerose. Nachlassen der Hörfähigkeit. Ausfluß aus den Ohren, wie Heringslake riechend.
5. Haarausfall. Alopecia areata. Mykosen der Nägel.
6. Blepharitis ciliaris.
7. Fluor albus. Widerwille gegen Koitus. Menstruation spärlich.
8. Kolikartige Magenschmerzen mit Meteorismus. Präkanzerose. Obstipation.
9. Chronisch rezidivierendes Erysipel. Chronische Polyarthritis rheumatica mit Deformierungen.
10. Ulcus cruris mit harten Rändern. Keloidbildung. Psoriasis.

Zur Verfügung steht Graphites-Injeel (forte) mit dem Potenzenakkord (D 6), D 12, D 30, D 200.
Graphites ist enthalten in Graphites-Homaccord, Heelax, Paeonia-Heel.

Gratiola – Gottesgnadenkraut

Verwendet wird das frische, vor der Blüte gesammelte Kraut der auf Sumpfwiesen in ganz Mitteleuropa und Asien vorkommenden Stammpflanze: Gratiola officinalis L./Scrophulariaceae.

Die Hauptsymptome sind:
Sommerdiarrhö. Chronische Durchfälle mit Schwäche.

Bei den Prüfungen waren typisch: häufiges Gähnen mit Schläfrigkeit und Mattigkeit, Schwere in den Armen und Beinen bei Bewegung sowie Schlaffheit und Lähmigkeit in allen Gliedern bei großer körperlicher und geistiger Abspannung, auch Hinfälligkeit und Anwandlung von Ohnmacht, wobei auch starrkrampfähnliche Zustände mit klarem Bewußtsein beobachtet wurden und Konvulsionen.

An der Haut zeigt sich Brennen und Jucken, besonders auf der behaarten Kopfhaut, im Gesicht und an der Hand sowie an den Fingern mit kleinen Bläschen sowie die Entwicklung schmerzloser Pusteln an Stirn und Brust und Abschilfern von Flechten am Arm sowie übermäßiger Hautschuppenbildung auf dem Kopf.

Ein typisches Symptom mag auf das Mittel hinweisen nämlich: Gefühl, als hinge ein Haar in der Mitte der Stirn.

Auffallend war auch eine ungewöhnliche Kurzsichtigkeit — oder auch Weitsichtigkeit sowie ein Verschwinden der Objekte beim Fixieren und temporäres Vergehen des Sehvermögens sowie Farbtäuschungen, indem die Gegenstände sämtlich in weißer Farbe erschienen.

Im Vordergrund standen Beschwerden seitens der Verdauungsorgane mit Schmerzhaftigkeit der Zähne, schleimig belegter Zunge, katarrhalischen Affektionen des weichen Gaumens, vermehrter Speichelabsonderung und Schleimanhäufung im Rachen.

Typisch war auch Abneigung gegen das gewohnte Tabakrauchen mit vermindertem Appetit und Ekelempfindung, wobei die Übelkeit durch kühles Getränk gemildert wurde.

Die Ausleerung erfolgte bei schleimigem und galligem Erbrechen mit Magenkrampf und Auftreibung der Magengegend, Auftreibung und Spannung des gesamten Bauches mit krampfhaftem Ziehen, Wühlen und Pressen. Die Stühle waren meist stark dünnbreiig und gelb mit heftigem Leibschmerz. Aber auch plötzliche gelbe, wässrige Stühle wurden entleert mit einem Guß wie aus einem Hydranten. Auch schleimige, braune und blutige Ausleerung mit Abgang von Darmgeschabsel und Würmern, Stuhlzwang und Afterschmerzen wurden beobachtet.

Meist fand sich dabei geringe Urinabsonderung mit Brenngefühl beim Urinieren in der Harnröhre und Schmerzen in der Nierengegend, auch schmerzhaftes Ziehen vom Samenstrang in den Unterleib mit ziehendem Schmerz in der Eichel, sowie schmerzhafte Erektion mit Pollution. An den weiblichen Genitalien fand sich heftiges Jucken, zu früher Eintritt und zu lange Dauer der Menstruation.

Zur Verfügung steht Gratiola-Injeel (forte) mit dem Potenzenakkord (D 4), D 12, D 30, D 200.

Grindelia robusta

Verwendet wird das getrocknete, zur Zeit der Blüte gesammelte Kraut der in Nordamerika, Brasilien und Rußland einheimischen Stammpflanze: Grindelia robusta Nutt./Compositae.

Die Hauptsymptome sind:

Bronchitis. Emphysem. Asthma mit zähem Auswurf.

Auf Grindelia kann hinweisen ein schneidender Schmerz in der Milzgegend. Ferner finden sich Roseola-ähnliche Hautausschläge im Gesicht und Hals, zuweilen am ganzen Körper, verbunden mit Jucken und Brennen, auch Bläschen- und Pustelausschläge.

Typisch ist das Stocken der Atmung beim Einschlafen. Der Patient kann den zähen Schleim nur schwierig auswerfen, muß aufsitzen, um atmen zu können mit Erscheinungen von Herzschwäche.

Grindelia kann sehr nützlich sein bei feuchtem Asthma mit reichlichem, aber schwer löslichem Auswurf und Nebenhergehen von Verdauungsstörungen, auch bei chronischer Bronchitis und Emphysem sowie bei kardialem Asthma.

Ein Spezifikum soll es sein bei Cheyne-Stoke'schem Atmen, auch bei Keuchhusten sowie bei Iritis und bei juckenden Hautkrankheiten. Bei Pruritus und Erythemen soll die Tinktur äußerlich (1 : 10) angewandt, nützlich sein.

Zur Verfügung steht Grindelia robusta-Injeel (forte) mit dem Potenzenakkord (D 4), D 10, D 30, D 200.

Grippe-Nosode

Verwendet wird das inaktivierte, virushaltige Expektorat von Grippekranken in homöopathischer Zubereitung (Nosode).

Auch als Influenzinum bezeichnet.

Eine der meistgebrauchten Nosoden überhaupt, weil zahlreiche spätere, chronische Erkrankungen auf die retoxische Behandlung von Grippe und Erkältungskrankheiten zurückzuführen sind.

Allgemeine Neigung zu Korpulenz und Adipositas, auch bei Kindern aufgrund einer Unterfunktion der Schilddrüse. Wirkt als hervorragendes Tonikum bei Erschöpfung und Müdigkeit. Unbeeinflußbare Heiserkeit. Rheumatische Beschwerden mit heftigen Schmerzen, besonders auch bei naßkaltem Wetter (Rhododendron, Psorinum). Neigung zu Erkältungen, auch prophylaktisch bei Grippe zu verwenden. Gefäßkrankheiten an den Beinen (Varizen, Claudicatio intermittens). Blutandrang zum Kopf. Herzbeschwerden geringfügiger Art (sog. Neurose).

Asthma bronchiale, chronische Polysinusitis und sonstige Grippefolgen jeder Art, auch Therapieschäden.

Auch bei Teleangiektasien evtl. gute Wirkung.

Zur Verfügung steht Grippe-Nosode-Injeel (forte) mit dem Potenzenakkord (D 6), D 10, D 30, D 200.

Grippe-Nosode ist enthalten in Echinacea compositum.

Guajacum – Guajakharz

Verwendet wird das durch Ausschmelzen des Kernholzes von Guaiacum officinale L. et G. und G. sanctum L./Zygophyllaceae gewonnene Harz.

Ein Hauptsymptom von Guajacum sind rheumatoide Schmerzen stechender, reißender Art in verschiedenen Körperteilen. Auch ausgesprochen gichtische Gelenkaffektionen reagieren auf Guajacum, besonders wenn die Verschlimmerung morgens und abends eintritt mit großer Schläfrigkeit bei Tage, mit vielem Gähnen und dem Verlangen, die Glieder zu strecken. Dabei sind alle affizierten Teile gegen Berührung empfindlich.

Alle Beschwerden verschlimmern sich in der Wärme, jedoch Knochen-, Muskeln- oder in den Sehnen lokalisierte Schmerzen werden durch Wärme im allgemeinen gelindert.

Günstig kann Guajacum auch wirken bei Exostosen der Tibia, wenn Empfindlichkeit bei der geringsten Bewegung besteht, auch bei Periarthritis humeroscapularis links.

Auch Neuralgien und Gesichtsschmerzen mit Eingenommenheit des Kopfes und Schwindel, Reißen in verschiedenen Teilen des Schädels sowie pulsierendem Stechen in der Schläfengegend sind eine Indikation für Guajacum. Dabei besteht auch Gedächtnisschwäche und eine mürrische, verdrießliche Gemütsstimmung mit Wortkargheit.

Fließschnupfen kann wochenlang anhalten. Katarrhe des Kehlkopfes und der Bronchien mit Atembeschwerden und übelriechendem Auswurf, chronische Bronchiektasen und auch Lungentuberkulose sprechen auf Guajacum (als Nebenmittel) an.

Gastrische Beschwerden sind durch leeres Aufstoßen und Übelkeit, Gefühl von Druck und Hitze im Magen gekennzeichnet, dabei besteht Appetitlosigkeit und Ekelgefühl, zwischendurch ungewöhnlicher Hunger und starker Durst.

Ebenso finden sich Reizzustände im Urogenitalsystem mit Blasentenesmen und tropfenweisem Urinabgang, Schneiden in der Urethra sowie Fluor albus und nächtliche Pollutionen.

Im wesentlichen wird Guajacum angewandt bei rheumatischen und gichtischen Beschwerden in Kopf, Gliedern sowie bei katarrhalischen Affektionen, auch bei Bronchitis, Angina tonsillaris, bei Spasmen der Darm- und Blasenmuskulatur.

Wenn die Hauptsymptome von Guajacum zusammengefaßt werden, so ergibt sich folgendes typische Arzneimittelbild:

1. Gicht mit Hitzegefühl. Berührung und Hitze unerträglich. Muskeln wie zu kurz.
2. Exostosen (Tibia). Empfindlichkeit gegen die geringste Bewegung. Periarthritis humeroscapularis links.
3. Gesichtsschmerzen und Neuralgien. Eingenommenheit des Kopfes. Gedächtnisschwäche. Mürrische, verdrießliche Gemütsstimmung.
4. Gastrische Beschwerden. Brennen und Kratzen der Schleimhäute (Mund). Starker Durst. Druck und Hitze im Magen. Spastische Darmbewegungen und Zucken der Bauchmuskeln, Kollern in den Därmen. Weiche Stuhlentleerung anschließend oder Obstipation mit häufigen Flatus. Verlangen nach Äpfeln, dadurch Besserung der gastrischen Beschwerden.
5. Blasentenesmen mit tropfenweisem Urinabgang und Schneiden in der Harnröhre. Nächtliche Pollutionen. Fluor albus.
6. Bronchiektasen. Bronchitis. Pleuritis. Nebenmittel bei Lungentuberkulose. Husten mit übelriechendem Auswurf.

Zur Verfügung steht Guajacum-Injeel (forte) mit dem Potenzenakkord (D 6), D 12, D 30, D 200.

Gutti – Gummigutt

Verwendet wird das durch Einschnitte in den Stamm und die Zweige des Baumes austretende getrocknete Gummiharz der in Indien, Kambodscha und Borneo vorkommenden Stammpflanze: Garcinia hanburyi Hooker fil./Guttiferae.

Die Hauptindikationen sind:

Kongestivzustände nach Hirn, Lungen, Adnexen (Frauen) mit Neigung zu Blutungen. Darmkatarrhe mit Kolikschmerzen. Flatulenz. Spastische Obstipation mit Tenesmen, aber auch wässrige Diarrhö.

Auf Gutti hinweisen kann die Besserung durch Bewegung in frischer Luft sowie die Verschlimmerung zur Abend- und Nachtzeit, ferner vorherrschende rechtsseitige Beschwerden, was sich vor allem durch Nasenbluten aus dem rechten Nasenloch und Zahnreißen rechtsseitig in allen Zähnen zeigt.

Dabei besteht allgemein eine Neigung zu Blutungen aus Nase und Lungen, verbunden mit Schmerzen in den Knochen der Nase, des Ober- und Unterkiefers, ferner Konjunktivitis mit schleimiger Absonderung, Jucken, Brennen und Lichtscheu.

Außer heftigem Ohrenreißen, Sausen und Läuten im Ohre findet sich heftiges Nießen, wochenlang andauernd und meist vormittags auftretend mit Absonderung übelriechenden Schleimes aus der Nase und Stockschnupfen.

Auch asthmatische Beschwerden mit nächtlichem Husten, was zum Aufsitzen nötigt, durch Auswurf lockeren Schleimes beendet wird, sowie Empfindung von Druck und Schwere in der Brust mit dumpfen Schmerzen und scharfen Stichen sowie mit Brustbeklemmung und evtl. Blutspucken sind für Gutti charakteristisch.

Hinleiten kann auf Gutti auch eine erhebliche Trockenheit des Mundes mit Empfindlichkeit der Zunge und des Gaumens sowie mit Schluckbeschwerden, bitterem Mundgeschmack, Heißhunger und heftigem Durst.

Die gastrischen Beschwerden zeigen sich ferner durch Übelkeit und häufiges Aufstoßen, Magenschmerzen und Brechdurchfall mit Ohnmachtsanwandlungen, wobei der Bauch gespannt und aufgetrieben ist.

Entweder besteht Hartleibigkeit mit Stuhlverstopfung und vergeblichem Stuhldrang, wobei fester Stuhl mit Mastdarmvorfall abgeht, oder es sind reichlich wäßrige Stühle mit Leibschmerzen und Stuhlzwang vorhanden, auch häufige schleimige und gallige Stühle.

Auch an den Nieren finden sich Reizzustände sowie brennende Schmerzen beim Abgang weniger Tropfen Urins.

Zur Verfügung steht Gutti-Injeel (forte) mit dem Potenzenakkord (D 6), D 10, D 30, D 200.

Hamamelis – Virginischer Zauberstrauch

Verwendet wird die frische Rinde der Zweige und Wurzeln der in den Vereinigten Staaten von Nordamerika sehr häufig wild, in Deutschland vielfach in Anlagen angebauten Stammpflanze: Hamamelis virginiana L./Hamamelidaceae.

Hamamelis ist ein ausgesprochenes Venenmittel und wird bei venöser Stase sowie bei Varizen und bei Blutungen mit Ausscheidung dunklen Blutes, das gleichmäßig fließt, angewandt. Eines der Hauptsymptome ist das Gefühl einer Schmerzhaftigkeit wie zerschlagen, ähnlich wie bei Arnica, wobei diese Schmerzhaftigkeit durchaus nicht nur bei venöser Stase vorzuliegen braucht, sondern sich auch bei Rheumatismus finden kann.

Die Hamamelis-Patienten fühlen sich dabei schlechter in feucht-warmer Luft.

Die Unterschenkel-Venen und -Varizen pflegen fast stets empfindlich zu sein. Auch bei Thrombophlebitis und Ulcera varicosa ist Hamamelis indiziert. Hämorrhoiden können stark bluten mit dem Gefühl, als wollte der Rücken zerbrechen. Hämatemesis mit Erbrechen dunklen Blutes findet in Hamamelis sein Heilmittel. Dysmenorrhö mit starker Blutung, wobei Vollheits- und Zerschlagenheitsgefühl im Bauch besteht, wird durch Hamamelis ebenfalls gut beeinflußt. Wenn Hämaturie besteht, wird meist auch ein dumpfer Schmerz in der Nierengegend empfunden. Bei Hämoptysis weist ein Völle- und Zerschlagenheitsgefühl in den Brustwanderungen auf Hamamelis hin.

Wenn Wehtun und Zerschlagenheitsgefühl in den leidenden Teilen, besonders auch in den Bauchwandungen, charakteristisch in Erscheinung treten, soll man stets an Hamamelis denken, speziell bei dem Gefühl, als sollte das Kreuz brechen. Dabei kann auch ein Müdigkeits- und Steifigkeitsgefühl in den Untergliedern vorhanden sein mit dumpfen und ziehenden Schmerzen in den Beinen. Auch entzündliche Affektionen der Mundhöhle wie Angina tonsillaris mit dunkler Röte können eine Indikation für Hamamelis sein.

Die Hauptindikationen sind Blutungen und Krampfaderbeschwerden.

Die Symptome von Hamamelis lassen sich folgendermaßen übersichtlich ordnen:

1. Venöse Stase. Varizen. Ulcus cruris.
2. Venöse Blutungen. Dunkel und gleichmäßig fließend.

3. Epistaxis. Hämatemesis. Blutende Hämorrhoiden. Hämaturie mit Nierenschmerzen. Hämoptysis.
4. Starke Schmerzhaftigkeit der leidenden Teile ist charakteristisch. Zerschlagenheitsgefühl wie zerbrochen.
5. Dysmenorrhö mit heftiger venöser Blutung und Schmerz der Bauchdecken.
6. Angina tonsillaris mit dunkler Röte und viel Durst.

Zur Verfügung steht Hamamelis-Injeel (forte) mit dem Potenzenakkord (D 3, D 6), D 12, D 30, D 200, D 1000; als Einzelpotenz in D 4.

Hamamelis ist enthalten in Abropernol, Aesculus compositum, Cinnamomum-Homaccord, Cruroheel, Hamamelis-Homaccord, Hamamelis-Salbe-Heel, Paeonia-Heel, Traumeel.

Hedera helix – Efeu

Verwendet werden die frischen Sprossen der in Europa an Bäumen und Häusern emporrankenden Stammpflanze: Hedera helix L./Araliaceae.

Die Hauptindikationen sind:

Akute und chronische Nasen-(Nebenhöhlen-)Katarrhe. Eiskalte, feuchte Hände („Froschhände") und Füße. Angewendet wurde es auch in Form von Hustensäften. Welche Inhaltsstoffe für die Wirkung verantwortlich sind (Jod, Saponine, ein Glykosid Helicin, Carubin, Harz, Ameisensäure und Oxalsäure) ist nicht erwiesen.

Nach den Erfahrungen des Verfassers eignet sich Hedera helix als Therapeutikum bei verschiedenen Dyskrasien, sei es, daß eine Rachitis vorliegt (die man heute kaum noch sieht) oder eine chronische Sinusitis bzw. Depositionsphasen an einem Locus minoris resistentiae, z. B. im Sinne eines Hydrozephalus oder von Katarakt.

Hedera helix vermag, evtl. im Zusammenwirken mit anderen konstitutionell angreifenden Homöopathika, derartig fixierte Depositionsphasen über die regressive Vikariation in das akute Stadium wieder aufzulösen. Wenn Hedera helix unter diesem Gesichtspunkt betreffs seiner Auswirkungen analysiert wird, lassen sich wahrscheinlich auch charakteristische Symptome herausarbeiten.

Zur Verfügung steht Hedera helix-Injeel (forte) mit dem Potenzenakkord (D 4), D 12, D 30, D 200.

Hedera helix ist enthalten in Galium-Heel.

Hekla Lava

Verwendet wird die Lava des Hekla-Kraters (Island).

Die Hauptindikationen sind:
Exostosen an Füßen, aber auch am Kiefer und anderer Lokalisation.

Hekla Lava wurde homöopathisiert, weil sich am Fuße des Heklakraters in Island bei den dort weidenden Schafherden, die mit dem Lavagestein des Kraters in dauernde engste Berührung kommen, in großem Umfang Exostosen an den Kiefern und an den sonstigen Knochen fanden. Die gute Wirkung von Hekla Lava bei Exostosen hat der Verfasser an zahlreichen Fällen seiner Praxis immer wieder feststellen können, zumal in Verbindung mit Mercurius praecipitatus ruber, dem eine selektive Wirkung auf die Knochenhaut zukommt, wobei man diese Kombinationswirkung bei geeigneten Fällen ausnützen kann.

Ein Fall von schwerster Trigeminusneuralgie (III. Ast), bei dem bereits sämtliche Zähne extrahiert waren, reagierte überraschend schnell und dauerhaft auf Hekla Lava D 6. Die unerträglichen Knochenschmerzen im Unterkiefer verschwanden innerhalb weniger Tage ohne Rezidiv.

Heinigke weist daraufhin, daß die Wirkung von Hekla Lava bei den verschiedensten Knochenerkrankungen erwiesen wurde, einschließlich Knochensarkom, skrofulöser und syphilitischer Ostitis und Exostosen. Hekla Lava soll daher auch bei Zahnschmerzen, Zahnfleischabszessen, Kieferanschwellungen und bei schwierigem Zahnen angewendet werden.

Zur Verfügung steht Hekla Lava-Injeel (forte) mit dem Potenzenakkord (D 6), D 12, D 30, D 200.
Hekla Lava ist enthalten in Osteoheel.

Helleborus — Christwurzel, schwarze Nieswurz

Verwendet wird der getrocknete Wurzelstock mit den daranhängenden Wurzeln der in den Alpen, den Balkanländern und in Rußland heimischen, häufig wegen ihrer um Weihnachten erscheinenden Blüten als Zierpflanze in Gärten angebauten Stammpflanze: Helleborus niger L./Ranunculaceae.

Die Hauptindikationen sind:
Melancholie. Psychosen. Fixe Ideen. Apathie. Hungerstreik. Mutismus. Hartnäckiges Stillschweigen. Trösten verschlimmert. Akuter Hydrozephalus. Liegt auf dem Rücken, bewußtlos, die Beine hochgezogen. Augäpfel

aufwärts gekehrt, unempfindlich, ständige Kaubewegungen. Delirien still. Enzephalitis (postvakzinös, post implantationem). Nephritis acuta und chronica. Ödeme. Hydrops. Aszites.

Nach Versuchen von V. Schroffs soll Helleborein primär die Ganglien des Plexus coeliacus und des Herzens bis zur kompletten Funktionslähmung affizieren.

Es findet sich große Schwere und Empfindlichkeit der Muskeln aller Glieder mit Schmerzen verschiedener Art an verschiedenen Körperstellen, dabei die Unfähigkeit, sich zu irgendeiner Tätigkeit aufzuraffen mit Gefühlsabstumpfung und ungewöhnlicher Steifigkeit der Extremitäten.

Auch Zittern, Muskelzucken und konvulsivische Bewegungen, besonders im Schlafe, sind charakteristisch, ebenso Krämpfe und plötzliches Zusammensinken oder Hinfallen ohne Bewußtseinsverlust mit kaltem Stirnschweiß.

Kollapszustände mit Kälte der Glieder, verlangsamtem Puls und verengten Pupillen und Ohnmachtsanfälle verschlimmern sich meist zur Abendzeit und bessern sich in frischer Luft.

Patienten, die Helleborus benötigen, zeigen meist eine gelbliche Gesichtsfarbe, ein blasses, eingefallenes Gesicht, auch wassersüchtige Haut- und Zellgewebsanschwellung mit Schmerzhaftigkeit einzelner Lymphknoten, Bläschenbildung auf der Stirn, an den Lippen, Pulsationen der Arterien und Blutüberfüllung des Gehirns.

Bei ausgeprägten Zuständen findet sich auch ein Ekel gegen Speisen mit Erbrechlichkeit und anhaltendem Würgen, Auftreibung des Bauches mit Harndrang und geringer Urinentleerung, Blähungsbeschwerden und schwieriger Entleerung harter Stuhlmassen mit Mastdarmschmerzen. Es kann sich kompensatorisch aber auch ein heftiger Durchfall mit gallig gefärbten Massen einstellen, wobei Übelkeit, Leibschmerz und Erbrechen sowie unwillkürlicher Stuhlabgang vorhanden sind mit gallert-artigem Schleim.

Zur Verfügung steht Helleborus-Injeel (forte) mit dem Potenzenakkord (D 4), D 12, D 30, D 200.

Heloderma – Giftechse

Verwendet wird das Gift der in heißen Wüsten Mexicos und Arizonas vorkommenden Giftechse Heloderma horridum Wiegmann/Helodermatidae.

Der Biß der Echse wirkt toxisch, anscheinend unmittelbar auf das Atmungszentrum, wobei eine Beschleunigung und dann eine allmähliche Lähmung der Atmung verursacht wird, ebenso bezüglich der Herztätigkeit.

Auf Heloderma hinweisen kann ein ausgeprägtes starkes Kältegefühl sowie bei fortschreitender Krankheit ein Erlöschen der Tätigkeit aller Sinnesorgane, das sich von hinten nach vorn ausbreitet.

An sonstigen Prüfsymptomen zeigte sich noch eine starke Depression sowie ein Gefühl, als würde der Kranke nach rechts fallen, ferner die Empfindung eines kalten Reifens um den Kopf mit Schwindel und Kältegefühl im Schädel, sowie Schmerzen, die im rechten Ohr beginnen, sich über den Hinterkopf nach dem linken Ohr ziehen.

Weiter wurden beobachtet Schwere der Augenlider, Kältegefühl und Kribbeln im Gesicht und ein Gefühl von Steifheit in den Gesichtsmuskeln, wobei die Zunge kalt, empfindlich und trocken war und starker Durst vorherrschte mit Schlingbeschwerden und kaltem Atem.

Das typische Kältegefühl zeigte sich auch in den Lungen und am Herzen. Der Herzschlag wurde im ganzen Körper gespürt. Während Kälte über die Schulterblätter lief, empfand der Kranke dem Rückgrat entlang einen Brennschmerz (Brennen).

Das Gefühl von Kälte und Betäubung in den Gliedern und das dabei vorhandene Zittern wurden von einem Gefühl begleitet, als ob der Kranke „auf einem Schwamm ginge" und als ob die Füße geschwollen wären. Diese waren dabei eiskalt oder es wurde über Brennen geklagt, wobei Strecken der Glieder die Schmerzen linderte.

Die „innerliche Kälte bei Fieber" (Aconitum) ist ebenfalls bei Heloderma charakteristisch wie auch eine unternormale Körpertemperatur.

Spezielle Indikationen sind:

Paralysis agitans. Zerebrospinalmeningitis. Neuralgien.

Zur Verfügung steht Heloderma-Injeel (forte) mit dem Potenzenakkord (D 10), D 12, D 30, D 200.

Helonias dioica

Verwendet wird der frische Wurzelstock der in Nordamerika vorkommenden Stammpflanze: Helonias dioica Pursh./Liliaceae.

Die Hauptindikationen sind:

Melancholie und Depression. Albuminurie und Diabetes. Uterussenkung. Fluor dunkel, übelriechend. Vaginitis. Muskelrheumatismus mit brennenden Schmerzen, besser bei Bewegung. Mattigkeit.

Durch das ganze Mittel zieht sich eine ungewöhnliche Kraftlosigkeit, Schwäche und Erschöpfung bei reizbarer Gemütsstimmung, Ärgerlichkeit,

Niedergeschlagenheit und einem Hang zur Einsamkeit, bei Schwäche des Denkvermögens, Schwindel, drückenden und pulsierenden Kopfschmerzen, wobei besonders in der Kreuz- und Lendengegend ein Gefühl von Schwere und Ermüdung vorherrscht mit krampfhaftem Schmerz links der Wirbelsäule bis zum Hüftkamm, nächtlichen Rückenschmerzen, Lähmigkeitsschmerz im gesamten Rücken und heftigen Schmerzen im rechten Hüftgelenk.

Helonias dioica eignet sich daher besonders bei Erschöpfungs- und Schwächezuständen des Nervensystems, bei Neurasthenie, aber auch bei Albuminurie verschiedener Genese sowie bei Diabetes mellitus, auch bei Nieren- und Blasenaffektionen mit Harnbeschwerden, Cystitis und Blasenschwäche (Causticum). Auch bei Amenorrhö ist der Kräftemangel vorherrschend.

Zur Verfügung steht Helonias dioica-Injeel (forte) mit dem Potenzenakkord (D 4), D 12, D 30, D 200.
Helonias dioica ist enthalten in Aletris-Heel, Gynäcoheel, Tonico-Injeel.

Hepar suis – Schweineleber

Verwendet wird die frische Leber eines Hausschweines (Sus scrofa domesticus L.) in homöopathischer Zubereitung (Organpräparat).

Leberschäden und mangelnde Leberentgiftung. Chronische Ekzeme. Neurodermitis. Psoriasis. Erythematodes. Porphyrie. Auch bei Dermatomykosen, Pemphigus und Kraurosis vulvae. Männliche Sterilität. Röntgenkater. Hypoglykämie. Anorexia nervosa. Als Zwischenmittel bei zellulären Phasen häufig indiziert.

Zur Anregung der entgiftenden Leberfunktion auch bei Arthrosis deformans und Periarthritis humeroscapularis indiziert.

Hepar suis steht zur Verfügung als Hepar suis-Injeel in dem Potenzenakkord D 10, D 30, D 200 und als Hepar suis-Injeel forte in dem Potenzenakkord D 8, D 12, D 30, D 200; als Einzelpotenzen in D 6; D 200.

Hepar ist enthalten in Cerebrum compositum, Cor compositum, Cutis compositum, Hepar compositum, Rauwolfia compositum, Syzygium compositum, Thyreoidea compositum, Tonsilla compositum.

Hepar sulfuris – Kalkschwefelleber

(Calcium sulfuratum Hahnemanni; Hepar sulfuris calcareum)

Verwendet wird ein Gemisch von gleichen Teilen Calcium carbonicum Hahnemanni und Schwefel, das stark geglüht wird. Das Produkt besteht im wesentlichen aus Calciumsulfid und weiteren Calciumsalzen verschiedener Wertigkeitsstufen des Schwefels wie Polysulfiden, Thiosulfaten u. a.

Hepar sulfuris steht wirkungsmäßig zwischen den beiden wichtigen Antipsorika Calcium carbonicum und Sulfur und hat als charakteristisches Symptom eine Überempfindlichkeit gegen Berührung, gegen Schmerz und kalte Luft, wobei die Patienten so empfindlich sind, daß sie bei geringstem Schmerz in Ohnmacht fallen können. Die Patienten können es z. B. auch nicht vertragen, daß kalter Luftzug über die erkrankten Körperpartien streicht. Ausgenommen davon ist der Kopfschmerz. Besserung wird sonst empfunden durch Wärme und durch warmes Einhüllen. Dabei besteht eine allgemeine Reizbarkeit, Überempfindlichkeit und Hastigkeit. Abends sind alle Zustände verschlimmert, auch die Traurigkeit, Mutlosigkeit und Weinerlichkeit. Auf der Kopfhaut finden sich Pickel und kahle Stellen mit Haarausfall.

Ein weiterer wichtiger Hinweis auf Hepar sulfuris ist die Neigung zu Eiterungen bzw. zu Entzündungen, die rasch in Suppurationen übergehen. Dabei kann die Darreichung von Hepar sulfuris in tiefer Potenz (D 4) die Eiterung möglicherweise beschleunigen, während hohe Potenzen im allgemeinen die Eiterung noch zurückzubringen pflegen. Hiervon gibt es aber auch Ausnahmen.

Auch auf der Haut besteht eine Neigung zu Eiterungen (unheilsame Haut), wobei die Wunden meist flach sind mit Gefühl von Pulsieren. Die Ränder sind empfindlich bei Berührung und oft von Pickeln umgeben. Die Absonderungen sind im allgemeinen dick-eitrig, wobei ein Geruch wie nach altem Käse bezeichnend ist. Einen solchen Fall von schwerer Akne pustulosa mit dem typischen Käsegeruch des ganzen Körpers, der trotz gründlichen täglichen Badens nicht verschwinden wollte, sah der Verfasser bei einer Medizinstudentin auf Hepar sulfuris D 6 rasch und dauerhaft verschwinden.

Furunkel und Karbunkel erfordern neben Mercurius ebenfalls Hepar sulfuris. Auch bei Empyemen ist Hepar sulfuris indiziert, falls man nicht, um Perforationen vorzubeugen, z. B. bei Gallenblasenempyemen, zunächst Calcium carbonicum einsetzt. Bei allen Affektionen, die mit Suppurationen einhergehen, z. B. auch bei Chalazion, Hordeolum, Akne vulgaris, suppurierendem Ekzem usw., auch bei Bartflechte und anderen denkt man neben Mercurius solubilis zunächst an Hepar sulfuris.

Chronische Katarrhe der Atmungsorgane mit Auswurf eitrigen Sputums und Verschlimmerung in der frischen Luft finden in Hepar sulfuris ebenfalls ihr Heilmittel, ebenso der früher sehr häufige Krupp-Husten, wobei der Patient trotz Schleimrasseln den Schleim nicht expektorieren kann. Hierbei ist Hepar sulfuris häufiger nach Aconitum oder nach Spongia angezeigt. Husten, der bei Entblößung irgendeines Körperteils auftritt, wird durch Hepar sulfuris geheilt.

Infolge seiner Wirkung bei Suppurationen ist Hepar sulfuris das Hauptmittel bei Lungenabszeß, ferner bei Tonsillarabszeß, wobei die Empfindung bestehen kann, als wenn ein Splitter oder eine Fischgräte im Schlund stecke. Auch Eiterausfluß aus den Ohren, der übelriechend ist, erfordert Hepar sulfuris (evtl. neben Graphites und anderen).

Hepar sulfuris hat ferner ein elendes und leeres Gefühl im Magen und ein Verlangen nach sauren Sachen sowie nach Alkohol und Gewürzen. Durch Essen wird das Allgemeinbefinden gebessert, die Schwere und der Druck im Magen aber verschlimmert. Auch die mildeste Kost macht bei Hepar sulfuris-Patienten Beschwerden. Dabei besteht meistens Obstipation, wobei auch weiche Fäzes schwer abgehen.

Auch bei Prostatahypertrophie ist Hepar sulfuris indiziert. Der Strahl fällt fast senkrecht. Der Urinfluß ist träge und braucht Zeit zur Entleerung.

Hepar sulfuris ist auch ein wichtiges Schweißmittel, wenn der Kranke Tag und Nacht schwitzt ohne Linderung. Hier ist Hepar sulfuris häufig im Wechsel mit Mercurius solubilis indiziert, z. B. bei Tonsillarabszeß, bei Rheumatismus usw.

Bei Kindern ist Hepar sulfuris indiziert, wenn saure Diarrhö besteht, wobei das ganze Kind sauer riechen kann (ähnlich wie Calcium carbonicum und Magnesium carbonicum).

Im Gegensatz zu Natrium sulfuricum erfordert Asthma, welches bei feuchtem Wetter besser ist, Hepar sulfuris als Heilmittel. Chronische Erkältlichkeit kann ebenfalls durch Hepar sulfuris gut beeinflußt werden (Thuja), ferner auch Nierenerkrankungen, die in progressiver Vikariation nach retoxisch behandeltem Scharlach oder Anginen auftreten.

Die vornehmlichen Symptome und Indikationen von Hepar sulfuris lassen sich wie folgt kategorisieren:

1. Überempfindlichkeit gegen Berührung, gegen Schmerz und gegen kalte Luft. Besserung von Wärme, warm Einhüllen.
2. Reizbar, überempfindlich, hastig, dabei traurig, mutlos, weinerlich. Verschlimmerung abends.
3. Grindige, unheilsame Haut mit flachen Ulzerierungen und Neigung zur Pustelbildung. Haarausfall. Geruch nach altem Käse.
4. Neigung zu Suppurationen und Abszessen. Furunkel, Karbunkel, Akne vulgaris. Eiterausfluß aus den Ohren. Tonsillarabszeß. Pyodermien. Empyeme.
5. Magenbeschwerden mit elendem, leeren Gefühl und Obstipation. Schwierige Entleerung auch weichen Stuhles. Bei Kindern saure Diarrhö.
6. Prostatahypertrophie mit Miktionsbeschwerden.
7. Trockener, harter Husten oder lockerer Krupp-Husten. Schwächegefühl auf der Brust. Heiserkeit. Husten schlimmer bei kühlem Luftzug. Entblößen eines Gliedes. Kaltwassertrinken. Asthma, besser bei feuchtwarmem Wetter.
8. Typische Empfindung eines Pflockes, eines Splitters in Wunden, Ausschlägen auf Schleimhäuten.
9. Retoxisch behandelte Erkrankungen, z. B. Scharlach nach Angina. Verschleppte Pneumonien mit Gefahr der Abszedierung.

Zur Verfügung steht Hepar sulfuris-Injeel (forte) mit dem Potenzenakkord (D 6), D 12, D 30, D 200.

Hepar sulfuris ist enthalten in Angin-Heel, Cantharis compositum, Coenzyme compositum, Echinacea compositum, Euphorbium compositum, Mercurius-Heel, Oculoheel, Sabal-Homaccord, Solidago compositum, Traumeel.

Hepatica triloba – Leberblümchen

Verwendet werden die frischen Blätter der in Wäldern Südost- und Osteuropas vorkommenden Stammpflanze: Hepatica nobilis Mill./Ranunculaceae.

Die Hauptindikationen sind:

Pharyngitis, Bronchitis. Räuspern. Zäher, klebriger Schleim.

Während Hepatica aufgrund der Form der Blätter von alten Ärzten nach der Signaturenlehre, weil die Blätter in ihrer Form der Leber ähnelten, bei Leberkrankheiten empfohlen wude, zeigte sich bei der Prüfung hauptsächlich eine Wirkung auf Rachen und Bronchien mit Rauhigkeit, Kratzen und Kitzeln im Halse und dem Gefühl, als ob Speise im Hals sitzen geblieben sei. Dabei konnte eine Anhäufung von Schleim festgestellt werden von dicker, zäher und klebriger Beschaffenheit, der zu häufigem Räuspern Anlaß gab.

Es zeigte sich ferner eine heftige Bronchitis mit gelblichem, rahmartigem und sehr süßem, blutigem und reichlichem Auswurf mit Gefühl von Zusammenschnürung und Schmerz in der Brust, wobei ein fortwährendes Kitzeln, Jucken und Kratzen im Rachen sehr belästigend war, das durch Essen und Staub verschlimmert wurde. Bei süßlichem Schleimauswurf sollte man außer an Stannum in jedem Fall auch an Hepaticum denken.

Zur Verfügung steht Hepatica triloba-Injeel (forte) mit dem Potenzenakkord (D 4), D 12, D 30, D 200.
Hepatica triloba ist enthalten in Tartephedreel.

Hepatitis-Nosode

Verwendet wird Lebergewebe, das Hepatitis-Patienten entnommen wird, in homöopathischer Zubereitung (Nosode).

Wie Erfahrungsberichte zeigen, reagiert die Hepatitis ausgezeichnet auf Homöopathika, speziell in Injektionsform, wobei Kombinationspräparaten der Vorzug gegeben ist (Engystol, Hepeel, Chelidonium-Homaccord u. a.) und wobei auf diese Weise evtl. ein abortiver Verlauf ermöglicht wird.

Da bei den heutigen zivilisatorischen Lebensgewohnheiten die Leber den schwersten Belastungen und Schädigungen ausgesetzt ist, auch durch Chemotherapeutika, ist die Hepatitis-Nosode sehr häufig indiziert und soll nicht nur bei ausgeprägter Hepatitis zur Anwendung kommen, sondern kann auch bei allgemeinen Lebersymptomen (Lycopodium, Chelidonium, Carduus marianus, China, Leptandra u. a.) mit eingesetzt werden bzw. wird sie den Injektionen geeigneter Kombinationspräparate als Mischspritze beigefügt. Auch zur Anregung der allgemeinen Leberentgiftung ist die Hepatitis-Nosode indiziert, gegebenenfalls auch bei Ermüdungs- und Erschöpfungszuständen, auch ohne sonstige Lebersymptome, ja sogar dann, wenn sämtliche Leberteste (Serum-Reaktionen, Transaminasen usw.) ohne Befund sind.

Zur Verfügung steht Hepatitis-Nosode-Injeel (forte) mit dem Potenzenakkord (D 15), D 20, D 30, D 200.

Herpes simplex-Nosode – Herpesbläschen-Nosode

Verwendet wird das aus dem Herpes simplex durch Öffnen der Bläschen gewonnene Sekret in homöopathischer Zubereitung (Nosode).

Bei der Erforschung der Viruskrankheiten hat sich ergeben, daß dem Herpes-Virus eine große Bedeutung auch für die Entstehung von Neoplasien zukommt, wobei nach neueren Anschauungen das Herpes zoster-Virus mit dem Varizellen-Virus identisch sein soll. Besonders die Krebserkrankungen der Gebärmutter sollen enge Beziehungen zu früheren Affektionen allgemein von Herpes aufweisen, so daß auch beim Uteruskarzinom die Anwendung der Herpes simplex- und der Herpes zoster-Nosode zweckmäßig erscheint.

Die Nosode sollte speziell auch Anwendung finden bei Grippeerkrankungen, da hierbei häufig herpetische Affektionen (an den Wangen, um den Mund herum) auftreten, ebenso wie vor, während und nach der Menstruation, auch bei Gürtelrose mit typischer neuraler Lokalisation in segmentalen Bereichen ein Versuch zu machen ist. Auch bei heftigen Schmerzen, die nach Heilung eines Herpes zoster zurückbleiben und sehr schwer anzugehen sind, kann die Herpes simplex-Nosode eingesetzt werden; neben den sonst indizierten Homöopathika (Mezereum, Rhus toxicodendron, Ranunculus, Vaccininum, Variolinum u. a.).

Zur Verfügung steht Herpes simplex-Nosode-Injeel (forte) mit dem Potenzenakkord (D 8), D 12, D 30, D 200.

Herpes zoster-Nosode – Gürtelrosen-Nosode

Verwendet wird das aus Bläschen der Gürtelrose verschiedener Lokalisation und in verschiedenem Stadium gewonnene Exkret in homöopathischer Zubereitung (Nosode).

Einen Hinweis auf die Anwendung dieser virushaltigen Nosode gibt nicht nur der Herpes zoster selbst und die oft im Laufe der Menstruation auftretende unangenehme und schmerzhafte Eruption eines Herpes labialis oder vaginalis sowie anderer Lokalisation, sondern auch die Anwendung bei Präkanzerose des Uterus oder bei ausgeprägtem Carcinoma portionis sive corporis uteri, da Beziehungen zwischen der Herpes zoster-Nosode und der Entstehung von Uteruskrebsen entdeckt worden sind.
Siehe auch „Herpes simplex-Nosode".

Zur Verfügung steht Herpes zoster Nosode-Injeel (forte) mit dem Potenzenakkord (D 8), D 12, D 30, D 200.

Hirudo medicinalis – Blutegel

Verwendet werden getrocknete Blutegel (Hirudo medicinalis L./Hirudinidae).

Die Hauptindikationen sind:
Purpura haemorrhagica. Petechien. Sugillationen. Blutergüsse. Thrombophlebitis. Als Nebenmittel bei Abszessen und Phlegmonen sowie bei Depositionsphasen des Hämoderms.

Zur Verfügung steht Hirudo medicinalis-Injeel (forte) mit dem Potenzenakkord (D 6), D 10, D 30, D 200.

Histamin

Verwendet wird Histamin, 2-(4-Imidazolyl)ethylamin (homöopathisiertes Allopathikum).

In Anbetracht der Funktion des Histamins bei Reaktionsphasen (Entzündungen), wobei das Histamin für die Initialphase der Entzündung eine entscheidende Bedeutung besitzt, indem die feinen Gefäße erweitert werden und eine „Exsudation von Plasma in das Gewebe" erfolgt mit den konsekutiven Erscheinungen von Dolor, Tumor, Calor, Rubor, wird Histamin besonders dann biologisch gefährlich, wenn derartige Entzündungen durch Chemotherapeutika unterdrückt werden und das Histamin nun nicht mehr die im Ablauf der Entzündung vorgesehene Entgiftung erfahren kann. Es kann dann im Sinne der Allergie (Allos ergos = andere Wirkung, nämlich von Histamin an anderen Geweben eines anderen Keimblattes) wirksam werden, indem sich an völlig anderen Orten andere Erscheinungen ausbilden, die anscheinend mit der vorher stattgehabten Entzündung nicht das geringste zu tun haben, in Wirklichkeit aber nur die Verschiebung der Giftlage (Histamin) in eine andere Phase sind.

Bei ungestörtem, natürlichem Ablauf der Entzündung (bzw. bei Beschleunigung dieses Ablaufes durch Biotherapeutika, Homöopathika usw.) ist mit anschließendem Auftreten von Allergie nicht zu rechnen, da das Histamin im ungestörten Ablauf oder bei biologischer (und speziell bei homöopathischer) Behandlung entgiftet wird und mit den Ausscheidungsprodukten den Körper verläßt. Hierüber wird eingehend in der Homotoxinliteratur berichtet. Die Zusammenhänge können hier nur angedeutet werden.

Die Hauptindikationen sind:

Imprägnationsphasen und Rückvergiftungen jeder Art. Allergische Erkrankungen. Asthma bronchiale. Rhinitis vasomotorica. Ekzeme und Dermatosen. Neurodermitis. Pemphigus. Pyodermien. Furunkel und Karbunkel. Angina pectoris. Ulcus ventriculi et duodeni. **Brandwunden.** Nach Quetschungen, Frakturen, Gewebszertrümmerung und psychischen Traumen. Häufig als Zwischenmittel bei allen zellulären Phasen indiziert, evtl. in Kombination mit den intermediären Säuren des Zitronensäurezyklus und anderen intermediären Katalysatoren (siehe dort).

Zur Verfügung steht Histamin-Injeel (forte) mit dem Potenzenakkord (D 6), D 12, D 30, D 200; als Einzelpotenzen in D 5; D 6; D 8; D 10; D 12; D 15; D 30; D 60; D 100; D 200.

Histamin ist enthalten in Causticum compositum, Hepar compositum, Ubichinon compositum.

Hydrastis – Kanadische Gelbwurz

Verwendet wird der getrocknete Wurzelstock mit daranhängenden Wurzeln der in schattigen Bergwäldern des atlantischen Nordamerika vorkommenden Stammpflanze: Hydrastis canadensis L./Ranunculaceae.

Hydrastis, kanadische Gelbwurz, wird aus dem getrockneten Wurzelstock hergestellt und enthält drei Alkaloide: Hydrastin, Berberin, Meconin, außerdem Phytosterin, ätherisches Öl und Harze. Angewandt wird Hydrastis hauptsächlich bei schwerwiegenden Störungen der vegetativen Sphäre, auch bei Krebs und septischen Zuständen, bei langwierigen Katarrhen, Grippe mit starker Schleimsekretion, Husten, Nasenbluten und großer Schwäche sowie bei Magen- und Darmkatarrhen mit Geschwürsbildung, Leberaffektionen mit Ikterus, Zystitis, bei rosenartigen und ekzematösen Hauteruptionen, besonders wenn allgemeine Körperschwäche und Erschöpfung vorliegen, auch wandernde und festsitzende rheumatische Muskel- und Nervenschmerzen, besonders auch bei Erkrankungen des Uterus mit Fluor albus, bei Verhärtungen der Mammae, bei Neuralgien des Samenstranges und der Hoden.

Nash weist auf spezielle Indikationen für Hydrastis hin, z. B. dicke, zähe, blutige Absonderungen aus der Nase, geschwollene, schlaffe Zunge mit Zahneindrücken und dem Gefühl wie verbrannt oder verbrüht, mit zähem, gelben Schleim in Choanen und Fauces sowie hinfälligem Gefühl im Magen mit anhaltendem Herzklopfen und klumpigen, mit Schleim bedeckten Stühlen.

Charakteristisch ist auch ein dumpfer Schmerz in der Nierengegend und dickes zähes Schleimsediment im Urin, oft verbunden mit Herzklopfen und Schwäche, besonders hochgradiger Muskelschwäche, Hitzegefühl im ganzen Körper, abwechselnd mit Frösteln.

Es ergeben sich für das klinische Bild kachektische Zustände mit Verdacht auf Neoplasmaphasen, besonders bei völligem Versagen des Magens, ferner Uterusprolaps und Erosionen an der Zervix mit dickem Fluor, der gelb und zäh ist mit allgemeiner Schwäche. Auch bei Stomatitis nach Hg-Mißbrauch sowie bei katarrhalisch bedingter Schwerhörigkeit, bei Ohrausfluß und Ohrensausen und auch bei chronischer Obstipation kann Hydrastis gute Wirkungen haben, besonders aber bei Fluor albus sowie bei sonstigen scharfen, wunden und ätzenden Absonderungen, wenn allgemeiner Kräfteverfall dabei vorliegt, wie z. B. bei Krebs und krebsigen Entartungen, Knoten in verschiedenen Organen und Körperteilen, auch in der weiblichen Brust, ferner bei Pruritus vulvae, nach Angaben von Fellenberg-Ziegler auch bei allgemeinem Kräfteverfall bei Pocken (zweistündlich ein Tropfen der Tinktur innerlich und einen Teelöffel

Tinktur auf ein Glas lauwarmes Wasser zu Umschlägen, wodurch die Narbenbildung verhütet werden soll).

Zusammengefaßt ergibt sich folgendes Arzneimittelbild für Hydrastis:

1. Nässende Hautausschläge und Geschwüre mit übelriechenden Absonderungen, Jucken und Brennen. Katarrhalische Schleimhautaffektionen mit starker Absonderung. Conjunctivitis chronica. Stomatitis.
2. Katarrhalische Affektionen der Magenschleimhaut und der Bronchien mit kratzendem, rauhem Husten. Schnupfen mit beständiger Schleimabsonderung, Brennen und Wundheitsgefühl.
3. Stockschnupfen. Nasengeschwüre. Cholesteatom. Otorrhö.
4. Atonische Obstipation. Chronische Zystitis und Urethritis. Fluor albus.
5. Verdacht auf krebsartige Entartung. Knoten in den Brüsten und in anderen Organen. Abmagerung bei gutem Appetit. Allgemeiner Kräfteverfall.

Zur Verfügung steht Hydrastis-Injeel (forte) mit dem Potenzenakkord (D 4), D 12, D 30, D 200.

Hydrastis ist enthalten in Colchicum compositum, Ginseng compositum, Lamioflur, Mucosa compositum, Naso-Heel, Ovarium compositum, Ubichinon compositum.

Hydrochinon

Verwendet wird Hydrochinon (1,4-Benzoldiol).

Die Hauptindikationen sind:

Störungen in der Sauerstoffutilisation. Imprägnationsphasen. Präkanzerose. Asthma bronchiale. Dermatosen.

Wie alle Chinone ist Hydrochinon bei Imprägnationsphasen indiziert, wobei die für die Störung in der Atmungskette charakteristische Dyspnoe beobachtet werden kann. Hydrochinon ist daher neben Acidum α-ketoglutaricum und Benzochinon indiziert, um Nebenwirkungen von Allopathika auf das Atemzentrum zu kompensieren, auch die fortschreitende Dyspnoe und Herzschwäche bei Lungenkrebs. Die Dosis darf hier nicht zu stark gewählt und nicht zu häufig verabfolgt werden, da es zu blutigem Auswurf von stark käsigem Geruch kommen kann (cave: innere Blutungen), obwohl die Blutung meist nicht gefährlich zu sein pflegt, weil Hydrochinon offenbar auch eine rutinähnliche Gefäßwirkung besitzt.

Wenn bei Krebsrezidiven an Brust und Unterleib kurzanhaltende, Statusverbessernde Blutungen beobachtet werden, muß Hydrochinon unbedingt in knappem Abstand etwa zweitägig weitergegeben werden, um die Giftlage zu bereinigen (Koch-Kastner-Seutemann).

Depressive Stimmungslagen im jugendlichen Alter und Nachlassen der Konzentration können durch Kombination von Aurum mit Hydrochinon günstig beeinflußt werden, ebenso pektanginöse Beschwerden, Altersherz und Gefäßsklerose, am besten in Kombination mit Acidum malicum.

Wie alle Chinone ist auch Hydrochinon bei toxischen Belastungen des Leberparenchyms indiziert, z. B. bei Ikterus verschiedener Genese, bei chronischer Cholezystitis und Störfeldern im Magen-Darm-Bereich sowie nach Arzneimittelmißbrauch und damit in Verbindung stehenden Nierenschäden (nach Barbituraten und nach Phenazetin).

Bei Unterentwicklung der Geschlechtsorgane mit Adipositas können Testis bovis (oder Ovarium suis) in Verbindung mit Baryum oxalsuccinicum, Hydrochinon, Hypophysis suis und Luesinum, auch nach erfolgter Antibiotikatherapie der Gonorrhö, gut wirken.

Wie die meisten Chinone wirkt auch Hydrochinon auf chronische, trokkene Ekzeme, besonders wenn diese beim geringsten Diätfehler exazerbieren. Typisch sind Schuppen, juckende Hautflächen ohne besondere Rötung, ferner fettige Gesichtshaut und rissige, hornige Hautveränderungen sowie Störfelder im Bereich der Kiefer, bei welchen nebenher die geeigneten Nosoden eingesetzt werden sollen (Kieferostitis-Nosode, Granuloma dentis-Nosode u. a.).

Zur Verfügung steht Hydrochinon-Injeel (forte) mit dem Potenzenakkord (D 8), D 12, D 30, D 200.

Hydrochinon ist enthalten in Ubichinon compositum.

Hydrocotyle asiatica – Wassernabel

Verwendet wird die getrocknete ganze Pflanze von Centenella asiatica [L.] Urban/Umbelliferae.

Die Hauptindikationen sind:

Hautjucken, Lupus, Lepra. Psoriasis. Starke Schuppung bei Hautaffektionen. Verdickung der Haut. Sklerodermie.

Hydrocotyle weist außer den im Vordergrund stehenden Hautsymptomen wie speziell Rötung, Erythem mit Jucken an Gesicht, Hals, Brust, Rücken, Armen und Schenkeln mit Gefühl von Hitze, Stechen, Jucken und Brennen an verschiedenen Hautstellen, auch Ausschlag kleiner Pustelchen und Bläschen mit Abschürfung und Abschilferung vermehrter Eiterung vorhandener Geschwürsflächen, Mißbildung der Nägel, auch neuralgische Gesichtsschmerzen in seinem Symptomenbild auf, ferner insbesondere Nierensymptome in Form von Schwere und Druck in der Nierengegend sowie Blasenkrampf mit Kribbeln in der Harnröhre, Harntenesmen und vermehrter Urinausscheidung.

Auch dumpfe Schmerzen in der Gebärmutter und in den Eierstöcken mit Empfindung von Jucken, Stechen und Hitze in der Scheide, heftige Kongestivzustände und Schmerzen im Uterus sowie zu früher Eintritt der Menstruation und Weißfluß finden sich im Arzneimittelbild.

Zur Verfügung steht Hydrocotyle asiatica-Injeel (forte) mit dem Potenzenakkord (D 4), D 8, D 30, D 200.

Hyoscyamus – Bilsenkraut

Verwendet wird die ganze frische, blühende Pflanze von Hyoscyamus niger L./Solanaceae.

Eine nahe Verwandtschaft besteht zwischen den drei Solanazeen Hyoscyamus, Belladonna und Stramonium. Der Hauptwirkstoff von Hyoscyamus ist das Alkaloid Hyoscyamin.

Die drei miteinander verwandten Alkaloide Hyoscyamin, Atropin (Belladonna) und Daturin (Stramonium) erweitern konstant die Pupille, rufen große Trockenheit der Mund- und Rachenhöhle, des Kehlkopfes und der Luftröhren, der äußeren Haut und auch Schlingbeschwerden sowie Heiserkeit hervor. In größerer Gabe erzeugen sie eine Eingenommenheit des Kopfes mit Schwindel, Halluzinationen und Delirien. In kleineren Dosen setzen sie die Tätigkeit des Herzens herab und vermindern die Pulsfrequenz, während bei großer Gabe nach rasch eingetretener Verminderung der Pulsfrequenz konsekutiv kompensatorisch eine ebenso rasche Steigerung über die Norm ausgelöst wird.

Während Atropin fast stets in größerer Gabe ein Hauterythem, wie eine scharlachähnliche Rötung der Haut, hervorruft, wird dies von Hyoscyamin meistens nur ausnahmsweise bewirkt.

Atropin ruft in der Regel ein ekstatisches Delirium mit Neigung zum Ringen, Raufen, Lachen und allerhand tollem Wesen hervor, wobei anderteils eine ungemeine Hinfälligkeit und große Muskelschwäche besteht. Bei Hyoscyamin ist beides nicht der Fall, sondern es herrscht Neigung zu Schlaf und Ruhe vor. Lediglich bei zu hohen Dosen machen sich die atropinähnlichen Erregungszustände bemerkbar.

Atropin bewirkt auch Lähmungen der After-, Blasen-Schließmuskeln, im Gegensatz zu Hyoscyamin, welches auf die Sphinkteren der Iris im stärkeren Maße lähmend wirkt als Atropin. Hyoscyamin ist nicht identisch mit Atropin.

Bei längerem Gebrauch treten nach Hyoscyamin starke Blutungen aus der Gebärmutter auf sowie Schweiße und eigentümliche Hautausschläge.

Für Hyoscyamus ist die Verschlimmerung der Beschwerden in den Abendstunden charakteristisch, wobei ein unwiderstehlicher Hang zum Schlafen und zu wachen Träumen vorherrscht mit langem und tiefem, betäubungsähnlichem Schlaf, der durch Zähnknirschen gekennzeichnet ist (!).

Außer Erregungszuständen mit großer Unruhe, Beweglichkeit und vielem Reden, finden sich leidenschaftliche Heftigkeit, Eifersucht, Raserei und Wutanfälle, in Gegentaktwirkung aber auch herabgedrückte Stimmung bis zur Melancholie und stumpfe Gleichgültigkeit (bei chronischen Vergiftungen).

Die Hauterscheinungen sind Jucken und Rötung. Braune Flecken erscheinen hier und dort und verschwinden wieder. Typisch ist ein aufgedunsenes und dunkel gerötetes Gesicht mit Eiterbläschen an den Lippen und pustulösen Affektionen an Kinn und Wangen sowie in der Hüft- und Kniegegend.

Auch eine entzündliche Parotitis und der Tonsillen findet sich im Arzneimittelbild von Hyoscyamus.

Ganz besonders aber sind Störungen der intellektuellen Funktionen mit Erregung und evtl. konsekutiver Schwächung typisch mit albernen Reden, törichten Gebärden und Handlungen, die eine Begriffsverwirrung erkennen lassen, auch durch Delirien, Denk- und Gedächtnisschwäche und schließlich durch eine Abstumpfung der Fassungskraft gekennzeichnet sind.

Auch Anfälle von epileptischen Krämpfen mit Starrsucht, Konvulsionen, Kinnbackenkrämpfen, Blutandrang nach dem Kopf und Kopfschmerzen sind typisch.

Die Augen weisen einen stieren Blick und ungewöhnlichen Glanz auf, wobei eine Hervortreibung und Verdrehung und Augenmuskelkrämpfe vorliegen können.

Auch Bindehautkatarrhe mit schleimigen Absonderungen und starker Erweiterung, Trübsichtigkeit, Sehschwäche und Kurzsichtigkeit sind ebenso wie für Belladonna (Atropinum sulfuricum) auch für Hyoscyamus eine Indikation.

Dabei kann es auch zu einer zeitweiligen Lähmung der Netzhaut mit Flimmern und dunklen Punkten im Gesichtsfeld kommen, wobei abnorme Brechungsverhältnisse der Lichtstrahlen vorliegen können, so daß die Gegenstände kleiner erscheinen, verrücken oder daß die Umrisse verwirrt werden. Auch können die Gegenstände in scharlachrotem Licht erscheinen oder in goldglänzender Färbung. Doppeltsehen kann auftreten.

Auch beim Gehör können sich Störungen finden mit vollständiger Taubheit, Schmerzen im Ohrknorpel und Ohrenreißen, besonders abends.

In den Prüfungen wurden auch beobachtet krampfhafte Spannung und schmerzhafte Steifigkeit der Nacken- und Schultermuskulatur mit reißenden Rücken- oder Lendenschmerzen und Anschwellung des Fußgelenkes, ferner Zittern des Armes und rheumatoide Schmerzen im Ellenbogen- und Handgelenk mit Anschwellung und Steifigkeit der Hände, Gefühlsabstumpfung und Eingeschlafenheitsgefühl in Arm und Hand.

Ähnlich wie bei Belladonna kann eine Lähmung und Kälte der Unterglieder vorhanden sein, mit Schmerzen in den Hüftgelenken oder den Knie- oder Fußgelenken, Schwäche der Beine, Schwellung der Füße und Reißen in der Fußsohle. Je nach der angewandten Dosis kann sich eine verstärkte und unregelmäßige Herzkontraktion und ein beschleunigter, voller und starker Puls mit Pulsieren der Herzschlagadern oder ein kleiner beschleunigter, bzw. verlangsamter, kaum fühlbarer aussetzender Puls finden.

Die Erscheinungen an den Respirationsorganen sind durch Katarrhe des Kehlkopfes, der Nasenschleimhaut und der Bronchien mit grün-schleimigen Auswurf beim Husten, Brustbeklemmung und Kurzatmigkeit gekennzeichnet. Beim Einatmen werden Stiche in der Brust empfunden (Bryonia). Der krampfhafte, trockene Husten zeigt eine starke nächtliche

Verschlimmerung, besonders beim Liegen, beim Aufrichten vergehend, ein Leitsymptom, das zur Verordnung von Hyoscyamus führen sollte.

Auf Hyoscyamus sollte auch immer das Symptom des Knirschens der Zähne im Schlaf hinweisen, wobei man sonst auch an Ignatia und an Cina denkt.

Die akute Angina tonsillaris reagiert meist nicht nur auf Belladonna, sondern auch auf Hyoscyamus, wenn die Empfindung von großer Trokkenheit, Kratzen und Brennen im Gaumen und im Schlund mit Schlingbeschwerden wegen entzündlicher Anschwellung der Mandeln besteht.

Dabei kann ein Abscheu vor Getränken liegen. Nach dem Trinken finden sich konvulsive Bewegungen mit Bewußtseinsstörungen, evtl. auch Würgen ohne Erbrechen mit Übelkeit, Magenschmerzen mit starkem Meteorismus, Blähungsbeschwerden und heftigen Koliken, Stuhlverstopfung und Entleerung fester Kotmassen oder auch diarrhoische Stühle mit Kollern im Bauch und Leibschneiden. Typisch soll auch ein häufiger Abgang von Madenwürmern sein und Hämorrhoidalabsonderungen.

Entzündliche Erscheinungen und lähmungsartige Schwäche finden sich auch an der Harnblase mit häufigem Harndrang und schmerzhaftem, geringem Urinabgang, evtl. verbunden mit Erektionen und bis zur Satyriasis gesteigerter Tätigkeit der auf die Sexualität gerichteten Phantasie, verbunden mit temporärer Impotenz, während sich beim weiblichen Geschlecht entzündliche Affektionen der Scheidenschleimhaut mit gesteigertem Trieb, heftiger Erregung der Phantasie und Nymphomanie finden, auch hysterische Launen, zu frühes Eintreten der Menstruation (14 Tage früher) mit heftigen Blutungen.

Wenn die Hauptsymptome von Hyoscyamus zusammengefaßt werden, so ergibt sich folgendes typische Arzneimittelbild:

1. Erscheinungen von Hirnreizungen mit Konvulsionen, Muskelzuckungen, Katalepsie, epileptiformen Krämpfen. Geistesstörungen, charakterisiert durch Albernheit und Verrücktheit oder erotische ekstatische Zustände.
2. Augenaffektionen. Konjunktivitis. Doppeltsehen. Rotsehen der Gegenstände.
3. Nächtliches Ohrenreißen. Schwerhörigkeit und Gesichtsschmerzen. Eifersuchtswahn.
4. Krampfhafte, nächtliche Kitzelhustenanfälle mit Besserung beim Aufsitzen. Grünschleimiger Auswurf beim Husten. Trockenheit in Hals, Kehlkopf und Lungen.

5. Nasenbluten. Magenschmerzen. Magenschleimhaut- und Darmentzündungen mit Würgen, Erbrechen, Koliken, Durchfall.
6. Blasenkrämpfe. Blasenlähmung mit Erregung der Geschlechtssphäre, zu frühe und zu starke Menstruation.
7. Rheumatische oder gichtige Affektionen in Nervenbahnen und Gelenken.

Hyoscyamus steht zur Verfügung als Hyoscyamus-Injeel (forte) mit dem Potenzenakkord (D 4), D 12, D 30, D 200.

Hyoscyamus ist enthalten in Bronchalis-Heel, Cerebrum compositum.

Hypericum – Johanniskraut

Verwendet wird die ganze frische, zur Zeit der Blüte gesammelte, sehr häufig auf Wiesen, Triften und in lichten Wäldern in Europa und Mittelasien vorkommende Stammpflanze: Hypericum perforatum L./Guttiferae.

Die Hauptindikationen sind:

Nerven und Gehirnverletzungen. Osteochondrose mit Empfindlichkeit der Zervikalwirbel. Strangurie bei Zystitis. Metritis, Vaginitis, Kolpitis. Geruch verfeinert. Trockenheit der Nasenschleimhäute. Hypericum = „Arnica der Nerven“ (nach Dr. Schlegel/Lindau).

Hypericum ist besonders angezeigt nach Stichverletzungen und Nervenirritationen, nicht nur nach Verletzungen, sondern auch bei Veränderungen der Statik der Wirbelsäule, wenn Nerven aufgrund einer Fehlhaltung gequetscht oder gedrückt werden (in den Foramina intervertebrales), bei den Beschwerden aufgrund einer Osteochondrose.

Jedoch auch psychische Alterationen, Aufregungen mit nachfolgender Abspannung, Mattigkeit, Zittern und ungewöhnlichem Durst sowie krampfenden Beschwerden liegen im Arzneimittelbild von Hypericum.

Hinweisen auf das Mittel kann ein Symptom „als ob der Kopf vergrößert sei“ (ähnlich Paris quadrifolia).

Zur Verfügung steht Hypericum-Injeel (forte) mit dem Potenzenakkord (D 3, D 6), D 12, D 30, D 200.

Hypericum ist enthalten in Tonico-Injeel, Traumeel, Valerianaheel.

Hypophysis – Hirnanhangsdrüse

Verwendet wird die frische, einem gesunden Schlachttier entnommene Hypophyse, eine kirschgroße Drüse in der Schädelhöhlenbasis, in homöopathischer Zubereitung (Organpräparat).

Die Hauptindikationen sind:

Störungen des Endokrinum. Hypophysäre Fettsucht. Dystrophia adiposo-genitalis. Ovarielle Ausfallerscheinungen. Störungen der Menstruation und Ovulation. Chronische Arthrosen und primär chronische Polyarthritis. Störungen der Bindegewebsfunktion. Wachstumsstörungen. Dysmenorrhö. Laktorrhö. Neurodermitis und sonstige Hauterkrankungen.

Hypophysis suis steht zur Verfügung als Hypophysis suis-Injeel in dem Potenzenakkord D 10, D 30, D 200 und als Hypophysis suis-Injeel forte in dem Potenzenakkord D 8, D 12, D 30, D 200; als Einzelpotenzen in D 6; D 200.

Hypophysis ist enthalten in Ovarium compositum, Placenta compositum.

Hypothalamus

Verwendet wird der gesunden Schlachttieren entnommene Hypothalamus, ein Teil des Zwischenhirns, in homöopathischer Zubereitung (Organpräparat).

Die Hauptindikationen sind:

Schlafstörungen. Morbus Parkinson. Epileptiforme Zustände. Reifungs- und Entwicklungsstörungen, auch solche geistiger Art bei Kindern. Chorea minor. Nymphomanie. Erregungszustände. Simmondsche Kachexie.

Hypothalamus suis steht zur Verfügung als Hypothalamus suis-Injeel in dem Potenzenakkord D 10, D 30, D 200 und als Hypothalamus suis-Injeel forte in dem Potenzenakkord D 8, D 12, D 30, D 200; als Einzelpotenzen in D 6; D 200.

Iberis amara – Schleifenblume

Verwendet werden die reifen Samen der in Mittel- und Südeuropa einheimischen, vielfach als Gartenzierpflanze angebauten Stammpflanze: Iberis amara L./Cruciferae.

Die Hauptindikationen sind:
Perikarditis und Endokarditis. Herzklopfen. Herzstiche.

Wenn auch die Herzsymptome von Iberis im Vordergrund stehen wie Herzklopfen nach geringer Bewegung, wozu an sich kein Anlaß gegeben wäre, Herzklopfen mit Schwindel und Angstgefühl sowie Schwere und Druck in der Herzgegend mit durchschießenden Schmerzen (Spigelia) und besonders eine Verschlimmerung zur Nachtzeit, wobei das Herz sichtbar pulsiert und evtl. der Herzschlag aussetzt oder auch flatternde Herzkontraktion mit kleinem unregelmäßigem Puls bestehen, sind auch noch Nervensymptome bemerkenswert wie Gedächtnisschwäche, Eingenommenheit des Kopfes mit Unvermögen, die Aufmerksamkeit zu fixieren, Schwindel beim Aufstehen, Kopfkongestionen mit Ohrenbrausen, Kopfschmerzen und Schwerhörigkeit mit geröteten Augen und Lichterscheinungen.

In der Schulter können ziehende Schmerzen rechts auftreten mit dumpfem Schmerz und Schweregefühl im linken Arm sowie Zittern der Unterglieder nach Bewegung.

Die Stauungszustände am Herzen können sich durch vermehrte Schleimabsonderung und Ausräusperung von Schleim aus Kehlkopf und Luftröhre bessern, wobei ein Zusammenschnürungs- und Erstickungsgefühl im Kehlkopf eintreten kann mit Atembeklemmung, Kurzatmigkeit und Atemnot.

Auch die Bauchorgane können beteiligt sein mit Aufstoßen, Verdauungsschwäche, Meteorismus, Druck- und Schmerzempfindung in der Lebergegend, häufigen Stuhlgängen von weicher Konsistenz und tonartiger Farbe (Gallenerkrankung).

Zur Verfügung steht Iberis amara-Injeel (forte) mit dem Potenzenakkord (D 4), D 10, D 30, D 200.

Ichthyolum – Ammoniumbituminosulfonat
Ammonium bituminosulfonicum

Verwendet wird das durch trockene Destillation bituminöser Schiefer gewonnene, mit Schwefelsäure sulfonierte und mit Ammoniak neutralisierte Schwelöl in homöopathischer Zubereitung.

Die Hauptindikationen sind:

Akne pustulosa. Heftiger Pruritus (Gesicht).

Ammonium bituminosulfonicum (Ichthyol) wird in der Praxis vornehmlich als Ichthyol-Salbe angewendet. Sie dient dabei zur Erweichung und Entleerung von Abszessen sowie zur stimulativen Therapie bei Entzündungen.

Der Verfasser hat vor etwa 35 Jahren eine Arzneimittelprüfung mit Ichthyol begonnen, mußte diese dann aber unterbrechen, weil sich zunehmend unangenehme Symptome bemerkbar machten wie folgt:

Bei Einnahme von Ichthyol D 30, 3mal täglich 5—8 Tropfen (von Flasche zu Flasche handgeschüttelte Potenzen) zeigen sich keine irgendwelchen Erscheinungen. Bei Einnahme von Ichthyol D 27 setzte jeweils abends beim Niederlegen zum Schlafen ein erheblicher Juckreiz ein und zwar typisch auf den Jochbeinen beiderseits, etwa dort, wo sich die Akne rosacea zu lokalisieren pflegt. Die Beschwerden nahmen zu und steigerten sich mit Aufschießen kleiner Bläschen und entzündlicher Eiterpusteln dann beim Einnehmen der D 25.

Da der Verf. täglich praktizierte, störte ihn dieser Ausschlag sehr. Er hat daraufhin mit seiner Frau, welche ebenfalls die Prüfung durchführte und dieselben Erscheinungen bot, die Prüfung abgesetzt.

In Anbetracht der hohen biologischen Aktivitäten der Schieferöle sollte das Mittel eingehender homöopathisch geprüft werden.

Zur Verfügung steht Ichthyolum-Injeel (forte) mit dem Potenzenakkord (D 4), D 10, D 30, D 200.

Ammoniumbituminosulfonat (Ichthyolum) ist enthalten in Cutis compositum.

Ignatia – Ignatiusbohne

Verwendet werden die getrockneten Samen der auf den Philippinen einheimischen Stammpflanze: Strychnos ignatii Berg./Loganiaceae.

Die aus Ignatiusbohnen hergestellte Tinktur „Ignatia" enthält als Hauptbestandteile Strychnin und Brucin (ähnlich wie Nux vomica, das Schwestermittel).

Ignatia gilt als das Hauptmittel für Hysterie und nervliche Erschöpfungszustände und ist indiziert bei Veränderlichkeit der Stimmung, Überempfindlichkeit gegen Schmerz, Zuckungen, Kopfschmerzen, Magenbeschwerden, Dysmenorrhö, Empfindlichkeit gegen Tabakrauch und allgemein gegen Gerüche, Mastdarmvorfall und absurden Symptomen allgemeiner Art.

Man darf jedoch bei der kritischen Wertung der Ignatia-Symptome nicht der Meinung sein, daß die durch Ignatia beeinflußbaren Krankheitserscheinungen nun als hysterisch oder nervös überlagert usw. mit einer Handbewegung leicht abzutun sind. Es handelt sich bei diesen Erscheinungen nämlich fast regelmäßig um Imprägnationsphasen, z. B. solche im Sinne der vegetativen Dystonie. Bei Kindern finden wir solcher Art oft Vorstadien von Meningitis und Otitis media. Auch Magen-Darm-Erscheinungen, speziell mit Schwächegefühl in der Magengrube, als wenn der Magen herunterhängt sind typisch.

Bei Ignatia-Patienten soll es sich hauptsächlich um unduldsame, streitsüchtige, ärgerliche Patienten mit großer Empfindlichkeit handeln, welche außerordentlich leicht auf Schreck reagieren (ähnlich Aconitum, Opium und Veratrum), die auch leicht zu Krämpfen und Konvulsionen neigen und bei denen auch eine typische Migräne auftritt mit dem Symptom, als wenn ein Nagel aus der Seite des Kopfes herausgetrieben würde.

Wir müssen uns darüber klar sein, daß solche Beschwerden tatsächlich vielfach sehr unangenehmer und hartnäckiger Natur sein können und auf sonst übliche Pharmaka, selbst auf Ataraktika nicht oder nur vorübergehend ansprechen, demgegenüber aber bald durch mit Ignatia zubereitete Kombinationspräparate (z. B. Nervoheel oder Neuro-Injeel, Ypsiloheel u. a.) zu beseitigen sind.

Ganz besonders darf ein Symptom herausgestellt werden, das im allgemeinen als langgezogenes Seufzen oder tiefes Luftholen bezeichnet wird, womit dieses Symptom aber nicht voll erfaßt wird. Man kann es besser als Dyspnoe bezeichnen, und zwar eine evtl. maligne Dyspnoe wie von innerer Erstickung. Der Patient oder die Patientin — es handelt sich bei Ignatiafällen durchaus nicht immer nur um das weibliche Geschlecht, ebenso häufig ist das männliche Geschlecht mit derartigen Symptomen behaftet, auch Männer im besten Mannesalter benötigen häufig Ignatia, z. B. auch Herzpatienten bei Dyspnoe. Nash gibt an, daß die weinerliche und empfindsame Stimmung sowohl auf Schreck, aber auch auf chronischen Kummer zurückzuführen ist. Dieses ist in der Tat der Fall. Andernteils aber pflegen die Ignatia-Patienten alles sehr schwer zu nehmen und sich über verhältnismäßig einfache und harmlose Schwierigkeiten aufzuregen und diese als unüberwindlich anzusehen, woraus dann Beschwerden resultieren wie migräneartige Kopfschmerzen, die durch Wärme und Liegen auf der kranken Seite gebessert werden, krampfhafte Zusammenziehungen im Bereich des Darmes mit Stichen im Rektum, die in das Kolon hochschießen und den Verdacht auf Rektumkarzinom erwecken, die sich bei Darreichung von Ignatia dann aber eventuell über entzündliche Hämorrhoiden; ein Anal- oder Nabelekzem regressiv vikariierend nach außen entwickeln usw.

Die der Ignatia eigenen absurden Symptome äußern sich z. B. darin, daß beim Wechselfieber während des Frostes, und zwar nur in diesem Stadium, Durstgefühl, ebenso ein rotes Gesicht auftritt, was für kein anderes Mittel charakteristisch ist.

Ignatia hat ferner Druckgefühl im Hals, wie eine Kugel, als wenn es zur Erstickung kommt, etwa dem Globus hystericus entsprechend oder auch im Sinne der bereits erwähnten Dyspnoe zu deuten.

Dabei können auch Ausschläge auftreten, kleine Aknepustelchen in der Augengegend und am Kinn sowie urtikarielle Ausschläge und Haarausfall.

An den Augen kann es zu Sinnestäuschungen, z. B. zu weißen, flimmernden, glänzenden Zacken in der Peripherie des Gesichtsfeldes kommen, etwa wie bei Netzhautablösung.

Gelenkschmerzen können an Händen und Fingern auftreten mit Steifigkeit und Ziehen sowie mit Schwäche in den Untergliedern, etwa wie bei beginnender primär chronischer Polyarthritis oder bei tabischen Paresen.

Es kann eine Überempfindlichkeit der Haut gegen Zugluft und frische Luft bestehen.

Die Erschöpfung und Schwäche wird schlimmer durch Kaffee, Spirituosen und Tabakrauch, der besonders unerträglich ist.

Dabei besteht eine außerordentliche Schwerfälligkeit im Denken.

Die Stimmungslage kann von einem Extrem rasch in das andere überwechseln.

Aber auch mehr oder weniger organisch faßbare Phasen wie Balanitis, Prostatorrhö, Fluor albus, Metrorrhagien mit geronnenen Stücken schwarzen Blutes mit üblem Geruch, ferner entzündliche Erscheinungen an Augenlidern, Nase und Lippen, Kitzelhusten, Laryngospasmus, Schlundkrämpfe, Schlingbeschwerden, Prolapsus ani, Ikterus, Blasenkrampf und malariaähnliche Fieberattaken, auch echte Malaria können in Ignatia ihr Heilmittel finden.

Wenn auch bei all diesen Erscheinungen häufig keine schwerwiegenden organischen Veränderungen im Sinne von Degenerationsphasen festgestellt werden können, so handelt es sich doch offenbar um toxische Effekte, vielfach um Imprägnationsphasen, die unbedingt das richtige Antihomotoxikum, nämlich Ignatia erfordern.

An Ignatia ist auch bei zahlreichen retoxischen Phasen zu denken. Ein Hinweis hierfür mag die Irritabilität des Nervensystems sein (Strychnin — Brucin — Wirkung), welche für Ignatia ja charakteristisch ist und die bei zahlreichen Rückvergiftungen die organische Grundlage für die mannigfach wechselnden Symptome im Sinne der Imprägnationsphase bildet.

Zusammengefaßt ergibt sich folgende wesentliche Symptomatologie:

1. Nervenmittel. Überempfindlichkeit aller Sinnesorgane, auch der Haut. Überempfindlichkeit gegen Gerüche, gegen Tabak, Rauch, Alkohol- und Kaffeegenuß.
2. Folgen von Kummer, nimmt alles schwer. Neigung zum Weinen. Verbirgt den Kummer vor der Öffentlichkeit. Schweigsamkeit. Seelische Depression (exogen). Folgen von Schreck. Verlangen nach Einsamkeit.
3. Schwerfälligkeit im Denken und Sprechen, Zerstreutheit. Verblüfftes Wesen. Gedächtnisschwäche. Gedankenlosigkeit. Benommenheit.
4. Zittern. Zuckungen. Wein-, Lach-, Schlundkrämpfe. Globus hystericus. Migräne (wie ein Nagel seitlich im Kopf, mit nachfolgendem, farblosem Urinabgang).
5. Laryngospasmus. Globus hystericus. Auch Chorea minor und epileptiforme Anfälle.
6. Angina tonsillaris mit Besserung der Halsschmerzen durch Schlucken.
7. Schwächegefühl im Magen, als ob der Magen erschlafft herunterhinge (Sepia).
8. Prolapsus ani mit zusammenziehenden heftigen Schmerzen, die auch aufwärts in Mastdarm und in das Kolon schießen.
9. Wechselfieber mit Durst und heißem Kopf während des Frostes.
10. Dysmenorrhö. Menstruation mit schwarzem, klumpigem, stinkendem Blut.
11. Dyspnoe wie von innerer Erstickung, auch bei Asthma. Muß dauernd tief seufzen, kann aber nicht durchatmen infolge von retoxischen Fermentschäden (paßt besonders gut zu Carbo vegetabilis).

Zur Verfügung steht Ignatia-Injeel (forte) S mit dem Potenzenakkord (D 4), D 12, D 30, D 200; als Einzelpotenz in D 4.

Ignatia ist enthalten in Albumoheel, Barijodeel, Cerebrum compositum, Cor compositum, Cutis compositum, Hormeel, Ignatia-Homaccord, Klimaktheel, Nervoheel, Neuro-Injeel, Plantago-Homaccord, Podophyllum compositum, Syzygium compositum, Vomitusheel, Ypsiloheel.

Ilex aquifolium – Stechpalme

Verwendet werden die im Juni gesammelten, frischen Blätter der in Europa, Nordamerika und Japan einheimischen Stammpflanze: Ilex aquifolium L./Aquifoliaceae.

Die Hauptindikationen sind:

Chronische Bronchitis. Seitenstechen. Magen-Darm-Koliken. Durchfallneigung. Steinleiden (wirkt diuretisch). Rheumatische und gichtische Diathese.

Zur Verfügung steht Ilex aquifolium-Injeel (forte) mit dem Potenzenakkord (D 4), D 10, D 30, D 200.

Imperatoria ostruthium – Meisterwurz

Verwendet wird das frische Rhizom von Peucedanum ostruthium [L.] Koch./Umbelliferae.

Hauptindikationen und Wirkungen sind:
Exzitans. Digestivum. Allgemein bei fieberhaften Katarrhen.

Bei der Arzneimittelprüfung ergaben sich nur wenige bemerkenswerte Symptome. Im Vordergrund stand eine verminderte Absonderung von Schleim in den Verdauungs- und Atmungswegen sowie Jucken und Brennen der Haut.

Es existiert ein Symptom, welches vielleicht auf die Verordnung des Mittels hinleiten könnte: Wärmegefühl im Magen bei verschiedenen Magenkrankheiten, welches sich über den ganzen Körper verbreitet.

Auch bei der Behandlung von Hautkrankheiten, wenn Jucken und Brennen im Vordergrund steht, empfiehlt sich ggf. die Anwendung.

Zur Verfügung steht Imperatoria ostruthium-Injeel (forte) mit dem Potenzenakkord (D 4), D 10, D 30, D 200.

Indol

Verwendet wird Indol (2,3-Benzopyrrol).

Die Hauptcharakteristika und die Indikationen sind:

Faktor der Eiweißfäulnis im Darm. Bei Toxikosen, Sepsis, Typhus, Cholera, allgemein bei Vergiftungen zwischenschalten.

Zur Verfügung steht Indol-Injeel (forte) mit dem Potenzenakkord (D 8), D 12, D 30, D 200.

Influenzinum — Influenza-Nosode

siehe Gripppe-Nosode

Insektizid

Verwendet wird das unter dem Handelsnamen „E 605" bekannte Insektizid Parathion, $(CH_3 CH_2O)_2 PSOC_6H_4NO_2$.

Die Hauptindikationen sind:

Akute Dermatitis. Leberschäden. Atemnot. Extreme Miosis. Mischzustände von Vagotonie und Sympathikotonie. Vegetative Dystonie.

Zur Verfügung steht Insektizid-Injeel (forte) mit dem Potenzenakkord (D 6), D 12, D 30, D 200; als Einzelpotenz in D 200.

Insulin

Verwendet wird das Polypeptid-Hormon Insulin in homöopathischer Zubereitung (homöopathisiertes Allopathikum).

Die Hauptindikationen sind:

Störungen im Zuckerhaushalt und der Leberfunktion. Arteriosklerose und Gefäßspasmen. Versuchsweise bei Raynaud-Krankheit und Claudicatio intermittens.

Zur Verfügung steht Insulin-Injeel (forte S) mit dem Potenzenakkord (D 8), D 12, D 30, D 200.

Inula helenium — Alant

Verwendet wird die frische Wurzel der in Zentralasien einheimischen, häufig angebauten Stammpflanze: Inula helenium L./Compositae.

Die Hauptindikationen und Charakteristika sind:

Leber-Darm-Magenmittel. Auch bei Katarrhen der Atmungsorgane.

Hinweisen auf Inula kann ein heftiger Kehlkopfkatarrh mit Kitzeln und nachfolgendem Husten, der sich durch Niederlegen und nachts verschlimmert. Der Kitzel findet sich in der Halsgrube, nicht etwa im Kehlkopf. Dabei bestehen Atembeschwerden und die Empfindung, es würde Heiserkeit eintreten. Auch bei chronischem Bronchialkatarrh mit Auswurf zähen Schleimes ist Inula indiziert.

Außerdem bestehen Beziehungen zu der Menstruation, die früh und schmerzhaft ist mit Ziehen und Drängen in den Beckenorganen sowie Jukken in den Beinen während der ganzen Dauer der Menstruation und Stechen in den Geschlechtsteilen. Dabei kann auch ein Gefühl vorliegen, „als ob etwas Lebendiges sich im Leib bewegte“ (Crocus, Thuja). Auch heftige Rückenschmerzen mit Stuhl und Harndrang, wobei der Urin nur tropfenweise abgeht und nach Veilchen riecht, sind eine Indikation für Inula.

Zur Verfügung steht Inula helenium-Injeel (forte) mit dem Potenzenakkord (D 4), D 10, D 30, D 200.

Ipecacuanha – Brechwurzel

Verwendet werden die unterirdischen Organe von Cephaelis ipecacuanha [Brot.] A. Rich./Rubiaceae. Die Pflanze wächst in Brasilien, Indien und den malayischen Staaten.

Ipecacuanha, die Brechwurzel, gehört zu jenen homöopathischen Heilmitteln, welche wenige, aber typische Indikationen aufweisen. Übelkeit und Erbrechen sowie Brechwürgen, die sowohl bei Magenerkrankungen, aber auch beim Husten auftreten können, sind charakteristisch, auch Brechdurchfälle mit gegorenen, grasgrünen oder schleimigen Stühlen, die ruhrartig sein und Blut enthalten können. Bei Magen-Zwölffingerdarmgeschwüren findet sich häufig Übelkeit, besonders aber bei Keuchhusten und sonstigen Hustenformen, auch bei Asthma, wobei für Ipecacuanha stets eine übermäßige Schleimanhäufung spricht. Diese Übelkeit ist auch charakteristisch für Ipecacuanha bei Fieberzuständen, nicht nur bei Wechselfieber- und malariaähnlichen Erkrankungen, sondern auch bei grippösen Fieberkatarrhen bzw. bei Schleimrasseln, wobei sich das Expektorat schwer löst, z. B. auch bei Emphysem und Asthma.

Weiterhin sprechen Blutungen für Ipecacuanha, und zwar hellrote, gußweise Blutungen, die akut und profus auftreten, z. B. Menorrhagien, Metrorrhagien, aber auch solche aus dem Mastdarm, aus Lungen, aus Nase, Harnblase und allen Körperöffnungen.

Zusammengefaßt ergeben sich folgende charakteristische Symptome:

1. Übelkeit ohne Erleichterung durch Erbrechen bei häufig reiner Zunge.
2. Gastroenteritis mit gegorenen, grasgrünen, schleimigen oder blutigen Stühlen.
3. Husten mit Brechwürgen, als wenn der Magen sich umdreht. Pertussis.
4. Magenbrennen mit Durst, Unruhe und Übelkeit. Ulcus duodeni.
5. Asthma. Emphysem.
6. Hellrote Blutungen, gußweise. Menorrhagien und Metrorrhagien.

Zur Verfügung steht Ipecacuanha-Injeel (forte) mit dem Potenzenakkord (D 4), D 12, D 30, D 200.

Ipecacuanha ist enthalten in Aconitum-Homaccord, Anacardium-Homaccord, Bronchalis-Heel, Duodenoheel, Mucosa compositum, Ovarium compositum, Tartephedreel, Vomitusheel.

Iris – Schwertlilie

Verwendet wird der frische Wurzelstock der in den Vereinigten Staaten von Nordamerika und Kanada vorkommenden Stammpflanze: Iris versicolor L./Iridaceae.

Die Hauptindikationen sind:

Hemikranie. Flimmerskotom, anschließend Kopfschmerz. Sonntagsmigräne. Saures Erbrechen, wie Essig, ätzend. Sommerdurchfälle. Ischias, stechende, schießende Schmerzen, wie lahm und ausgerenkt (Hüfte).

Der Kopfschmerz von Iris versicolor, welcher ebenfalls meist rechtsseitig auftritt und mit Katarrhen der Augen- und Lidbindehaut verbunden ist sowie mit Ohrenklingen und Ohrensausen, pflegt meist an freien Tagen, speziell sonntags einzutreten, wofür irgendein physiologischer Grund nicht angegeben werden kann.

Typisch für Iris versicolor ist auch der häufige Wechsel der Schmerzen, die schneidend und von kurzer Dauer sind, wobei hauptsächlich die rechte Seite affiziert ist.

An der Haut kann Iris auch die Bildung von Bläschen und Pustelchen an Kopf, Gesicht, Rumpf und Gliedern mit Neigung zu Eiterung günstig beeinflussen.

Bei den Darmkoliken mit heftigem Stuhldrang, häufigen wässrigen schleimigen Stuhlabgängen und brennendem Afterschmerz, evtl. mit blutigen Stuhlgängen ist häufig auch Aftervorfall vorhanden.

Springen die Katarrherscheinungen auf Nierenbecken, Ureter und Harnröhre über, so pflegt der Harn einen eigenartigen penetranten Geruch aufzuweisen.

Zur Verfügung steht Iris-Injeel (forte) mit dem Potenzenakkord (D 4), D 12, D 30, D 200.

Isonikotinsäurehydrazid

Verwendet wird das Tuberkulostatikum Isoniazid, Isonicotinohydrazid (homöopathisiertes Allopathikum).

Die Hauptindikationen sind:

Hitzewallungen. Herzoppressionen. Kongestionen zum Kopf. Beschwerden des Klimakteriums (Kombination mit Ovarium).

Zur Verfügung steht Isonikotinsäurehydrazid-Injeel (forte) mit dem Potenzenakkord (D 6), D 10, D 30, D 200.

Jaborandi – Jaborandiblätter

Verwendet werden die getrockneten Blätter der in Brasilien einheimischen Stammpflanze Pilocarpus pennatifolius Lemaire/Rutaceae.

Die Hauptindikationen sind:

Abnorme Schweiße, Nachtschweiße bei Lungentuberkulose, Ptyalismus und Zystitis während der Gravidität. Hyperhidrosis allgemein, Schweiße nach Hitzewallungen im Klimakterium.

Das Pilocarpin enthaltende Jaborandi ist wegen seiner diaphoretischen und miotischen (die Pupillen verengernden) Eigenschaften bekannt. Heinigke beschreibt die Wirkung von Jaborandi in Form eines Infuses, welches 6 g der Blätter enthält, wie folgt: Alsbald wird das Gesicht gerötet, die Schläfenarterien fangen an zu klopfen, es entsteht ein merkwürdiges Gefühl von Hitze im Mund und im Gesicht. Speichelfluß setzt ein, die Stirn wird feucht, Schweiß tritt im ganzen Gesicht auf, und der Speichel fängt immer mehr an zu laufen, so daß der Mund mit großen Mengen Flüssigkeit gefüllt wird, was fortwährendes Ausspucken zur Folge hat; nach und nach wird der ganze Körper mit Schweiß bedeckt, wobei ein angenehmes Gefühl von Wärme vorherrscht. Inzwischen sind noch andere Erkennungen hinzugekommen: Die Augenlider werden feucht, die Pupillen verengen sich im geringen Maße, die Nase fängt an zu laufen und die Schleimhäute des Pharynx, der Trachea und der Bronchien sondern wässrigen Schleim ab; Herzklopfen und unregelmäßiger Puls kommen hinzu. Diese Erscheinungen erreichen ihre größte Intensität nach Einnehmen des Mittels, halten dann noch etwa 30—50 Minuten an und lassen allmählich wieder nach, worauf eine gewisse Schwäche und Schläfrigkeit, von großer Trockenheit aller vorher intensiv tätig gewesenen Organe gefolgt, kürzere oder längere Zeit bestehen bleibt.

Dieses Bild der Pilocarpinwirkung, welches der Hauptwirkstoff von Jaborandi ist, kann im Umkehreffekt und im Simile-Prinzip mit gutem Erfolg ausgenutzt werden bei abnormer Schweißbildung, besonders bei Nachtschweißen von Tuberkulosekranken, bei Speichelfluß und Harnbeschwerden, auch während der Schwangerschaft, ferner bei Akkomodationskrampf und Sehstörungen verschiedener Art, bei Asthenopie und Krampf der Augenlider.

Auch ergeben sich günstige Wirkungen bei Bronchitis mit profuser Absonderung wäßrigen Schleimes und bei Entzündung der Ohrspeicheldrüse sowie bei Dysmenorrhö der jungen Mädchen, welche eine extrem trokkene Haut und eine spärliche Regel haben und ganz besonders auch bei Milchmangel der Wöchnerinnen.

Pilocarpin wird in der Augenheilkunde zum Verengen der Pupillen, z. B. bei Irisverletzungen und beim Glaukom eingesetzt, wobei eine 1—2 %ige Lösung verwendet wird. Pilocarpin hat gegenüber dem Eserin den Vorteil einer weniger kräftigen Wirkung, wodurch die Akkommodation in geringerem Grade beeinflußt wird und nicht die Neigung zu Iritis so erheblich gesteigert wird wie bei Eserin.

Auch haben sich günstige Wirkungen gezeigt bei täglichen Kopfschmerzen, die gegen Mittag auftreten und mit beschleunigtem Atem verbunden sind, auch mit Druck auf der Brust, Beängstigung, Herzklopfen und Schmerz in der Herzgegend, Schwindel, klopfendem Schmerz auf dem Scheitel. Auch bei Akkommodationsstörungen sollte ein Versuch gemacht werden, speziell auch bei Akkommodationskrampf beim Lesen, wenn die Buchstaben plötzlich verschwinden und das genaue Sehen erschwert ist und Kurzsichtigkeit besteht.

Gute Wirkung könnten auch bei Hydrops des Mittelohres (Euphorbium) erwartet werden sowie bei Leeregefühl im Unterleib, bei schmerzlosem Durchfall, bei gerötetem Gesicht und Schweißausbruch sowie bei plötzlichen heftigen Schmerzen in der Blase, die nach der Harnröhre schießen, so daß der Kranke aufschreien muß, auch bei Brennen in der Harnröhre mit Harndrang.

Eine wichtige Indikation ist auch die Anwendung bei Lungenödem mit schaumigem Auswurf und wäßrig-schleimigen Absonderungen, generell bei übermäßigen Schweißen an verschiedenen Körperstellen.

Zur Verfügung steht Jaborandi-Injeel (forte) mit dem Potenzenakkord (D 4), D 12, D 30, D 200.

Jalapa – Jalapenknolle
Resina jalapae – Jalapenharz

Verwendet wird die getrocknete knollig verdickte Nebenwurzel (Jalapa) sowie das Harz (Resina jalapae) der in Mittelamerika einheimischen Stammpflanze: Exogonium purga (Wenderoth) Bentham/Convolvulaceae.

Die Hauptindikationen sind:

Heftige Magen-Darmspasmen mit Durchfällen. Ileus mit Intussuszeption.

Jalapa ist vielfach in Abführmitteln enthalten. Auch in der Arzneimittelprüfung hat sich eine vermehrte Peristaltik des Dünndarms, ebenso wie erhöhte Bewegung des Magens und Anwandlung von Übelkeit, Darmbewegung dem Dickdarm entlang mit Schmerzen im rechten Hypochondrium und Nötigung zur Stuhlentleerung ergeben, wobei die zuerst entleerten Stuhlmassen eine dicke Konsistenz und säuerlichen Geruch aufwiesen, was von dem fauligen Geruch der Stühle nach Aloe und anderen Mitteln sehr verschieden ist, auch reichliche wässrige Ausleerungen nachfolgten, später auch übermäßige Blutentleerung, wobei sich entzündliche Zustände des Darmkanals mit Afterschmerzen bei zu hoher Dosierung ergaben. Im Umkehreffekt wird Jalapa eingesetzt bei Durchfällen kleiner Kinder mit großer Unruhe, und vielem Weinen.

Zur Verfügung steht Jalapa-Injeel (forte) mit dem Potenzenakkord (D 6), D 10, D 30, D 200.

Resina jalapae ist enthalten in Heelax.

Jejunum – Leerdarm

Verwendet wird das frische, gesunden Schlachttieren entnommene Jejunum in homöopathischer Zubereitung (Organpräparat).

Die Hauptindikationen sind:

Ulcus duodeni. Pankreatitis. Dumping-Syndrom. Hypoglykämie.

Jejunum suis steht zur Verfügung als Jejunum suis-Injeel in dem Potenzenakkord D 10, D 30, D 200 und als Jejunum suis-Injeel forte in dem Potenzenakkord D 8, D 12, D 30, D 200.

Jodum – Jod

Verwendet wird Jod, J_2.

Die Hauptindikationen sind:

Hitze und Unruhe. Besserung in kühler Luft, in kühlen Räumen und beim Umhergehen. Magert ab trotz reichlichem Essen. Thyreotoxikose. Leeregefühl im Magen, auch bei Ulcus duodeni. Drüsenschwellungen. Ozaena und besonders gewisse Formen von Schnupfen (akuter Fließschnupfen). Wenn bei Schnupfen andere Präparate versagen, wirkt oft Jodum überraschend. Gemütsstimmung unerträglich, verdrießlich und reizbar. Bewegungsdrang, wandert Tag und Nacht umher. Protrusio bulbi. Hypoplasie der Mammae. Dyspnoe bei Oberlappenpneumonie. Blutstreifiges Sputum, krampfartiger Kitzelhusten. Tuberkulose.

Zur Verfügung steht Jodum-Injeel (forte) mit dem Potenzenakkord (D 6), D 12, D 30, D 200.

Jodum ist enthalten in Anacardium-Homaccord, Duodenoheel, Momordica compositum.

Juglans – Walnuß

Verwendet werden die frischen, grünen Fruchtschalen und Blätter zu gleichen Teilen der in den Ländern des Kaukasus einheimischen, jetzt in ganz Europa wegen seiner Früchte vielfach angebauten Stammpflanze: Juglans regia L./Juglandaceae.

Die Hauptindikationen sind:
Lymphatismus. Skrofulose. Chronische Blenorrhö.

Zur Verfügung steht Juglans-Injeel (forte) mit dem Potenzenakkord (D 4), D 12, D 30, D 200.

Juglans regia ist enthalten in Lymphomyosot.

Juniperus communis – Wacholder

Verwendet werden die frischen, reifen Beeren der auf der ganzen nördlichen Halbkugel verbreiteten Stammpflanze: Juniperus communis L./Cupressaceae.

Die Hauptindikationen sind:
Glomerulonephritis. Diuretikum.

Zur Verfügung steht Juniperus communis-Injeel (forte) mit dem Potenzenakkord (D 4), D 12, D 30, D 200.

Juniperus communis ist enthalten in Galium-Heel.

Kalium aceticum — Kaliumazetat

Verwendet wird Kaliumacetat, CH_3 COOK.

Die Hauptindikationen sind:

Hydrops. Diarrhö. Diabetes mellitus.

Zur Verfügung steht Kalium aceticum-Injeel (forte) mit dem Potenzenakkord (D 4), D 12, D 30, D 200.

Kalium arsenicosum — Kaliumarsenit

Verwendet wird Kaliummetarsenit, K As O_2.

Die Hauptindikationen sind:

Chronische Nephrose. Chronische Ekzeme, trockene, schlaffe Haut. Bis zum Skelett abgemagert. Psoriasis juckend. Lichen ruber, zahlreiche Papeln mit weißen Schuppen und Rissen in Arm- und Kniebeugen. Pruritus in der Wärme. Zänkische, mürrische, unzufriedene Stimmung, Gleichgültigkeit.

Zur Verfügung steht Kalium arsenicosum-Injeel (forte) mit dem Potenzenakkord (D 6), D 12, D 30, D 200.

Kalium asparaginicum — Kaliumaspartat

Verwendet wird das Kaliumsalz der L-Asparaginsäure, HOOC CH_2 CH (NH_2) COOK.

Die Kaliumsalze haben im Organismus wichtige biologische Funktionen zu erfüllen, wobei die Asparaginsäure als Koppelungsfaktor zu Kalium mit Salzbindung dient und eine besondere Affinität zu wichtigen intermediären Umsetzungen aufweist.

Offenbar kommt dem Asparagin (und dem Glutamin) die Funktion zu, die aus abgebautem Eiweis stammenden Stickstoffe für die Pflanze wieder abzufangen (Leuthardt). Im intermediären Stoffwechsel ist Asparaginsäure als Zuckerbildner bekannt, sog. glukoplastische Aminosäure. Auch bei der Harnstoffsynthese, der Purin- und Pyrimidinsynthese sowie bei der Stickstoffixierung, welche von der Gegenwart kleinster Mengen von Molybdän abhängt, ist die Asparaginsäure insofern beteiligt, als das Zwischenprodukt, die Oximinobernsteinsäure, weiter zu Asparaginsäure reduziert wird.

Die Asparaginsäure ist ferner Stickstoffdonator bei der Überführung des Citrullins in das Arginin, woraus die Bedeutung für die Harnstoffsynthese ersichtlich wird.

Die Asparaginsäure kann durch Clostridium Welchii dekarboxyliert und in α-Alanin überführt werden.

Da Kaliumsalze für die sog. „Natrium-Kalium-Pumpe" in der Zellmembran eine wichtige Funktion ausüben, erscheint die Bindung an die intermediär äußerst aktive Asparaginsäure besonders beachtenswert, um auf intrazelluläre Fermentmechanismen Einfluß zu nehmen. Deshalb wird Kalium asparaginicum im allgemeinen auch vornehmlich in Präparaten, die auf die Stabilisierung oder Regenerierung von Fermentfunktionen ausgerichtet sind, verwendet.

Kalium asparaginicum ist enthalten in Molybdän compositum.

Kalium bichromicum – Kaliumdichromat

Verwendet wird Kaliumdichromat, $K_2Cr_2O_7$.

Die aus Kaliumdichromat zubereiteten Arzneilösungen können bei einigen charakteristischen Symptomen hilfreich sein, z. B. bei katarrhalischen Affektionen der Schleimhäute der Luftwege, des Magen-Darmtraktus sowie der weiblichen Genitalien, ferner bei Schmerzen, die an kleinen Stellen auftreten und wandern, wobei eventuell katarrhalische mit rheumatischen Beschwerden abwechseln können, z. B. auch Hackenschmerz.

Typisch ist dabei das rasche Auftauchen und baldige Verschwinden vieler Beschwerden, ferner eine Morgenverschlimmerung, wobei der Aufenthalt in frischer Luft eine Besserung bringt. Charakteristisch für Kalium bichromicum sind Kopfschmerzen, nach Flimmerskotom auftretend, eventuell verbunden mit Schwindel und Schwere des Kopfes sowie mit Stichen in der Schläfengegend, auch Stirnkopfschmerz, der früh beginnt, im Laufe des Tages sich steigert und gegen Abend verschwindet.

Besonders charakteristisch für Kalium bichromicum sind die bei Katarrhen der Nebenhöhlen, der Nase, der Bronchien usw. auftretenden Absonderungen zähen und fadenziehenden Schleimes, der kaum herausgebracht werden kann und evtl. in Strähnen aus dem Mund heraushängt.

Entzündungen der Augenlider und Konjunktivitis sind ebenfalls eine Indikation für Kalium bichromicum, wenn dabei Ulcera corneae gefunden werden, die locheisenartig ausgestanzt sind. Ebensolche Geschwüre können sich auch am Zahnfleisch, auf der Zunge, an den Lippen, aber auch auf der Magenschleimhaut finden (Ulcus ventriculi et duodeni). Dabei besteht oft ein dickschleimiger gelber Zungenbelag oder auch eine trockene, glatte, glänzende oder rissige Zunge bei Stomatitis ulcerosa oder auch bei Tonsillitis.

Akute Gastroenteritis, verbunden mit Erbrechen von klarer, heller Flüssigkeit oder von schleimigen, galligen Massen, auch Bluterbrechen, Blähungskoliken, ruhrartige Entleerungen mit Tenesmen können gut auf Kalium bichromicum ansprechen, ebenso wie Kalium bichromicum auch nützlich bei Balanitis und Prostatitis (mit Schmerzen bei Bewegung) sein kann sowie bei beginnender Urinsperre mit reichlicher Konkrementbildung, ferner bei eitrigem Fluor albus.

Zusammengefaßt ergibt sich folgendes typische Arzneimittelbild:

1. Subakute bis chronische Affektionen katarrhalischer Art mit locheisenartig ausgestanzten Geschwüren. Ulcera corneae (auch auf luetischer Basis).
2. Akute Stomatitis ulcerosa und Gastroenteritis. Chronische Ulkusleiden, besonders bei Potatoren.
3. Fluor albus. Colpitis et Vulvitis ulcerosa mit Lenden- und Leibschmerzen.
4. Chronisch-rheumatische Muskel- und Gelenkaffektionen, wechselnd mit Katarrhen.
5. Flimmerskotom mit Stirnkopfschmerz. Anosmie. Flimmerskotom läßt nach, dafür tritt typischer Kopfschmerz an einer eng umschriebenen Stelle ein.
6. Fadenziehender Schleim, der in Strähnen aus dem Mund heraushängt.

Zur Verfügung steht Kalium bichromicum-Injeel mit dem Potenzenakkord D 12, D 30, D 200.

Kalium bichromicum ist enthalten in Cerebrum compositum, Mucosa compositum, Naso-Heel.

Kalium bromatum – Kaliumbromid

Verwendet wird Kaliumbromid, KBr.

Die Hauptindikationen sind:

Gedächtnisschwund. Sprachstörungen, läßt Worte und Silben aus. Dabei Unruhe, beständig geschäftig und tätig. Hände zittern, unruhig, nervös. Akne pustulosa.

Zur Verfügung steht Kalium bromatum-Injeel (forte) mit dem Potenzenakkord (D 4), D 12, D 30, D 200.
Kalium bromatum ist enthalten in Nervoheel, Valerianaheel.

Kalium carbonicum – Kaliumkarbonat

Verwendet wird Kaliumcarbonat, K_2CO_3.

Kalium carbonicum, Kaliumkarbonat oder Pottasche ist ein außerordentlich wichtiges homöopathisches Heilmittel, das besonders auf Schleimhäute und Herz wirkt. Typisch sind stechende Schmerzen, die unabhängig von der Bewegung sind, ferner Rückenschmerzen zwischen den Schulterblättern. Dabei bestehen Anämie; häufig auch Übelkeit, Magendrücken sowie Katarrh der Nase, der Bronchien, evtl. auch Keuchhusten sowie chronischer Magen- und Darmkatarrh.

Typisch für Kalium carbonicum sind ferner Ödeme der oberen Augenlider, bei evtl. allgemeiner Gedunsenheit des Gesichtes.

Auch Hämorrhoiden mit brennenden, juckenden Schmerzen können auftreten, evtl. mit Obstipation und häufigem erfolglosen Drang verbunden (ähnlich wie bei Nux vomica).

Auch Blutungen seitens der Lunge sowie Neigung zu Abortus, wobei die Patientinnen das Verlangen haben, sich nieder zu legen, fallen in den Indikationsbereich von Kalium carbonicum.

Ganz besonders aber sind die Herzsymptome für Kalium carbonicum typisch. Es findet sich perpetuelle Arrhythmie, evtl. zwischendurch auch paroxysmale Tachykardie. Häufig liegen Klappenfehler vor, verbunden mit Myokardschwäche und Herzstichen. Die Kalisalze wirken allgemein vorbeugend gegen Herzinfarkt.

Besonders hingewiesen auf Kalium carbonicum wurde der Verfasser vor etwa 40 Jahren bei der Behandlung eines herzmuskelgeschädigten Patienten von etwa 30 Jahren, der unter einer absoluten Arrhythmie litt, die nach einer Infektionskrankheit zurückgeblieben war. Es bestanden elektrokardiographische Veränderungen, welche nach den damaligen Auffassungen als irreparabel galten. Es wurden dem Patienten damals als einziges Mittel Kalium carbonicum D 4 verordnet, woraufhin sich der Gesamtzustand, speziell aber auch die Arrhythmie besserte. Nach mehrmonatiger Kur war auch der Herzmuskelschaden völlig beseitigt, soweit dieses damals elektrokardiographisch beurteilt werden konnte, weil sie nämlich auch der elektrokardiographische Befund völlig normalisiert hatte.

Erwähnt werden darf noch, daß Kalium carbonicum auch bei skrofulösen Affektionen, sowie bei Skorbut-artigen Erkrankungen und Leberfunktionsstörungen mit gelblichem Teint sowie bei Blasenschwäche bewährt ist.

Ganz besonders wirkt Kalium carbonicum auf die rechte Lunge und zwar auf Stiche, die nicht abhängig sind vom Atmen. Kalium carbonicum ist deshalb auch bei Pleuritis rechts indiziert, besonders wenn starke Nachtschweiße vorhanden sind, ohne Linderung. Dabei können die Patienten im Gegensatz zu Bryonia nicht auf der erkrankten Seite liegen.

Typisch für Kalium carbonicum ist eine Verschlimmerung gegen 3 Uhr morgens. Dabei liegt außerdem eine große Empfindlichkeit gegen Berührung vor (ähnlich wie bei Apis), sowie eine große Schwäche, die hauptsächlich als Muskelschwäche auftritt.

Zusammengefaßt ergeben sich folgende Hauptsymptome:

1. Stechende Schmerzen unabhängig von Bewegung, besonders in der rechten Lunge.
2. Pleuritis (besonders rechts).
3. Verschiedenartige katarrhalische Affektionen (Nase, Bronchien, chronischer Darmkatarrh, Hämorrhoiden).
4. Hämorrhoidalbeschwerden. Blasenschwäche. Wegspritzen des Urins beim Husten.
5. Große Schwäche und Hinfälligkeit. Muskelschwäche und -rheumatismus. Anämie. Verträgt nicht, berührt zu werden.
6. Säckchenförmige ödematöse Anschwellung der oberen Augenlider.
7. Empfindlichkeit in der Magengegend.
8. Herzmuskelschäden mit Arrhythmie, evtl. Aussetzen jeden dritten Schlages, Herzstiche und elektrokardiographische Veränderungen, speziell retoxische Phasen nach Infektionskrankheiten.

9. Typische Verschlimmerung nachts gegen 3 Uhr.
10. Ermattende Schweiße, besonders nachts.
11. Skrofulöse Affektionen. Leichte Erkältbarkeit. Skorbutähnliche Erscheinungen. Stomatitis. Parodontose. Akne.
12. Menorrhagie. Metrorrhagie. Uterussenkung.

Zur Verfügung steht Kalium carbonicum-Injeel (forte) mit dem Potenzenakkord (D 6), D 12, D 30, D 200, D 1000.

Kalium carbonicum ist enthalten in Aletris-Heel, Cactus compositum, Cardiacum-Heel, Cor compositum, Cralonin, Discus compositum, Droperteel.

Kalium chloratum – Kaliumchlorid

Verwendet wird Kaliumchlorid, KCl.

Die Hauptindikationen sind:
Nasen-Rachenkatarrh. Tubenkatarrh mit Taubheit. Sycosis barbae. Keratitis ulcerosa.

Zur Verfügung steht Kalium chloratum-Injeel (forte) mit dem Potenzenakkord (D 4), D 12, D 30, D 200.

Kalium chromicum – Kaliumchromat

Verwendet wird Kalium (VI)-chromat, K_2CrO_4.

Die Hauptindikationen sind:
Katarrhe und Ulzerationen. Stomatitis.

Zur Verfügung steht Kalium chromicum-Injeel mit dem Potenzenakkord D 12, D 30, D 200.

Kalium cyanatum – Zyankali

Verwendet wird Kaliumcyanid, KCN.

Die Hauptindikationen sind:
Akuter Kollaps. Atemlähmung. Schwerste Erschöpfungszustände, auch bei Infektionskrankheiten. Schockzustände.

Zur Verfügung steht Kalium cyanatum-Injeel (forte) mit dem Potenzenakkord (D 8), D 12, D 30, D 200.

Kalium fluoratum — Kaliumfluorid

Verwendet wird Kaliumfluorid, KF.

Die Hauptindikationen sind:
Bindegewebs- und Schleimhautdestruktion.

Zur Verfügung steht Kalium fluoratum-Injeel (forte) mit dem Potenzenakkord (D 6), D 10, D 30, D 200.

Kalium jodatum — Kaliumjodid

Verwendet wird Kaliumjodid, KJ.

Die Hauptindikationen sind:
Rhinitis mit grünen, übelriechenden, scharfen Absonderungen. Salziges Sputum bei trockenem, reißendem Husten. Nächtliche Knochenschmerzen. Ruhelos, ohne zu ermüden. Papeln, Pusteln, Knoten-Ausschläge auf der Kopfhaut. Erkältlichkeit, verlangt dabei kühle Räume. Lues III mit verschiedensten Manifestationen. Skrofulose. Keratitis, Ozaena. Heftiger akuter Schnupfen. Lichtscheu. Augentränen, Brennen. Akne rosacea. Aszites. Ulcus cruris. Thyreotoxikose. Wirkt bei zahlreichen Reaktionsphasen mit Schwäche der eigenen Abwehr.

Zur Verfügung steht Kalium jodatum-Injeel (forte) mit dem Potenzenakkord (D 3), D 8, D 12, D 30, D 200.
Kalium jodatum ist enthalten in Osteoheel.

Kalium nitricum — Kaliumnitrat

Verwendet wird Kaliumnitrat, KNO_3.

Die Hauptindikationen sind:
Diuretikum. Akut entzündliche Schleimhautkatarrhe, allgemein, mit Neigung zu Blutungen.

Zur Verfügung steht Kalium nitricum-Injeel (forte) mit dem Potenzenakkord (D 4), D 12, D 30, D 200.

Kalium phosphoricum – Kaliumphosphat

Verwendet wird Kaliumdihydrogenphosphat KH_2PO_4.

Kaliumdihydrogenphosphat wird auch in der Schüßler'schen Biochemie als eines der Hauptmittel angewandt. Die Zusammensetzung, nämlich aus den Elementen Kalium und Phosphor, läßt deutlich werden, daß Kalium phosphoricum äußerst wirksam bei Erschöpfungszuständen sein muß, da Kaliumsalze ausgesprochene Schwächemittel sind, ebenso Phosphate. Die biochemische Tatsache, daß Kalium erhöht innerhalb der Zellen gefunden wird, während sich Natrium mehr in der Interzellulärflüssigkeit außerhalb der Zellen sowie im Blut und in der Lymphe findet, macht es weiterhin deutlich, daß die Kaliumwirkung tief in Richtung auf das zelluläre Geschehen zu wirken vermag. Durch die Phosphorkomponente werden weiterhin die Beziehungen geknüpft zu den Phosphorylierungen bzw. zur Bildung von Adenosintriphosphat auf den Mitochondrien.

Dahlke bezeichnet Kalium phosphoricum als ein universelles Nervenmittel, das häufig genug lediglich auf das Stichwort Nervenschwäche hin verwandt wird.

Unter dem Gesichtspunkt homotoxikologischer Beziehungen ist Kalium phosphoricum dann angezeigt, wenn Zellfermentschädigungen leichterer oder auch schwerer Art bestehen, wobei Kalium phosphoricum in seinen verschiedenen Potenzenstufen besonders indiziert ist bei reversiblen Fermentblockierungen im Sinne von Imprägnationsphasen, wie sie z. B. nach retoxischer Behandlung von Grippe oder Infektionskrankheiten, Angina tonsillaris usw. aufzutreten pflegen und sich durch Erscheinungen der vegetativen Dystonie mit Nervosität, niedergedrückter Gemütsstimmung, Gedächtnisschwäche, Ängstlichkeit, Schlaflosigkeit, in schweren Fällen durch Melancholie mit hysterischem und hypochondrischem Einschlag bemerkbar machen. Aber auch drückende Kopfschmerzen, die besonders im Hinterkopf lokalisiert sind und bei geistiger Überanstrengung auftreten, jedoch auch Paresen bilden Indikationen für Kalium phosphoricum, ebenso verschiedenste Krampfzustände z. B. Laryngospasmus, Trismus und Schreibkrampf. Auch Wadenkrämpfe werden häufig durch Kalium phosphoricum gebessert, obwohl hier Veratrum und Cuprum durchdringender zu wirken pflegen.

Typisch für die Indikation von Kalium phosphoricum sind weiterhin chronische Entzündungen, häufig als Ausweichphasen aufzufassen, z. B. Mittelohrentzündung mit übelriechendem Ausfluß, auch bei Cholesteatom zu versuchen, ferner bei Ozaena, auch bei Skorbut und bei wäßrigen, schmerzlosen und stinkenden Diarrhöen, denen eine große Schwäche folgt, die durch Essen etwas gebessert wird. Auch psychische Diarrhöen bilden eine Indikation für Kalium phosphoricum und besonders das Ulcus pepticum ventriculi et duodeni. Typisch ist ein nagendes Gefühl im Magen, das an einer kleinen Stelle empfunden und durch Wassertrinken gebessert wird. Auch das gastrokardiale Syndrom mit Herzbeschwerden und Schmerzen im linken Epigastrium sprechen auf Kalium phosphoricum an (sonst auf Momordica, Lycopodium, Ceanothus und Lachesis).

Charakteristisch ist der Zungenbelag von Kalium phosphoricum. Die Zunge ist gelb belegt, wie flüssiger Mostrich (Dahlke). Derartige Zustände finden sich gelegentlich bei typhösen Erkrankungen oder auch bei fieberhaften Zuständen und Infektionen, wenn diese mit Bewußtseinstrübungen einhergehen.

Gut wirkt Kalium phosphoricum auch bei Incontinentia urinae und Reizblase, ist ebenfalls bei Albuminurie als Nebenmittel sowie bei Retinitis albuminurica indiziert. Auch bei Bettnässen kann Kalium phosphoricum günstige Wirkungen haben, ebenso bei scharfem, wundmachendem, gelblichem Fluor albus und bei Pollutionen, besonders wenn große Schwäche post coitum folgt und Impotenzerscheinungen vorhanden sind.

Stauffer weist noch auf die Indikationen bei akuten und schleichenden Psychosen mit Sinnestäuschungen und Halluzinationen hin und empfiehlt Kalium phosphoricum auch bei puerperaler Manie und Säuferwahnsinn, ferner bei Alopecia areata und allgemeinem Haarausfall nach schweren Erkrankungen sowie bei trophischen Störungen der Gefäßnerven und bei Zirkulationsstörungen. Es wird verständlich, daß Kalium phosphoricum auch bei postdiphtherischen Lähmungen sowie bei Kinderlähmung wirksam sein kann, ebenso bei Muskeldystrophie und Neuralgien, auch wenn diese rheumatisch bedingt sind.

Dewey erwähnt u. a. die Wirksamkeit von Kalium phosphoricum bei rheumatischer Lähmigkeit des Rückens, welche schlimmer nach Ruhe und bei Anfang der Bewegung ist, ähnlich wie bei Rhus toxicodendron.

Wenn die Hauptsymptome von Kalium phosphoricum zusammengefaßt werden, ergibt sich folgendes typische Arzneimittelbild:

1. Biochemisches Nervennutritions- und Funktionsmittel nach Schüssler.
2. Neurasthenie, Hysterie, Hypochondrie, Depression und Melancholie, Nervosität, Gedächtnisschwäche, Ängstlichkeit, Vegetative Dystonie.
3. Drückende Kopfschmerzen im Hinterkopf. Neigung zu Krämpfen, Laryngospasmus.
4. Katarrh des Entoderms mit belegter Zunge (wie flüssiger Mostrich). Ulcus ventriculi et duodeni. Wäßrige stinkende Diarrhöen. Psychische Durchfälle. Spasmen und Schmerzen im linken Oberbauch.
5. Fluor albus gelblich und wundmachend. Erschöpfung post coitum. Incontinentia urinae. Enuresis. Reizblase und Albuminurie, auch Retinitis albuminurica.
6. Folgen schwerer septischer Erkrankungen, besonders nach retoxischer Behandlung, auch bei danach auftretendem Haarausfall und Erschöpfungszuständen.
7. Rheumatische Schmerzen im Kreuz, verbunden mit Muskelschwäche, schlimmer in der Ruhe, beim Aufstehen und bei beginnender Bewegung mit dem Gefühl der Lähmigkeit. Irritable Schwäche am ganzen Körper. Postdiphtherische Lähmungen und nach Poliomyelitis.

Zur Verfügung steht Kalium phosphoricum-Injeel (forte) mit dem Potenzenakkord (D 4), D 12, D 30, D 200.
Kalium phosphoricum ist enthalten in Barijodeel, Cerebrum compositum, Selenium-Homaccord, Tonico-Injeel.

Kalium picrinicum – Kaliumpikrat

Verwendet wird das Kaliumsalz der Pikrinsäure, 2, 4, 6-Trinitrophenol-Kalium.

Die Hauptindikationen sind:
Schwere Erschöpfungszustände, kann sich nicht zu der geringsten körperlichen oder geistigen Leistung aufraffen. Folgen von Überarbeitung.

Zur Verfügung steht Kalium picrinicum-Injeel (forte) mit dem Potenzenakkord (D 6), D 12, D 30, D 200.

Kalium picrinicum ist enthalten in Syzygium compositum, Testis compositum.

Kalium sulfuratum – Hepar sulfuris kalinum

Verwendet wird das aus Kalium carbonicum hergestellte Kalium sulfuratum, ein Gemisch aus Kaliumpolysulfid, Kaliumsulfat und Kaliumthiosulfat.

Die Hauptindikationen sind:
Funktionsmittel Schüßlers, vermittelt die Sauerstoffutilisation. Imprägnationsphasen, jedoch auch humorale Phasen, die in ein chronisches Stadium geraten sind, z. B. Hautkrankheiten, Katarrhe, Fisteleiterungen, aber auch verzögerte Menstruation, rheumatische Kopfschmerzen u. a.

Zur Verfügung steht Kalium sulfuratum-Injeel (forte) mit dem Potenzenakkord (D 6), D 12, D 30, D 200.
Kalium sulfuratum ist enthalten in Lamioflur.

Kalium sulfuricum – Kaliumsulfat

Verwendet wird Kaliumsulfat, K_2SO_4.

Die Hauptindikationen sind:
Gelb-schleimige oder eitrige Absonderungen der Bronchien, Konjunktivitis. Gonorrhö. Rheumatismus springend, schlimmer durch Wärme. Epitheliom im Gesicht, mit Schorfen. Pustulöse und vesikulöse Ausschläge. Schorfe auf der Kopfhaut. Tubenkatarrhe mit Taubheit. Otitis media chronica mit gelben Sekreten. Asthma bronchiale mit gelbem Auswurf.

Zur Verfügung steht Kalium sulfuricum-Injeel (forte) mit dem Potenzenakkord (D 6), D 10, D 30, D 200.

Kalmia – Berglorbeer

Verwendet werden die frischen Blätter der in Nordamerika, von Kanada bis Ohio und Florida vorkommenden Stammpflanze: Kalmia latifolia L./ Ericaceae.

Hat in etwa dieselben Indikationen auf der rechten Seite wie Spigelia links: Herzstiche, in den rechten Arm ziehend. Herzklopfen, rechts am Hals hochschlagend. Kopfschmerz über dem rechten Auge. Schmerzen strahlen von Herz und Auge bis in die rechten zwei letzten Finger aus. Angina pectoris. Endokarditis bei Gelenkrheumatismus. Syphilitische Genese bei Herzleiden. Aortenaneurysma im Beginn.

Die Hauptindikationen sind:
Wirkt spezifisch bei Iritis (rheumatica und luetica), auch bei Aortenaneurysma und sonstigen Aneurysmen.

Zur Verfügung steht Kalmia-Injeel (forte) S mit dem Potenzenakkord (D 4), D 12, D 30, D 200.

Kalmia ist enthalten in Cor compositum, Kalmia compositum, Rauwolfia compositum.

Kieferostitis-Nosode — Kieferknochenentzündung-Nosode

Verwendet wird der bei Ausräumung von Kieferknochen-Eiterungen operativ gewonnene Detritus und Eiter in homöopathischer Zubereitung (Nosode).

Diese Nosode kann nicht nur sehr nützlich sein bei chronischen Neuralgien, die weiterbestehen trotz Entfernung sämtlicher Zähne, auch bei Trigeminusneuralgien des zweiten und dritten Astes, sondern sie kann generell auch bei Knochenaffektionen und solchen des Periostes gute Dienste leisten, evtl. in Verbindung mit Mercurius praecipitatus ruber, Asa foetida und Kalmia (Kalmia compositum).

Auch bei den von neuralen Streufeldern ausgehenden sonstigen Affektionen oder bei begleitenden Sinusitiden usw. kann die Anwendung dieser Nosode „schlüsselähnliche" Heilungseffekte bedingen. Günstig ist die Anwendung zugleich mit Procainum (siehe dort).

Zur Verfügung steht Kieferostitis-Nosode-Injeel (forte) mit dem Potenzenakkord (D 8), D 12, D 30, D 200.

Klebsiella pneumoniae — Pneumokokkus-Bakterien

Verwendet werden Kulturen der Bakterien Klebsiella pneumoniae (Friedländerbakterien) in homöopathischer Zubereitung (Nosode).

Auch als Pneumococcinum bezeichnet.

Die Hauptindikationen sind:
Silikosis. Pneumokoniosis. Bronchiektasen. Asthma bronchiale. Therapieschäden nach Grippebehandlung. Aber auch bei akuter Grippe, Pleuritis und Pneumonie, besonders bei adipösen Patienten.

Zur Verfügung steht Klebsiella pneumoniae-Injeel (forte) mit dem Potenzenakkord (D 6), D 12, D 30, D 200.

Kola — Kolanuß

Verwendet werden die reifen Samen der im tropischen Afrika einheimischen Stammpflanzen: Cola nitida [Vent.] A. Chev., C. ballayi Cornu. und C. verticillata [Schumach. et Thunn.] Stapf. ex Chev./Sterculiaceae.

Die Hauptindikationen sind:
Erschöpfungszustände. Bergkrankheit. Sauerstoffmangel. Dyspnoe.

Zur Verfügung steht Kola-Injeel (forte) mit dem Potenzenakkord (D 4), D 10, D 30, D 200.

Kreosotum — Kreosot

Verwendet wird das durch Destillation aus Buchenholzteer gewonnene Gemisch aus Guajacol $C_6H_4(OCH_3)(OH)$ und Kresol $C_6H_3(CH_3)(OCH_3)(OH)$.

Früher wurde Kreosot in der Allopathie als Antituberkulosum, Antiseptikum und Stypticum verwendet, insbesondere bei Phthisis und Dyspepsie. In der Zahnheilkunde diente Kreosot als Zusatz zur Arsenikpasta zur Devitalisierung der Zahnpulpa.

Kreosot ist ein Karzinogen und hat ähnliche Wirkungen wie reines Phenol (Acidum carbolicum). Es wirkt auf die Haut ätzend und erzeugt auf der Mundschleimhaut sowie auf der Zunge weiße Flecken, daraufhin tiefere Zerstörung der Gewebe. In Anbetracht der hochtoxischen und karzinogenen Eigenschaften sind im Umkehreffekt bedeutende Heilwirkungen zu erwarten.

Charakteristisch sind ätzende, übelriechende und brennende Absonderungen sowie Blutungen und Geschwüre, wobei eine rasche Zersetzung von Flüssigkeiten und Sekreten erfolgt, auch Gewebsbrand. Weitere Indikationen sind postklimakterische Beschwerden, Schmerzen in gangränösen (stark kariösen) Zähnen und entzündliches Zahnfleisch. Stauffer hebt als Leitsymptome besonders auch ein Jucken und Brennen der Teile hervor, sowie passive und reichliche Blutungen und Erbrechen von unverdauten und sauren Speisen, 3 bis 4 Stunden nach dem Essen.

Es besteht Neigung zu Hautausschlägen an den Streckseiten und Verschlimmerung in der Ruhe und durch Kälte. Die Stimmung ist verzweifelt, niedergeschlagen mit Sehnsucht nach dem Tode. Häufig besteht Marasmus, besonders bei Kindern mit Durchfällen, Erbrechen und Harndrang, krankes Aussehen, Abmagerung des Gesichtes mit gelblicher Hautfarbe, Neigung zu Geschwürsbildungen mit stinkenden Sekreten. Typisch ist das starke Bluten kleiner Wunden, wobei Blutungen aus allen Organen erfolgen können, häufig starker Foetor ex ore.

Auch Neuralgien, besonders des Ischias finden sich, vornehmlich wenn Diabetes oder Albuminurie vorliegen. Von kariösen Zähnen können Trigeminusneuralgien ausgehen. Auch die Augenlider sind entzündet mit Konjunktivitis und heftiger Rötung und Schwellung. Pustulöse Ekzeme mit Schorfen an den Streckseiten, evtl. auch Chalazion und Hordeolum, brennende, juckende und nässende Ekzeme der Ohren, evtl. auch chronische Otitis media und Ohrgeräusche können vorhanden sein.

Durch das ganze Arzneimittelbild von Kreosotum zieht sich ein Befallensein der verschiedensten Schleimhäute, wobei profuse und ekelhafte Absonderungen mit Geschwürsbildungen und stark herabgesetzter Lebenskraft typisch sind, besonders auch bei den weiblichen Geschlechtsorganen, wo sich faulig riechender, scharfer, ätzender und die Wäsche gelb färbender Ausfluß findet. Das Jucken und Brennen der Vulva wird durch Kratzen nicht gelindert, sondern läßt Entzündungen folgen, wobei eine heftige Neigung zu Blutungen besteht, auch bei Wochenfluß. Nash weist auf heftiges Brennen im Becken hin, wie von glühenden Kohlen, mit Abgang von Klumpen faulig riechenden Blutes, z. B. bei Puerperalsepsis.

Die Menses sind zu früh und zu lang sowie dunkel und (besonders im Klimakterium) von foetidem Geruch, intermittierend, evtl. post menstruationem mit Jucken und Brennen verbunden, wobei Kratzen nicht lindert. Typisch ist das Symptom von Blutungen post coitum, was häufig auf Ulzerationen und Karzinome der Portio und des Uterus hinweist.

Auch Tumoren der Mamma können sich finden, die blaurot und schorfig sind.

Bei Hyperemesis gravidarum kann Kreosot evtl. nützlich sein wie allgemein bei unstillbarem Erbrechen, besonders wenn dabei Durchfälle mit aashaft riechenden Stühlen vorhanden sind. Dieses findet sich häufig bei zahnenden Kindern, wobei das Zahnfleisch schmerzhaft, geschwollen, dunkelrot und blau ist und die Zähne vielfach zerstört werden, sobald sie bei Kindern durchgebrochen sind.

Nash weist auf die zuverlässigen Harnsymptome von Kreosotum hin:

1. Reichlicher, blasser Harn.
2. Plötzlicher, heftiger Harndrang (Petroselinum).
3. Das Kind näßt das Bett während des ersten Schlafes, der sehr tief ist, so daß es kaum munter wird (Sepia).
4. Kann nur im Liegen harnen (Zincum metallicum nur, wenn es zurückgebeugt sitzt).

Nash sieht als wichtigste Symptome: Schlechte Zähne und krankes Zahnfleisch; stinkende, scharfe Ausflüsse; große Schwächung und Neigung zu Blutungen.

Abgerundet wird das Bild von Kreosot noch durch chronische Nasenaffektionen mit scharfen Sekreten, Geschwüren und Nasenbluten sowie verschleppte Katarrhe der Lungen, auch Tuberkulose mit Kachexie, Schwäche, ferner Bronchiektasien und Lungengangrän, durch chronische Magen-Darmaffektionen, evtl. mit Bluterbrechen und Meteorismus, wobei sich auch Entzündungen um den After mit brennenden Schmerzen finden sowie stark blutende Hämorrhoiden mit innerlichem Brennen und Jucken.

Boericke erwähnte als Ergänzungsmittel bei bösartigen Krankheiten Arsenicum album, Phosphorus und Sulfur, während Carbo vegetabilis und Carbo animalis unverträglich mit Kreosot sein sollen, zumindest in gleicher Verdünnungsstufe.

Wenn die Symptome von Kreosotum zusammengefaßt werden, so ergibt sich folgendes typische Arzneimittelbild:

1. Schleimhautaffektionen verschiedenster Art mit übelriechenden, scharfen, ätzenden und die Wäsche gelb färbenden Absonderungen (Fluor albus, Konjunktivitis). Chronische Bronchitis. Lungentuberkulose, Bronchiektasen. Brennschmerzen im Kehlkopf mit Krampfhusten. Chronische Gastritis mit Magenblutungen. Erbrechen brauner Massen. Cholera infantum.
2. Schwammiges Zahnfleisch und kariöse Zähne, davon ausgehende Neuralgien. Brennende Zahnschmerzen bei tiefer Karies mit schwarzfleckigen Zähnen und stinkenden Absonderungen.
3. Pruritus und Ekzem an den Streckseiten mit heftigem Brennschmerz und kleinen Pusteln, die Krusten bilden; Nässen, mit dauerndem Zwang zum Kratzen und nächtlicher Verschlimmerung in der Bettwärme.
4. Hyperemesis gravidarum und Puerperal-Fieber mit übelriechenden, schwarzen Lochien und zurückgebliebenen Plazentaresten.

5. Diabetes mellitus (und evtl. Albuminurie) mit plötzlichem heftigem Harndrang, Enuresis nocturna (im ersten Schlaf), übelriechender Urin. Prostatahypertrophie.
6. Neigung zu Blutungen allgemein an Haut und Schleimhäuten. Blutiger Ausfluß und Blutungen post coitum. Carcinoma uteri.

Zur Verfügung steht Kreosotum-Injeel (forte) mit dem Potenzenakkord (D 6), D 12, D 30, D 200.

Kreosotum ist enthalten in Bronchalis-Heel, Ginseng compositum, Lamioflur, Mucosa compositum, Ovarium compositum, Populus compositum, Syzygium compositum.

Lac caninum – Hundemilch

Verwendet wird frische Milch vom Haushund Canis familiaris L./Canidae.

Die Hauptindikationen sind:
Tonsillitis (auch diphtherica), täglich die Seiten wechselnd. Metastatisch oft Karbunkel. Schmerzen von Brust und Hals während der Menstruation. Mastitis. Weißbelegte Zunge mit roten Rändern.

Zur Verfügung steht Lac caninum-Injeel (forte) mit dem Potenzenakkord (D 6), D 12, D 30, D 200.

Lac defloratum – Entrahmte Milch

Verwendet wird die entrahmte Milch des Hausrindes Bos taurus L./Bovidae.

Die Hauptindikationen sind:
Kopfschmerz, morgens von Stirn nach Hinterkopf ziehend, dabei Sehstörungen, Übelkeit, Erbrechen, während der Menstruation. Harter Stuhl mit Fissura ani. Besonders wenn die Beschwerden in Verbindung mit Toxoplasmose stehen.

Zur Verfügung steht Lac defloratum-Injeel (forte) mit dem Potenzenakkord (D 6), D 12, D 30, D 200.

Lachesis – Buschmeisterschlangengift

Verwendet wird das Gift der in Mittel- und Südamerika vorkommenden Schlange: Lachesis muta L./Crotalidae.

Das von Lachesis muta gewonnene Schlangengift wird in großen Mengen beim Biß ausgeschieden, bis zu 3 ccm, getrocknet 1 Gramm. Ein Teil der von dem homöopathischen Arzt Dr. Constantin Hering, welcher das Schlangengift der Lachesis muta 1829 in Südamerika erforschte, angegebenen Symptome stammt aus der Toxikologie. Andernteils sind ausgedehnte Arzneimittelprüfungen mit Lachesis durchgeführt worden, die zu einer typischen Symptomatologie geführt haben, so daß heute ein charakteristisches Arzneimittelbild von Lachesis vorliegt.

Wenn sich auch zahlreiche Symptome finden, die Lachesis als geeignet bei den verschiedensten Erkrankungen erkennen lassen, sowohl solchen nervöser Art wie auch bei organischen Veränderungen und vor allen Dingen auch bei septischen Erkrankungen sowie bei Zersetzungen des Blutes, Purpura haemorrhagica bzw. hämorrhagischer Diathese, sowie bei Angina pectoris, Asthma, Grippe, Laryngitis, Angina, Apoplexie, Ophthalmia scrofulosa, Nasenkatarrh, Ozaena, Otitis media, Karbunkeln, Furunkeln und Ulcus varicosum, auch bei Diphtherie, ferner bei Hämorrhoiden, Appendizitis, Paraproktitis, Dysmenorrhö, Scharlach, Gangrän, Malaria sowie auch bei Nierenerkrankungen mit ödematösen Schwellungen, hat sich doch ein spezielles Arzneimittelbild im Sinne einer gesichteten Symptomatologie herausgeschält, das wir vor allem dem amerikanischen Arzt Dr. E. B. Nash verdanken. Es handelt sich dabei im wesentlichen um sog. Leitsymptome, deren charakteristisches Hervortreten bei einem Krankheitsfall auf Lachesis hinweist. Wenn man dann das gesamte Arzneimittelbild von Lachesis noch einmal durchsieht und bei dem Patienten nach etwa vorhandenen Symptomen forscht, so wird man vielfach auch andersartige Erscheinungen bzw. auch noch andere, in dem Lachesis-Bild niedergelegte Symptome feststellen können.

In der Tat weisen speziell die Leitsymptome auf die Lachesis-Indikationen hin, wobei eines der wichtigsten Symptome die Linksseitigkeit der Beschwerden ist sowie die von der linken Seite ausgehende Weiterentwicklung der Beschwerden nach der rechten Seite hinüber, z. B. bei Angina, bei Neuralgien im linken Bein (Ischias), bei Ovariitis links, linksseitiger Migräne und Kopfschmerzen, die vom Nacken links bis in die Nase ziehen (ähnlich wie bei Cimicifuga).

Ein weiteres wichtiges Symptom ist die außerordentliche Geschwätzigkeit und Redseligkeit, wobei der Patient von einem Gedanken zum andern springt. Dabei pflegt häufig Gedächtnisschwäche vorhanden zu sein, wobei der Patient auch Fehler beim Schreiben macht. Auch kann Delirium bestehen mit Verwechslung des Zeitgefühls und mit rotem Gesicht, bei schwierigem Sprechen und herabgesunkenem Unterkiefer, vornehmlich mit Depression verbunden.

Ein weiteres charakteristisches Symptom von Lachesis ist die Verschlimmerung nach Schlaf bzw. das typische Hineinschlafen in die Verschlimmerung. Dieses gilt nicht nur für Asthma und Kopfschmerzen, sondern auch für Erstickungsanfälle nervöser Art oder Globusgefühl im Hals, aber auch für Anfälle pektanginöser Natur, Eierstockbeschwerden, sowie Anschwellungen jeder Art.

Auch die Hitzewallungen, welche aus dem Schlaf heraus auftreten und sich nicht nur im Klimakterium, sondern auch bei heruntergekommener

Konstitution, z. B. bei Säufern finden können, sind für Lachesis charakteristisch, wobei man evtl. an eine Kombination mit Sulfur, Sepia und in schweren Fällen mit Acidum sulfuricum denken kann.

Typisch für Lachesis sind auch abgesperrte, entweder therapeutisch gehemmte oder von sich aus zurückgetretene Ausscheidungsvorgänge, z. B. Katarrhe der Nase, nach deren Abstoppen dann Kopfschmerzen auftreten, aber auch Heufieber mit Sperrung der Sekretion, Asthma, welches sich nicht zur Lösung führen läßt und Beschwerden bei der Menstruation bzw. Dysmenorrhö, die nach Eintritt der Blutungen sich bessert oder Beschwerden seitens des Klimakteriums, die durch Wiedereintreten von Blutungen ebenfalls gebessert werden.

Ein weiteres wichtiges Leitsymptom von Lachesis ist die Empfindlichkeit gegen Zusammenschnüren, gegen Berührung oder äußeren Druck, was sich nicht nur besonders stark am Hals ausprägt, so daß der oder die Patientin keinerlei Enges um den Hals vertragen kann, keine Kette, keinen geschlossenen Kragen usw., sondern daß auch jeder Druck im Hypochondrium, ähnlich wie bei Lycopodium, nicht vertragen wird. Auch der Kehlkopf ist dabei häufig gegen die leichteste Berührung empfindlich, wobei dann Erstickungsgefühl auftritt oder Globusgefühl in der Kehle.

Ein wichtiges Leitsymptom für Lachesis ist ferner die bläuliche Verfärbung von Hautpartien, von Schleimhäuten oder entzündeten Stellen, z. B. von Karbunkeln, Furunkeln, von Ulcus cruris, wobei die Ulzerationen leicht die Tendenz haben, gangränös zu werden. Deshalb ist Lachesis auch ein wichtiges Mittel bei akuter Angina tonsillaris mit septischem Einschlag, wobei das Leerschlucken oder das Schlucken von Speichel und Flüssigkeit viel mehr verschlimmert als das Schlucken von festen Speisen. Dabei strahlen die Beschwerden, speziell die Halsschmerzen, häufig in die Ohren aus (ähnlich wie bei Hepar sulfur).

Alle Absonderungen von Lachesis-Patienten riechen übel, einerlei ob es sich um Eiterabsonderungen von Karbunkeln oder Furunkeln, um Darmblutungen, um Stühle oder um Absonderungen bei Halserkrankungen handelt.

Die Zunge bei Lachesis-Patienten ist nur sehr schwer hervorzustrecken und sehr trocken. Meistens zittert sie und bleibt an den Unterzähnen hängen. Man ersieht auch schon hieraus, daß Lachesis bei schwerwiegenden septischen Erkrankungen indiziert sein muß, bei welchen sich ein derartiger Zungenbefund findet, der häufig ebenfalls günstig auf Natrium muriaticum in höherer Potenz anspricht.

Auch das Zittern von Lachesis ist charakteristisch, ähnlich wie man es bei Gelsemium findet, jedoch zeigt sich bei Lachesis eine enorme Schwäche.

Die Empfindlichkeit gegen Sonnenhitze und die dabei vorliegende Erschöpfung ist ähnlich wie bei Glonoinum vorhanden.

Typisch für Lachesis ist ein Krampfgefühl im linken Oberbauch, evtl. bis nach unten entlang dem Sigmoid strahlend, mit oft nicht unberechtigter Kanzerophobie.

Lachesis ist nicht nur bei schweren dyskrasischen Bluterkrankungen, bei Störungen der Hormonfunktionen, wie besonders im Klimakterium, sondern auch bei Schleimhautkatarrhen, bei Hämorrhoiden, bei Suppurationen und Entzündungen mit septischer Entwicklung, z. B. bei Angina sowie bei anderen Entzündungszuständen der geschilderten Art indiziert und pflegt, was besonders hervorgehoben werden mag, besonders günstig in der Injektionsform zu wirken, da diese der natürlichen Giftwirkung von Schlangengiften am nächsten kommt. Man sei aber bezüglich der dabei verwandten Potenzen recht zurückhaltend, insbesondere verabfolge man keine zu tiefen Potenzen, da die Lachesis-Patienten oft mit anfänglichen erheblichen Verschlimmerungen hierauf reagieren. Demgegenüber erfordern septische Zustände bei Grippe, Furunkeln, Karbunkeln, Ovariitis usw. oft zunächst die stärkere Dosierung. Man versuche aber nach länger durchgeführten Kuren dann, wenn der Erfolg nicht besonders günstig sein sollte, evtl. hohe und höchste Potenzen nachfolgend einzusetzen und wird dann evtl. erstaunliche Ergebnisse erzielen.

Wenn man die Lachesis-Symptome kurz zusammenfaßt, so ergeben sich folgende wichtige Leitsymptome, die das Mittel charakterisieren und deren Auftreten auf die Verordnung dieses so wichtigen Polychrestes hinweisen kann.

1. Linksseitiges Mittel, wobei die Erkrankungen die Tendenz haben, auf die rechte Seite überzuwechseln, wie Angina tonsillaris, Ovariitis, Kopfschmerz, Tracheitis, Laryngitis, pektanginöse Beschwerden u. a.
2. Der Patient schläft sich in seine Beschwerden hinein. Verschlimmerung nach Schlaf.
3. Unverträglichkeit jeglicher Kleidung und von Druck sowie von Zusammenschnüren, besonders am Hals sowie am Leib, aber auch am Mund und an der Nase. Erstickungsgefühl. Globus hystericus. Asthma bronchiale. Pektanginöse Beschwerden.
4. Entzündungserscheinungen mit blau-roter Verfärbung und Tendenz zum Gangränöswerden. Dabei ödematöse Schwellungen und übelriechende Absonderungen.

5. Zunge trocken, nur schwer herauszustrecken, zittert und bleibt an den Unterzähnen hängen.
6. Neigung zu Blutungen. Purpura haemorrhagica. Hämorrhagische Diathese. Bösartige Infektionskrankheiten bzw. Bösartigwerden akuter Infektionen (Scharlach, Masern, Erysipel, Pocken, Furunkel, Karbunkel, Ulcera cruris usw.).
7. Verschlimmerung durch Sonnenhitze. Große Erschöpfung.
8. Eierstocksmittel. Ovariitis. Salpingitis. Parametritis. Metritis mit besonders linksseitigen Beschwerden. Klimakterium. Eierstocksdysfunktion, speziell Hitzewallungen.
9. Psychisch außerordentlich schneller Wechsel der Stimmung. Ekstase, eine Art von Trance und ungewöhnliche Redseligkeit. Gedankenspringen von einem zum andern. Gedächtnisschwäche. Psychische Depression.
10. Nierenaffektionen mit Albuminurie und Tenesmen.
11. Hauterkrankungen mit Schorfen und Neigung zu Blutungen.

Lachesis ist ein außerordentlich wichtiges Polychrest, das bei zahlreichen in der Praxis vorkommenden Erkrankungen indiziert ist und nicht zu Unrecht in der Homöopathie breiteste Anwendung findet.

Zur Verfügung steht Lachesis-Injeel (forte) mit dem Potenzenakkord (D 8), D 13, D 30, D 200, D 1000.

Lachesis ist enthalten in Carbo compositum, Ceanothus-Homaccord, Droperteel, Duodenoheel, Echinacea compositum, Gripp-Heel, Klimaktheel, Mercurius-Heel, Metro-Adnex-Injeel, Momordica compositum, Mucosa compositum, Ovarium compositum, Ypsiloheel.

Lachnanthes tinctoria – Wollnarzisse

Verwendet wird die frische, blühende, in Nordamerika einheimische Stammpflanze: Lachnanthes tinctoria/Haemodoraceae.

Die Hauptindikationen sind:
Kältegefühl zwischen den Schulterblättern. Fieber. Lebermittel.

Zur Verfügung steht Lachnanthes tinctoria-Injeel (forte) mit dem Potenzenakkord (D 4), D 10, D 30, D 200.

Lamium album – Taubnessel

Verwendet werden die frischen Blätter und Blüten der in den Balkanländern und Rußland einheimischen Stammpflanze: Lamium album L./Labiatae.

Die Hauptindikationen sind:
Fluor albus mit Reizzuständen von Blase. Frühzeitige Menstruation.

Zur Verfügung steht Lamium album-Injeel (forte) mit dem Potenzenakkord (D 4), D 8, D 30, D 200.
Lamium album ist enthalten in Lamioflur.

Lapathum acutum – Ampfergrindwurzel

Verwendet wird die frische, im Herbst gesammelte Wurzel der Stammpflanze: Rumex obtusifolius L./Polygonaceae.

Die Hauptindikationen sind:
Klimakterische Ausfallerscheinungen. Hitzewallungen.

Zur Verfügung steht Lapathum acutum-Injeel (forte) mit dem Potenzenakkord (D 4), D 10, D 30, D 200.
Lapathum acutum ist enthalten in Lamioflur.

Lapis albus

Verwendet wird die aus dem unteren Achetal (bei Gastein) stammende Ursubstanz: Ein weißer, an Kaliglimmer reicher Gneis, Urkalkgneis, Calciumsilicofluorid.

Die Hauptindikationen sind:
Drüsenverhärtungen. Skrofulöse Abszesse.

Zur Verfügung steht Lapis albus-Injeel (forte) mit dem Potenzenakkord (D 6), D 12, D 30, D 200.

Larynx – Kehlkopf

Verwendet wird der gesunden Schlachttieren entnommene, innere Teil des Kehlkopfes mit Schleimhaut und Stimmbändern in homöopathischer Zubereitung (Organpräparat).

Die Hauptindikationen sind:
Heiserkeit. Aphonie. Störungen der Stimmbildung. Stimmbandpolypen. Versuchsweise bei Carcinoma laryngis.

Larynx suis steht zur Verfügung als Larynx suis-Injeel in dem Potenzenakkord D 10, D 30, D 200 und als Larynx suis-Injeel forte in dem Potenzenakkord D 8, D 12, D 30, D 200.

Lathyrus sativus – Platterbse

Verwendet werden die reifen Samen der in den Mittelmeerländern einheimischen Stammpflanze: Lathyrus sativus L./Leguminosae.

Empfohlen bei spastischer Spinalparalyse, Multipler Sklerose, Myelitis, Schwäche und Lähmung der unteren Extremitäten, rheumatischen Lähmungen, jedoch kommt dieses Präparat bei ausgeprägten Degenerationsphasen zu spät. Voraussetzung für die Wirkung des Homöotherapeutikums ist die Ansprechbarkeit des Erfolgsorgans. Bei schweren degenerativen Schädigungen können Heilwirkungen nur im Zusammenwirken mit kräftigen Regenerationsreizen (Katalysatoren, Organ-Präparaten u. a.) erfolgen.

Zur Verfügung steht Lathyrus sativus-Injeel (forte) mit dem Potenzenakkord (D 4), D 12, D 30, D 200.

Latrodectus mactans – Schwarze Witwe

Verwendet wird das getötete, zerriebene Tier: Latrodectus mactans Fabr./Theridiidae.

Die Hauptindikationen sind:
Angina pectoris mit Angst, Aufschreien, Furcht vor Erstickung und Schmerzen, die bis in die Achselhöhle, den Arm herab bis in die Finger strahlen. Parästhesien der Extremitäten. Gerinnungsfähigkeit des Blutes herabgesetzt. Wäßrige Blutungen.

Zur Verfügung steht Latrodectus mactans-Injeel (forte) mit dem Potenzenakkord (D 8), D 12, D 30, D 200.
Latrodectus mectans ist enthalten in Strophanthus compositum.

Laurocerasus – Kirschlorbeer

Verwendet werden die frischen, im August gesammelten Blätter der in Italien, Kleinasien und dem Kaukasus einheimischen, als Zierstrauch vielfach angebauten Stammpflanze: Prunus laurocerasus L./Rosaceae.

Die Hauptindikationen sind:
Singultus unerschöpflich, anhaltend. Kitzelhusten nachts mit blutstreifigem Auswurf. Unregelmäßiger Puls, kaum fühlbar. Kaltfeuchte Haut.

Dyspnoe mit Verschlimmerung durch jede Anstrengung. Apoplexie mit Sprachlähmung. Herzmuskelschwäche.

Zur Verfügung steht Laurocerasus-Injeel (forte) mit dem Potenzenakkord (D 4), D 8, D 30, D 200.

Lecithinum – Lecithin

Verwendet wird Ei-Lecithin (Lecithinum ex ovo).

Die Hauptindikationen sind:
Erschöpfungszustände (bes. nach geistiger Überarbeitung).

Zur Verfügung steht Lecithinum-Injeel (forte) mit dem Potenzenakkord (D 6), D 10, D 30, D 200.

Ledum – Sumpfporst

Verwendet werden die getrockneten, jungen Sprossen der in den nördlichen Teilen von Europa, Asien und Amerika auf Mooren und in Torfsümpfen vorkommenden Stammpflanze: Ledum palustre L./Ericaceae.

Die Hauptindikationen sind:
Besserung durch Kälte (kaltes Fußbad bei Rheumatismus). Rheumatismus aufsteigend von den Füßen. Schmerzen der Fußsohlen beim Gehen. Frostigkeit, Mangel an innerer Wärme. Knotengicht. Primär chronische Polyarthritis. Stichwunden. Auch gegen den Biß giftiger Tiere Antidot. Panaritium. Nasenbluten hellrot. Übelriechender Auswurf, Bronchiektasen. Akne conglobata, Knoten auf der Stirn.

Zur Verfügung steht Ledum-Injeel (forte) mit dem Potenzenakkord (D 4), D 12, D 30, D 200.

Ledum ist enthalten in Cutis compositum, Discus compositum, Rhododendroneel.

Lemna minor – Wasserlinse

Verwendet wird die frische Pflanze von Lemna minor L./Lemnaceae.

Die Hauptindikationen sind:
Anosmie. Schorfige, krustöse, eitrig-blutige Katarrhe der Nase. Polypen. Ozaena. Rachenkatarrhe.

Zur Verfügung steht Lemna minor-Injeel (forte) mit dem Potenzenakkord (D 4), D 12, D 30, D 200.
Lemna minor ist enthalten in Naso-Heel.

Lens — Augenlinse

Verwendet wird die gesunden Schlachttieren entnommene Augenlinse in homöopathischer Zubereitung (Organpräparat).

Die Hauptindikationen sind:
Katarakta senilis und traumatischer Star.

Lens suis steht zur Verfügung als Lens suis-Injeel in dem Potenzenakkord D 10, D 30, D 200 und als Lens suis-Injeel forte in dem Potenzenakkord D 8, D 12, D 30, D 200.

Leptandra — Virginischer Ehrenpreis

Verwendet werden frische, zweijährige Wurzeln der in feuchten Wäldern in Nordamerika und Sibirien vorkommenden Stammpflanze: Veronica virginica L./Scrophulariaceae.

Die Hauptindikationen sind:
Leberaffektionen, Meteorismus. Pankreatitis.

Zur Verfügung steht Leptandra-Injeel (forte) mit dem Potenzenakkord (D 3), D 10, D 30, D 200.
Leptandra ist enthalten in Leptandra compositum.

Leptospirose-Nosode

Verwendet wird die Abschwemmung von Kulturen verschiedener Leptospiren (Spiralmikroben der Familie Treponemataceae), Erreger der Leptospirosen (z. B. Weil-Krankheit, Kanikola-Fieber, Feldfieber).

Die als Weil'sche Krankheit bezeichnete Leptospirose, synonym mit spezifischem infektiösem Ikterus oder als biliöses Typhoid (Griesinger) bezeichnet, ist eine anzeigepflichtige, akute Infektionskrankheit mit hepatogenem Ikterus, Leber- und Milzschwellung sowie Nephritis, wobei Oligurie mit niedrigem Blutdruck besteht, ferner eine neurotrophile Leukozytose, später eine Lymphozytose vorliegt und speziell hohes Fieber zur Beobachtung kommt, auch Wadenschmerzen mit schwerer Störung des Allgemeinbefindens. Die Weil'sche Krankheit zeigt meist einen schnellen und günstigen Verlauf. Die Inkubation beträgt 6 bis 14 Tage. Befallen werden meistens Feldarbeiter und Wasserarbeiter. Natürliche Wirtstiere sind Ratten, Mäuse, auch das Schwein, so daß manche hochfieberhafte Infektionen sich als Leptospirose erweisen können. Auch Rind, seltener Schafe und Ziege können die Weil'sche Krankheit übertragen (Palästina und USA).

Im Sinne des Ähnlichkeitsgesetzes und des Umkehreffektes ist die Leptospirose-Nosode daher bei zahlreichen fieberhaften Krankheiten indiziert, die ein schweres Krankheitsbild aufweisen, mit Wadenschmerzen einhergehen (ähnlich Eupatorium und Febris wolhynica-Nosode bei Schienbeinschmerzen) und insbesondere mehr oder weniger schwere ikterische Verfärbung zeigen.

Bestimmte gastrische Grippeformen sind evtl. Leptospirosen. Auch sonstige fieberhafte Infektionen wie Typhus, Fleckfieber und Wolhynisches Fieber bilden im Sinne des Simile-Prinzipes eine Indikation für die Leptospirose-Nosode, aber auch Nachkrankheiten, speziell wenn solche Erkrankungen chemotherapeutisch behandelt sind und zu Autoaggressionskrankheiten Anlaß gegeben haben, u. a. Leberschäden, Myokardschäden, Bindegewebsschäden usw.

Bei Imprägnationsphasen und Degenerationsphasen, bei welchen vorhergehende, anamnestisch unklare fieberhafte Erkrankungen angegeben werden, sollten zumindest versuchsweise mit der Leptospirose-Nosode behandelt werden.

Zur Verfügung steht Leptospirose-Nosode-Injeel (forte) mit dem Potenzenakkord (D 8), D 12, D 30, D 200.

Levisticum officinale – Liebstöckel

Verwendet wird der frische, im Herbst gesammelte Wurzelstock mit daranhängenden Wurzeln der in Südeuropa einheimischen Stammpflanze: Levisticum officinale Koch./Umbelliferae.

Die Hauptindikationen sind:

Stomachikum. Gastritis. Duodenitis. Antispasmodisch wirksam. Anorexie.

Zur Verfügung steht Levisticum officinale-Injeel (forte) mit dem Potenzenakkord (D 4), D 10, D 30, D 200.

Lilium tigrinum — Tigerlilie

Verwendet wird die ganze, frische, blühende, in China und Japan einheimische, vielfach als Zierpflanze angebaute Pflanze von Lilium tigrinum L./ Liliaceae.

Die Hauptindikationen sind:
Herzklopfen, Zusammenkrampfen (ähnlich wie Cactus). Fluor albus. Dysmenorrhö. Uterussenkung. Ovariitis links. Drängen nach unten. Brennen und Hitze in Handtellern und Fußsohlen. Pulsieren durch den ganzen Körper.

Zur Verfügung steht Lilium tigrinum-Injeel (forte) mit dem Potenzenakkord (D 6), D 12, D 30, D 200.
Lilium tigrinum ist enthalten in Gynäcoheel, Metro-Adnex-Injeel, Ovarium compositum.

Lingua — Zunge

Verwendet wird die frische, gesunden Schlachttieren entnommene Zunge in homöopathischer Zubereitung (Organpräparat).

Die Hauptindikationen sind:
Zungenbrennen. Stomatitis aphthosa. Störungen der Geschmacksempfindung.

Lingua suis steht zur Verfügung als Lingua suis-Injeel in dem Potenzenakkord D 10, D 30, D 200 und als Lingua suis-Injeel forte in dem Potenzenakkord D 8, D 12, D 30, D 200.

Listeriose-Nosode

Verwendet wird die Abschwemmung von Kulturen der Stäbchenbakterien Listeria monocytogenes/Corynebacteriaceae, den Erregern der Listeriose, in homöopathischer Zubereitung (Nosode).

Listeria sind grampositive sporenlose Stäbchen. Sie sind die Erreger der weitverbreiteten Listeriose, einer Zoonose, die bei Großtieren (Rind, Schaf, Ziege, Schwein) gefunden wird und durch granulomatöse Meningoenzephalitis charakterisiert ist. Bei Kleintieren (Nager, Hühner) findet sich eine Septikämie mit Organmanifestationen, z. B. Granulomatose in Leber, Milz usw.

Obwohl die Übertragung auf den Menschen selten ist, findet sich bei Erwachsenen häufiger eine Allgemeininfektion mit Meningoenzephalitis, Lebernekrosen, Monozytenangina oder Metritis gravidarum.

Seltener sind lokale Affektionen wie granulomatöse Keratokonjunktivitis, ferner bei Frühgeburten und Neugeborenen eine Granulomatosis infantiseptica. Häufig finden sich auch Aborte und Frühtotgeburten.

Indikationen sind daher habituelle Aborte sowie die bei Listeriose gefundenen Symptome und Syndrome, speziell Meningoenzephalitis, auch im Ablauf von Grippe (Gehirngrippe), sonstige Infektionen septischer Natur, Monozytenangina (Engystol), Keratokonjunktivitis u. a.

Zur Verfügung steht Listeriose-Nosode-Injeel (forte) mit dem Potenzenakkord (D 8), D 12, D 30, D 200.

Lithium benzoicum – Lithiumbenzoat

Verwendet wird Lithiumbenzoat, C_6H_5 COO Li.

Die Hauptindikationen sind:
Rheumatismus. Gicht. Arthrosen.

Zur Verfügung steht Lithium benzoicum-Injeel (forte) mit dem Potenzenakkord (D 6), D 12, D 30, D 200.
Lithium benzoicum ist enthalten in Neuralgo-Rheum-Injeel, Rhododendroneel.

Lithium carbonicum – Lithiumkarbonat

Verwendet wird Lithiumcarbonat, Li_2CO_3.

Die aus Lithiumkarbonat hergestellten Verreibungen und flüssige Potenzen haben eine hervorstechende Wirkung auf das Bewegungssystem, auf Knochen, Gelenke und Muskeln. Charakteristisch sind Mattigkeit, Kräftemangel und Schwächegefühl, verbunden mit Lähmigkeit und Steifigkeit aller Glieder, wobei die Lithiumsalze speziell auf gichtisch-rheumatische Erkrankungen wirken. Gichtische Beschwerden in Füßen und im Kreuz, verbunden mit Angst und Unruhe, stören den Schlaf.

Ebenso wie an den Fußgelenken finden sich auch stechende und klopfende Schmerzen in Hand- und Fingergelenken, ferner Schmerzen in den Schultern sowie Kreuz- und Lendenschmerzen. Oft sind die rheumatischen Beschwerden auch mit Herzbeschwerden gekoppelt, vielfach dadurch hervorgerufen, daß übliche Tabletten gegen die Schmerzen eingenommen werden und nun im Sinne der progressiven Vikariation homotoxische Verlagerungen auf das Endokard erfolgten.

Charakteristisch sind Rötungen und Anschwellungen der Zehen- und Fingergelenke nach Art des akuten Gichtanfalls, wobei sich häufig auch Katarrhe im Verdauungstrakt finden mit Meteorismus, stinkenden, durchfälligen Stühlen nachts und stechenden Schmerzen in der Gegend des Anus und am Damm. Auch drückende Schmerzen in der Harnblase mit dunklem Urin, evtl. mit bedeutenden Ablagerungen von Schleim im Urin sind für Lithium carbonicum charakteristisch.

Typisch für Lithium carbonicum ist auch das Auftreten von heftigen Herzschmerzen beim Beugen des Rumpfes sowie beim Urinieren oder auch bei der Menstruation (Nash).

Mezger erwähnt als Leitsymptome noch das häufige Harnlassen mit Brennen in der Harnröhre, trübem Harn mit viel Schleim und rotbraunem Satz sowie die Besserung durch Essen (Kopf und Magen) und durch Harnlassen (Herzschmerzen).

Stauffer weist noch auf die Augensymptome von Lithium carbonicum hin, nämlich halbseitiges Sehen wegen Affektionen der rechten Seite der Netzhaut, ferner darauf, daß Salizylate wie z. B. Lithium salicylicum, aber auch Lithium benzoicum und andere, ebenso wie lithiumhaltige Quellwässer mehr oder weniger typische Heilmittel bei verschiedenen gichtischen Affektionen sind, wobei Lithium benzoicum besonders bei scharfem und trübem Harn wirksam ist, auch bei subakutem Rheumatismus und bei Tophi, ebenso bei Trigeminusneuralgien, wenn die entsprechende Harnbeschaffenheit vorliegt. Stauffer erwähnt noch, daß die Gichtiker die strengste Abstinenz von Alkohol durchzuführen haben.

Wenn die Hauptsymptome von Lithium carbonicum zusammengefaßt werden, so ergibt sich folgendes typische Arzneimittelbild:

1. Gichtisch-rheumatische Affektionen. Akuter Gichtanfall mit Ergriffensein der kleinen Zehen- und Handgelenke.
2. Gichtisch-rheumatische Affektionen auch der großen Gelenke, speziell der Hüften und des Schultergürtels sowie der Kniegelenke.
3. Herzschmerzen auf gichtisch-rheumatischer Grundlage, schlimmer beim Beugen des Rumpfes, durch Harnlassen gebessert.

4. Blasentenesmen mit trübem, schleimigem, braunem Sediment (Pyelitis mit harnsaurer Grießbildung).
5. Allgemeiner Katarrhe im Verdauungskanal (auch der Nase). Stinkende Diarrhöen nachts.
6. Schwachsichtigkeit, Halbsichtigkeit rechts mit Reizung der Konjunktiva und teilweiser Lähmung der Netzhaut.

Zur Verfügung steht Lithium carbonicum-Injeel (forte) mit dem Potenzenakkord (D 6), D 12, D 30, D 200.
Lithium carbonicum ist enthalten in Lithiumeel.

Lithium chloratum – Lithiumchlorid

Verwendet wird Lithiumchlorid, LiCl.

Die Hauptindikationen sind:

Rheumatisch-gichtische Erkrankungen. Arthrosen. Koxitis.

Zur Verfügung steht Lithium chloratum-Injeel (forte) mit dem Potenzenakkord (D 4), D 10, D 30, D 200.

Lobelia inflata – Lobelienkraut

Verwendet wird die ganze, frische, blühende, als Unkraut sehr häufig an Wegen und auf Brachäckern im östlichen Nordamerika wachsende Pflanze von Lobelia inflata L./Campanulaceae.

Die Hauptindikationen sind:

Schwindel und Übelkeit mit kaltem Schweiß. Erbrechen. Hyperemesis gravidarum, schlimmer nachts und morgens nach dem Schlaf, besser nach Essen. Dyspnoe und Asthma bronchiale, Schwächegefühl in der Herzgrube. Krampfartiger Husten, Würgen, Erbrechen, Niesen, Aufstoßen von Luft und Magenschmerz, Schwäche zurückbleibend. Bei Asthma nur in Verbindung mit Konstitutions-Präparaten (Sulfur, Carbo vegetabilis u. a.) wirksam.

Zur Verfügung steht Lobelia inflata-Injeel (forte) mit dem Potenzenakkord (D 4), D 12, D 30, D 200.
Lobelia inflata ist enthalten in Bronchalis-Heel, Tartephedreel.

Lolium temulentum – Taumellolch

Verwendet werden die reifen Früchte der in Europa einheimischen Stammpflanze: Lolium temulentum L./Gramineae.

Die Hauptindikationen sind:
Schwindel beim Gehen. Zittern.

Zur Verfügung steht Lolium temulentum-Injeel (forte) mit dem Potenzenakkord (D 6), D 10, D 30, D 200.

Luesinum (Syphilinum)

Verwendet wird das sterilisierte Reizsekret von Syphilis-Patienten in homöopathischer Zubereitung (Nosode).

Die aus dem Reizsekret des syphilitischen Schankers zubereitete Nosode ist nach Julian ein durchgreifend, vielfach schlagartig wirkendes, ein königliches Mittel, besonders auch bei Kindern, die in der Schule zurückbleiben und Charakterschwierigkeiten zeigen, auch bei Neigung zu Suchten jeder Art. Spezifisch ist das Symptom des mangelnden Zahlengedächtnisses und daß die Kinder nicht rechnen können. Hervorstechendes Symptom ist der enorme Gedächtnisschwund. Dabei besteht, ähnlich wie auch bei Medorrhinum, große Unruhe. Auch Furcht und Depressionen sind charakteristisch sowie ein unbezähmbarer Drang, sich ohne Unterlaß die Hände zu waschen.

Im Arzneimittelbild von Luesinum finden sich lanzinierende Schmerzen wie bei Tabes dorsalis, ferner stechende Schmerzen, auch von Schläfe zu Schläfe, ebenso eine charakteristische Nachtverschlimmerung, auch Knochenschmerzen mit Unruhe, die den Patienten aus dem Bett treibt. Hinterhauptschmerzen, Augenschmerzen und Schlaflosigkeit von Mitternacht bis 6.00 Uhr sind eine Indikation von Luesinum (Unruhe im Bett bis 6 Uhr).

Ptosis mit schläfrigem Aussehen kann durch Luesinum evtl. rasch und grundlegend geheilt werden. Auch sind gewisse Gesichtsneuralgien und Paresen ebenfalls eine Indikation für Luesinum sowie chronische Konjunktivitis und Iritis, eitrige Otorrhö und fortschreitende Taubheit. Royal erwähnt als typisch für Luesinum noch das schmutzige Aussehen sowie Ekel vor sich selbst und Bereitschaft zur Eiterbildung (ähnlich wie bei Hepar sulfuris), außerdem die Verschlimmerung durch extreme Kälte oder Hitze und bei feuchtem Wetter, sowie Besserung durch gemächliche Bewegung.

Julian gruppiert die Luesinum-Patienten in die Fluor- oder Phosphor-Fluor-Typen ein mit mehr oder minder schlaffen Gelenken und einer Neigung zur Abmagerung. Die Kinder haben ein ältliches Aussehen, mit Falten im Gesicht.

Charakteristisch für das Luesinum-Bild sind auch Schleimhautaffektionen, außer chronischer Konjunktivitis auch Phlyktänen mit Lichtscheu, Verstopfung und Brennen der Nase, stinkende, dicke, gelb-grüne Absonderungen. Nebenhöhlenaffektionen mit Krustenbildung, Ulzerationen der Mundschleimhaut.

Die für Luesinum typischen Ausschläge sind herpetisch im Munde und auf den Tonsillen, während sich auf der Haut Pustelausschläge finden und besonders kupferfarbige Flecke, die wie Pocken aussehen, ebenso Pemphigus.

Die Schleimhautaffektionen erstrecken sich auch auf den Magen mit Gefühl des Rohseins wie wundes Fleisch bis zur Halsgrube (wie Causticum), auch bei Ulcera ventriculi et duodeni. Auch Analfissuren sind eine Indikation für Luesinum, besonders wenn dunkle, gallige und stinkende Stühle vorhanden sind. Beim weiblichen Geschlecht ist profuser, dicker, gelber und stinkender Fluor besonders dann eine Indikation für Luesinum, wenn anhaltende Schmerzen mitten durch den Rücken strahlen, wobei sich die Rückenschmerzen vor allen Dingen nachts erheblich verschlimmern. Reißende Schmerzen in Knien, Schenkeln und Hüften. Patient kann nicht auf niedrigen Stühlen sitzen. Besserung erfolgt durch Begießen mit kaltem Wasser.

Der Symptomenumfang von Luesinum ist außerordentlich groß, ähnlich wie ja auch „von der Lues praktisch alle Krankheiten vorgetäuscht werden können“, so daß man bei Vorliegen einiger Luesinum-Symptome auch die sonstigen zusätzlichen Symptome prüfen sollte, wie Magenbeschwerden, Analfissuren, blutende Hämorrhoiden mit brennenden, stechenden Schmerzen, chronische hartnäckige Verstopfung bei abgemagerten Typen mit stinkendem Atem sowie morgendliche, drängende, schmerzlose Diarrhö-Krisen gegen 5 Uhr, schlimmer am Meeresstrand mit schlaffem Rektum (Julian).

Zu erwähnen sind besonders auch noch die Herzsymptome, wobei lanzinierende Schmerzen und das Gefühl einer kochenden Flüssigkeit, die in den Arterien fließt (Julian), vorherrschen, auch bei Angina pectoris, Gefäßsklerose und Hypertonie. Hier ist Luesinum bzw. Syphilinum eine der Hauptnosoden, die neben den sonst indizierten Präparaten oft den ausschlaggebenden Heileffekt auslösen.

Letztlich sind nicht nur Knochenschmerzen, sondern auch chronische Knochenveränderungen wie die Osteochondrose, Knochenzysten, Karies der zervikalen und dorsalen Wirbel sowie Knochennekrosen und -geschwüre, vor allen Dingen mit chronischem Verlauf eine strikte Indikation für Luesinum, evtl. auch nur für gelegentliche Zwischengaben.

Dabei vermag Luesinum auch günstigen Einfluß auf angeborene Lues auszuüben und auf unbeeinflußbare Serumreaktionen, auch bei den Gefäßsyndromen in den Lebensjahren um die 50 und ganz besonders auch bei Knochenerkrankungen der Adoleszenten (Julian).

Boericke erwähnt außer dem charakteristischen Gedächtnisverlust, der sich speziell auf die Vorgänge während der jetzigen Erkrankung beschränkt, auch die Erschöpfung und Hoffnungslosigkeit, wobei der Patient an seiner Genesung verzweifelt, an Haarausfall und nächtlichen Kopfschmerzen leidet, „als ob der obere Teil des Kopfes sich löste". Er empfiehlt Luesinum auch bei reichlichem Speichelfluß, der beim Schlafen aus dem Mund läuft.

Ein besonderer Hinweis wird von Boericke noch auf die Stimmlosigkeit und das chronische Asthma im Sommer mit trockenem hartem Husten gegeben, besonders nachts, wobei die Luftröhre empfindlich gegen Berührung ist.

Trotz des etwas verwirrenden Symptomenreichtums des Arzneimittelbildes ergibt sich doch ein scharf umgrenztes Indikationsgebiet mit typischen Symptomen, wie folgt:

1. Syphilis mit unbeeinflußbaren Serumreaktionen, Manifestationen der angeborenen und Spätsyphilis an Schleimhäuten, Drüsen, Nerven und Knochen.
2. Verschlimmerung nachts, durch extreme Kälte oder Hitze, bei feuchtem Wetter und am Meeresstrand, Besserung durch gemächliche Bewegung.
3. Ulzerationen an Schleimhäuten, Haut und Knochen mit grauem Grund und übelriechender Absonderung sowie gehäuftem Auftreten von Abszessen oder Furunkeln und kupferfarbenen Flecken auf der Haut. Lichen ruber planus. Onychorrhexis (Längsfissuren).
4. Ozaena. Stimmbandulzera. Stimmlosigkeit und chronisches Asthma bei warmem feuchtem Wetter. Chronische Konjunktivitis. Eitrige Otorrhö mit fortschreitender Taubheit. Dicke stinkende gelb-grüne Ab-

sonderungen mit Krusten und Jucken. Profuser Speichel, der nachts unbemerkt das Kissen durchtränkt.
5. Ulzerationen auch auf den Schleimhäuten des Magens; Analfissuren. Dicker, gelber stinkender Fluor albus mit typischen durchschießenden Rückenschmerzen nachts.
6. Neuralgische lanzierende Schmerzen, besonders von 8 Uhr abends bis 3 Uhr nachts. Strabismus und Iritis (Kalmia). Neuralgien und Neuritis sowie paralytische Ptosis und Verziehung des Gesichts nach einer Seite, daß der Patient kaum sprechen kann. Apoplexie mit Hemiplegie.
7. Rheumatische und reißende Gliederschmerzen mit Lähmigkeitsgefühl. Reißende Schmerzen in Knien, Schenkeln und Hüften (kann nicht auf niedrigem Stuhl sitzen), am schlimmsten nachts, besser durch Begießungen mit kaltem Wasser.
8. Schwerste Gedächtnisschwäche mit starker Niedergeschlagenheit. Entwicklungsstörungen besonders bei Kindern. Zurückbleiben in der Schule. Charakterschwierigkeiten. Bösartigkeit und flüchtige Zornausbrüche, Neigung zu Suchten.

Zur Verfügung steht Luesinum-Injeel (forte) mit dem Potenzenakkord (D 10), D 15, D 30, D 200, D 1000.
Luesinum ist enthalten in Cerebrum compositum, Psorinoheel.

Luffa operculata – Luffaschwamm

Verwendet wird die in Guyana, Brasilien und Paraguay vorkommende Frucht (Kusia) der Stammpflanze: Luffa operculata [L.] Cogn./Cucurbitaceae.

Die Hauptindikationen sind:

Wirkt purgierend, diuretisch bei Hydrops, Kachexie, Anämie. Auch bei Herpes zoster, Amenorrhö und Katarrhen jeder Art. Rhinitis.

Zur Verfügung steht Luffa operculata-Injeel (forte) mit dem Potenzenakkord (D 6), D 10, D 30, D 200; als Einzelpotenzen in D 30; D 200.
Luffa operculata ist enthalten in Euphorbium compositum.

Lupulus – Hopfen

Verwendet werden die frischen Fruchtzapfen der in Osteuropa einheimischen Stammpflanze: Humulus lupulus L./Moraceae.

Die Hauptindikationen sind:
Diuretikum. Tagesschläfrigkeit.

Zur Verfügung steht Lupulus-Injeel (forte) mit dem Potenzenakkord (D 3), D 10, D 30, D 200.
Lupulus ist enthalten in Valerianaheel.

Lycopersicum – Tomate

Verwendet wird das frische, blühende Kraut von Lycopersicon esculentum Mill./Solanaceae.

Das Arzneimittelbild zeigt eine Anzahl charakteristischer Symptome wie Kopfschmerzen, Gedächtnisschwäche, Augenschmerzen mit Brennen und dem Gefühl, als wenn die Augäpfel zusammengezogen wären, Verengung der Pupillen mit Schmerzhaftigkeit der Umgebung des Auges und Anschwellung der Augenlider. Auch Erscheinungen einer akuten Erkältung wie profuser, wässriger Fließschnupfen, der die Nasenflügel wund macht und in den Hals heruntertropft, machen die Anwendung von Lycopersicum bei akuten Katarrhen des Rachens und der Nase zweckmäßig. Es findet sich ferner eine rauhe Stimme mit Heiserkeit und beständigem Räuspern, evtl. ein erschütternder, tiefer und rauher Husten mit Brustbeklemmung, der nachts als kurzer trockener Husten nicht schlafen läßt.

An gastrischen Erscheinungen zeigt sich eine dick gelb-belegte Zunge mit Durst auf große Mengen Wasser und heftiges Aufstoßen von Luft mit Brennen in der Magengegend. Auch Harnsymptome mit nächtlichem Harndrang, Blasenschwäche und Harnträufeln im Freien mit Rückenschmerzen in der Nierengegend, aber auch stechende Schmerzen im rechten Schultermuskel und in den Bauchmuskeln sowie rheumatische Schmerzen in der rechten Ellenbeuge und im Handgelenk, heftige Schmerzen in den Untergliedern und Neuralgien im rechten Bein sowie Kribbeln im rechten Ellenbogen runden das Bild einer akuten schmerzhaften Erkältungskrankheit ab. Verschlimmerung zeigt sich an der freien Luft und durch fortgesetzte Bewegung sowie durch Erschütterung und Lärm, Besserung im warmen Zimmer.

Anwendung hat Lycopersicum nicht nur bei Rheumatismus und Influenza mit Schmerzen im ganzen Körper, besonders in den Arm- und Beinmuskeln sowie bei Augenleiden gefunden, sondern auch bei Kopfschmerzen mit Blutandrang durch die geringste Menge Staub, wobei Lycopersicum meistens in Verbindung mit anderen Homöopathika angewendet wird.

Lycopersicum ist enthalten in Arnica-Heel.

Lycopodium – Bärlapp

Verwendet werden die Sporen von Lycopodium clavatum L./Lycopodiaceae.

Lycopodium clavatum, der Bärlapp, ist eines der bedeutendsten Polychreste in der Homöopathie. Dabei gewinnt Lycopodium in den letzten Jahren immer mehr an Bedeutung, wohl deshalb, weil Lycopodium als spezifisches Lebermittel bei Leberschädigungen, Leberdysfunktionen, sogar auch noch bei schwereren degenerativen Erscheinungen wesentliche Hilfe, ja sogar Heilung zu bringen vermag. Diese Schwäche der Leberfunktion zieht durch das gesamte Präparat.

Es ist auch daran zu denken, daß z. B. Hauterkrankungen, wie Urtikaria oder furunkelartige Geschwüre von bläulichem Aussehen oder auch Pityriasis, verbunden mit stellenweisem Haarausfall sowie Erysipel, ferner skrofulöse Hautaffektionen mit nässenden Ekzemen, ebenso auch Otorrhö und Tonsillitiden, aber auch Brustwarzenentzündungen, Augenlidentzündungen, ja sogar Ischiasbeschwerden, Hämorrhoiden und andere Darmbeschwerden, speziell Blähungen bei spastischer Obstipation und heftigen Schmerzen im After, so daß der Patient die Entleerung unterbrechen muß, von der Leberfunktion abhängig sind oder ein falsches Ventil bilden, um Homotoxine, deren Entgiftung bei gestörter Leberfunktion nicht ausreichend erfolgt, über diese sekundären Erscheinungen, meistens Reaktiosphasen, auszuleiten.

Dieses gilt besonders für rechtsseitige Anginen, die auf sonst indizierte Mittel, wie Belladonna, Mercurius jodatus flavus und andere nicht zur Abheilung kommen wollen. In diesen Fällen muß die Leber behandelt werden, und zwar mit Lycopodium oder einem Biotherapeutikum, welches Lycopodium enthält.

Eine wichtige Indikation für Lycopodium ergab sich kurz nach der Währungsreform, als wieder Sahne in größerem Umfang zur Verfügung stand und zahlreiche Patienten sog. Sahnekuren zur Aufbesserung ihres Gewichtes machen zu müssen glaubten. Hierdurch kam es aber offenbar zu einer erheblichen Belastung der Leberfunktion, so daß nun nicht eine Gewichtszunahme, sondern eine Gewichtsabnahme mit absoluter Appetitlosigkeit die Folge war. Hier wirkte Lycopodium, in Spritzenform (Lycopodium-Injeel) verabfolgt, nach einigen Wochen endgültig heilend, wobei erwähnt werden darf, daß derartige Zustände sonst auf keine Präparate anzusprechen pflegten.

Die Lycopodium-Patienten sind mager, speziell am Oberkörper, während der Bauch und die Beine häufig geschwollen sind. Auch kann Aszites bestehen. Auch Geschwüre können sich an den Unterschenkeln finden mit Absonderung seröser Flüssigkeit.

Der Lycopodium-Patient hat dabei eine ausgesprochene Neigung zu Schwäche- und Erschöpfungszuständen, auch zu Schwermut, wobei die geistigen Funktionen erheblich nachlassen, speziell bei alten Leuten, bei denen die Gedächtnisschwäche besonders stark ausgeprägt ist. Auch die Kinder sind schwach mit wohlgebildeten Köpfen, aber schwächlichen, kränklichen Körpern (Nash).

Eines der wichtigsten Symptome von Lycopodium ist die Blähsucht mit Abgang geruchloser Gase, die sich speziell im Unterbauch sammeln sowie im linken Hypochondrium und in der linken Flexura sigmoidea des Kolons (ähnlich wie bei Lachesis).

Lycopodium soll ebenfalls gut bei rechtsseitigem Leistenbruch wirken (Nash).

Ein wichtiges Symptom von Lycopodium ist der Befund: roter Sand im Urin, oft als Vorstadium von Nierenkoliken eintretend.

Auch bei Impotenz kann Lycopodium recht gut wirksam sein, speziell nach Onanie und geschlechtlichen Ausschweifungen, wobei die Libido erhalten ist.

Nasenkatarrh mit völlig verstopfter Nase, so daß der Patient durch den Mund atmen muß, vor allen Dingen auch während der Nacht, läßt an Lycopodium denken, bei kleinen Kindern evtl. an Sambucus.

Wenn Fälle von Pneumonie in ein bedrohliches Stadium geraten, speziell im Verlauf der Lösung nach erfolgter Krise und der Auswurf schwer herausgebracht werden kann, wobei der Auswurf evtl. eitrig-gelb oder grün-gelb und übelriechend ist und salzig schmeckt, ist vielfach Lycopodium das Heilmittel, da alle rechtsseitigen Affektionen auf Lycopodium hinweisen und vielfach eine Leberdysfunktion zugrundeliegt. Die Rechtsseitigkeit gilt für alle Erscheinungen, sowohl für rechtsseitige Krampfadern, rechtsseitigen Leistenbruch, rechtsseitige Angina tonsillaris (aber linksseitige Krampfungen im Hypochondrium, ähnlich wie bei Lachesis), rechter Fuß ist kalt.

Besonders hervorzuheben ist die Verschlimmerung aller Beschwerden von 16 bis 20 Uhr nachmittags, wobei gerade diese Modalität oft auf Lycopodium hinleitet bei Erscheinungen, die offenbar nichts mit der Leber oder mit der Symptomatologie von Lycopodium zu tun haben, aber dennoch günstig reagieren, wenn diese typische Verschlimmerungszeit vorliegt.

Hingewiesen werden mag noch auf eine Empfehlung von Lycopodium bei Ileus und Intussuszeption. Hier ist Papaver somniferum evtl. lebensrettend wirksam, kann aber im Verein mit Lycopodium oder mit Lycopodium als Nachfolgemittel noch bessere Wirkungen entfalten.

Lycopodium pflegt in solchen Fällen, bei denen meist auch eine chronische Neigung zu spastischer Obstipation mit Neigung zu Ileuserscheinungen besteht, nicht nur diese Neigung zu Ileus, sondern auch die spastische Obstipation grundlegend zu beseitigen.

Wenn die wichtigsten Symptome von Lycopodium zusammengefaßt werden, so ergibt sich folgendes typische Arzneimittelwirkungsbild:

1. Schwäche und Erschöpfung. Neigung zu Depressionen. Graugelbe Gesichtsfarbe. Gelbliche Hautflecken. Schwache Muskelentwicklung. Schwächliche, kränkliche Kinder mit wohlgebildeten Köpfen.
2. Harnsaure Diathese. Roter Sand im Urin (Ziegelmehlsediment). Neigung zu Nierengrieß und Nierenkolik.
3. Blähsucht besonders im Unterbauch mit krampfartigen Beschwerden im linken Hypogastrium. Hämorrhoidalbeschwerden. Krampf des Sphincter ani. Appetitlosigkeit. Satt nach dem ersten Bissen.
4. Leistenbruch rechts. Lycopodium ist ein vorwiegend rechts wirkendes Mittel. Rechtsseitige Angina tonsillaris. Leberleiden mit Ikterus, Leberschwellung, grünlichem, bitteren Erbrechen. Spastische Obstipation. Neigung zu Ileus.
5. Typische Verschlimmerung nachmittags von 16 bis 20 Uhr für alle Beschwerden.
6. Bronchitis mit Schleimanhäufung und Rasselgeräuschen und Dyspnoe sowie Pneumonie mit schwieriger Lösung des Expektorates. Chronischer Nasenkatarrh mit Verstopfung der Nase und wundmachenden, scharfen Absonderungen.
7. Ekzeme nässend. Kopfgrind. Urtikaria. Pityriasis versicolor. Erysipel. Skrofulöse Hauterkrankungen. Brustwarzenentzündungen mit wunden, blutenden Warzen.

8. Rechter Fuß kalt, linker Fuß warm. Krampfaderbildung am rechten Unterschenkel.

Zur Verfügung steht Lycopodium-Injeel (forte) S mit dem Potenzenakkord (D 4), D 8, D 10, D 30, D 200, D 1000 ana (0,16 ml) 0,2 ml; als Einzelpotenzen in D 4; D 30.

Lycopodium ist enthalten in Cruroheel, Hepar compositum, Hepeel, Injeel-Chol, Metro-Adnex-Injeel, Momordica compositum, Nux vomica-Homaccord, Proctheel, Rauwolfia compositum, Syzygium compositum, Testis compositum.

Lycopus virginicus – Wolfstrapp

Verwendet wird die frische, blühende, in Nordamerika einheimische Stammpflanze: Lycopus virginicus [L.] Michx./Labiatae.

Die Hauptindikationen sind:
Herztonikum bei Thyreotoxikose. Herzjagen.

Zur Verfügung steht Lycopus virginicus-Injeel (forte) mit dem Potenzenakkord (D 3), D 6, D 12, D 30, D 200.

Lycopus virginicus ist enthalten in Glonoin-Homaccord.

Lyssinum (Hydrophobinum) – Tollwut-Nosode

Verwendet wird der inaktivierte Speichel tollwutkranker Tiere in homöopathischer Zubereitung (Nosode).

Alle Beschwerden werden schlimmer durch den Anblick oder das Hören von fließendem Wasser, durch glänzendes Licht (z. B. wenn man im Auto der Sonne entgegenfährt), durch strahlenden Sonnenschein, durch Wagenfahren, beim Bücken (Julian), besonders beim Anblick einer Treppe. Allgemeine Hyperästhesie. Zusammenschnürungsgefühl im Hals (Angina, beim Trinken). Bellender Husten. Übermäßige Salivation. Stuhldrang oder Urindrang beim Anblick oder beim Hören von fließendem Wasser.

Überstürztes Sprechen. Sexuelle Erregung. Schwangerschaftskonvulsionen. Epilepsie. Paralysis agitans. Spastische Dysphagie. Enuresis nocturna. Lumbago. Koxarthrose.

Günstig wirksam in Kombination mit Hypophysis.

Zur Verfügung steht Lyssinum-Injeel (forte) mit dem Potenzenakkord (D 12), D 15, D 30, D 200.

Magnesia usta – Magnesiumoxid

Verwendet wird Magnesiumoxid, MgO.

Die Hauptindikationen sind:
Gastritis. Hyperazidität. Ulcus ventriculi et duodeni.

Zur Verfügung steht Magnesia usta-Injeel (forte) mit dem Potenzenakkord (D 6), D 10, D 30, D 200.

Magnesium aceticum – Magnesiumazetat

Verwendet wird Magnesiumacetat 4 H_2O, $(CH_3 COO)_2 Mg \cdot 4 H_2O$.

Die Hauptindikationen sind:
Diabetes mellitus. Leberfunktionsstörungen.

Zur Verfügung steht Magnesium aceticum-Injeel (forte) mit dem Potenzenakkord (D 6), D 10, D 30, D 200.

Magnesium asparaginicum – Magnesiumaspartat

Verwendet wird Magnesium-L-hydrogenaspartat, das Magnesiumsalz der L-Asparaginsäure $[HOOC\ CH_2\ CH(NH_2)\ COO]_2 Mg \cdot 2 H_2O$.

Magnesiumsalze sind für zahlreiche Fermentfunktionen unerläßlich, z. B. für den Zitronensäurezyklus, aber auch bei vielen intermediären Umsetzungen. Da auch die Asparaginsäure eine wichtige Rolle als intermediärer Zwischenträger zu erfüllen hat, ist Magnesiumaspartat bei verschiedensten Fermentfunktionen wie z. B. beim Harnstoffzyklus erforderlich, ferner bei der Transaminierung bzw. als Ammonikdonator zur Harnstoffsynthese, wobei die Asparaginsäure nach Desaminierung in den Zitratzyklus eingehen kann, falls sie nicht durch Transaminierungsreaktionen wieder mit Aminogruppen beladen wird, wie es für das α-Ketoglutarat wahrscheinlich ist.

Magnesium asparaginicum wird daher meistens nicht allein angewandt, sondern in Verbindung mit anderen fermentaktiven Wirkfaktoren.

Magnesium asparaginicum ist enthalten in Molybdän compositum.

Magnesium borocitricum – Magnesiumborozitrat

Verwendet wird Magnesium-borocitrat, eine Mischung aus Magnesiumoxid, Zitronensäure und Borsäure.

Die Hauptindikationen sind:
Gallenkoliken und Nierengrieß.

Zur Verfügung steht Magnesium borocitricum-Injeel (forte) mit dem Potenzenakkord (D 6), D 12, D 30, D 200.

Magnesium carbonicum – Basisches Magnesiumkarbonat

Verwendet wird kristallwasserhaltiges, schweres, basisches Magnesiumcarbonat.

Die Hauptindikationen sind:
Zahnschmerz Schwangerer, nachts bohrend, muß umhergehen. Dyspepsie. Stuhl grün wie Entengrütze, sauer oder hart, bröckelnd, „das ganze Kind riecht sauer". Arthritis der Schultergelenke. Trockenheit der Schleimhäute (Augen, Nase, Rachen). Trockene, juckende Haut.

Zur Verfügung steht Magnesium carbonicum-Injeel (forte) mit dem Potenzenakkord (D 6), D 12, D 30, D 200.

Magnesium-Manganum-phosphoricum – Magnesium-Mangan-phosphat

Verwendet wird eine Mischung gleicher Teile Magnesiumhydrogenphosphat 3 H_2O, Mg $HPO_4 \cdot 3\ H_2O$, und Mangan(II)-phosphat, $Mn_3\ (PO_4)_2$.

Die Hauptindikationen sind:
Katalysatorische Wirkung der Spurenelemente, besonders zur Unterstützung der Katalysatoren des Zitronensäurezyklus. Siehe auch intermediäre Katalysatoren des Zitronensäurezyklus (Theoretische Hinweise, Injektionsschema).

Zur Verfügung steht Magnesium-Manganum-phosphoricum-Injeel (forte) mit dem Potenzenakkord (D 6), D 12, D 30, D 200.

Magnesium chloratum — Magnesiumchlorid (Magnesium muriaticum)

Verwendet wird Magnesiumchlorid 6 H_2O, $MgCl_2 \cdot 6 H_2O$.

Die Hauptindikationen sind:
Subikterus. Leberschwellung. Gelb belegte Zunge. Magen empfindlich, verträgt selbst Milch nicht. Urin nur mit Bauchpresse zu entleeren. Chronische Obstipation. Prostatahypertrophie. Blasenschwäche. Beschwerden schlimmer nachts, beim und nach dem Essen.

Zur Verfügung steht Magnesium muriaticum-Injeel (forte) mit dem Potenzenakkord (D 6), D 8, D 12, D 30, D 200; als Einzelpotenz in D 12.

Magnesium oroticum — Magnesiumorotat

Verwendet wird Magnesiumorotat.

Nicht nur Magnesium hat als wichtiger Spurenelementfaktor für Fermentfunktionen, z. B. den Zitronensäurezyklus wichtige intrazelluläre Funktionen zu erfüllen, sondern auch der Anteil der Orotsäure lenkt die Zielrichtung der arzneilichen Wirkung auf intermediäre Entgiftungsfunktionen, z. B. beim Harnstoffzyklus u. a.

Magnesium oroticum hat daher als Spurenelement-wirksamer Fermentaktivator in Präparaten Verwendung gefunden, die speziell auf die Wiederingangsetzung blockierter Fermente, z. B. des Zitronensäurezyklus, insbesondere auch verschiedener Leberfermente, ausgerichtet sind.

Magnesium oroticum ist enthalten in Coenzyme compositum.

Magnesium phosphoricum — Magnesiumphosphat

Verwendet wird Magnesiumhydrogenphosphat 3 H_2O, $MgHPO_4 \cdot 3 H_2O$.

Die aus Magnesiumphosphat hergestellten Verreibungen bzw. flüssigen Potenzen sind nach Heinigke „eines unserer wichtigsten Schmerzmittel, keines hat eine größere Mannigfaltigkeit von Schmerzen, sie sind stechend, schneidend, bohrend, blitzartig kommend und vergehend, krampfartig, oft die Stelle wechselnd, in Anfällen, die fast unerträglich sind".

Dabei können Sinnestäuschungen bestehen und Unfähigkeit klar zu denken mit Schlaflosigkeit, auch bei Verdauungsstörungen sowie Abneigung. Neuralgische oder rheumatische Kopfschmerzen treten besonders auch nach geistiger Arbeit auf und sind mit Frösteln verbunden. Dabei besteht die Empfindung „von Flüssigkeit im Kopf", „als ob das Gehirn wackle" (H e i n i g k e), oder als wenn der Patient „eine Kappe auf dem Kopf" hätte.

Auch Schwindel bei Bewegungen jeder Art wird durch Magnesium phosphoricum beeinflußt. Das bei Tabes dorsalis vorkommende Romberg'sche Phänomen, nämlich Unsicherheit und Fallen bei geschlossenen Augen kann durch Magnesium phosphoricum dann günstig beeinflußt werden, wenn der Patient nach vorn fällt.

Bei den Kopfschmerzen, die häufig supraorbital und schlimmer rechtsseitig sind, besteht evtl. auch Doppelsehen mit dunklen Flecken vor den Augen und Regenbogenfarbensehen sowie ein Zucken der Augenlider mit Lichtscheu, evtl. Schielen und Herabfallen der Lider. Auch sind nervöse Ohrenschmerzen, besonders hinter dem rechten Ohr (Mastoiditis) eine Indikation für Magnesium phosphoricum, besonders wenn sie an der frischen Luft sowie beim Waschen des Gesichtes und Halses mit kaltem Wasser verschlimmert werden. Auch die Gesichtsschmerzen sowie alle Schmerzen verschlimmern sich beim Kaltwerden des Körpers, auch der Zahnschmerz wird durch kaltes Trinken oder Essen verschlimmert und durch Wärme gebessert. Bei Parulis finden sich oft Drüsenanschwellungen am Hals und Nacken, besonders auch bei Zahnungsbeschwerden der Kinder mit Krampferscheinungen und Fieber, ebenfalls eine Indikation für Magnesium phosphoricum.

Krampfhafte Schmerzen, Zusammenschnüren im Hals bei Schluckversuchen, auch bei Tortikollis, besonders rechtsseitig, erfordern Magnesium phosphoricum, das auch bei Krampfbeschwerden im Bereich des Magens mit Singultus und Brechwürgen günstig wirken kann, besonders wenn Durst nach kalten Getränken besteht.

Auch bei asthmatischer Brustbeklemmung mit trockenem Kitzelhusten, der krampfhafte Natur annehmen kann, wirkt Magnesium phosphoricum günstig, selbst bei nervösem krampfhaftem Herzklopfen und Zusammenschnürungsgefühl am Herzen (Cactus grandiflorus) ebenso wie bei Blähungskoliken, Leibkrämpfen und Nabelkoliken, besonders wenn die Beschwerden nach dem Rücken ausstrahlen (Belladonna), auch wenn chronische Verstopfung bei rheumatischen Personen vorliegt sowie bei Obstipation der Kinder mit krampfhaften Schmerzen bei jedem Versuch, Stuhl zu entleeren.

Ein wichtiges Mittel ist Magnesium phosphoricum auch bei Dysmenorrhö und verfrühter Menses, besonders wenn eine Anschwellung und Empfindlichkeit der Vagina besteht und bei sog. „Eierstocksneuralgien".

Bei rheumatischen Schmerzen in den Gliedern, verbunden mit Schwäche in Armen und Händen sowie Steifheit und evtl. Taubheitsgefühl in den Fingern und allgemeiner Muskelschwäche, wobei diese Beschwerden durch Kälte verschlimmert und durch Wärme, Druck und Reiben gebessert werden, sind eine Indikation für Magnesium phosphoricum.

Auch bei Chorea minor mit Verdrehung der Glieder, bei Ischias mit lebhaft schießenden, bohrenden Schmerzen, die oftmals die Stelle wechseln und durch Wärme und Druck gebessert, durch leichte Berührung verschlimmert werden, ist Magnesium phosphoricum das Mittel der Wahl, ebenso wie es günstige Wirkungen bei Schreib- und Klavierspielkrampf, auch bei Wadenkrämpfen hat.

Boericke hebt noch die Wirkung bei Keuchhusten, bei Heiserkeit, Laryngitis mit Wundheit- und Rauheitsgefühl sowie bei Interkostalneuralgien und bei pektanginösen Beschwerden hervor. Bei krampfhaften Oberbauchbeschwerden wirkt das begleitende Gasaufstoßen (im Gegensatz zu Argentum nitricum) nicht erleichternd.

Boericke verabfolgt das Präparat gern in heißem Wasser, da es dann besser wirken soll, wobei die Wirkung evtl. durch Zugabe von Colocynthis, Silicea, Zincum, Dioscorea und Kalium phosphoricum unterstützt wird.

Nash weist besonders darauf hin, daß brennende Schmerzen nicht durch Magnesium phosphoricum beeinflußt werden, sondern Arsenicum album erfordern. Beide Mittel aber zeigen Besserung durch Anwendung von Wärme.

Nash gibt noch folgende Charakterisierung verschiedener Schmerzzustände (Leitsymptome, Seite 250):

„Nun zu den so charakteristischen krampfhaften Schmerzen von Magnesium phosphoricum. Wenn ein derartiges Symptom so bedeutend hervorragt, so ist es ein wichtiges Leitsymptom und begrenzt die Wahl auf eine Klasse von Mitteln, die dasselbe haben. Dies läßt sich wie folgt darstellen:

Krampfhafte Schmerzen: Cuprum, Colocynthis, Magnesium phosphoricum.

Brennend: Arsenicum, Cantharis, Capsicum, Phosphorus, Acidum sulfuricum, Sulfur, Carbo vegetabilis.

Kältegefühl: Calcium carbonicum, Arsenicum, Cistus, Heloderma.

Kälte (objektiv): Camphora, Secale, Veratrum album, Heloderma.

Vollheitsgefühl: Aesculus hippocastanum, China, Lycopodium.

Leerheitsgefühl: Cocculus, Phosphorus, Sepia.

Herabdrängen: Belladonna, Lilium tigrinum, Sepia usw.

Zerschlagenheitsgefühl: Arnica, Baptisia, Eupatorium perfoliatum, Pyrogenium, Ruta.

Zusammenschnüren: Cactus grandiflorus, Colocynthis, Anacardium.

Erschöpfung oder Abgespanntheit: Gelsemium, Acidum picrinicum, Acidum phosphoricum, alle Säuren und Silicea.

Betäubung: Aconitum, Chamomilla, Platinum, Rhus toxicodendron.

Wandernde Schmerzen: Lac caninum, Pulsatilla, Tuberculinum.

Schmerzempfindlichkeit: Aconitum, Chamomilla, Coffea.

Empfindlich gegen Berührung: China, Hepar sulfuris, Lachesis, Silicea.

Knochenschmerzen: Aurum, Asa foetida, Eupatorium perfoliatum, Mercurius, Silicea.

Stechende Schmerzen: Bryonia, Kalium carbonicum, Scilla, Apis.

Pulsieren oder Klopfen: Belladonna, Glonoinum, Melilotus.

Blutungen (passive): Hamamelis, Secale, Crotalus, Elaps.

Blutungen (aktive): Ferrum phosphoricum, Ipecacuanha, Phosphorus.

Abmagerung: Jodum, Natrium muriaticum, Lycopodium, Sarsaparilla usw.

Leukophlegmasie (wassersüchtige Schwellungen): Calcium carbonicum, Graphites, Capsicum.

Psorische Konstitution: Sulfur, Psorinum usw.

Sykotische Konstitution: Thuja, Acidum nitricum, Medorrhinum usw.

Syphilitische Konstitution: Mercurius, Kalium jodatum, Syphilinum usw.

Blaue Geschwülste: Lachesis, Pulsatilla, Tarantula cubensis.

Auf diese Weise könnten wir fortfahren und auf ein bis drei oder mehr Mittel hinweisen, die eine charakteristische Wirkung bei gewissen Symptomen oder Zuständen haben; es ist gut, diese im Gedächtnis zu haben, denn mit einer solchen Anfangsgrundlage sind wir befähigt, den diagnostischen Unterschied zwischen ihnen zu erkennen oder herauszufinden. Solches Wissen wappnet, bereitet auf alle Fälle vor und setzt den Arzt oft in den Stand, jene verblüffenden Kuren zu machen, die den Kranken und alle Beobachter in Erstaunen setzen."

Hieraus geht die Ganzheitsschau der Homöopathie klar hervor; denn bei allen diesen Syndromen kann Magnesium phosphoricum als zusätzliches Therapeutikum sowohl die krampfhaften Beschwerden beseitigen wie auch dem sonst erwähnten Therapeutikum die Wirkung ebnen.

Wenn die Gesamtsymptome von Magnesium phosphoricum zusammengefaßt werden, ergibt sich folgendes typische Arzneimittelbild:

1. Krampfartige schießende Schmerzen längs dem Verlauf der Nerven und bei Krämpfen in den verschiedensten Körperteilen, die durch Druck und Wärme gebessert werden.
2. Gesichtsneuralgien mit Zucken der Augenlider.
3. Krampfbeschwerden im Gebiet des Magens. Darmkoliken mit Luftaufstoßen, welches nicht bessert. Nabelkoliken der Kinder mit Anziehen der Beine ohne Durchfallerscheinungen.
4. Menstrualkoliken und Dysmenorrhö mit neuralgischen Beschwerden, besser bei Einsetzen der Blutung (Lachesis).
5. Gallensteinkoliken. Nierensteinkoliken. Schmerzen bei chronischem Gelenkrheumatismus.
6. Pertussis besonders nachts und beim Liegen.
7. Chorea minor mit Verdrehung der Glieder.
8. Ischias mit bohrenden schießenden Schmerzen, die Stelle wechselnd, durch leichte Berührung verschlimmert. Schreibkrampf. Wadenkrampf.
9. Alle Beschwerden verschlimmert durch Kälte, nachts im Bett und durch leise Berührung.
   Besserung: durch heiße Umschläge, Bewegung, Druck, Zusammenkrümmen, langsames Umhergehen und durch feuchte Wärme.
10. Schwindel bei Bewegung mit Nachvornfallen. Wie „Flüssigkeit im Kopf". Unfähigkeit zum Denken. Supraorbitalschmerzen. Verschwommenes Sehen. Mastoiditis rechts. Zahnschmerzen. Torticollis spasticus.

Zur Verfügung steht Magnesium phosphoricum-Injeel (forte) mit dem Potenzenakkord (D 6), D 12, D 30, D 200.

Magnesium phosphoricum ist enthalten in Cerebrum compositum, Ovarium compositum, Spascupreel, Testis compositum.

Magnesium sulfuricum – Magnesiumsulfat

Verwendet wird getrocknetes Magnesiumsulfat, $MgSO_4$.

Die Hauptindikationen sind:

Enuresis, Zahnschmerzen, Diarrhö der Kinder. Ruhr. Zerschlagenheitsgefühl im Kreuz. Menstruationsanomalien.

Zur Verfügung steht Magnesium sulfuricum-Injeel (forte) mit dem Potenzenakkord (D 4), D 8, D 12, D 30, D 200.

Majorana – Majoran

Verwendet wird die frische, blühende, in den Mittelmeerländern einheimische, vielfach als Küchengewürz angebaute Stammpflanze: Origanum majorana L./Labiatae.

Die Hauptindikationen sind:

Nervöse Reizbarkeit. Koliken. Flatulenz. Milchknoten bei stillenden Frauen.

Zur Verfügung steht Majorana-Injeel (forte) mit dem Potenzenakkord (D 4), D 10, D 30, D 200.
Majorana ist enthalten in Hormeel.

Malaria-Nosode – Wechselfieber-Nosode

Verwendet wird das im Fieber abgenommene Blut von Malaria-Kranken in homöopathischer Zubereitung (Nosode).

Die Malaria, synonym mit Wechselfieber, Sumpffieber, kaltes Fieber, ist eine in den Tropen und teilweise auch in den Subtropen verbreitete Infektionskrankheit, welche durch den Stich der Anopheles-Mücke (nur das Weibchen saugt Blut) übertragen wird, wobei die Parasitenentwicklung in der Mücke bei Mindesttemperaturen von + 17° C erfolgt.

Auch eine Impf-Malaria durch Blutübertragung und eine konnatale Infektion des Fetus ist bekannt.

Der Malariaanfall ist durch Prodromalerscheinungen mit Mattigkeit, Gliederschmerzen und allgemeinem Unbehagen charakterisiert, woraufhin akut charakteristische Fieberanfälle mit Schüttelfrost beginnen und nach 6 bis 8 Stunden kritische Entfieberung mit Schweißausbruch erfolgt. Dabei finden sich häufig Blutbildveränderungen mit Leukopenie und Lymphozytensturz, Monozytose, Polychromasie und basophile Tüpfelung. Im Harn ist meist die Aldehydprobe positiv.

Außer der Malaria quartana, tertiana und tropica existiert eine gefährliche fieberfreie Form mit enorm gesteigerter Vermehrung der Erreger. Ferner kann es durch Doppel- oder Dreifach-Infektion bei allen Arten zu täglichen Fieberanfällen kommen (Febris quotidiana).

Die Malaria-Nosode eignet sich weniger zur Behandlung des akuten Malariaanfalls, da alle Homöopathika grundsätzlich stimulativ auf die Abwehrorgane wirken, und zwar durch Bereinigung des homotoxischen Terrains; kann aber trotzdem versucht werden.

Jedoch ist die Malaria-Nosode dann geeignet bei Erkrankungen jedweder Art, wenn in der Anamnese irgendwie eine Malaria oder eine ähnliche Infektion gefunden wird.

Typisch ist die „Malaria-Hand", gekennzeichnet durch eine hochrote Färbung der Handflächen. Dieses Symptom beobachtet man gelegentlich bei den Patienten und kann dann die Malaria-Nosode therapeutisch anwenden. Sonst ist die Malaria-Nosode indiziert bei verschiedenartigsten Fieberzuständen, die mit Schüttelfrost beginnen, generell also bei zahlreichen septischen Fieberzuständen, besonders auch wenn Hämaturie vorliegt, da bei Malaria das „Schwarzwasser-Fieber" auftreten kann, bedingt durch Zerstörung vieler Erythrozyten, wobei es zur Ansammlung von Hämoglobin in den Nieren mit Gefahr der Anurie und der Urämie kommt.

Daher kann die Malaria-Nosode möglicherweise auch bei Anurie und Urämie günstige Wirkungen zeigen, besonders wenn in der Anamnese chemotherapeutisch bzw. allopathisch behandelte Fieberzustände aufgedeckt werden können.

Da andernteils Malariakuren mit gutem Erfolg (etwa Heilung bei ein Drittel der Fälle) bei Tabes dorsalis und bei progressiver Paralyse als Formen der Spätlues zu verzeichnen sind, ist von der Anwendung der Malaria-Nosode auch bei diesen beiden Erkrankungen möglicherweise ein günstiger Effekt zu erwarten, zumindest sollte ein Versuch gemacht werden.

Da andernteils im Sinne der sog. Malaria larvata bestimmte Malariaformen ohne Fieber existieren, die jedoch mit Neuralgien und rheumatischen bzw. grippeähnlichen Symptomen einhergehen, kann die Malaria-Nosode grundsätzlich bei allen Neuralgien, Grippesymptomen ohne Fieber, besonders wenn vorher chemotherapeutisch behandelt wurde, günstige Wirkungen zeigen. Dies gilt ganz besonders für Patienten, die in sumpfigen oder feuchten Gegenden wohnen.

Zur Verfügung steht Malaria-Nosode-Injeel (forte) mit dem Potenzenakkord (D 8), D 12, D 30, D 200.

Mamma cystica-Nosode — Brustdrüsenzysten-Nosode

Verwendet werden operativ entfernte Zysten der weiblichen Brust von Patientinnen, die klinisch keine Beschwerden zeigen, in homöopathischer Zubereitung (Nosode).

Die Hauptindikationen sind:

Benigne Brustknoten. Versuchsweise bei Fibroma mammae, auch bei Mastodynie (vor und während der Menstruation).

Zur Verfügung steht Mamma cystica-Nosode-Injeel (forte) mit dem Potenzenakkord (D 6), D 10, D 30, D 200.

Mamma — Milchdrüse

Verwendet wird die frische, von gesunden Schlachttieren gewonnene Brustdrüse in homöopathischer Zubereitung (Organpräparat).

Die Hauptindikationen sind:

Laktorrhö. Mastodynie. Präkanzerose. Fibrombildung. Schlaffe und unterentwickelte Brüste. Zwischenschmerz. Post amputationem mammae.

Mamma suis steht zur Verfügung als Mamma suis-Injeel in dem Potenzenakkord D 10, D 30, D 200 und als Mamma suis-Injeel forte in dem Potenzenakkord D 8, D 12, D 30, D 200.

Mancinella — Manzanillbaum

Verwendet werden gleiche Teile der frischen Blätter, Rinde und Früchte der in Indien, Brasilien und Columbien einheimischen Stammpflanze: Hippomane mancinella L./Euphorbiaceae.

Die Hauptindikationen sind:

Psychische Depression (bes. in der Jugend und im Klimakterium). Erysipel. Pemphigus. Sehstörungen verschiedener Genese, besonders nach Einwirkung toxischer Stoffe, Dämpfe usw.

Zur Verfügung steht Mancinella-Injeel (forte) mit dem Potenzenakkord (D 6), D 10, D 30, D 200.

Mandragora – Alraun

Verwendet wird das frische Kraut der in Südeuropa und Kleinasien einheimischen Stammpflanze: Mandragora officinarum L./Solanaceae.

Die Hauptindikationen sind:

Völlegefühl, Aufstoßen von Luft, durch Essen besser. Völlegefühl nach wenigen Bissen, besser durch Rückwärtskrümmen. Trockenheit der Hals- und Mundschleimhäute. Obstipation mit Tenesmen. Hämorrhoiden, blutend. Ulcus duodeni. Cholangitis, Cholezystitis, Gallenkoliken. Gastrokardialer Symptomenkomplex. Verschlimmerung durch Vorwärtsbeugen (Autofahren, Sitzarbeit). Kopfkongestionen. Depressive Verstimmung. Gelenkrheumatismus. Arthrosen. Pylorusstenose.

Zur Verfügung steht Mandragora-Injeel (forte) mit dem Potenzenakkord (D 4), D 8, D 12, D 30, D 200.
Mandragora ist enthalten in Momordica compositum, Mucosa compositum.

Manganum aceticum – Maganazetat

Verwendet wird Mangan(II)-acetat 4 H_2O, $(CH_3COO)_2 Mn \cdot 4 H_2O$.

Die Hauptindikationen sind:

Nächtliche Knochenschmerzen. Vergeßlichkeit, Zerstreutheit. Chronisch rezidivierende Rachen-, Larynx-, Bronchialkatarrhe. Rhinitis mit grüneitrig-blutig-klumpigen Sekreten. Primär chronische Polyarthritis. Multiple Sklerose mit Muskelschwäche und Zittern. Langwierige Heiserkeit.

Zur Verfügung steht Managanum aceticum-Injeel (forte S) mit dem Potenzenakkord (D 6), D 12, D 30, D 200.

Manganum carbonicum – Mangankarbonat

Verwendet wird Mangan(II)-carbonat, $MnCO_3$.

Die Hauptindikationen sind:

Anämie. Leber- und Milzerkrankungen. Katarrhe der Luftwege mit Erschöpfung. Chronische Ekzeme.

Zur Verfügung steht Manganum carbonicum-Injeel (forte) mit dem Potenzenakkord (D 6), D 10, D 30, D 200.

Manganum gluconicum – Manganglukonat

Verwendet wird Mangan(II)-D-gluconat, das Mangan(II)-salz der D-Gluconsäure, $[OHCH_2\ CH(OH)\ CH(OH)\ HCOH\ CH(OH)\ COO]_2\ Mn$.

Mangansalze haben starke Fermentaktivitäten, z. B. für die Funktionen des Zitronensäurezyklus, in welchem aus Glukose auf den Mitochondrien Energie gewonnen wird. Durch Zufuhr von Mangansalzen in organisch gebundener Form (an Gluconsäure) wird die Möglichkeit eines raschen Eintritts in die Zelle geboten. Die Glukonsäure nimmt über den Pentosephosphatzyklus speziell bei der Glukoseoxydation eine Schlüsselstellung ein (Warburg-Dickens-Horecker-Schema) bzw. bei dem Pentosephosphatzyklus.

Manganglukonat wird meistens nicht als Einzelmittel verabfolgt, sondern in Kombination mit anderen fermenaktiven Faktoren.

Manganum gluconicum ist enthalten in Molybdän compositum.

Manganum metallicum – Metallisches Mangan

Verwendet wird metallisches Mangan, Mn.

Die Hauptindikationen sind:

Nebenhöhlen- und Nasenkatarrhe, Polysinusitis mit gelbgrünen, klumpigen oder blutigen Exkreten. Knochenschmerzen (Schienbein). Heiserkeit bei Berufsrednern. Chronische Arthrosen. Lues III, auch Hautgummen.

Zur Verfügung steht Manganum metallicum-Injeel (forte) mit dem Potenzenakkord (D 6), D 10, D 30, D 200.

Manganum muriaticum (Manganum chloratum) – Manganchlorid

Verwendet wird Mangan(II)-chlorid 4 H_2O, $MnCl_2 \cdot 4\ H_2O$.

Die Hauptindikationen sind:
Siehe Manganum aceticum.

Zur Verfügung steht Manganum muriaticum-Injeel (forte) mit dem Potenzenakkord (D 6), D 10, D 30, D 200.

Manganum phosphoricum – Manganphosphat

Verwendet wird Mangan (II)-phosphat, $Mn_3(PO_4)_2$.

Die Hauptindikationen sind:
Rückenmarksleiden. Spastische Spinalparalyse. Multiple Sklerose. Tabes dorsalis. Muskelkater und Erschöpfungszustände mit Anämie. Bulbärsymptome.

Zur Verfügung steht Manganum phosphoricum-Injeel (forte) mit dem Potenzenakkord (D 6), D 10, D 30, D 200.
Manganum phosphoricum ist enthalten in Cerebrum compositum, Coenzyme compositum, Testis compositum, Ubichinon compositum.

Manganum sulfuricum – Mangansulfat

Verwendet wird Mangan(II)-sulfat 4 H_2O, $MnSO_4 \cdot 4 H_2O$.

Die Hauptindikationen sind:
Periostitis. Anämie. Leber- und Milzerkrankungen. Sonst wie bei Manganum aceticum.

Zur Verfügung steht Manganum sulfuricum-Injeel (forte) mit dem Potenzenakkord (D 4), D 12, D 30, D 200.

Marrubium album – Weißer Andorn

Verwendet wird das Kraut von Marrubium vulgare L./Labiatae.

Die Hauptindikationen sind:
Expektorans. Leberfunktionsmittel.

Zur Verfügung steht Marrubium album-Injeel (forte) mit dem Potenzenakkord (D 3), D 10, D 30, D 200.

Marum verum – Katzengamander

Verwendet wird das Kraut von Teucrium marum L./Labiatae.

Die Hauptindikationen sind:
Nasenpolypen. Ozaena, Ausschnauben harter Pfröpfe. Eingewachsene Nägel mit Geschwürsbildung.

Zur Verfügung steht Marum verum-Injeel (forte) mit dem Potenzenakkord (D 4), D 8, D 12, D 30, D 200.

Mastoiditis-Nosode – Warzenfortsatzentzündung-Nosode

Verwendet werden Eiter und Detritus (Gewebstrümmer) aus einem entzündeten Processus mastoides (Warzenfortsatz) in homöopathischer Zubereitung (Nosode).

Die Hauptindikationen sind:
Retoxische Schädigung am Gehörapparat. Neigung zu rezidivierenden Otitiden. Chronische Otitis media (laufendes Ohr). Osteoporose. Sudeck'sche Erkrankung. Versuchsweise bei chronischer Osteomyelitis. Chronische Fieberzustände jeder Art. Chronische Neuralgien (bei Trigeminusneuralgien mit Granuloma dentis, sonst mit Psorinum, Gelsemium, Spigelon).

Antihomotoxische Effekte ergeben sich bei Anwendung dieser Nosode nicht nur, wenn der ursprüngliche Operationsherd als neurales Streufeld weitere Affektionen — evtl. an entfernten Loci — auslöst (dann am besten mit Procainhydrochlorid D 2 in die Narbe spritzen), sondern auch Störungen des Gehörs, Schwindelanfälle, Kinetosen, auch Neuralgien und Herzaffektionen sowie Blasenreiz-Zustände u. a. können in Verbindung mit dem durch eine ähnliche Operation gesetzten neuralen Streufeld stehen und die Mastoditis-Nosode als spezifisch wirkendes Antihomotoxikum erfordern.

Zur Verfügung steht Mastoiditis-Nosode-Injeel (forte) mit dem Potenzenakkord (D 6), D 10, D 30, D 200.

Mastopathia cystica-Nosode – Brustdrüsenzysten-Nosode

Verwendet werden operativ entfernte Zysten der weiblichen Brust von Patientinnen, die klinisch prae- und intra-menstruelle Beschwerden zeigen, in homöopathischer Zubereitung (Nosode).

Die Mastopathia cystica kann gegebenenfalls als präkanzeröses Stadium angesehen werden und ist dann bei verschiedenen Beschwerden nicht nur im Bereich der weiblichen Brust, z. B. bei Schmerzen vor, während und nach der Menstruation indiziert, sondern auch bei sonstigen Reflexzuständen wie Beschwerden während des Eisprunges (Ziehen in den Brüsten), auch bei Neuralgien oder psychischen Veränderungen im Zusammenhang mit den sekundären Geschlechtsmerkmalen oder auch bei ferngeleiteten Symptomen im Sinne der Neuraltherapie. Die anamnestische Aufklärung gibt dann einen Hinweis auf die Anwendung der Mastopathia cystica-Nosode, auch in kurmäßiger Anwendung mit anderen geeigneten Antihomotoxika-Biotherapeutika.

Zur Verfügung steht Mastopathia cystica-Nosode-Injeel (forte) mit dem Potenzenakkord (D 8), D 12, D 30, D 200.

Medorrhinum (Gonococcinum) – Tripper-Nosode

Verwendet wird der aus der Harnröhre austretende Eiter von an Gonorrhö erkrankten Männern in homöopathischer Zubereitung (Nosode).

Dieses aus dem eitrigen Urethralsekret bei akuter Gonorrhö hergestellte Nosoden-Präparat hat sich bereits seit vielen Jahrzehnten in der Therapie bewährt (1891 von Hering publiziert).

Das Arzneimittelbild von Medorrhinum weist einige typische Symptome auf, die Medorrhinum als eine gut wirksame Nosode bei der hydrogenoiden Konstitution, bei sykotischen Zuständen, bei Hautkrankheiten, besonders bei Vikariation mit Asthma und bei infektiösen, chronischen, verschleppten Erkrankungen (Imprägnationsphasen) indiziert erscheinen lassen. Auch bei Impfschäden, Migräne, sowie bei Krebserkrankungen (nach Julian im Wechsel mit Thuja, Natrium sulfuricum und Vaccininum) ist Medorrhinum als Konstitutionsmittel indiziert, insbesondere auch bei chronischem Rheumatismus sowie bei charakteristischen psychischen Störungen.

Der Medorrhinum-Patient ist schwächlich, reizbar und leidet unter Unruhe der Beine und Füße, kann nicht stillsitzen, ist immer in hastiger Bewegung und sehr empfindlich gegen Luftzug und Kälte, fühlt sich aber in der Umgebung des Meeres besser, auch bezüglich seiner steifen Gelenke, wobei ihn besonders nachts die große Unruhe quält, obwohl er schläfrig ist, aber erst gegen Morgen einschlafen kann.

Seine Gemütsstimmung wechselt von tiefster Traurigkeit und Todesahnungen zu Glückseeligkeit. Dabei regt sich der Patient über Kleinigkeiten auf, klagt über neuralgisch rheumatische Kopfschmerzen, besonders im Hinterkopf mit Schwere und Druck auf dem Scheitel, wobei sich der Kopfschmerz durch Husten verschlimmert; auch heftiges Jucken der Kopfhaut und starke Schuppenbildung besteht.

Dieses heftige und unaufhörliche Hautjucken ist typisch, besonders auf dem Rücken und in der Genitalgegend, wobei sich evtl. kupferrote Flekken finden, die gelb bis braun werden und eine reine Haut hinterlassen. Auch kann starke Gelbfärbung der Haut bestehen. Gestielte Warzen treten wie kleine Pilze an verschiedenen Körperstellen auf.

Chronische Sinusitis mit heftigem Jucken, auch Geruchsverlust, entzündete und geschwollene Nase mit Verstopfung der hinteren Nasenöffnung können vorhanden sein. Auch Heiserkeit, Stimmlosigkeit, Lungenstiche und unaufhörlicher trockener Nachthusten können durch Medorrhinum günstig beeinflußt werden, besonders auch bei Kitzel unter dem Brustbein und schmerzhaftem Husten, als ob der Kehlkopf zerspringen wollte, wobei reichlicher Auswurf von Schleim vorhanden sein kann, der mit Blut gemischt ist.

Während es dem Medorrhinum-Patienten gegen Abend besser geht, so daß er nachts ausgesprochen fröhlich ist, ähnlich wie bei Nux vomica, pflegt die ganze Nervosität morgens beim Erwachen wieder einzusetzen, genau im Gegensatz zu Luesinum, dessen Beschwerden sich nachts ausgeprägt verschlimmern.

Auch am Herzen findet sich nach der geringsten Anstrengung eine typische Symptomatologie mit Herzklopfen und Herzflattern sowie ausstrahlenden Herzschmerzen, die durch die geringste Bewegung verschlimmert werden.

Auch an den Verdauungsorganen zeigt sich eine typische Symptomatologie mit metallischem Mundgeschmack, morgens schlimmer, sowie mit ulzeröser Stomatitis und Trockenheit im Mund, wie verbrannt, sowie dickbraun belegter Zunge.

Verlangen besteht nach Salz, aber auch nach Süßem und Saurem mit Wechsel der Erscheinungen. Auch können klarer Schleim, schaumige und kaffeesatzähnliche Massen erbrochen werden, Gallen- und Leberbeschwerden bestehen, auch dunkle Stühle und Diarrhö, ebenso knollige Stühle und heftiges Afterjucken.

Typisch für Medorrhinum sind auch rheumatoide Beschwerden, brennende Schmerzen entlang der Wirbelsäule, brennende Hitze in Händen und Füßen (ähnlich wie Sulfur und Sanguinaria) sowie eine schmerzhafte Empfindlichkeit der Ferse und der Fußsohle, auch Hüftschmerzen links (Koxitis), Schmerzen im Sakro-Iliakalgelenk, die von den Hüften bis zu den Schenkeln ziehen. Der akute Rheumatismus verschlimmert sich bei Bewegung, während sich der chronische Rheumatismus in der Bewegung bessert.

Dabei können Schmerzen neuralgischer Art plötzlich auftreten und ebenso plötzlich wieder verschwinden, auch bestehen Deformationen der Fingergelenke mit Steifheit sowie Gonarthrose.

Im Bereich der Harn- und Geschlechtsorgane können Nierenkoliken mit heftigen Tenesmen und eventuell nächtlichem Bettnässen vorhanden sein, auch heftige nächtliche Erektionen mit brennenden Schmerzen in der Urethra beim Urinieren, starker Geschlechtstrieb nach der Menstruation, die übelriechend und profus mit dunkelgeronnenem Blut auftritt. Auch findet sich Fluor albus mit dünnem, scharfem, wundmachendem, nach Fischlake riechendem Ausfluß, linksseitige Ovariitis, Menstrualkoliken, Metrorrhagien, schmerzhafte und empfindliche Brüste und insbesondere auch Feigwarzen.

Ein besonders typisches Symptom ist die Neigung, auf dem Bauch zu schlafen, das Gesäß in die Luft gestreckt, den Kopf im Kopfkissen vergraben, was sich besonders bei Säuglingen findet.

Ferner ist eine enorme Vergeßlichkeit charakteristisch für Medorrhinum, ebenso wie für Luesinum und Psorinum, wobei die Vergeßlichkeit speziell die soeben gehörten Mitteilungen betrifft, worauf besonders Julian hingewiesen hat (siehe auch Homotoxin-Journal 7, 137—139 (1968).

Wenn die wichtigsten Symptome von Medorrhinum zusammengefaßt werden, so ergibt sich folgendes typische Arzneimittelbild:

1. Hastiges Wesen. Unruhe und Ruhelosigkeit. Exzessive Nervosität und Erschöpfung, nachts besser, am Morgen schlimmer. Empfindlichkeit gegen Luftzug. Pessimismus. Psychische Depression.
2. Frontalkopfschmerz mit Einschnürungsgefühl. Schlaflosigkeit um Mitternacht. Eventuell auch Bettnässen.
3. Enorme Vergeßlichkeit (der letzten Tatsachen). Patient verliert den Faden beim Sprechen.
4. Rhinitis und Sinusitis mit Verstopfung der Nase und Anosmie. Schmerzhafter, trockener Husten, schlimmer in der Nacht. Glottiskrampf und Asthma, besser am Meeresstrand.

5. Verlangen nach Reizmitteln und Süßigkeiten, sowie nach Eis, Bier und Salz. Krampfhafte Magenschmerzen. Obstipation mit festhängendem Stuhl.
6. Nierenkoliken. Zystitis und Urethritis. Fluor albus. Pruritus der Genitalien. Weibliche Brüste kalt wie Eis und marmoriert, berührungsempfindlich.
7. Rheumatische Beschwerden (Monarthritis). Gonarthritis. Auch Verformungen der Finger- und Handgelenke. Brennende Hitze und Schmerzen an Händen und Fußsohlen. Empfindlichkeit des Hackens. Koxitis. Plötzlich kommende und gehende neuralgische Schmerzen.
8. Feuchte, ölig glänzende Haut. Übelriechender Schweiß. Gestielte Warzen. Spitze und breite Kondylome. Chronische Ekzeme und Dermatosen.

Zur Verfügung steht Medorrhinum-Injeel (forte) mit dem Potenzenakkord (D 10), D 12, D 30, D 200.

Medorrhinum ist enthalten in Atropinum compositum, Cerebrum compositum, Discus compositum, Psorinoheel, Tartephedreel.

Medulla oblongata – Verlängertes Rückenmark

Verwendet wird das frische, gesunden Schlachttieren entnommene verlängerte Mark, der untere Abschnitt des Rautenhirns, in homöopathischer Zubereitung (Organpräparat).

Die Hauptindikationen sind:

Paralysis agitans. Progressive Blubärparalyse. Polyneuritis. Multiple Sklerose. Amyotrophische Lateralsklerose. Tabes dorsalis. Spinalparalyse. Hypotonie. Chorea minor. Störungen in den vegetativen Zentren, z. B. auch bei Asthma bronchiale.

Medulla oblongata suis steht zur Verfügung als Medulla oblongata suis-Injeel in dem Potenzenakkord D 10, D 30, D 200 und als Medulla oblongata suis-Injeel forte in dem Potenzenakkord D 8, D 12, D 30, D 200; als Einzelpotenzen in D6; D 200.

Medulla ossis – Knochenmark

Verwendet wird das frische, gesunden Schlachttieren entnommene Knochenmark in homöopathischer Zubereitung (Organpräparat).

Die Hauptindikationen sind:

Anämie. Leukämie. Agranulozytose und sonstige Therapieschäden. Strahlenschäden. Koxitis. Osteomyelitis chronica. Exostosen. Arthritis deformans. Morbus Sudeck.

Medulla ossis suis steht zur Verfügung als Medulla ossis suis-Injeel in dem Potenzenakkord D 10, D 30, D 200 und als Medulla ossis suis-Injeel forte in dem Potenzenakkord D 8, D 12, D 30, D 200; als Einzelpotenzen in D 6; D 200.

Medulla ossis ist enthalten in Discus compositum, Thyreoidea compositum, Tonsilla compositum.

Medulla spinalis – Rückenmark

Verwendet wird das frische, gesunden Schlachttieren entnommene Rükkenmark in homöopathischer Zubereitung (Organpräparat).

Die Hauptindikationen sind:

Multiple Sklerose. Amyotrophische Lateralsklerose. Tabes dorsalis. Paresen. Myelitis. Paraplegie. Chorea minor.

Medulla spinalis suis steht zur Verfügung als Medulla spinalis suis-Injeel in dem Potenzenakkord D 10, D 30, D 200 und als Medulla spinalis suis-Injeel forte in dem Potenzenakkord D 8, D 12, D 30, D 200.

Melilotus officinalis – Steinklee

Verwendet werden frische Blätter und Blüten der auf der ganzen nördlichen Halbkugel verbreiteten Stammpflanzen: Melilotus officinalis [L.] Lam. em. Thuill. und Melilotus altissimus Thuill./Leguminosae.

Nash kennzeichnet Melilotus als ein Heilmittel von unbestritten großem Wert, wobei alle Prüfer fürchterliche Kopfschmerzen und Blutungen hatten, außer einem (Dr. Bowen).

Als wirksame Bestandteile finden sich Cumarin, ätherisches Öl, Harze und Gerbstoffe, durch welche, ähnlich wie bei Belladonna und Glonoinum, ein charakteristischer Blutandrang mit intensiver Röte des Gesichtes und Klopfen der Halsschlagadern, verbunden mit Kopfschmerzen, hervorgerufen wird und wobei diese Beschwerden durch profuses Nasenbluten gebessert werden.

Nash beschreibt einen Fall von religiösem Wahn, den er mit der 6. Potenz heilen konnte. Ein Hinweis auf Melilotus bei diesem Fall, der sonst in Anbetracht der Geschwätzigkeit an Stramonium hätte denken lassen, war das intensiv gerötete Gesicht, wobei die erste Ursache dieser Anfälle eine Überhitzung in der Sonne gewesen war.

Nash beschreibt noch das Symptom, daß das Blut wie ein Eiszapfen in Klumpen aus der Nase herabhing und daß in diesen Fällen bei auffälligem Blutandrang, dem Nasenbluten folgt, weder Belladonna noch Erigeron, noch andere Arzneimittel helfen, sondern daß für diese Fälle Melilotus das Spezifikum ist.

Dewey weist auf die nahe Verwandtschaft von Melilotus mit Glonoinum hin, z. B. bei kongestiven Kopfschmerzen mit dem Gefühl, als müßte der Kopf in der Stirngegend bersten sowie bei Migräne. Besonders wenn Folgen von Sonnenstich und Überhitzung in der Sonne vorliegen, wirkt eine Kombination von Glonoin und Melilotus gut, die beide in ihrer Symptomatologie diese Erscheinungen haben.

A. von Fellenberg-Ziegler erwähnt die vikariierend eintretende Besserung des Kopfschmerzes nicht nur durch Nasenbluten, sondern auch durch die Menstruation, ebenfalls, daß Blutandrang nach den Lungen vorliegen kann, der durch Blutspucken gebessert wird, und daß bei heftigen Kopfschmerzen oft schon das wiederholte Riechen an der Melilotus-Tinktur, die einen kräftigen Cumarin-Geruch aufweist, nützlich sein kann.

Dabei zieht Blutandrang nach den verschiedensten Organen symptomatisch durch das ganze Mittel. Es finden sich nicht nur Kongestionen nach dem Gehirn, sondern auch nach Lungen und Rektum, verbunden mit Nasenbluten, Hämoptoe und Hämorrhoidalblutungen, wobei geistige und körperliche Abspannung und Schwäche vorhanden sein können, ferner eine unzufriedene, ungeduldige und zornige Gemütsstimmung oder auch Melancholie mit religiösen Wahnideen, eingebildeten Gefahren, Weinkrämpfen und großer Niedergeschlagenheit. Dabei kann nachts der Schlaf mit Wachsein abwechseln und durch unangenehme Träume unterbrochen werden, wobei allerlei Gedanken durch den Kopf gehen und am Einschlafen hindern.

Während der heftigen Kopfschmerzen besteht meist noch ein Druck über den Augenhöhlen. Hände und Füße sind kalt, schwarze Flecken tanzen vor den Augen (Flimmerskotom). Auch findet sich häufig ein wogendes Gefühl im Gehirn, und nach Art der Migräne kann Brechwürgen und Erbrechen folgen, wobei Nasenbluten oder das Eintreten der Menses die homotoxische Entlastung bringen.

Im Ohr kann die Empfindung bestehen, als blase Wind aus den Ohren, besonders beim Schlingen.

In der Nase finden sich häufig harte Krusten mit Verstopfung, so daß der Patient durch den Mund atmen muß und beim schnellen Gehen an Erstickungsgefühl leidet.

Auch die Verdauungsorgane können betroffen sein mit Magenauftreibung und saurem Aufstoßen sowie Meteorismus mit Obstipation und schmerzhaftem, schwierigem Stuhlgang.

Charakteristisch ist auch ein Zusammenschnürungsgefühl und Klopfen im After.

Melilotus hat ferner eine charakteristische Nierenwirkung in seiner Symptomatologie und öffnet gewissermaßen die Glomeruli für einen ausgiebigeren Blutdurchfluß, wobei experimentell noch nicht geklärt ist, ob der durch die Symptomatologie des gesamten Mittels ziehende Blutandrang durch spastische Kontraktionen der Arteriolen bedingt sein könnte. Nach Anwendung von Melilotus pflegt sich die Stauung zu bessern, so daß Melilotus auch bei chronischen Nierenaffektionen, z. B. bei renaler Hypertonie, eine gute Hilfe bringen kann.

So sind auch Stauungserscheinungen in den weiblichen Genitalien ein Hinweis für Melilotus, nämlich spärliche, aussetzende Menstruation mit Übelkeit und Herabdrängen im Unterleib sowie stechenden Schmerzen in den äußeren Genitalien und Eierstocksneuralgien, ferner Dysmenorrhö.

Wenn die Hauptsymptome von Melilotus zusammengefaßt werden, so ergibt sich ein charakteristisches Arzneimittelbild:

1. Heftige Kongestionen nach dem Gehirn, den Lungen, dem Rektum. Kopfschmerz gebessert durch Nasenbluten, Hämoptoe und Hämorrhoidalblutungen sowie durch Einsetzen der Menses.
2. Allgemeine geistige und körperliche Abspannung und Schwäche mit unzufriedener, ungeduldiger und zorniger Gemütsstimmung, Melancholie und religiöse Wahnideen, Neigung zum Weinen.
3. Chronische Rhinitis mit harter Krustenbildung und evtl. Dyspnoe.
4. Renale Hypertonie.

Zur Verfügung steht Melilotus officinalis-Injeel (forte) mit dem Potenzenakkord (D 4), D 12, D 30, D 200.

Melilotus officinalis ist enthalten in Carbo compositum, Gynäcoheel, Melilotus-Homaccord, Naso-Heel, Placenta compositum, Rauwolfia compositum, Spigelon.

Melissa – Zitronenmelisse

Verwendet werden die frischen Blätter von Melissa officinalis L./Labiatae.

Die Hauptindikationen sind:
Nerven- und Beruhigungsmittel.

Zur Verfügung steht Melissa-Injeel (forte) mit dem Potenzenakkord (D 4), D 10, D 30, D 200.
Melissa officinalis ist enthalten in Valerianaheel.

Meningeoma — Hirnhautgeschwulst-Nosode

Verwendet wird das Meningeom, eine von der Hirn- und Rückenmarkshaut ausgehende, langsam wachsende Geschwulst in homöopathischer Zubereitung (Nosode).

Heilanzeigen für diese Nosode sind sowohl das Meningeom und Geschwülste der Hirnhäute, insbesondere der Meningen, aber auch der harten Hirnhaut (Dura mater encephali), Kopfschmerzen nach Unfällen, Kommotio; auch epileptiforme Anfälle können eine Indikation für die Anwendung dieser Nosode bilden.

Zur Verfügung steht Meningeoma-Nosode-Injeel (forte) mit dem Potenzenakkord (D 8), D 12, D 30, D 200.

Menyanthes — Bitterklee

Verwendet wird die frische, ganze, zu Beginn der Blütezeit gesammelte Stammpflanze: Menyanthes trifoliata L./Menyanthaceae.

Die Hauptindikationen sind:
Neuralgien, besser durch festes Binden. Nystagmus. Samenstrangneuralgien.

Zur Verfügung steht Menyanthes-Injeel (forte) mit dem Potenzenakkord (D 4), D 12, D 30, D 200.

Mephitis putorius — Stinktier

Verwendet wird das Sekret der Stinkdrüsen des in Nordamerika vorkommenden Stinktieres Mephitis mephitis L./Mustelidae.

Die Hauptindikationen sind:
Krampfhafter Husten mit Speiseerbrechen. Keuchhusten. Unruhe der Beine nachts, wie gefühllos werdend. Schon erfrischt nach kurzem Schlaf. Asthma bronchiale.

Zur Verfügung steht Mephitis putorius-Injeel (forte) mit dem Potenzenakkord (D 6), D 12, D 30, D 200.

Mercurialis perennis – Waldbingelkraut

Verwendet wird die frische, zur Zeit der beginnenden Blüte gesammelte, ganze, häufig in schattigen, etwas feuchten Wäldern Europas wachsenden Stammpflanze: Mercurialis perennis L./Euphorbiaceae.

Wirksame Bestandteile sind Methylamin, ätherisches Öl, Bitterstoff sowie Saponin und Flavonolglykoside.

Das Arzneimittelbild umfaßt neben Abspannung, Müdigkeit und Trägheit eine allgemeine Indisposition mit klopfenden, zuckenden und stechenden Empfindungen an verschiedensten Körperregionen, ebenso unruhigem Schlaf mit Tagesschläfrigkeit, Melancholie, Verdrießlichkeit und heftigem Wesen, ferner Jucken, Prickeln sowie Pusteln im Gesicht und der Haut allgemein.

Auch stechende und reißende Kopfschmerzen mit Spannungsgefühl, gerötetem und heißem Gesicht, umränderten Augen sowie konjunktivale Reizung mit Augentränen, Sehen wie durch einen Flor und Lichtscheu, ferner Stechen und Reißen im Gehörgang, Jucken, Kribbeln, Brennen in der Nase mit nachfolgendem Schnupfen zeigen die Symptome von Erkältung und Katarrhen, ebenso trockener Husten, Schweratmigkeit, Herzklopfen, Hitzewallungen mit Durst und heißen Handflächen und Fußsohlen.

Auch können entzündliche Affektionen mit Gefühl großer Trockenheit in der Mundschleimhaut vorliegen mit Hitze und Brennen, wobei die Zunge weiß-schleimig belegt ist und sich Schleimmassen am Gaumensegel ansammeln sowie Schlingbeschwerden vorhanden sind.

Der Geschmack ist abnorm bitter oder sauer. Auch Sodbrennen, Aufstoßen und Übelkeit können vorhanden sein mit Magenschmerzen, Druckgefühl und Kälteempfindung, Leibschneiden mit Knurren und Kollern im Darm und häufigem Abgang von Blähungen.

Auch kann häufiger Harndrang mit geringem Abgang, Harnzwang und Brennen in der Harnröhre bestehen sowie Kribbeln in der Vorhaut, während bei dem weiblichen Geschlecht die Menstruation von kürzerer Dauer ist, aber krampfhafte Beschwerden der Beckenorgane einsetzen (Rückschlageffekt).

Mercurialis perennis wird bei rheumatischen Erkrankungen akuter oder chronischer Art eingesetzt, besonders auch wenn der Herzbeutel oder das

Endokard in Mitleidenschaft gezogen sind oder wenn grippöse Zustände mit „Magen-Darmgrippe“ und Blasenbeschwerden vorliegen. Kopfschmerzen sind meistes mit Störungen des Sehvermögens oder mit melancholischen und hypochondrischen Gemütszuständen verbunden.

Mercurialis perennis hat zwar einen typischen Heilumfang, hat sich aber in der Praxis nicht so generell durchgesetzt wie die großen Polychreste, so daß es meist nur als zusätzliches Therapeutikum in Kombinationspräparaten Verwendung findet.

Zur Verfügung steht Mercurialis perennis-Injeel (forte) mit dem Potenzenakkord (D 6), D 10, D 30, D 200.

Mercurialis perennis ist enthalten in Arnica-Heel

Mercurius auratus – Goldamalgam

Verwendet wird die Verreibung aus 1 Gewichtsteil Gold mit 2 Gewichtsteilen Quecksilber.

Die Hauptindikationen sind:

Verhärtete Drüsentumoren. Tertiäre Lues mit Gummen.

Zur Verfügung steht Mercurius auratus-Injeel (forte S) mit dem Potenzenakkord (D 10), D 12, D 30, D 200.

Mercurius bijodatus – Quecksilber(II)-jodid

(Hydrargyrum bijodatum rubrum)

Verwendet wird Quecksilber(II)-iodid, HgJ_2.

Die Hauptindikationen sind:

Angina diphtherica links, Tonsillitis acuta und chronica. Akuter Fließschnupfen. Blepharitis ciliaris mit chronischen Granulationen. Rhagaden in der Hohlhand, nässend, schmerzhaft. Papulöse Eruptionen auf der Hand. Luetischer Primäreffekt (neben Antibiotika). Rheumatismus hin und her ziehend. Orchitis. Epididymitis. Skrofulöse Drüsenschwellungen, eiternde Bubonen.

Zur Verfügung steht Mercurius bijodatus-Injeel (forte S) mit dem Potenzenakkord (D 10), D 12, D 30, D 200; als Einzelpotenz in D 12.

Mercurius bijodatus ist enthalten in Euphorbium compositum, Naso-Heel.

Mercurius cyanatus – Quecksilberzyanid

(Hydrargyrum cyanatum)

Verwendet wird Quecksilber(II)-cyanid, $Hg(CN)_2$.

Die Hauptindikationen sind:
Angina diphtherica und Schleimhautdiphtherie. Nekrotischer Zerfall der Weichteile des Rachens. Stinkender Atem, rauher, schmerzhafter Hals. Dunkle Blutungen aus der Nase. Erbrechen der Speisen. Kollaps. Ruhr. Luetische Hornhautgeschwüre mit Perforationsgefahr.

Zur Verfügung steht Mercurius cyanatus-Injeel (forte S) mit dem Potenzenakkord (D 10), D 12, D 30, D 200.

Mercurius cyanatus ist enthalten in Angin-Heel.

Mercurius dulcis – Quecksilber(I)-chlorid

(Mercurius chloratus, Hydrargyrum chloratum, Kalomel)

Verwendet wird Quecksilber(I)-chlorid, Hg_2Cl_2.

Die Hauptindikationen sind:
Ohrtubenkatarrhe. Diabetes mellitus. Hornhautulzera. Ulcus molle. Duodenitis mit grünen Stühlen. Lues I (neben Antibiotika).

Zur Verfügung steht Mercurius dulcis-Injeel mit dem Potenzenakkord D 10, D 30, D 200.

Mercurius jodatus flavus – Quecksilber(I)-jodid

(Hydrargyrum jodatum flavum)

Verwendet wird Quecksilber(I)-iodid, Hg_2J_2.

Die Hauptindikationen sind:
Zunge dick und gelb belegt am Zungenrand. Spitze und Ränder rot mit Zahneindrücken. Angina tonsillaris. Diphtherie, rechts beginnend. Keratitis.

Fluor albus kleiner Mädchen. Leber-Gallenerkrankungen. Iritis specifica. Ulcus cornea. Harte Drüsenschwellungen bei Lues und Skrofulose.

Zur Verfügung steht Mercurius jodatus flavus-Injeel (forte S) mit dem Potenzenakkord (D 10), D 12, D 30, D 200.

Mercurius jodatus flavus ist enthalten in Viscum compositum.

Mercurius praecipitatus ruber – Rotes Quecksilberoxid

(Hydrargyrum oxydatum rubrum)

Verwendet wird rotes Quecksilber(II)-oxid, HgO.

Die Hauptindikationen sind:

Periostitis und nächtliche Knochenschmerzen. Pemphigus neonatorum. Nächtliche, aus dem Schlaf heraus auftretende Asthma- und Erstickungsanfälle, zum Aufspringen nötigend. Herzklopfen heftig, wie wenn die Brust zerspringen müßte.

Knochenfisteln. Hirnabszeß. Akne pustulosa.

Zur Verfügung steht Mercurius praecipitatus ruber-Injeel (forte S) mit dem Potenzenakkord (D 10), D 12, D 30, D 200, D 1000.

Mercurius praecipitatus ruber ist enthalten in Cruroheel, Discus compositum, Kalmia compositum, Osteoheel.

Mercurius salicylicus – Quecksilbersalizylat

Verwendet wird Quecksilbersalizylat, $C_6H_4O(COO)Hg$.

Die Hauptindikationen sind:

Polyarthritis mit unangenehm riechenden Schweißen. Chronische Dermatosen.

Zur Verfügung steht Mercurius salicylicus-Injeel mit dem Potenzenakkord D 10, D 30, D 200.

Mercurius solubilis Hahnemanni

(Hydrargyrum oxydulatum nigrum Hahnemanni)

Verwendet wird Quecksilber(I)-amidnitrat, welches wechselnde Mengen an Quecksilber(I)-oxid und metallischem Quecksilber enthält.

Aus der großen Reihe der verschiedenen Quecksilberpräparate, die sowohl aus dem nativen Quecksilber (Mercurius vivus) wie aus dessen Salzen hergestellt werden, hat sich in allererster Linie Mercurius solubilis Hahnemanni einen besonderen Ruf erworben, wenn auch andere Zubereitungen wie Mercurius cyanatus z. B. bei Halsaffektionen und diphtherischer Angina sowie Mercurius bijodatus bei Schleimhautaffektionen, ebenso Mercurius sublimatus corrosivus, ferner Mercurius praecipitatus ruber bei Knochenhautaffektionen und Knochenaffektionen in Gebrauch sind.

Allen Mercurpräparaten ist eine gemeinsame Symptomatologie eigentümlich, wie z. B. die nächtliche Verschlimmerung, der fötide Mundgeruch, Drüsenschwellungen, Empfindlichkeit gegen kalte Luft, Zahneindrücke und Zungenbelag sowie reichliche Schweißbildung, die sich in besonders ausgeprägter Form bei Mercurius solubilis finden.

Speziell die geschwollene, schlappe Zunge, welche die Eindrücke der Zähne zeigt (ähnlich wie bei Chelidonium, Podophyllum, Arsenicum und Rhus Toxicodendron) ist bei fieberhaften Erkrankungen fast regelmäßig festzustellen. Dabei ist die Mercurius-Zunge feucht, bei heftigem Durst, wobei vielfach Speichelfluß besteht, der wie Seifenschmiere zähe sein kann, bei widerlichem Mundgeruch, der das ganze Krankenzimmer verpestet. Dabei ist es durchaus nicht erforderlich, daß eine Erkrankung des Mundes, wie Stomatitis, Gingivitis, oder des Halses, wie Angina tonsillaris oder auch eine Nebenhöhlenaffektion oder eine Leber-Gallenerkrankung vorliegt. Der Zungenbefund und Mundgeruch kann bei allen Mercur-Indikationen vorliegen oder angedeutet sein, z. B. auch bei Hydronephrose, für welche Mercurius solubilis ebenfalls ein wichtiges Heilmittel ist. Meist finden sich auch die für Mercurius solubilis charakteristischen Schweiße, die profus sind und nicht erleichtern.

Die Hauptindikation für Mercurius-Präparate jeder Art, besonders aber für Mercurius solubilis, sind Suppurationen, speziell Abszesse, Furunkel, Impetigo contagiosa, nässende und eiternde Ekzeme, Karbunkelbildung, Phlegmonen, Pyurie, Empyeme, Sinusitis mit eitriger Absonderung, Otitis media mit Eiterbildung, Bronchitis mit Neigung zu gelblichem, eitrigem Auswurf, Grippe mit heftigem Fließschnupfen und eitriger Sekretion. Auch akute Schleimhautaffektionen entzündlicher Art, wie Dysenterie mit schleimigen, blutigen Stühlen, schneidenden Schmerzen und Tenesmen sind eine Indikation für Mercurius solubilis, letztere auch für Mercurius sublimatus corrosivus. Auch bei Chalazion und Hordeolum ist Mercurius solubilis indiziert, wenn eine starke Empfindlichkeit bei Berührung und Lichtscheu besteht, ebenso eine Verschlimmerung nachts und durch Wärme. Hier verabfolgt man es am besten im Wechsel mit Hepar sulfuris calcarea.

Besonders gut reagieren auf Mercurius solubilis auch schwerwiegende Augenaffektionen wie Skleritis mit Schrumpfung des Auges, evtl. auch das Glaukom. Auch Appendizitis, blutende Hämorrhoiden mit Entzündungserscheinungen, Leberaffektionen mit fötidem Mundgeruch, Zahneindrükken, gelbem Zungenbelag und Neigung zu Empyembildung in der Gallenblase, ferner auch Zystitis mit schleimigem Urin sowie Gonorrhö und Folgezustände der Gonorrhö mit heftigen Entzündungserscheinungen, auch Orchitis, Epidydimitis, Oophoritis, Salpingitis, ebenso wie Panaritium und besonders akute und chronische Ekzeme, auch solche skrofulöser Art sind Indikationen für Mercurius.

Zu denken ist auch daran, daß Mercurius solubilis ein gutes Mittel bei Störungen der Gehirnfunktion sein kann. Bekannt ist der Erethismus mercurialis. So wird schwerfälliges Sprechen ebenso durch Mercurius beeinflußt wie der bekannte Tremor mercurialis mit zitternder Zunge. Auch Gelenkrheumatismus und Muskelrheumatismus mit nächtlichen Schweißen und geröteten Gelenken, ferner Masern mit heftigem Fließschnupfen, Augenentzündungen und Durchfall können durch Mercurius solubilis günstig beeinflußt werden.

Eine besonders wichtige Modalität ist die nächtliche Verschlimmerung und die Verschlimmerung in der Bettwärme, was nicht nur für die Suppurationen, sondern auch für verschiedenste Hautkrankheiten gilt.

Früher wurde Mercurius als eines der wichtigsten Präparate zur Behandlung der Syphilis angesehen, was durch die neuerdings ermöglichte abortive Kur mit Höchstdosen von Penicillinen in den Hintergrund getreten ist. Trotzdem empfiehlt es sich, bei syphilitischen Infektionen Mercurius solubilis nebenher mitzuverabfolgen, speziell aber bei Lues II und III sind Hg-Zubereitungen (neben bzw. vor der Penicillintherapie) zu empfehlen.

Außer Mercurius solubilis wird häufig noch Mercurius cyanatus angewandt, und zwar speziell bei diphtherischen Anginen oder diphtherischen Schleimhautaffektionen, ähnlich Mercurius jodatus flavus, das charakterisiert ist durch dicken, gelben Belag auf der Zungenbasis, was sich häufig bei Lebererkrankungen, aber auch bei Diphtherie findet.

Mercurius sublimatus corrosivus, das Sublimat, ist speziell bei Schleimhaut- und Hautkrankheiten wirksam, insbesondere auch bei Dysenterie mit heftigen Darmtenesmen. Auch ist Mercurius sublimatus corrosivus bei Folgezuständen von Gonorrhö, speziell bei grünlichem, dünnen Ausfluß sowie bei Fisteleiterungen jeder Art vorzuziehen.

Die günstige Wirkung von Mercurius praecipitatus ruber auf Knochenaffektionen, auf solche des Periostes, z. B. auch bei Hackensporn, Exostosen, ferner auch bei Verdacht auf Hirnabszeß oder Arachnoiditis sei erwähnt.

Vermerkt werden mag noch die den Mercurius-Präparaten äußerst eigentümliche Neigung zum Frösteln, die bei beginnender Grippe und beginnenden Infektionskrankheiten sowie bei beginnenden Suppurationen wie Angina tonsillaris, Tonsillarabszeß, evtl. aber auch bei Panaritium u. a. gefunden wird. Dieses Symptom ist ebenso typisch für Mercurius wie die nicht erleichternden Schweiße und die Verschlimmerung durch Bettwärme.

In Gebrauch sind auch noch Mercurius bijodatus, das bei Iritis syphilitica empfohlen wird (neben Kalmia), ferner bei chronischer Mittelohreiterung und chronischen Nasenkatarrhen sowie bei Psoriasis, Akne rosacea und chronischen Ekzemen mit bedeutenden Hautverdickungen.

Als Quecksilberpräparat mag auch noch erwähnt werden Mercurius dulcis (Kalomel), empfohlen bei Otitis media, Leber- und Gallensteinleiden sowie bei massenhaft auftretenden Askariden, ferner Cinnabaris (Hydrargyrum sulfuratum rubrum), als Zinnober bekannt.

Cinnabaris wird speziell bei postsyphilitischen Erkrankungen gerühmt und ist bei Hornhautaffektionen, Iritis syphilitica sowie bei geschwüriger Zerstörung der Nasenscheidewand, chronischer Blepharitis sowie bei Ulcus cruris und bei Bartflechte empfohlen.

Als Hautmittel und Augenmittel eignet sich besonders gut Mercuris nitrosus, z. B. bei skrofulöser Konjunktivitis und Keratitis sowie Blepharitis mit stechenden Schmerzen und wunden Lidrändern, ferner bei hartnäckigen Kondylomen.

Wenn die wesentlichsten Mercurius-Symptome zusammengefaßt werden, so ergibt sich folgende Charakteristik:

1. Neigung zu Eiterungen jeder Art. Angina tonsillaris. Sinusitis. Appendizitis. Empyembildung (Pleura, Vesica fellea u. a.). Knocheneiterungen. Osteomyelitis. Periostaffektionen. Skleritis. Iritis. Konjunkti-

vitis. Ulcus cruris. Hydronephrose, Zystitis, Pyelitis. Otitis media. Akne vulgaris.

2. Nächtliche Verschlimmerung aller Beschwerden, besonders auch durch Bettwärme. Dabei reichliche, nicht erleichternde Schweiße.
3. Zunge ist dick schleimig oder gelblich belegt, und zeigt Zahneindrücke mit heftigem Durst. Drüsenschwellungen. Fötider Mundgeruch.
4. Empfindlichkeit gegen kalte Luft.
5. Sämtliche Reaktionsphasen, die sich ausweiten und bei denen Belladonna (anfänglich indiziert) nicht ausreichend wirkt bzw. Neigung zu Suppurationen oder flächenhaften Entzündungen der Schleimhäute besteht.

Zur Verfügung steht Mercurius solubilis Hahnemanni-Injeel (forte S) mit dem Potenzenakkord (D 10), D 12, D 30, D 200, D 1000.

Mercurius solubilis Hahnemanni ist enthalten in Cantharis compositum, Cutis compositum Mercurius-Heel, Momordica compositum, Ovarium compositum, Tonsilla compositum, Traumeel.

Mercurius sublimatus corrosivus – Quecksilber(II)-chlorid

(Hydrargyrum bichloratum, Sublimat)

Verwendet wird Quecksilber(II)-chlorid, $HgCl_2$.

Charakteristische Quecksilberwirkung bei Angina tonsillaris, Schleimhautaffektionen, Speichelfluß, Ruhr, akuter Glomerulonephritis mit Albuminurie, Hämaturie, Darmtenesmen, Fließschnupfen, Leberleiden, Cholangitis, Keratitis, Iritis (!), Gingivitis, Gonorrhö, Lues I (neben Antibiotika). Grippe, Fluor albus bei Mädchen. Übelriechender Nachtschweiß. Frösteln, Gliederzittern, Gehirnerscheinungen, Angst, Ruhelosigkeit, Erethismus. Unlöschbarer Durst.

Zur Verfügung steht Mercurius sublimatus corrosivus-Injeel (forte S) mit dem Potenzenakkord (D 10), D 12, D 30, D 200.

Mercurius sublimatus corrosivus ist enthalten in Albumoheel, Diarrheel, Echinacea compositum, Metro-Adnex-Injeel, Podophyllum compositum, Populus compositum, Solidago compositum.

Mercurius sulfuricus – Basisches Quecksilbersulfat

(Hydrargyrum sulfuricum basicum)

Verwendet wird basisches Quecksilbersulfat, $HgSO_4 \cdot 2\ HgO$.

Die Hauptindikationen sind:
Aszites. Dyspnoe mit Schmerzen in der rechten Brust. Pleuritis rechts.

Zur Verfügung steht Mercurius sulfuricus-Injeel mit dem Potenzenakkord D 10, D 30, D 200.

Mercurius vivus – Quecksilber
(Hydrargyrum)

Verwendet wird metallisches Quecksilber, Hg.

Die Hauptindikationen sind:
Stomatitis, juckende Dermatosen mit nächtlicher Verschlimmerung. Bronchitis, Grippe, Zystitis, Urethritis, Ovariitis, Kolitis u. a. mit erschöpfenden Schweißen. Zahnkaries mit nächtlichen Schmerzen.

Zur Verfügung steht Mercurius vivus-Injeel (forte S) mit dem Potenzenakkord (D 10), D 12, D 30, D 200.

Methanal – Formaldehyd

Verwendet wird Formaldehyd, H_2CO.

Die Hauptindikationen sind:
Ist die Vorstufe der Ameisensäure. Wirkt ähnlich wie Acidum formicicum bei Imprägnationsphasen der verschiedensten Art, z. B. bei Asthma, Ulcus duodeni, auch bei Rheumatismus, Arthritis u. a.

Zur Verfügung steht Methanal-Injeel (forte) mit dem Potenzenakkord (D 4), D 12, D 30, D 200.

Methylenum caeruleum – Methylenblau

Verwendet wird Methylenblau, 3,7-Bis(dimethylamino)-phenothiazin-5-iumchlorid.

Ist ein Redoxfarbstoff und geht dabei in die farblose (reduzierte) Stufe über. Die Dehydrierung der Bernsteinsäure kann auch durch die weitverbreitete Sukzinodehydrase in Fumarsäure (unter Sauerstoffabschluß) durch Methylenblau allein erzielt werden. Methylenblau ist daher bei zahlreichen zellulären Phasen, auch bei Neoplasmaphasen als Adjuvans der Atmung indiziert.

Zur Verfügung steht Methylenblau-Injeel (forte) mit dem Potenzenakkord (D 8), D 12, D 30, D 200; als Einzelpotenzen in D 6; D 8; D 15; D 30.

Methylglyoxal

Verwendet wird Methylglyoxal, CH_3COCHO.

Entsteht bei Stoffwechselvorgängen in kleinen Mengen (Karrer), besitzt eine Karbonyl- und eine Aldehydgruppe, ist daher bestens für Wasserstoffübertragungen und „Wegbrennen" der toxischen Aminogruppe aus Azomethinbindungen geeignet. Indiziert bei zellulären Phasen, speziell Degenerations- und Neoplasmaphasen.

Zur Verfügung steht Methylglyoxal-Injeel (forte) mit dem Potenzenakkord (D 8), D 12, D 30, D 200; als Einzelpotenzen in D 6; D 10; D 30.
Methylglyoxal ist enthalten in Glyoxal compositum.

Methylguanidin

Verwendet wird Methylguanidin, $NH_2\ C(NH)NH\ CH_3$.

Die Hauptindikationen sind:
Schädigungen intrazellulärer Faktoren, speziell der Chromosomen. Mutationen. Tetanie. Störungen des Kalkstoffwechsels. Osteomalazie. Rachitis.

Zur Verfügung steht Methylguanidin-Injeel (forte) mit dem Potenzenakkord (D 8), D 12, D 30, D 200; als Einzelpotenzen in D 6; D 10; D 30.

Mezereum — Seidelbast, Kellerhals

Verwendet wird die frische, vor Beginn der Blüte gesammelte Zweigrinde der in Wäldern, namentlich der niederen Gebirge in Europa und Nordasien vorkommenden Stammpflanze: Daphne mezereum L./Thymelaeaceae.

Die aus Daphne mezereum zubereitete Tinktur wird nicht nur bei Hauterkrankungen wie ekzematischen Ausschlägen, Augen- und Ohrenentzündungen, sondern auch bei entzündlichen Zuständen der Schleimhäute, sowie der Atmungs-, Verdauungs- und Harnorgane angewandt, speziell wenn Bläschen- und Geschwürsbildung mit geringer Blutung vorliegen, aber auch bei Grippe- und Keuchhustenepidemien, rheumatischen Affektionen und Knochenhautentzündungen sowie bei Fluor albus, Lymphknotenaffektionen und Ranula. Besonders Herpes zoster und Bläschenausschläge mit unerträglichem Jucken, wobei die Bläschen zu dicken, hohen Schorfen eintrocknen, unter denen scharfer Eiter hervorquillt, sind eine charakteristische Indikation für Mezereum.

Dabei finden sich meist keine oder nur geringe Fiebererscheinungen, obwohl ein allgemeines Krankheitsgefühl mit Frösteln und Erschöpfung vorhanden sein kann.

Außer Affektionen an Haut und Schleimhäuten sind vor allen Dingen auch die mesenchymalen Gewebe affiziert, und zwar im Sinne von Gelenkentzündungen, offenbar die Synovialmembranen der Schulter-, Ellbogen-, Hand-, Hüft-, Knie- und Fußgelenke. Auch die Muskelfaszien, Nervenscheiden, Gelenkbänder und das Periost an muskelfreien Stellen neigen zu Reizzuständen, so daß Knochenhautschmerzen am Schienbein, am Ellbogen, Unterkiefer, an der Schädeldecke und am harten Gaumen typische Heilanzeigen für Mezereum bilden, speziell, wenn sich Verdickungen des Gewebes finden.

Nachts und im warmen Bett pflegen diese Beschwerden verstärkt aufzutreten, ebenso wie sie sich während der Abendstunden und durch Berührung mit kühler Luft verschlimmern. Die Patienten können dabei depressiv gestimmt sein, gewisse Züge von Apathie und Gereiztheit zeigen oder auch melancholisches Weinen.

Dabei können krampfhafte Zuckungen am oberen Augenlid, ziehende und drückende Schmerzen in den Augen und Augenlidern vorhanden sein, welche sich durch Licht verschlimmern und mit Sehschwäche verbunden sind und wobei sich neuralgische Beschwerden entlang den Nervenstämmen über Rumpf und Glieder erstrecken können mit Lähmigkeit, Schwäche und krampfhaften Zuckungen.

Mezereum kann auch ein gutes Mittel für heftigen Fließschnupfen sein, wenn reichlich dünnflüssiger oder auch dicker Schleim mit blutiger Beimischung abgesondert wird und evtl. auch katarrhalische Entzündungen von Kehlkopf und Bronchien mit Schmerzen und Kitzelgefühl, Heiserkeit und trockenem Husten bestehen, evtl. mit Würgen und Erbrechen verbunden (Pertussis).

Die Lippen können entzündlich angeschwollen sein, ebenso wie die Schleimhaut der Zunge und des Zahnfleisches bis hinab zur Speiseröhre mit Bildung kleiner Bläschen (Stomatitis ulcerosa). Dabei besteht ähnlich wie bei Mercurius Speichelfluß. Die Entzündungen können sich bis in den Magen und Darm fortsetzen mit schneidenden Leibschmerzen, Kollern im Darm, dickbreiigen Stühlen mit Tenesmen und brennenden Schmerzen im After. Auch akute Zystitis mit Tenesmen und Schleimausfluß, evtl. Abgang einiger Tropfen Blut nach Urinentleerung ist für Mezereum typisch, ebenso wie eiweißartiger Ausfluß aus der Vagina und Balanitis sowie Samenstrang- und Hodenneuralgien. Insgesamt also bietet Mezereum ein Symptomenbild, das auch der sog. Reiter'schen Trias entspricht: Konjunktivitis, Enteritis, Urethritis.

Dewey hebt hauptsächlich herpetische Ausschläge mit dicken, hohen Schorfen hervor, unter denen ein scharfer Eiter ausschwitzt mit charakteristischen Krusten und Jucken, während die neuralgischen Symptome von Mezereum hauptsächlich durch Neuralgie der Wangenbeine mit Taubheitsgefühl und neuralgischen Schmerzen, dem Verlaufe eines Ausschlags entlang wie bei Herpes zoster, und durch Ziliarneuralgien charakterisiert sind.

Nash hat gute Erfahrungen mit Mezereum bei Schmerzen in langen Knochen, besonders in der Tibia und auch bei Gesichtsneuralgien, wobei eine Besserung der Beschwerden durch Annäherung der schmerzenden Seite an den heißen Ofen erzielt wird, während heiße Umschläge oder heiße Tücher keine Besserung brachten.

Fellenberg-Ziegler erwähnt noch tiefe Geschwüre mit Drüsenanschwellungen sowie die in stark kariösen Zähnen bei apikaler Parodonditis nagenden, bohrenden und brennenden Zahnschmerzen, die sich über die ganze Gesichtshälfte erstrecken, wobei ein Verlängerungsgefühl der Zähne typisch ist.

Die Ausflüsse von Mezereum sind häufig blutig und wundfressend (aus der Nase, Vagina, Urethra).

Wenn die Symptome von Mezereum zusammengefaßt werden, ergibt sich folgendes typische Arzneimittelbild:

1. Herpes zoster und herpetische Ausschläge mit Bläschenbildung und Pustelchen mit hohen Schorfen und Abschuppung. Geschwürsbildungen mit Schwellung der regionalen Lymphdrüsen.
2. Trockene und nässende Hautausschläge, auch auf dem behaarten Kopf, hinter den Ohren. Konjunktivitis.

3. Stomatitis mit Bläschenbildung. Laryngitis und Pertussis sowie akute Gastroenteritis mit spastischen Schmerzen und Stuhltenesmen.
4. Ziliarneuralgien, Rheumatismus verschiedener Gelenke und sonstige Neuralgien, auch im Verlauf von Herpes zoster.
5. Periostitis mit nächtlichen Knochenschmerzen und Empfindlichkeit gegen Berührung (Schädel, Tibia u. a.).
6. Urethritis. Balanitis. Fluor albus. Reiter'sche Krankheit.

Zur Verfügung steht Mezereum-Injeel (forte) mit dem Potenzenakkord (D 4), D 12, D 30, D 200.
Mezereum ist enthalten in Lamioflur, Mezereum-Homaccord, Sulfur-Heel.

Millefolium – Schafgarbe

Verwendet wird das frische, zur Zeit der Blüte gesammelte Kraut der auf Triften, an Wegen und auf Wiesen in Europa, Asien und Nordamerika vorkommenden Stammpflanze: Achillea millefolium L./Compositae.

Die Hauptindikationen sind:
Hellrote, arterielle Blutungen. Hämoptysis. Erschöpfende Schweiße. Hämorrhoiden mit Blutungen.

Zur Verfügung steht Millefolium-Injeel (forte) mit dem Potenzenakkord (D 4), D 12, D 30, D 200.
Millefolium ist enthalten in Cinnamomum-Homaccord, Traumeel.

Mitchella repens

Verwendet wird die frische, in Nordamerika und Japan einheimische Stammpflanze: Mitchella repens L./Rubiaceae.

Die Hauptindikationen sind:
Nierenschmerz. Hochgestellter Urin mit weißem Satz. Zystitis bei Frauen. Uterus kongestioniert, Portio dunklrot, geschwollen. Amenorrhö, Dysmenorrhö. Menorrhagien. Falsche Wehen in den letzten Schwangerschaftsmonaten.

Zur Verfügung steht Mitchella repens-Injeel (forte) mit dem Potenzenakkord (D 4), D 12, D 30, D 200.

Momordica balsamina – Balsamapfel

Verwendet werden die reifen Früchte der in Ostindien und China einheimischen Stammpflanze: Momordica balsamica L./Cucurbitaceae.

Die Hauptindikationen sind:

Blähungskolik in der Flexura lienalis und im Sigmoid. Gastrokardialer Symptomenkomplex. Pankreatitis.

Zur Verfügung steht Momordica balsamina-Injeel (forte) mit dem Potenzenakkord (D 4), D 8, D 12, D 30, D 200.

Momordica balsamina ist enthalten in Momordica compositum, Mucosa compositum.

Morbillinum-Nosode – Masern-Nosode

Verwendet wird die bei Masernerkrankungen aus Ausscheidungen (Expektorat, Nasenabscheidungen, Konjunktivitis, Tonsillen- und Mundschleimhaut-Abstrich sowie kleienförmige Hautschuppen nach Abklingen des Exanthemstadiums) gewonnene Ursubstanz in homöopathischer Zubereitung (Nosode).

In Anbetracht der fast obligatorischen Durchseuchung der gesamten europäischen Bevölkerung mit Masern kann die Masern-Nosode bei zahlreichen Erkrankungsformen angezeigt sein, nämlich dann, wenn bei der Behandlung der Masern (evtl. Jahrzehnte zurückliegend) irgendwelche Chemotherapeutika angewendet wurden, mittels welcher versucht wurde, die automatisch ablaufende Masern-Infektion in den verschiedensten Stadien (Inkubationsstadium, Initial- oder Prodromalstadium mit katarrhalischen Erscheinungen, Enanthem und anschließendes Exanthem-Stadium und schließlich das Abschuppungsstadium) therapeutisch zu unterdrücken.

Dieses pflegt sehr häufig zu geschehen bei den typischen Masern-Bronchopneumonien sowie bei der Otitis media und der para- oder postinfektiösen Enzephalitis (meist 4 bis 5 Tage nach dem Ausbruch des Exanthems).

Andernteils ist die Masern-Nosode besonders indiziert bei masernähnlichen Arzneiexanthemen, die sich u. a. nach Darreichung von Acetylsalicylsäure, Barbitursäure und Codein finden.

Ferner sind alle heftigen und hochfieberhaften Bronchopneumonien nach dem Simile-Prinzip eine Indikation für die Masern-Nosode, speziell wenn es sich um Virus-Pneumonien handelt.

Auch Fälle von Virus-Enzephalitis finden in der Masern-Nosode ihr Simile, ebenso wie die akute Otitis media und Pleuritis, welche die häufigste Komplikation der Masern-Bronchopneumonie zu sein pflegt. In diesem Fall setzt man zusätzlich die indizierten Homöopathika ein (Bryonia, Apis, Ranunculus, bei Suppurationen Hepar sulfuris und Mercurius solubilis).

Zur Verfügung steht Morbillinum-Injeel (forte) mit dem Potenzenakkord (D 8), D 12, D 30, D 200.

Moschus – Bisam

Verwendet wird das getrocknete Sekret des Moschusbockes, Moschus moschiferus L./Cervidae, der in den Hochgebirgen Mittelasiens, von Tibet bis Sibirien lebt.

Die Hauptindikationen sind:

Nervöse, zittrige Geschäftigkeit, konfuses Reden. Angst, Schreckhaftigkeit. Todesfurcht. Ohnmachten. Glottiskrampf. Erstickungsanfälle. Hysterie, Wein- und Schreikrämpfe. Zänkische Weiber, Schimpfkanonaden bis zur Ohnmacht. Globus hystericus.

Zur Verfügung steht Moschus-Injeel (forte) mit dem Potenzenakkord (D 6), D 12, D 30, D 200.
Moschus ist enthalten in Hormeel, Ignatia-Homaccord, Ypsiloheel.

MS-Nosode – Multiple Sklerose-Nosode

Verwendet werden die rötlich oder gelblich grauen Herde verschiedener Größe mit derber Konsistenz, die unter Bevorzugung gewisser Regionen (Umgebung der Hirnventrikel) im gesamten Zentralnervensystem auftreten können, in homöopathischer Zubereitung (Nosode).

Da die MS eine der häufigsten Nervenkrankheiten überhaupt ist, und Mischformen mit verschiedensten Symptomen organischer Nervenkrankheiten auftreten, sind zahlreiche Anwendungsmöglichkeiten der MS-Nosode im Sinne des Umkehreffektes und des Simile-Prinzipes gegeben.

Die Analyse der vom Verf. nach dem Kriege beobachteten Fälle von multipler Sklerose hat unter dem Gesichtspunkt homotoxischer Genese ergeben, daß praktisch bei allen Fällen Rückvergiftungen im Spiel waren. Bei mehreren Fällen handelte es sich um Unterdrückung von Schweißfuß, wonach entweder Nierensteinbildung oder multiple Sklerose oder beide Erkrankungen mehr oder weniger gleichzeitig auftraten.

Homotoxikologisch ist dieses damit zu erklären, daß z. B. durch Anwendung von Formaldehyd gegen Schweißabsonderungen diese außerordentlich giftige Chemikalie in direkte Verbindung mit Nervenrezeptoren der Haut gerät und daß die durch Formaldeyd gesetzten neuralen Reize reflektorisch zentral weitergeleitet werden und im Gehirn und Rückenmark entsprechende pathologische Signale im Sinne der Ausbildung einer MS setzen.

Hier ist nicht nur Formaldehyd als Oxydationsprodukt des Methylalkohols verdächtig, welcher dann weiter zur hochtoxischen Ameisensäure oxydiert wird, sondern auch Sulfonamide, die mit Nervenrezeptoren in Berührung kommen, z. B. bei Anwendung von Sulfonamidsalben oder bei Einstreuen von Sulfonamidpuder in offene Wundflächen können verantwortlich sein. Ein Teil der von mir beobachteten MS-Fälle war bei Verletzungen früher einer derartigen Behandlung unterzogen worden. Für diese Fälle käme allerdings weniger die MS-Nosode infrage, sondern eher die den früher angewandten Chemotherapeutika entsprechenden homöopathisierten Allopathika wie Sulfonamid-Injeel, Sulfaguanidin-Injeel, Acidum para-aminosalicylicum-Injeel u. a.

Zu denken an die Anwendung der MS-Nosode ist aber auch bei einer Erkrankung an amyotrophischer Lateralsklerose, spastischer Spinalparalyse u. a., evtl. auch bei der diffusen oder progressiven Sklerodermie, weil Haut- und Nervensystem enge Beziehungen insofern aufweisen, als sich das Nervensystem aus eingestülptem Ektoderm entwickelt hat.

Auch wenn isolierte Symptome der MS vorhanden sind wie skandierende Sprache, Intentionstremor und Nystagmus (Charcot' Trias), ohne daß sonstige Erscheinungen von spastischer Parese oder dergl. gegeben sind, sollte an die Anwendung der MS-Nosode gedacht werden.

Zur Verfügung steht MS-Nosode-Injeel (forte) mit dem Potenzenakkord (D 8), D 12, D 30, D 200.

Mucosa nasalis – Nasenschleimhaut

Verwendet wird die frische, gesunden Schlachttieren entnommene Nasenschleimhaut in homöopathischer Zubereitung (Organpräparat).

Die Hauptindikationen sind:

Sinusitis chronica. Polysinusitis. Ozaena. Nasenpolypen. Nebenhöhlenaffektionen sonstiger Art, evtl. mit Reflexzuständen an inneren Organen (z. B. Ulcus duodeni, Asthma bronchiale).

Mucosa nasalis suis steht zur Verfügung als Mucosa nasalis suis-Injeel in dem Potenzenakkord D 10, D 30, D 200 und als Mucosa nasalis suis-Injeel forte in dem Potenzenakkord D 8, D 12, D 30, D 200; als Einzelpotenzen in D 6; D 200.

Mucosa nasalis ist enthalten in Euphorbium compositum, Mucosa compositum.

Muira puama – Potenzholz

Verwendet wird das Stamm- und Wurzelholz von Ptychopetalum olacoides Benth. und P. uncinatum Anselmino/Olacaceae.

Die Hauptindikationen sind:
Aphrodisiakum. Regt Appetit und Verdauung an. Tonisierende Wirkung auf das Zentralnervensystem.

Zur Verfügung steht Muira puama-Injeel (forte) mit dem Potenzenakkord (D 4), D 8, D 12, D 30, D 200.

Mumps-Nosode – Ziegenpeter-Nosode

Verwendet werden inaktivierte Mumpsviren, die der Gruppe der Paramyxoviren angehören und Mumps (Parotitis epidemica) auslösen können, in homöopathischer Zubereitung (Nosode).

Die Hauptindikationen sind:
Die epidemische Parotitis, auch als Mumps, Ziegenpeter, Bauernwetzel bezeichnet, ist abzutrennen von der metastatischen Parotitis, die bei Scharlach, Cholera und anderen Infektionskrankheiten beobachtet wird und bei Knaben oft mit gleichzeitiger Orchitis einhergeht, sowie von der sekundär bei Angina, Stomatitis typhosa, Narkose und Mundschleimhauterkrankungen ausgehenden Parotitis zu differenzieren.

Da sich bei der epidemischen Parotitis neben der schmerzhaften Schwellung der Ohrspeicheldrüse mit charakteristischem Abheben des Ohrläppchens und Fieber sowie Ohrenschmerzen und Schwerhörigkeit manchmal auch Pankreasbeteiligung findet, ist auch bei Pankreasaffektionen verschiedener Art an die Anwendung der Mumps-Nosode zu denken, ferner bei verschiedenen Schleimhauterkrankungen des Mundes wie Stomatitis,

Angina tonsillaris, Tubenkatarrh und katarrhalisch bedingter Schwerhörigkeit sowie bei Hodenmetastasen, ausgehend von Viruserkrankungen jeder Art, versuchsweise auch bei Kryptochismus und bei gutartigen Hodentumoren (Fibrome, Myome, Lymphangiome, Adenoma tubulare, Zwischenzelladenome), versuchsweise aber auch bei bösartigen Hodensarkomen oder Seminomen. Auch bei Teratomen und Dermoidzysten könnte ein Versuch gemacht werden. Da iatrogene Therapieschäden bei der Anwendung der Nosoden nicht zu erwarten sind, stehen hier also neuartige (oft überraschend wirksame) therapeutische Möglichkeiten zur Verfügung.

Zur Verfügung steht Mumps-Nosode-Injeel (forte) mit den Potenzenakkord (D 8), D 12, D 30, D 200.

Murex purpureus

Verwendet wird der frische Drüsensaft von Purpurschnecken (Murex cornutus L./Muricidae u. a.).

Die Hauptindikationen sind:

Senkungsgefühl des Uterus. Wie eine wunde Stelle im Becken, auf die etwas drückt. Erosio portionis. Nach retoxischer Fluorbehandlung.

Zur Verfügung steht Murex purpureus-Injeel (forte) mit dem Potenzenakkord (D 6), D 12, D 30, D 200.

Musculi oculi – Augenmuskeln

Verwendet werden die frischen, gesunden Schlachttieren entnommenen Augenmuskeln in homöopathischer Zubereitung (Organpräparat).

Die Hauptindikationen sind:

Strabismus. Zustand nach Apoplexie mit Augenmuskellähmung.

Musculi oculi suis steht zur Verfügung als Musculi oculi suis-Injeel in dem Potenzenakkord D 10, D 30, D 200 und als Musculi oculi suis-Injeel forte in dem Potenzenakkord D 8, D 12, D 30, D 200.

Musculus – Muskel

Verwendet wird der frische, gesunden Schlachttieren entnommene Skelettmuskel in homöopathischer Zubereitung (Organpräparat).

Die Hauptindikationen sind:
Myotonie. Muskuläre Insuffizienz. Muskeldystrophie. Muskelatrophie. Schwäche und Erschöpfungszustände. Insomnie.

Musculus suis steht zur Verfügung als Musculus suis-Injeel in dem Potenzenakkord D 10, D 30, D 200 und als Musculus suis-Injeel forte in dem Potenzenakkord D 8, D 12, D 30, D 200.

Mygale avicularis – Vogelspinne

Verwendet wird die Vogelspinne Avicularia avicularia L./Aviculariidae.

Die Hauptindikationen sind:
Chorea minor mit Gesichtszuckungen. Einseitige, eckige Bewegungen des Kopfes und Körpers, schlimmer morgens nach dem Erwachen. Glossitis. Ruhelosigkeit. Durst. Ammoniakalischer Urin. Sexuelle Erregung. Schwäche, Zittern, Angst, Herzklopfen, Nervosität wie bei allen Spinnengiften.

Zur Verfügung steht Mygale avicularis-Injeel (forte) mit dem Potenzenakkord (D 6), D 12, D 30, D 200.

Myoma uteri – Gebärmuttermyom

Verwendet wird ein Gebärmuttermyom, eine gutartige Geschwulst aus Muskelgewebe des Uterus, in homöopathischer Zubereitung (Nosode).

Die Hauptindikationen sind:
Depositionsphasen. Myoma uteri. Nebenmittel bei Carcinoma uteri. Frigidität. Sterilität junger Frauen. Menorrhagien, Metrorrhagien.

Zur Verfügung steht Myoma uteri-Injeel (forte) mit dem Potenzenakkord (D 6), D 10, D 30, D 200.

Myosotis arvensis – Acker-Vergißmeinnicht

Verwendet wird das frische, blühende Kraut der auf Äckern, an Wegrändern und Wiesen wachsenden Stammpflanze Myosotis arvensis [L.] Hill./Boraginaceae.

Die Hauptindikationen sind:
Myosotis wirkt besonders auf die Atmungsorgane und die Lungen und ist speziell bei jugendlicher Tuberkulose der Lungen indiziert. Charakte-

ristisch ist Husten mit profusem, schleimigeitrigem Auswurf, Brechwürgen und Erbrechen während des Hustens, wobei sich während des Essens oder anschließend Verschlimmerung zeigt. In der unteren Lunge werden Schmerzen angegeben. Die Perkussion ist unangenehm wegen Empfindlichkeit bei chronischem Bronchialkatarrh und Lungenaffektionen. Typisch sind auch profuse Tag- und Nachtschweiße.

Myosotis wird fast nie als einziges Therapeutikum verabfolgt, sondern ist in geeigneten Kombinationspräparaten inkorporiert, um deren Wirkung zu verstärken und speziell auf die Lungen auszurichten.

Zur Verfügung steht Myosotis arvensis-Injeel (forte) mit dem Potenzenakkord (D 6), D 10, D 30, D 200.
Myosotis ist enthalten in Lymphomyosot.

Myrica cerifera – Wachsmyrte

Verwendet wird die frische Wurzelrinde der in Nordamerika einheimischen Stammpflanze: Myrica cerifera/Myricaceae.

Die Hauptindikationen sind:
Icterus catarrhalis. Schleimhautkatarrhe.

Zur Verfügung steht Myrica cerifera-Injeel (forte) mit dem Potenzenakkord (D 4), D 10, D 30, D 200.

Myristica sebifera

Verwendet wird der frische rote, aus den Verletzungen der Baumrinde austretende Saft von Virola sebifera/Myristicaceae.

Die Hauptindikationen sind:
Gewebsentzündungen, Phlegmonen und Abszesse werden zum Durchbruch gebracht („das homöopathische Messer"). Panaritium, Tonsillarabszeß u. a.

Zur Verfügung steht Myristica sebifera-Injeel (forte) mit dem Potenzenakkord (D 6), D 12, D 30, D 200.

Myrtillus – Heidelbeere

Verwendet werden die frischen reifen Beeren (Blaubeeren) von Vaccinium myrtillus L./Ericaceae.

Die Hauptindikationen sind:
Katarrhalische Erkrankungen, Enteritis und speziell Zystitis. Dysthyreose. Übt katalysatorische Wirkungen auf die Zellatmung aus, daher auch bei Neoplasmaphasen und allgemein bei zellulären Phasen (Viruskrankheiten) indiziert.

Zur Verfügung steht Myrtillus-Injeel (forte) mit dem Potenzenakkord (D 4), D 10, D 30, D 200.
Myrtillus ist enthalten in Ubichinon compositum.

Myrtus communis – Myrte

Verwendet werden die frischen, blühenden Zweige der in den Mittelmeerländern einheimischen, vielfach als Zierpflanze angebauten Stammpflanze: Myrtus communis L./Myrtaceae.

Die Hauptindikationen sind:
Hämoptoe. Linke Lunge affiziert. Stechen, bis in das linke Schulterblatt ziehend. Brennen der linken Brust. Tuberkulose-Primärinfiltrat.

Zur Verfügung steht Myrtus communis-Injeel (forte) mit dem Potenzenakkord (D 4), D 12, D 30, D 200.

Nadid – Nicotinamid-adenin-dinucleotid

Verwendet wird Nadid, Diphosphopyridinnucleotid (DPN), β-NAD, Coenzym I.

Besonders die wasserstoffübertragenden Enzyme der Gärung sowie der Glykolyse und zahlreicher anderer Aktionen enthalten als wirksame Gruppe Dinukleotide, von denen eine Base das Nicotinsäureamid, ein Pyridinderivat, ist. Da sie zwei bzw. drei Phosphorsäuregruppen im Molekül enthalten, nennt man sie auch Diphospho-Pyridin-Nucleotid, abgekürzt DPN, und Triphospho-Pyridin-Nucleotid (TPN).

Die wichtigste Funktion von Nadid ist die Sammelbeckenfunktion für den Wasserstoff, der in der Atmungskette durch eine logische Anordnung der Enzyme aufgrund der Redoxpotentiale der prosthetischen Gruppen weitergegeben wird. Der Wasserstoff wird von dem reduzierten Pyridin-Nucleotid weiter an die Flavoproteine abgegeben, die ihrerseits wieder vom Cytochrom oxydiert werden. Hierbei wird der Wasserstoff ionisiert. Im Valenzwechsel des Eisens werden ausschließlich die Elektronen übertragen, wobei in der Endstufe die Übertragung auf den Sauerstoff durch die Cytochromoxydase erfolgt.

Die auf den einzelnen Stufen der Atmungskette freiwerdende Energie der Oxydation wird als chemische Energie abgefangen und in Form von ATP (Adenosintriphosphat) gespeichert, was als oxydative Phosphorylierung bezeichnet wird, die sich auf den Mitochondrien als Kraftstationen der Zelle abspielt. Es wird deutlich, daß Nadid als Garant dieser wichtigen Umsetzungen wichtige intermediäre Funktionen, speziell auch bei der Zellatmung zu erfüllen hat; Nadid ist daher bei Imprägnations- und Degenerationsphasen indiziert.

Dabei wird Nadid im allgemeinen mit beigeordneten Wirkfaktoren gekoppelt und in Kombinationspräparaten zur Aktivierung bzw. Potenzierung bestimmter Funktionen im Sinne E. Bürgi's eingesetzt.

Zur Verfügung steht NAD(Nicotinamid-adenin-dinucleotid)-Injeel (forte) mit dem Potenzenakkord (D 6), D 10, D 30, D 200.

Nadid (Nicotinamid-adenin-dinucleotid) ist enthalten in Coenzyme compositum, Discus compositum, Ginseng compositum, Ubichinon compositum, Zeel P/Zeel.

Nagelmykose-Nosode – Nagelpilz-Nosode

Verwendet werden die Absonderungen von Onychomykosen (Nagelpilzerkrankungen) in homöopathischer Zubereitung (Nosode).

Die Hauptindikationen sind:
Erkrankungen der Hautanhangsgebilde sowie der Haut. Dermatomykosen. Haarausfall (versuchsweise neben Psorinum, Galium u. a.). Auch bei Erkrankungen einzusetzen, die als retoxische Schädigungen nach extern behandelten Mykosen auftreten, z. B. chronische Neuralgien. Hier ist die Anamnese der ausschlaggebende Faktor.

Zur Verfügung steht Nagelmykose-Nosode-Injeel mit dem Potenzenakkord D 10, D 30, D 200 sowie Nagelmykose-Nosode-Injeel forte mit dem Potenzenakkord D 8, D 12, D 30, D 200.

Nageltrichophytie-Nosode

Verwendet werden die bei einer Fadenpilzerkrankung der Nägel (Tinea ungium) sich bildenden Absonderungen, Schuppen usw. in homöopathischer Zubereitung (Nosode).

Indikationen wie Nagelmykose-Nosode.

Zur Verfügung steht Nageltrichophytie-Nosode-Injeel mit dem Potenzenakkord D 10, D 30, D 200 sowie Nageltrichophytie-Nosode-Injeel forte mit dem Potenzenakkord D 8, D 12, D 30, D 200.

Naja tripudians — Brillenschlange

Verwendet wird das in den Giftdrüsen befindliche Gift der in Ostindien und China lebenden Brillenschlange Naja naja L./Elapidae.

Die Hauptindikationen sind:
Herzschwäche. Drohender Kollaps mit fadenförmigem, schnellem Puls, muß aufrecht im Bett sitzen, Dyspnoe. Verlangen nach Wärme bei kalten Extremitäten. Lidödeme. Trockener Kitzelhusten. Cholera mit Kollaps.

Zur Verfügung steht Naja tripudians-Injeel (forte) mit dem Potenzenakkord (D 8), D 12, D 30, D 200.
Naja tripudians ist enthalten in Cor compositum, Gynäcoheel.

Naphthalin

Verwendet wird Naphthalin.

Die Hauptindikationen sind:
Hornhauttrübungen. Grauer Star. Asthma mit krampfhaftem Husten und trockenem Katarrh. Urethritis mit Rötung des Orificium urethrae. Emphysem alter Leute. Keuchhusten.

Zur Verfügung steht Naphthalin-Injeel (forte) mit dem Potenzenakkord (D 6), D 12, D 30, D 200.
Naphthalinum ist enthalten in Tartephedreel.

Naphthochinon

Verwendet wird 1,4-Naphthochinon.

Naphthochinon hat als Chinonderivat Carbonylgruppen-Funktionen, vermag nach W. F. Koch (USA) daher toxische Aminogruppen aus Azomethinbindung „wegzubrennen". Einzusetzen bei allen zellulären Phasen, Viruskrankheiten, auch bei toxischen Infektionen (Reaktionsphasen), speziell bei Neoplasmaphasen.

Der Indikationsbereich von Naphthochinon ist kleiner als von anderen Chinonen. Das Präparat ist aber von erheblich größerer Durchschlagskraft und kaum durch ein anderes Mittel zu ersetzen.

Besonders schwere Karzinomformen im Bereich des Darmes und der Geschlechtsorgane sind die Hauptindikation, besonders wenn nach operativer Entfernung des Karzinoms eine Strahlenbehandlung durchgeführt wurde, speziell bei Carcinoma uteri und Carcinoma prostatae. Man kann mit Naphthochinon dann Schmerzfreiheit erzielen.

Außer bei schnell wachsenden Hirntumoren (die ohne besondere Vorsymptome auftreten) ist Naphthochinon auch bei Epilepsie mit kurzen Vorstadien (Aura) sowie bei traumatischer Epilepsie und beim Status nach schweren Kopfverletzungen angezeigt.

Auch bei drohender Impfenzephalitis ist Naphthochinon indiziert. Erkrankungen der Luftwege, beginnend mit schwersten Sinusitiden, meist mit Darmträgheit einhergehend, Kehlkopfkrebs mit sehr harten Knoten, die evtl. zunächst als Struma gedeutet werden, Lungenkrebs und besonders auch Asthma bronchiale mit chronischen Katarrhen, auch bei Rauchern, benötigen Naphthochinon, ebenso Entartungen der Speiseröhre, der Speicheldrüsen oder auch Mundhöhlenkrebs.

Naphthochinon-Patienten lieben scharf gewürzte Speisen und salzen nach. Typisch ist die mürrische, verdrießliche Stimmung. Entweder nehmen die

Patienten trotz reichlicher Nahrungsaufnahme langsam immer mehr ab oder es besteht Fettsucht mit blaß-gelbem, fahlem Hautbefund.

Naphthochinon ist nicht nur bei Magenkrebs mit vollkommener Abmagerung indiziert, sondern auch bei Gastritis der Säuglinge nach künstlicher Ernährung mit Störungen der Darmentleerung. Auch degenerative Nierenerkrankungen, chronische Nephritis mit Eiweißausscheidung und zunehmendem Rest-N sowie Blasenkrebs mit quälenden Schmerzen, auch eitrige Nierenbeckenentzündungen, Nierenschäden nach Scharlach, Grippe und Gelenkrheumatismus, renaler Hochdruck erfordern Naphthochinon, evtl. in Kombination mit Chinhydron und Benzochinon.

Trotz der schlechten Allgemeinverfassung und des Krebsbefalls besteht eine gute Potenz. Die seelische Stimmung schwankt zwischen religiösem Wahn, Teilnahmslosigkeit und absoluter Gleichgültigkeit allen Angehörigen gegenüber, mürrischem Wesen bis zu Manifestationen der Schizophrenie, auch in der Pubertät, wobei auch Erscheinungen einer Multiplen Sklerose und neuralgische Schmerzen, besonders wenn eine fast völlige Atonie des Darmes vorliegt, auf Naphthochinon hinweisen. Auch die nach Poliomylitis entstandenen Lähmungen lassen sich bei noch nicht zu weit vorgeschrittener Muskelatrophie möglicherweise zurückbilden, wobei laufende Bewegungsübungen erforderlich sind, ebenso wie ein Versuch bei postapoplektischen Lähmungen mit Naphthochinon gemacht werden soll (sonst Gelsemium, Causticum, Arnica u. a.).

Die Aortenstenose und Status nach Digitalismißbrauch soll ebenfalls auf Naphthochinon hinweisen, wie auch ein Absinken des Blutdruckes während des Schlafes, wobei die Beschwerden des Herzens abhängig von der Tätigkeit des Darmes sein können und chronische Leberstauungen mit Bradykardie vorliegen können.

Der in den Geweben vorliegende Sauerstoffmangel findet seinen Ausdruck in einer bläulichen Verfärbung der Lippen, Skleren und Nägel (Zyanose), wobei auch Lymphstauungen bei schweren Krebserkrankungen vorliegen können und meist Erscheinungen von Vagotonie gegeben sind. Die mangelnde Adrenalinfunktion paßt zu dem kachektischen Patienten, dessen gesamte Lebensaktivität ausschließlich auf die rasant sich vermehrenden Krebszellen beschränkt ist.

Zumindest sollte in diesen Fällen Naphthochinon noch einmal versucht werden, um eine Umstimmung zu erzielen.

Da Naphthochinon besondere Beziehungen zu den Tonsillen und dem Appendix, d. h. zum zweiten Abwehrsystem des lymphatischen Apparates hat, soll es auch nach Tonsillektomie oder Appendektomie eingesetzt werden, ebenso bei Adenomen des Pankreas und der Nebennieren, bei Myxödem, chronischen Krampfzuständen aufgrund einer Unterfunktion der Parathyreoidea.

Bei allen diesen Fällen ist eine gewisse Teilnahmlosigkeit des Patienten ein Leitsymptom, wobei der Arzt den Eindruck gewinnt, als interessiere sich der Patient überhaupt nicht darum, inwieweit man sich um ihn bemüht oder nicht. Obwohl er behauptet, es fehle ihm nichts, stellt sich dann heraus, daß er seit Jahrzehnten über Stuhlbeschwerden zu klagen hat mit den konsekutiven sekundären Toxinwirkungen.

Naphthochinon ist ohne Frage ein therapeutisch oft indiziertes Chinon. Die Chinone greifen an den Atmungsfermenten an und regulieren, ebenso wie die Katalysatoren des Zitronensäurezyklus, die Oxidation, so daß es verständlich erscheint, wenn alle Katalysatoren des Zitronensäurezyklus und Chinone in ihrer Symptomatologie Störungen der inneren Atmung, mehr oder weniger asthmatische Beschwerden und Schäden der Oxidationsfermente aufweisen. Als ein sehr wichtiger therapeutischer Wirkfaktor ist neben Para-Benzochinon, Chinhydron besonders auch Naphthochinon herauszustellen.

Zur Verfügung steht Naphthochinon-Injeel (forte) mit dem Potenzenakkord (D 8), D 12, D 30, D 200.
Naphthochinon ist enthalten in Ubichinon compositum.

Naphthol

Verwendet wird 2-Naphthol.

Die Hauptindikationen sind:
Asthma und putride Bronchitis. Zu versuchen bei Katarakta.

Zur Verfügung steht Naphthol-Injeel (forte) mit dem Potenzenakkord (D 6), D 10, D 30, D 200.

Nasturtium aquaticum — Brunnenkresse

Verwendet wird das frische, blühende Kraut der in Europa, Asien, Afrika und Amerika einheimischen, als Gemüsepflanze häufig angebauten Stammpflanze: Nasturtium officinale [L.] R. Br./Cruciferae.

Die Hauptindikationen sind:
Leber-Gallenmittel. Stomachikum. Bei Aphthenbildung. Diuresewirksam.

Zur Verfügung steht Nasturtium aquaticum-Injeel (forte) mit dem Potenzenakkord (D 4), D 10, D 30, D 200.

Nasturtium aquaticum ist enthalten in Lymphomyosot.

Natrium arsenicosum – Natriumarsenit

Verwendet wird Natriummetaarsenit, $NaAsO_2$.

Die Hauptindikationen sind
Schuppende Hautausschläge. Psoriasis. Pityriasis.

Zur Verfügung steht Natrium arsenicosum-Injeel (forte) mit dem Potenzenakkord (D 6), D 10, D 30, D 200.

Natrium bromatum – Natriumbromid

Verwendet wird Natriumbromid, NaBr.

Während die Bromide vor vielen Jahrzehnten eine bevorzugte Stellung unter den Sedativa und als Hustenmittel einnahmen, um die Erregbarkeit von Gehirnzellen zu dämpfen, erfolgt die Verordnung von Bromiden, speziell von Natrium bromatum, nach dem homöopathischen Prinzip im Umkehreffekt bzw. nach dem Hahnemann'schen Simile-Prinzip.

Welche Schäden auch durch derartige, anscheinend ungefährliche leichte Chemotherapeutika, wie z. B. Bromide, angewendet werden können, wurde dem Verf. erschreckend bewußt, als ihm in den ersten Jahren seiner ärztlichen Praxis Anfang der 30er Jahre als Hausarzt bei einer Berliner Beamtenfamilie ein damals etwa 20jähriger Junge vorgestellt wurde, der in den ersten Kinderjahren an Keuchhusten gelitten und mit hohen Dosen von Bromiden behandelt worden war.

Es war eine äußerst beeindruckende Situation. In der kleinen Kinderkammer, in einem Kinderbett lag ein schöner Jünglingskopf, der dem Verf. eigenartig bewegt mit großen dunklen Augen ansah. Der Verf. sprach ihn an, erhielt aber keine Antwort. Als der Verf. die Bettdecke aufdeckte, um ihn zu untersuchen, sah er, daß ein großer schöner Jungmännerkopf auf einem kindlichen Körper fixiert war. Der Kopf hatte sich äußerlich normal entwickelt, jedoch war die allgemeine körperliche Entwicklung etwa entsprechend einem Alter von 10 Jahren zurückgeblieben. Die geistige Entwicklung war völlig zurück geblieben. Der Knabe konnte nicht sprechen, nur sich mit den Eltern über Zeichen unterhalten, ein grauenhaftes Schicksal für den Patienten und die Angehörigen.

Wir setzen Natrium bromatum ein in homoöpathischen Potenzen bei Zeichen von Bromismus, bei geistiger Trägheit, Mangel an Willenskraft, bei Schwindel, wenn der Boden unter den Füßen zu schwanken scheint, auch wenn ein bleiches Gesicht (wie bei dem 20jährigen zurückgebliebenen Patienten) als auffallendes Symptom vorliegt. Aber auch bei Speichelfluß, salzigem Geschmack (wie Brom), sowie bei Unempfindlichkeit im Halse, auch bei hysterischen Affektionen mit typischer Unempfindlichkeit sowie bei schnellem, kleinen Puls und bei Schlafsucht kann Natrium bromatum wirken und andernteils in der homöopathischen Form die Wirkung anderer schlafbringender Faktoren, auch pflanzlicher Zubereitungen wie Valeriana, Hopfen usw. wieder ausgleichen. Auch Menorrhagien im Klimakterium sind eine Indikation. Natrium bromatum wird fast nur in Kombinationspräparaten angewandt.

Natrium bromatum ist enthalten in Valerianaheel.

Natrium carbonicum — Natriumkarbonat

Verwendet wird getrocknetes Natriumcarbonat, $Na_2CO_3 \cdot H_2O$.

Die Hauptindikationen sind:

Empfindlich gegen Wärme, Gewitter, Ruhe. Besserung in Bewegung. Kopfschmerz in der Sonne, nach Schulbesuch. Milch macht Durchfall. Vomitus matutinus. Umknicken der Gelenke. Ulzera am Hacken. Fluor albus und Katarrhe der Nase mit dickem Schleim. Erkältlichkeit. Scheut sich, in die frische Luft zu gehen.

Zur Verfügung steht Natrium carbonicum-Injeel (forte) mit dem Potenzenakkord (D 6), D 8, D 12, D 30, D 200.
Natrium carbonicum ist enthalten in Colnadul, Lamioflur, Lithiumeel, Natrium-Homaccord, Spigelon.

Natrium choleinicum — Gereinigte Rindergalle

Verwendet wird gereinigte Rindergalle, ein Gemisch aus den Natriumsalzen der Glycochol- und Taurocholsäure mit Cholesterin, Lecithin, Glycocol und Cholin.

Die Hauptindikationen sind:

Nackenschmerzen. Chronische Gastritis. Icterus catarrhalis. Gallenkoliken. Leberzirrhose. Aszites. Diabetes mellitus mit Obstipation.

Zur Verfügung steht Natrium choleinicum-Injeel (forte) mit dem Potenzenakkord (D 6), D 12, D 30, D 200.
Natrium choleinicum ist enthalten in Syzygium compositum.

Natrium cinnamylicum — Natriumcinnamat

Verwendet wird Natriumcinnamat, $C_6H_5CH\ CH\ COONa$.

Die Hauptindikationen sind:
Blutungsneigung.

Zur Verfügung steht Natrium cinnamylicum-Injeel (forte) mit dem Potenzenakkord (D 4), D 10, D 30, D 200.

Natrium jodatum — Natriumjodid

Verwendet wird Natriumjodid, NaJ.

Die Hauptindikationen sind:
Abmagerung. Frösteln. Thyreotoxikose. Tachykardie.

Zur Verfügung steht Natrium jodatum-Injeel (forte) mit dem Potenzenakkord (D 6), D 10, D 30, D 200.

Natrium muriaticum (Natrium chloratum) — Natriumchlorid

Verwendet wird Natriumchlorid, NaCl.

Kein homöopathisches Mittel steht so sehr im Brennpunkt der Zweifel an der Wirksamkeit der Homöopathie überhaupt wie Natrium muriaticum, das Kochsalz.

Enthalten die Gewebeflüssigkeiten und das Blut doch bekanntlich Natriumionen in beträchtlichen Konzentrationen. Wenn nun homöopathische Gaben von Natrium muriaticum trotzdem wirken, worüber ehrenhafte und sachlich beobachtende Ärzte seit vielen Jahrzehnten immer wieder berichten und was auch dem Verfasser, besonders bei den Hochpotenzen von Natrium muriaticum, bekannt ist, so geht aus diesen Wirkungen gleichzeitig auch die Bedeutung des Potenzenakkord-Prinzipes hervor, indem ein Präparat in höherer Verdünnung auch dann wirkt, wenn es in einer niederen Verdünnung inkorporiert ist.

Andernteils ist es durchaus bekannt, daß durch Einnehmen von zuviel Salz tiefgreifende Ernährungsstörungen und andere Erscheinungen hervorgerufen werden können, z. B. Ödeme, Hochdruck, konsekutiv evtl. auch ein Zustand von Anämie. Durch die homöopathische Arzneimittelprüfung wurden viele Symptome herausentwickelt, die Natrium muriaticum als ein großes Arzneimittel für intermittierende Fieber, nach Nash auch für Malaria, außerdem für Anämie, Chlorose, Beschwerden im Verdauungstrakt und der Haut erwiesen haben; auch ist ein Gefühl der intensiven Schwäche mit Kälterieseln über den Rücken charakteristisch für Natrium muriaticum, sowie eine deutliche Abmagerung am Hals und Erkältungsneigung. Die Schleimhäute pflegen bei Natrium muriaticum trocken zu sein, verbunden mit Reizbarkeit und Überempfindlichkeit gegen alle Arten von äußeren Einwirkungen.

Nash bezeichnet Natrium muriaticum als eines der besten Mittel gegen Anämie, einerlei ob diese durch Säfteverlust hervorgerufen wird (China, Kalium carbonicum), durch Regelstörungen (Pulsatilla), durch Samenverlust (Acidum phosphoricum, China) oder auch durch psychische Einflüsse.

Meist besteht Blässe und Abmagerung, obwohl der Patient gut ißt. Klopfende Kopfschmerzen können vorhanden sein, Kurzatmigkeit beim Treppensteigen und bei körperlicher Anstrengung, insbesondere auch Obstipation und depressive Stimmungslage, die für Natrium muriaticum typisch ist, auch Neigung zum Weinen. Im Gegensatz zu den Pulsatilla-Patienten wirkt Zuspruch nicht günstig, sondern verschlimmert die Situation.

Wenn sich klopfende Kopfschmerzen auf Belladonna hin nicht bessern, so ist häufig Natrium muriaticum indiziert. Dann liegt meistens auch eine Anämie vor mit blassem oder nur schwach gerötetem Gesicht. Gewisse Beziehungen bestehen zu China, welches ebenfalls klopfende Kopfschmerzen aufweist, auch nach Blutverlusten, z. B. post menstruationem. Kopfschmerz von Schulmädchen, ähnlich wie bei Calcium phosphoricum, kann ebenfalls eine Indikation von Natrium muriaticum sein. Besonders auch Herzklopfen und Herzflattern mit zeitweiligem Aussetzen der Herztätigkeit sowie mit Mißempfindungen beim Ruhen sprechen für Natrium muriaticum, wobei sich die Beschwerden bei intensiver geistiger Arbeit (auch der Kopfschmerz) steigern.

Auffallend sind die Verdauungsstörungen von Natrium muriaticum, charakterisiert durch ein starkes Gefühl von Trockenheit, besonders im Munde (ohne daß wirklich Trockenheit besteht — Nash). Rhagaden finden sich in der Mitte der Ober-, gelegentlich auch der Unterlippe. Auch rissige Mundwinkel sind ein Symptom von Natrium muriaticum.

Ähnlich wie bei Silicea findet sich auch das Gefühl eines Haares auf der Zunge (auch bei Kalium bichromicum — Nash). Landkartenzunge kann auch auf Natrium muriaticum ansprechen. Der Herpes labialis erfordert in vielen Fällen nicht nur Rhus toxicodendron, Mezereum oder Variolinum (Vaccininum), sondern reagiert auch auf Natrium muriaticum, ebenso wie evtl. die follikuläre Pharyngitis, besonders nach örtlicher Anwendung von Höllenstein.

Die Trockenheit der Schleimhäute des Verdauungskanals dürfte auch für den trockenen, krümeligen, unregelmäßigen, harten Stuhl verantwortlich sein, wobei meistens eine starke Trägheit des Rektums ohne Schmerzen besteht und die Ausleerung schwierig ist, evtl. verbunden mit Einrissen und heftigen Blutungen, wobei das Gefühl von starker Wundheit zurückbleibt.

Natrium muriaticum kann ein sehr gutes Mittel bei Fieber sein, speziell bei Wechselfieber, wenn der Frost vormittags gegen 10.00 Uhr bis 11.00 Uhr auftritt (Nash). Dabei werden das Fieber, der Kopfschmerz und alle übrigen Symptome von Natrium muriaticum oft durch Schwitzen gebessert.

Hauterscheinungen von Natrium muriaticum sind insbesondere Einrisse an den Nägeln (Niednagel) mit entzündlichen Reizungen der Nagelglieder, aufgesprungene und sich abschälende Oberhaut der Lippen und Anschwellung der Lippen, besonders der Oberlippe (Causticum). Auch können Knötchen, Bläschen, diffuse rote Flecken mit Abstoßung der Epidermis und Schorfbildung, besonders auch Bläschenausschlag in den Gelenkbeugen vorhanden sein, die aufspringen und sich mit Schorf überziehen, aus denen eine scharfe Flüssigkeit sickert (Nash). Nash weist besonders auch darauf hin, daß Natrium muriaticum besser in Hochpotenzen wirkt.

Boericke beschreibt noch andere typische Symptome wie heftigen Fließschnupfen mit Nießen und Geruchs- sowie Geschmacksverlust, innerer Wundheit der Nase und Trockenheit, ferner unregelmäßige Menstruation, scharfen und wäßrigen Fluor albus, Umknicken der Gelenke und rheumatische Beschwerden mit Kälte der Beine, ferner nervöses Zucken im Schlaf mit Vormittagsschläfrigkeit, Ausschläge am Rande der behaarten

Kopfhaut, Warzen auf den Handflächen, Besserung im Freien, durch kalte Bäder, Liegen auf der rechten Seite.

Boericke empfiehlt auch Aqua marina in entsprechender Potenzierung subkutan (Natrium muriaticum-Injeel) zur Behandlung von Erkrankungen der Haut, der Nieren und des Darmes, bei Gastroenteritis und Tuberkulose sowie zur Entgiftung bei Krebs.

Auch bei Neuralgien, besonders des Nervus infraorbitalis ciliaris und bei Zephalgien soll ein Versuch mit Natrium muriaticum gemacht werden, wenn sonstige Symptome vorhanden sind (Magersucht, Bleichsucht, veralteter Rheumatismus, gichtische oder rheumatische Gelenkbeschwerden).

Auch bei Infiltration des Zellgewebes und der Drüsen, bei schwer resorbierbaren Exsudaten und Transudaten ist Natrium muriaticum indiziert. Man wird hauptsächlichlich auf die konstitutionellen Symptome des Patienten achten sowie auf die Mentalität, die Reizbarkeit, wobei vor allen Dingen auch Kreuzschmerzen und Obstipation einen wichtigen Hinweis bieten und die Besserung des Befindens bei trockener und warmer Witterung sowie die Verschlimmerung bei feuchtem und kühlem Wetter und das allgemeine Frösteln.

Die Hauptsymptome von Natrium muriaticum lassen sich in folgendem Arzneimittelbild zusammenfassen:

1. Blasse Patienten, die abgespannt aussehen, leicht gereizt, niedergeschlagen und pessimistisch sind, leicht weinen, jedoch Zuspruch ablehnen („vegetativ labile Astheniker" — Schilsky), vorwurfsvolle Antworten bei der Anamnese.
2. Klopfende Kopfschmerzen, besonders in den Schläfen und gegen Vormittag. Neuralgien. Frostschauder auch im warmen Zimmer.
3. Kreuzschmerzen mit Verlangen nach harter Unterlage. Neuralgien und Rheumatismus. Umknicken der Gelenke.
4. Herzklopfen mit Arrhythmie, besonders in der Ruhe.
5. Alle Beschwerden schlimmer bei geistiger Arbeit und bei Anstrengungen. Unregelmäßige Menstruation.
6. Fieberanfälle mit Frösteln, Durst, Hitze und heftigem Kopfweh, gebessert durch Schweißausbruch. Wechselfieber. Malaria. Attacken gegen Vormittag einsetzend.
7. Herpes labialis. Rissige Mundwinkel. Tiefe Rhagaden in der Mitte der Oberlippe (evtl. auch Unterlippe).
8. Urtikaria. Ekzeme in den Ellenbeugen mit Absonderung scharfer Flüssigkeit. Auch an der Haargrenze.

9. Verlangen nach Salz und scharfen Speisen. Durstgefühl, ohne viel dabei zu trinken. Landkartenzunge.
10. Schleimkatarrhe, Schnupfen mit Niesen und Absonderungen wie Eierklar (Nase, Urethra, Vagina). Gefühl eines Haares auf der Zunge.
11. Obstipation mit harten, trockenen, krümeligen Stühlen, evtl. Schafskot mit Wundheit am After, Einrissen und Blutungen. Dabei Schwäche der Eingeweide.

Zur Verfügung steht Natrium muriaticum-Injeel (forte) mit dem Potenzenakkord (D 6), D 8, D 12, D 30, D 200; als Einzelpotenz in D 30.

Natrium muriaticum ist enthalten in Aletris-Heel, Natrium-Homaccord, Oculoheel, Psorinoheel.

Natrium molybdaenicum – Natriummolybdat

Verwendet wird Natriummolybdat (VI), Na_2MoO_4.

Molybdän ist — bei zunehmendem Mangel in Pflanzen und erschöpften Ackerböden — als ein wichtiger Co-Faktor bzw. ein für Fermentfunktionen wichtiges Spurenelement erkannt worden. Es findet sich in der Xanthinoxydase (in der Leber und in der Milch), die außer Molybdän auch Eisen als Wirkfaktor enthält.

Molybdän compositum ist besonders auch zur Dauertherapie bei Neoplasien indiziert, da sich hier meistens ein erniedrigter Molybdän-Spiegel findet, der auch kausale Bedeutung haben kann.

Auch die Nitrat-Reduktase, ein Flavoprotein-Ferment, enthält Molybdän in komplexer Bindung. Sie wird in zahlreichen Bakterien wie Escherichia coli, Clostridium Welchii sowie in Pilzen (Neurospora, Aspergillus) gefunden und kann das Nitrat zum Nitrit reduzieren, während Azobakter in Gegenwart kleinster Mengen von Molybdän gasförmigen Luftstickstoff zu Stickstoffverbindungen aufzubauen vermag.

Möglicherweise vermögen daher kleine Molybdän-Dosen der Dysbakterie entgegen zu wirken, speziell aufgrund der Kombination mit Schwefel (Sulfur).

Natrium molybdaenicum ist enthalten in Molybdän compositum.

Natrium nitricum – Natriumnitrat

Verwendet wird Natriumnitrat, $NaNO_3$.

Die Hauptindikationen sind:
Asthma, Dyspnoe. Neigung zu Blutungen. Lastgefühl auf der Brust. Chorioditis. Exophthalmus.

Zur Verfügung steht Natrium nitricum-Injeel (forte) mit dem Potenzenakkord (D 4), D 12, D 30, D 200.
Natrium nitricum ist enthalten in Natrium-Homaccord.

Natrium nitrosum – Natriumnitrit

Verwendet wird Natriumnitrit, $NaNO_2$.

Die Nitrite sind als Gefäßerweiterer bekannt und haben sich bei plötzlichen Anfällen von Angina pectoris gut bewährt. Natrium nitrosum wird speziell angewandt bei Schwindel, als wenn „Bewußtlosigkeit eintreten würde". Hierbei pflegen Gesicht sowie Lippen und Hände blau zu werden, so daß der Patient eine halbe Stunde liegen muß, ehe er wieder wagt, sich zu bewegen.

Dabei finden sich häufig heftiges Klopfen im Kopf und fürchterliche Kopfschmerzen, die schlimmer von Bewegung sind und besonders beim Treppensteigen auftreten. Auch über bitteres Aufstoßen und dick belegte Zunge klagen die Patienten. Sie haben das Gefühl, als seien Magen und Därme zusammengezogen, wobei nachts kopiöse durchfällige Stühle mit Ohnmachten auftreten können. Die allgemeine Zyanose pflegt Ohnmachten und evtl. Apoplexien oder auch Magendarmkatarrhe und besonders die Angina pectoris zu begleiten. Natrium nitrosum wird daher im wesentlichen auch in Mischmitteln zur Behandlung der Angina pectoris eingesetzt.

Natrium nitrosum ist enthalten in Pectus-Heel

Natrium oxalaceticum – Natriumoxalazetat

Verwendet wird Natriumoxalacetat, Dinatriumoxaloacetat, $NaOOC\ CO\ CH_2\ COONa$.

Die durch die Dehydrierung aus der Äpfelsäure hervorgehende Oxalessigsäure weist, wie alle Katalysatoren des Zitronensäurezyklus, sehr enge Beziehungen zur inneren Atmung der Gewebe auf.

Die Hauptindikationen sind:

Wirkfaktor des Zitronensäurezyklus und von Redoxsystemen. Imprägnationsphasen jeder Art, auch Asthma, Angina pectoris, Pruritus, Dermatosen, Psoriasis, Präkanzerose, Neoplasmaphasen (besonders im Beginn) zur Verbesserung der Zellatmung.

Eine wichtige Indikation ist die Anfälligkeit gegen Erkältungskrankheiten sowie eine Überempfindlichkeit gegen Eiweiß und Fett in der Nahrung sowie gegen Wind und Feuchtigkeit. Auch bei akuten Infektionskrankheiten kann die zusätzliche Darreichung von Natrium oxalaceticum (zu Acidum fumaricum und Traumeel) die Heilung erheblich beschleunigen, bei akuten Fällen in D 6, bei chronischen in D 12 zu verabreichen.

Spezielle Indikationen sind Schwindel, der auf sonstige Therapeutika nicht anspricht, Status vor und nach Apoplexie, asthmatische Bronchitis, ferner Sinusitis, Otitis media, alle akuten und chronischen Entzündungen des Nasen-Rachen-Raumes, der Lungen und Bronchien. Natrium oxalaceticum vermag in manchen Fällen den akuten Schnupfen zu kupieren.

Verlust des Geruchsinns nach chemischen Einwirkungen, ebenso Verminderung des Tastsinnes und Beeinträchtigung des Geschmacksinnes mit Neigung zum Nachwürzen und Verlangen nach Saurem, Salzigem oder Schokolade.

Natrium oxalaceticum soll bei Patienten, die auf gut gewählte Therapeutika nach längeren oder rezidivierenden Infektionskrankheiten nicht ansprechen, ein guter Katalysator sein, besonders auch bei unbestimmten Krankheitsbildern, nach Arzneimittelvergiftungen. Überall auftretende und umherziehende Nervenschmerzen, die sich an der Grenze des Erträglichen halten, mit Überempfindlichkeit gegen Lärm, Licht und Berührung.

Kinder sind reizbar und cholerisch mit Konzentrationsschwäche.

Blutdruckerhöhungen nach Flugreisen. Postapoplektische Paresen (neben sonstigen Homöopathika).

Akute und chronische Gastritis. Ulcus duodeni und sonstige entzündliche Erkrankungen des Magens und des Darmkanals, die fast alle durch Natrium oxalaceticum günstig beeinflußt werden. Übermäßiges Schwitzen bei Tag und Nacht mit Gelbfärbung der Wäsche. Nephrolithiasis. Niereninsuffizienz. Schweiß riecht nach Ammoniak.

Vaginismus. Adnexitis, Ovariitis, Mastitis. Prostatitis, auch Neoplasien. Hartnäckige rheumatische Beschwerden und gichtische Affektionen, auch nässende, allergische Ekzeme, die mit Asthma abwechseln (vikariieren).

Zur Verfügung steht Natrium oxalaceticum-Injeel (forte) mit dem Potenzenakkord (D 6), D 10, D 30, D 200; als Einzelpotenzen in D 4; D 6; D 30; D 200.

Natrium oxalaceticum ist enthalten in Causticum compositum, Coenzyme compositum, Cor compositum, Cutis compositum, Discus compositum, Ginseng compositum, Hepar compositum, Mucosa compositum, Thyreoidea compositum, Ubichinon compositum, Zeel P/Zeel.

Natrium phosphoricum – Natriumphosphat

Verwendet wird Natriummonohydrogenphosphat 12 H_2O, $Na_2HPO_4 \cdot 12\ H_2O$.

Die Hauptindikationen sind:

Dyspepsie. Sodbrennen, saures Aufstoßen, saures Erbrechen, saure Stühle, gelber Zungenbelag.

Zur Verfügung steht Natrium phosphoricum-Injeel (forte) mit dem Potenzenakkord (D 4), D 12, D 30, D 200.

Natrium pyruvicum – Natriumpyruvat

Verwendet wird das Natriumsalz der Brenztraubensäure, $CH_3COCOONa$.

Natrium pyruvicum hat im Anwendungsgebiet gewisse Ähnlichkeiten mit den Sulfur-Indikationen, da die Brenztraubensäure in einem Brennpunkt des Zitronensäurezyklus steht und bei Anhäufung von Pyruvaten sulfurähnliche Symptome auftreten, z. B. bei Therapieschäden. Natrium pyruvicum kann daher mit guter Wirkung kombiniert werden mit Engystol, Sulfur und evtl. Hepar sulfuricum sowie mit allen Organ-Präparaten und zahlreichen Nosoden, speziell bei zellulären Phasen jeder Art, auch chronischen Dyskrasien, Imprägnationsphasen wie Ashtma, Angina pectoris, Pruritus, Dermatosen und Psoriasis sowie sonstigen Degenerationsphasen, z. B. organischen Nervenerkrankungen sowie bei Präkanzerose und Neoplasmaphasen. Die daraufhin einsetzenden regressiven Vikariationen sind mit den indizierten Injeelen abzubauen.

Die Homotoxikosen, welche Natrium pyruvicum erfordern, beruhen nicht so sehr auf Störungen der direkten Energiegewinnung und -verwertung wie bei Atmungsstörungen, sondern sie betreffen ein Glied der Energiegewinnung, das vor der Einschleusung der im Abbau befindlichen Kohlenhydrate in den Zitronensäurezyklus liegt.

Außer dem Natriumsalz der Brenztraubensäure kann in solchen Fällen auch die zusätzliche Darreichung von α-Liponsäure Nutzen bringen. Die Brenztraubensäure steht am Scheideweg von Atmung und Gärung.

Wie aus der praktischen Erfahrung hervorgeht, stellen alle zellulären Phasen eine Indikation für Natrium pyruvicum dar, evtl. kombiniert mit Acidum fumaricum und Natrium ocalaceticum.

Die Wirkung kann ergänzt werden mit Embryo suis, Cerebrum suis, Corpus pineale suis, Hepar suis und Ren suis, wobei eine festgefahrene Therapie durch die zusätzliche Anwendung von Natrium pyruvicum (und Nebenmitteln) gewissermaßen wieder aktiviert werden kann.

Dieses gilt besonders für die Therapie chronischer Imprägnationsphasen wie Asthma, Dermatosen, Pruritus, insbesondere auch für Allergien, allergische Ekzeme, rheumatische und gichtische Manifestationen, Psoriasis, sowie für Angina pectoris, auch für organische Nervenkrankheiten und Psychosen und insbesondere für die Therapie der Präkanzerose.

In der Praxis sind besonders folgende Indikationen bemerkenswert:

Migräne morgens auftretend und bis Sonnenuntergang anhaltend mit Kopfschmerz, Brechreiz und Erbrechen. Erhöhung des Augendrucks und Stirnhöhlenaffektionen. Benommenheit, Kopfschmerzen nach Haarwaschen, Haarschneiden und nach kalten Speisen (Speiseeis). Asthma bronchiale und Bronchiektasen. Schäden nach retoxisch behandelten akuten Reaktionsphasen (Grippe, Otitis media u. a.).

Durchblutungsstörungen (peripher und zentral) mit Gangrän, Ulcus cruris, Frostbeulen, marmorierte Haut und Kreislaufkollaps bei akuten Reaktionsphasen. Pektanginöse Beschwerden. Entweder Tachykardie, Arrhythmie oder Bradykardie mit stark erniedrigtem Druck (zweckmäßigerweise mit Acidum DL-malicum und einer geeigneten Nosode zu verabfolgen).

Natrium pyruvicum-Patienten sollen einen langsamen, schleppenden Gang haben und jede körperliche Anstrengung zu vermeiden trachten.

Die Haut ist trocken oder auch übermäßig fett. Juckende, schuppende Ekzeme, evtl. mit Asthma abwechselnd sowie pustulöse Vereiterungen von Talgdrüsen mit Narbenbildung (auch nach Windpocken) sind eine Indikation für Natrium pyruvicum, ebenso wunde Mundwinkel mit

Rhagaden und Entzündungen der Nasenflügel sowie trockenes Ekzem am Gesäß. Die Patienten knicken leicht um (Natrium carbonicum). Auch können Zahnfisteln über Jahre bestehen, ebenso Zahnkaries ohne wesentliche Schmerzen und Parodontose.

An Natrium pyruvicum ist insbesondere auch bei allen Störungen des Zuckerstoffwechsels zu denken, besonders bei Durchblutungsstörungen (diabetische Gangrän).

Natrium pyruvicum hat sich bei einem Fall von gangränösem Ulcus auf der Achillessehne (bei einer jungen Frau mit juvenilem Diabetes) bewährt (Heilung nach 8—10 s.c. Injektionen — auch bei dem nach einem Jahr auftretenden Rezidiv).

Auch nach Entbindungen und im Klimakterium einsetzende Psychosen sollen gut auf Natrium pyruvicum reagieren.

Zur Verfügung steht Natrium pyruvicum-Injeel (forte) mit dem Potenzenakkord (D 6), D 10, D 30, D 200; als Einzelpotenzen in D 4; D 6; D 10; D 30; D 200.

Natrium pyruvicum ist enthalten in Aesculus compositum, Coenzyme compositum, Placenta compositum, Solidago compositum.

Natrium sulfuricum — Natriumsulfat, Glaubersalz

Verwendet wird entwässertes Natriumsulfat, Na_2SO_4.

Die Hauptindikationen sind:

Naßwetterverschlimmerung. Asthma bei Nebel (!). Bitterer Geschmack. Hackenschmerz, durchdringend. Knacken der Gelenke. Chronische Leberleiden, chronische Diarrhö. Diabetes mellitus. Hydrogenoide Konstitution, paßt gut zu Dulcamara und Aranea diadema.

Zur Verfügung steht Natrium sulfuricum-Injeel (forte) mit dem Potenzenakkord (D 4), D 12, D 30, D 200.

Natrium sulfuricum ist enthalten in Lymphomyosot, Osteoheel, Syzygium compositum, Tartephedreel.

Nervus olfactorius — Riechnerv

Verwendet wird der frische, dem gesunden Schlachttier entnommene Riechnerv in homöopathischer Zubereitung (Organpräparat).

Die Hauptindikationen sind:

Anosmie. Rhinitis vasomotorica. Heuschnupfen (Prophylaxe). Reflektorisch von der Nasenschleimhaut ausgelöste Erkrankungen, versuchsweise auch bei Asthma bronchiale.

Nervus olfactorius suis steht zur Verfügung als Nervus olfactorius suis-Injeel in dem Potenzenakkord D 10, D 30, D 200 und als Nervus olfactorius suis-Injeel forte in dem Potenzenakkord D 8, D 12, D 30, D 200; als Einzelpotenzen in D 6; D 200.

Nervus opticus – Sehnerv

Verwendet wird der frische, dem gesunden Schlachttier entnommene Sehnerv in homöopathischer Zubereitung (Organpräparat).

Die Hauptindikationen sind:

Atrophia nervi optici (postluetisch oder toxisch). Sehstörungen. Flimmerskotom. Migräne.

Nervus opticus suis steht zur Verfügung als Nervus opticus suis-Injeel in dem Potenzenakkord D 10, D 30, D 200 und als Nervus opticus suis-Injeel forte in dem Potenzenakkord D 8, D 12, D 30, D 200.

Neurofibroma – Neurofibrom-Nosode

Verwendet werden die gestielten oder lappigen, weichen, vom Bindegewebe eines Nerven ausgehenden, gutartigen Geschwulste in homöopathischer Zubereitung (Nosode).

Als Recklinghausen-Krankheit oder Neurofibromatosis generalisata bezeichnet man eine über den ganzen Körper verteilte multiple Neurofibromatose, wobei sich die Neurofibrome an den Hautnervenzweigen finden und möglicherweise sarkomatös entarten können.

Außer sensiblen Reizerscheinungen finden sich selten auch Leitungsstörungen der befallenen Nerven, evtl. Pigmentanomalien der Haut, multiple Nävi, Knochenanomalien und Augenhintergrundveränderungen, daneben auch geistige Störungen. Auch können sich fibromatöse Geschwülste an den Gehirnnerven (N. acusticus), sog. „Kleinhirnbrückenwinkeltumoren", ausbilden. Die Erkrankung beruht wahrscheinlich auf einer Anlagemißbildung und oft auf heredofamiliärer, dominant vererbbarer Grundlage. Man wird die Neurofibroma-Nosode daher sowohl bei der Recklinghausen-Krankheit wie auch evtl. bei Hautsarkomen, Neuralgien und neural bedingten Entartungen, versuchsweise auch bei Paresen anwenden.

Zur Verfügung steht Neurofibroma-Injeel (forte) mit dem Potenzenakkord (D 8), D 12, D 30, D 200.

Niccolum aceticum – Nickelazetat

Verwendet wird Nickelacetat, $Ni(CH_3COO)_2$.

Charakteristisch für die Symptomatologie von Nickel und seinen Salzen sind reißende, spannende Schmerzen, juckendes und brennendes Stechen, wie von Insekten hier und da am Körper, verbunden mit allgemeiner Mattigkeit und Krankheitsgefühl, Schwäche und Zittern der Glieder, was sich in frischer Luft bessert.

Der Schlaf ist meist unruhig mit häufigem Erwachen unter Hitzegefühl und Schmerzen in Kopf und Gliedern. Erst gegen Morgen findet der Kranke ruhigen Schlaf mit phantastischen und wollüstigen Träumen und leidet demgegenüber an Tagesschläfrigkeit. Dabei zeigt er äußerst wechselnde Gemütszustände zwischen Bangigkeit, Schwermütigkeit, Verdrießlichkeit, Zorn und Rauferei sowie heiterer Laune.

Es finden sich allenthalben juckende und flechtenartige Ausschläge, auch Aknepusteln im Gesicht mit Anschwellung des Gewebes.

Reißende Kopfschmerzen treten morgens auf mit Schwindel und krampfhaftem Zucken der Augenlider, Jucken, Brennen und Tränen der Augen mit Rötung und Anschwellung der Lidränder und leichter Konjunktivitis. Auch verschiedene neuralgische Schmerzen in Nackenmuskeln, Verrenkungsschmerz im Schultergelenk, Kreuzschmerzen, stechende Schmerzen in Fingergelenken und Nagelgliedern, Hüftweh, Kribbeln und Krampf in den Zehen, Reißen im Kniegelenk und Muskelschmerzen im Oberschenkel werden evtl. durch Frostschauer mit wechselnder Hitze und Frost mit Durst, vorwaltendem Hitzegefühl Tag und Nacht mit heftigem Durst, Schweiß am Nachmittag und nach Mitternacht abgelöst. Auch häufiges Niesen bei trockener Nasenschleimhaut mit nächtlichem Stockschnupfen und Nasenbluten, Kehlkopfkatarrh und Kitzelgefühl mit trockenen Hustenstößen, geringer Expektoration, nächtlichen Hustenanfällen mit Druckgefühl auf der Brust und Kurzatmigkeit im Sitzen sowie allgemeiner Schmerzhaftigkeit der Brust können das Bild von Niccolum und seinen Salzen abrunden.

Auch Zahnschmerzen, übler Geruch aus dem Munde bei Trockenheit der Mundschleimhaut, Anschwellung des Zahnfleisches, Tonsillitis und Schleianhäufung im Rachen mit Appetitmangel, heftigem Durst, Aufstoßen und Schlucksen, Übelkeit, Krampf- und Druckgefühl im Magen mit brennenden und stechenden Schmerzen, reichlicher Entwicklung von Darmgasen, Meteorismus, ohne daß der Stuhl selbst bei weichem Stuhl nur schwierig und mit Stechen im Mastdarm entleert werden kann. Die Harn- und Geschlechtsorgane zeigen Brennen an der Harnröhremündung sowie vermehrten und häufigen Harnabgang, besonders ungewohntes reichliches Urinieren des Nachts, Jucken an den Genitalien, was nicht durch Kratzen gelindert wird. Die Periode tritt zu früh ein, wird dann unterbrochen mit Gefühl großer Schwäche, statt dessen wässriger Weißfluß.

Das gesamte Bild spricht für das Vorliegen von Imprägnationsphasen, die die Tendenz haben, sich in Entzündungen umzusetzen, mit zeitweilig eintretenden Fiebererscheinungen, Schwindel und Schwächezuständen sowie krampfartigen Beschwerden, speziell Heiserkeit und Hustenanfällen mit Nasenbluten, Blähungsbeschwerden mit Diarrhöen oder ungewöhnlicher spastischer Obstipation sowie Menstruationsbeschwerden mit Weißfluß.

Simpson empfiehlt Niccolum sulfuricum besonders bei hartnäckigen, periodischen Kopfschmerzen; Hale sah gute Wirkungen bei periodischen neuralgischen Schmerzen infolge Malaria.

Niccolum aceticum ist enthalten in Molybdän compositum.

Niccolum metallicum – Nickel

Verwendet wird metallisches Nickel, Ni.

Die Hauptindikationen sind:

Heiserkeit, Krampfhusten und Nasenbluten. Obstipation. Dysmenorrhö.

Zur Verfügung steht Niccolum metallicum-Injeel (forte) mit dem Potenzenakkord (D 6), D 12, D 30, D 200, D 1000.
Niccolum metallicum ist enthalten in Leptandra compositum.

N-Nitrosodiphenylamin

Verwendet wird N-Nitrosodiphenylamin, C_6H_5 N(NO) C_6H_5.

Eingesetzt wird dieses Präparat fast ausschließlich in Form von Injektionen, wobei möglicherweise eine pathologische Nitrosamin-Reaktion im Organismus abgestoppt werden kann, wenn zugleich eine Entgiftung der Umwelttoxine stattfindet bzw. wenn die Patienten nicht mehr den Umwelttoxinen unterworfen sind (Dr. Ch. Hagen).

Beim Einsatz der „forte"-Ampullen (D 10 und höhere Potenzen) ist nach acht Tagen die Injeel-Ampulle nötig. 14 Tage nachher spricht meist keine der Ampullen mehr an.

Bei ca. 50 bis 60% der bisherigen Fälle von erstmalig EAP-getesteten Patienten sprechen die Ampullen an, was den Schluß zuläßt, daß die Nitrosamin-Reaktionen bei vielen Menschen ablaufen. Es scheint mit N-Nitrosodiphenylamin eine „weitere wertvolle Hilfe in der Krebsprophylaxe" zur Verfügung zu stehen (H a g e n).

Zerfügung steht N-Nitrosodiphenylamin-Injeel (forte) mit dem Potenzenakkord (D 10), D 20, D 30, D 200.

Norandrostenolon-phenylpropion — Nandrolon-phenpropionat

Verwendet wird das Anabolikum Nandrolonphenpropionat, 17β-Hydroxy-4-oestren-3-on-3-phenylpropionat (homöopathisiertes Allopathikum).

Die Hauptindikationen sind:
Störungen im Hormonhaushalt. Präkanzerose.

Zur Verfügung steht Norandrostenolon-phenylpropion-Injeel (forte) mit dem Potenzenakkord (D 6), D 10, D 30, D 200.

Nuphar luteum — Gelbe Teichrose, Mummel

Verwendet wird der frische Wurzelstock der in Europa, Asien und Nordamerika einheimischen Stammpflanze: Nuphar luteum [L.] Sm./Nymphaeaceae.

Die Hauptindikationen sind:
Gastroenteritis mit heftigen Tenesmen. Morgendliche Durchfälle. Wird auch als Aphrodisiakum empfohlen.

Zur Verfügung steht Nuphar luteum-Injeel (forte) mit dem Potenzenakkord (D 4), D 10, D 30, D 200.

Nux moschata – Muskatnuß

Verwendet werden die getrockneten Samen der auf den Molukken und in Neu-Guinea einheimischen Stammpflanze: Myristica fragrans Houtt./Myristicaceae.

Die Hauptindikationen sind:
Zugluft und feucht-kaltes Wetter verschlimmern. Hysterische und hypochondrische Symptome. Gehirn wie locker. Als wenn man in der Luft schwebt. Befindet sich wie im Traum. Augen trocken, kann sie kaum schließen. Zunge wie eingeschlafen. Durstlosigkeit trotz des Trockenheitsgefühls. Meteorismus und Tympanie exzessiv. Weiche Stühle werden kaum entleert. Zahn-, Kopfschmerz, Durchfall, Erbrechen und Husten während der Gravidität. Gehirnermüdung. Muskelrheumatismus. Strangurie nach Bier- oder Weingenuß. Zu schwach entwickelte weibliche Brüste. Charakteristisch ist oft eine hysterische Aphonie, d. h. Sprechen mit tonloser, leiser Flüsterstimme.

Zur Verfügugn steht Nux moschata-Injeel (forte) mit dem Potenzenakkord (D 4), D 12, D 30, D 200.
Nux moschata ist enthalten in Albumoheel, Hepeel, Hormeel.

Nux vomica – Brechnuß, Krähenaugen

Verwendet werden die reifen, getrockneten Samen der in Ostindien, besonders auf Ceylon und in Nordaustralien einheimischen Stammpflanze: Strychnos nux-vomica L./Loganiaceae.

Nux vomica enthält die Alkaloide Strychnin, Brucin, an Strychninsäure gebunden, außerdem Gerbsäure, Fett und in geringer Menge ein Glykosid Loganin.

Durch die gesamte Symptomatologie dieses bedeutenden homöopathischen Polychrestes zieht sich eine nervöse Reizbarkeit, Neigung zu Verkrampfungen, dabei Mattigkeit, Schwäche mit Zerschlagenheitsgefühl,

Glieder- und Gelenkschmerzen und gesteigerte Empfindlichkeit gegen leise Berührung, Erschütterung und Geräusche jeder Art. Die Patienten, welche Nux vomica benötigen, haben Ruhebedürfnis. Dabei kommt es oft zu Krämpfen der Muskel, auch zu tetanischen und klonischen Krämpfen verschiedener Glieder.

Auffallend ist eine große Neigung zu Erkältungen und Scheu vor kühler Luft. Die Grippe-kranken Patienten, welche Nux vomica benötigen, decken sich ängstlich bis an den Hals zu, weil jeder Luftzug sie stört. Verschlimmerung erfolgt ebenso durch geistige Anstrengung wie nach Genuß von Kaffee und alkoholischen Getränken. Dabei pflegt bei feuchter Witterung eine leichte Besserung der Beschwerden vorhanden zu sein.

Toxikologisch sind Magen-Darm-Entzündungen typisch sowie Blutüberfüllungen an Hirn, Rückenmark und umhüllenden Häuten mit Ausschwitzung in die Höhlen, wobei das Blut selbst dickflüssig, teerartig und von dunkler Färbung ist.

Der Nux vomica-Patient ist morgens müde, hat große Tagesschläfrigkeit mit vielem Gähnen, Dehnen und Strecken der Glieder, kann spät einschlafen, hat leisen Schlaf und eine typische Schlaflosigkeit, die etwa um 3 Uhr nachts beginnt und bis etwa 6 oder 7 Uhr am frühen Morgen anhält. Dann kann der Patient wieder einschlafen und evtl. bis in die Mittagszeit hinein durchschlafen.

Psychisch bietet der Nux vomica-Patient das Bild des melancholischen Hypochonders mit erhöhter Reizbarkeit, Ärgerlichkeit, Heftigkeit und Weinerlichkeit sowie zänkischer Laune. Die Haut ist häufig gelb verfärbt. Die Gesichtsfarbe blaß, elend und fahl mit evtl. wechselnder Gesichtsröte. Die Handflächen zeigen kühlen Schweiß.

Besonders morgens sind auch die Nervenfunktionen wesentlich erschwert. Die Patienten können sich nicht konzentrieren, lassen Silben und Worte aus, versprechen sich, klagen auch über Kopfschmerzen im Stirnteil, in der Schläfengegend und im Hinterhaupt, evtl. auch über halbseitige migräneartige Beschwerden, besonders nach Alkoholgenuß. Das Bild des verkaterten Studenten ist für Nux vomica typisch. Dabei können auch konjunktivale Reizerscheinungen vorhanden sein sowie Überempfindlichkeit des Gehörs und Gehörshalluzinationen, Jucken in der Nase, verfeinerter Geruch. Besonders auch die Steifigkeit der Gelenke und des Nackens und der Wirbelsäule mit schmerzhaften rheumatischen Beschwerden und Schwere- und Schwächegefühl der Beine, Fersenschmerzen, stechenden und brennenden Schmerzen in den Fußsohlen und heftiges Jukken der Fußzehen sind eine Indikation für Nux vomica.

Herzbeengungen nach übermäßigem Essen mit Arrhythmie und Pulsieren der Karotiden, dabei Beklemmungs- und Angstgefühl, evtl. auch fliegende Hitze, treten evtl. zugleich mit hohem und rauhem Husten auf, besonders vormittags, wobei evtl. Brechwürgen erfolgt (Vomitus matutinus).

Glossitis, Stomatitis mit Bläschen- und Geschwürsbildung an Mund- und Zungenschleimhaut sowie beginnende Parodontose erfordern Nux vomica als Heilmittel, auch Ekel und Widerwillen gegen jede Speise, Sodbrennen, bitteres oder saures Aufstoßen, Vollheitsgefühl und Hochwürgen des Mageninhaltes mit Übelkeit, Würgen und Erbrechen, morgens besonders von Schleim und Galle oder auch Bluterbrechen bei alten Säufern sind für Nux vomica charakteristische Indikationen.

Die Peristaltik des Darms mit häufigem, vergeblichem Drängen und Pressen zur Stuhlentleerung, wobei sich evtl. lediglich einige schleimig blutige Fetzen entleeren, sowie anfangs harte, dann aber durchfällige Stühle und Stuhlverstopfung mit Kopfkongestionen sowie mit Hämorrhoidalbildung mit viel Jucken und Abgang von Madenwürmern sowie Krampf des Sphincter ani erfordern Nux vomica ebenso wie Leberanschwellung und Gastroduodenalkatarrhe.

Die für Nux vomica typischen Tenesmen können auch an der Blase sich äußern mit Dysurie, Strangurie und Zystitis. Anhaltende Erektionen finden sich morgens, ebenso Pollutionen mit nachfolgender Kälte, besonders der Füße. Bei den weiblichen Genitalien ist das Gefühl von Drängen und Pressen nach unten vorhanden, ähnlich wie bei Sepia, auch mit schleimig-eitrigem Ausfluß und Jucken sowie einige Tage zu früh erfolgender Menstruation.

Wenn Nux vomica auch ein ausgesprochenes Magen-Darm-Mittel ist und sowohl bei Glossitis, Stomatitis, Gastritis, Enterokolitis und Hämorrhoiden sowie bei Leber-Gallenaffektionen zur Anwendung kommt, kann es auch hervorragend bei Schlafstörungen der geschilderten Art wirken und besonders bei den Modalitäten: Verschlimmerung morgens und durch Kälte. So können Grippefälle oft durch Nux vomica eine überraschende Besserung erfahren.

Wenn die wichtigsten Symptome noch einmal zusammengefaßt werden, so ergibt sich folgendes typische Arzneimittelbild:

1. Frostigkeit. Neigung zu Erkältung (besonders Fließschnupfen) und allgemeine Empfindlichkeit gegen kalte Luft, auch bei Fieber. Empfindlich allgemein gegen äußere Eindrücke und Geräusche. Handschweiß (kalt).
2. Typische Morgenverschlimmerung (Staatshämorrhoidarier). Verdrießlichkeit. Ärgerlichkeit. Unbegründete Wutanfälle. Sterbensübelkeit morgens (Vomitus matutinus), abends guter Dinge bei Bier und Tabak.
3. Folgen von Reizmittelmißbrauch, besonders Alkohol, Kaffee und Nikotin.
4. Schlaflosigkeit charakteristisch mit Wachwerden gegen 3 Uhr (Säureflut). Liegt bis etwa gegen 7 Uhr wach und könnte dann bis gegen Mittag schlafen.
5. Entzündungen und Unbehaglichkeiten entlang des gesamten Verdauungskanales. Stomatitis. Gingivitis. Glossitis.
6. Gastritis mit Schwere und Druck, wie von einem Stein, und Aufblähung, muß den Bauchriemen lockern (Lycopodium). Besonders nach Tisch Verdauungsschwierigkeiten mit Aufblähung. Saures und bitteres Aufstoßen. Zunge in der hinteren Hälfte weiß belegt.
7. Enterokolitis und Kolitis mit häufigem, vergeblichem Drang und evtl. knotigem Stuhl. Auch indiziert nach Abusus von Abführmitteln.
8. Hämorrhoidalbeschwerden, meist ohne Blutungen.

Zur Verfügung steht Nux vomica-Injeel (forte) S mit dem Potenzenakkord (D 4), D 12, D 30, D 200, D 1000; als Einzelpotenzen in D 6 und D 200.

Nux vomica ist enthalten in Gastricumeel, Heelax, Lithiumeel, Mucosa compositum, Nux vomica-Homaccord, Paeonia-Heel, Tonico-Injeel, Vomitusheel.

Oculus totalis – Auge

Verwendet wird das frische, dem gesunden Schlachttier entnommene Auge in homöopathischer Zubereitung (Organpräparat).

Die Hauptindikationen sind:

Augenerkrankungen imprägnativer und degenerativer Art. Glaukom. Katarakta. Chronische Konjunktivitis. Skleritis. Bei chronischen Granulationen (Tuberkulose) Vorsicht!

Oculus totalis suis steht zur Verfügung als Oculus totalis suis-Injeel in dem Potenzenakkord D 10, D 30, D 200 und als Oculus totalis suis-Injeel forte in dem Potenzenakkord D 8, D 12, D 30, D 200.

Oenanthe crocata – Rebendolde

Verwendet wird der zur Zeit der Blüte gesammelte frische Wurzelstock mit den daranhängenden Wurzeln der in Südeuropa und Rußland einheimischen Stammpflanze: Oenanthe crocata/Umbelliferae.

Die Hauptindikationen sind:

Entzündliche Schleimhautreizungen. Konvulsionen mit blutigem Schaum vor dem Mund. Zungenbisse. Schwindel.

Zur Verfügung steht Oenanthe crocata-Injeel (forte) mit dem Potenzenakkord (D 6), D 10, D 30, D 200.

Oesophagus – Speiseröhre

Verwendet wird die frische, dem gesunden Schlachttier entnommene Speiseröhre in homöopathischer Zubereitung (Organpräparat).

Die Hauptindikationen sind:

Sodbrennen. Globus hystericus. Kardiospasmus. Singultus.

Oesophagus suis steht zur Verfügung als Oesophagus suis-Injeel in dem Potenzenakkord D 10, D 30, D 200 und als Oesophagus suis-Injeel forte in dem Potenzenakkord D 8, D 12, D 30, D 200.

Oleander

Verwendet werden frische, vor Beginn der Blüte gesammelte Blätter der an Flußufern in Südeuropa, namentlich in Griechenland sowie in Kleinasien vorkommenden Stammpflanze: Nerium oleander L./Apocynaceae.

Die Hauptindikationen sind:

Gedächtnisschwäche. Doppeltsehen, Sprachstörungen und fast völliger Sprachverlust. Leeregefühl in der Brust mit Herzklopfen. Muskelkraft geschwunden, Zittern, besonders der Beine. Kälte der Extremitäten. Durchfälle mit unverdauten Speisen, besonders bei Kindern. Mangel an Schmerzen bei Paresen und Paralyse. Degenerationsphase der Poliomyelitis.

Zur Verfügung steht Oleander-Injeel (forte) mit dem Potenzenakkord (D 4), D 12, D 30, D 200.
Oleander ist enthalten in Psorinoheel.

Ononis spinosa — Hauhechel

Verwendet wird die frische, blühende ganze Pflanze von Ononis spinosa L./Leguminosae.

Die Hauptindikationen sind:

Nasenbluten beim Waschen des Gesichtes. Nierenfunktionsmittel.

Zur Verfügung steht Ononis spinosa-Injeel (forte) mit dem Potenzenakkord (D 3), D 10, D 30, D 200.
Ononis spinosa ist enthalten in Galium-Heel, Populus compositum.

Onyx — Hornwand

Verwendet wird die Hornwand eines Pferdehufes (Paries ungulae) bzw. einer Klaue des Schweines in homöopathischer Zubereitung (Organpräparat).

Die Hauptindikationen sind:

Onychomykosen. Nagelatrophie. Veränderungen der Nägel bei sonstigen Erkrankungen.

Onyx suis steht zur Verfügung als Onyx suis-Injeel in dem Potenzenakkord D 10, D 30, D 200 und als Onyx suis-Injeel forte in dem Potenzenakkord D 8, D 12, D 30, D 200.

Origanum vulgare — Dost

Verwendet wird das frische, blühende Kraut der in Mittel- und Südeuropa, Rußland und Südsibirien einheimischen Stammpflanze: Origanum vulgare L./Labiatae.

Die Hauptindikationen sind:
Magen-, Darmkatarrhe, Ulkusbeschwerden.

Zur Verfügung steht Origanum vulgare-Injeel (forte) mit dem Potenzenakkord (D 6), D 12, D 30, D 200.
Origanum vulgare ist enthalten in Erigotheel.

Ornithogalum umbellatum — Doldiger Milchstern

Verwendet wird die frische Zwiebel von Ornithogalum umbellatum L./ Liliaceae.

Die Hauptindikationen sind:
Entzündliche, vesikuläre Hautaffektionen. Übelkeit und Erbrechen saurer Massen (wie Essig), z. B. bei Ulcus duodeni et ventriculi.

Zur Verfügung steht Ornithogalum umbellatum-Injeel (forte) mit dem Potenzenakkord (D 6), D 10, D 30, D 200.

Orthosiphon stamineus

Verwendet werden die getrockneten Blätter von Orthosiphon stamineus Benth./Labiatae.

Bei Gicht, Blasen- und Nierensteinen empfohlen.

Zur Verfügung steht Orthosiphon stamineus-Injeel (forte) mit dem Potenzenakkord (D 4), D 10, D 30, D 200.
Orthosiphon stamineus ist enthalten in Populus compositum, Solidago compositum.

Osmium

Verwendet wird das metallische Osmium, Os.

Die Hauptindikationen sind:
Spurenelementfaktor. Imprägnationsphasen.

Zur Verfügung steht Osmium-Injeel (forte) mit dem Potenzenakkord (D 6), D 10, D 30, D 200.

Os petrosum – Felsenbein

Verwendet wird das Felsenbein, das Pars petrosa des Schläfenbeins, eines gesunden Schlachttieres in homöopathischer Zubereitung (Organpräparat).

Die Hauptindikationen sind:

Otosklerose. Ohrgeräusche. Schwerhörigkeit. Sonstige Imprägnations- und Degenerationsphasen des Innenohres.

Os petrosum suis steht zur Verfügung als Os petrosum suis-Injeel in dem Potenzenakkord D 10, D 30, D 200 und als Os petrosum suis-Injeel forte in dem Potenzenakkord D 8, D 12, D 30, D 200.

Os – Knochen

Verwendet wird der gesunden Schlachttieren entnommene, von Weichteilen befreite Knochen verschiedener Lokalisation in homöopathischer Zubereitung (Organpräparat).

Die Hauptindikationen sind:

Osteomalazie. Rachitis. Osteoporose. Morbus Sudeck. Exostosen. Periostitis.

Os suis steht zur Verfügung als Os suis-Injeel in dem Potenzenakkord D 10, D 30, D 200 und als Os suis-Injeel forte in dem Potenzenakkord D 8, D 12, D 30, D 200.

Osteomyelitis-Nosode – Knochenmarkentzündungs-Nosode

Verwendet wird Osteomyelitis-Eiter in homöopathischer Zubereitung (Nosode).

Die Hauptindikationen sind

Chronische Knochenerkrankungen. Osteomalazie. Knochenfisteln. Rachitis. Sudeck'sche Atrophie. Otitis media chronica. Nach allen Frakturen, evtl. in Kombination mit Mastoditis-Nosode routinemäßig einsetzen.

Zur Verfügung steht Osteomyelitis-Nosode-Injeel (forte) mit dem Potenzenakkord (D 6), D 10, D 30, D 200.

Osteomyelosklerose-Nosode – Knochenmarksfibrose-Nosode

Verwendet wird Knochenmark, das bei der Sektion von Osteomyelofibrose-Kranken gewonnen wird, in homöopathischer Zubereitung (Nosode).

Die Osteomyelosklerose ist eine Sonderform der aplastischen Anämie, welche mit völligem Knochenmarksversagen im Sinne der Panmyelophthise bzw. -pathie einhergeht und durch Knochensklerose mit Markschwund gekennzeichnet ist. Ursächlich liegt der Entwicklung dieser schwer degenerativen Erkrankung fast ausschließlich eine vorherschende, mehrfach wiederholte Chemotherapie (angewandt z. B. gegen chronische Tonsillitis oder Pyelitis und dergl.) zugrunde.

Die Osteomyelosklerose-Nosode ist daher angezeigt bei Therapieschäden durch Antibiotika und Chemotherapeutika, sowohl bei hypochromen wie hyperchromen Anämien, auch bei alimentärer megaloblastischer Anämie (Sprue), insbesondere bei aplastischer Anämie, versuchsweise bei hämolytischer Anämie, auch auf konstitutioneller, hereditärer Basis sowie bei splenogener Anämie, Milzvenenthrombosen, portaler Hypertension, Morbus Banti, Lipoidosen sowie Schädigungen des weißen Systems (splenopathische Neutropenie), auch bei Morbus Werlhof, bei welchem sich im übrigen Phosphor bewährt hat.

Zur Verfügung steht Osteomyelosklerose-Nosode-Injeel (forte) mit dem Potenzenakkord (D 8), D 12, D 30, D 200.

Otitis media-Nosode – Mittelohrentzündungs-Nosode

Verwendet wird das bei Mittelohrentzündung durchgebrochene oder nach Parazentese entleerte Exsudat.

Die Hauptindikationen sind:

Chronische Otitis media. Cholesteatom. Sinusitis. Chronisch-nässende Ohren. Otitis externa. Tubenkatarrh. Evtl. auch wirksam bei chronischer Zystitis bzw. Neigung dazu, da Ohr und Harnblase gewisse Korrelationen aufweisen. Als Wechselmittel bei Osteomyelitis und Suppurationen sonstiger Art.

Zur Verfügung steht Otitis media-Nosode-Injeel (forte) mit dem Potenzenakkord (D 6), D 10, D 30, D 200.

Ovarialcyste – Eierstockzyste

Verwendet werden die kirschkern- bis walnußgroßen Zysten von polyzystischen Ovarien in homöopathischer Zubereitung (Nosode).

Die Hauptindikationen sind:

Zystische Veränderungen jeder Art, versuchsweise bei Ovarialzysten. Störungen der Menarche. Klimakterium praecox. Migräne z. Z. der Menstruation.

Zur Verfügung steht Ovarialcyste-Injeel (forte) mit dem Potenzenakkord (D 6), D 10, D 30, D 200.

Ovarium — Eierstock

Verwendet wird der frische, gesunden Schlachttieren entnommene Eierstock in homöopathischer Zubereitung (Organpräparat).

Die Hauptindikationen sind:

Störungen der Ovarialfunktion. Dysmenorrhö. Amenorrhö. Klimakterium mit ovariellen Ausfallserscheinungen. Hypermenorrhö. Metrorrhagien. Weibliche Sterilität. Klimakterische Neurosen mit Depressionen. Nymphomanie. Eifersuchtswahn. Craurosis vulvae. Mastodynie. Osteomalazie.

Ovarium suis steht zur Verfügung als Ovarium suis-Injeel in dem Potenzenakkord D 10, D 30, D 200 und als Ovarium suis-Injeel forte in dem Potenzenakkord D 8, D 12, D 30, D 200.
Ovarium ist enthalten in Ovarium compositum.

Ovum — Ei

Verwendet wird das frische Hühnerei.

Die Hauptindikationen sind:

Zu versuchen bei Anaphylaxie gegen Eiergenuß sowie bei chronischen Ekzemen, Urtikaria und Quincke'schem Ödem (neben Sulfur und Sepia).

Zur Verfügung steht Ovum-Injeel (forte) mit dem Potenzenakkord (D 6), D 10, D 30, D 200.

Oxalis acetosella — Sauerklee

Verwendet wird die frische, blühende, in Europa und Nordasien einheimische Stammpflanze: Oxalis acetosella L./Oxalidaceae.

Die Hauptindikationen sind:

Brennende Magenschmerzen. Durchfälle. Angina pectoris mit scharfen Stichen im linken Epigastrikum und Thorax (Ulcus duodeni-Verdacht). Leberleiden mit Dyspepsie. Stomatitis aphthosa. Erbrechen essigsaurer Massen, daß die Zähne stumpf werden (z. B. bei Ulcus duodeni et ventriculi).

Zur Verfügung steht Oxalis acetosella-Injeel (forte) mit dem Potenzenakkord (D 4), D 12, D 30, D 200.

Oxalis acetosella ist enthalten in Mucosa compositum.

Oxyuren-Nosode – Madenwürmer-Nosode

Verwendet werden Madenwürmer (Enterobius vermicularis, Oxyuris vermicularis) in homöopathischer Zubereitung (Nosode).

Die durch Oxyuris vermicularis hervorgerufene und besonders häufig bei Kindern gefundene Wurmerkrankung (Enterobiasis) ist durch quälenden Juckreiz am After (besonders abends beim Einschlafen und nachts) sowie durch Proktitis, Stuhldrang, evtl. auch durch Analekzem, Bettnässen und Vulvitis, sowie durch nervöse Störungen gekennzeichnet. Gelegentlich werden auch Ulzera des Dickdarms und Appendicitis oxyurica beobachtet, letztere hervorgerufen durch Einbohren von unreifen Würmern in die Darmwand.

Legereife Weibchen kriechen während des Schlafs aus dem After und legen in den Analfalten die Eier ab, wo sich dann die günstigsten Bedingungen (Feuchtigkeit, Temperatur von 30° bis 36° C für die Embryonalentwicklung finden und woraus sich in wenigen Stunden infektionsfähige Wurmlarven entwickeln.

Obwohl anzunehmen ist, daß durch Anwendung der Oxyuren-Nosode allmählich auch das für die Entwicklung der Würmer geeignete Terrain beseitigt wird, dürfte die Oxyuren-Nosode im Sinne des Simile-Prinzipes bessere Wirkung entfalten bei Bettnässen, Vulvitis und Analekzem sowie speziell bei nervösen Reizzuständen der Kinder, die nachts aufschrecken, übernervös sind, viel weinen und an Tics leiden.

Zur Verfügung steht Oxyuren-Nosode-Injeel (forte) mit dem Potenzenakkord (D 8), D 12, D 30, D 200.

Ozaena-Nosode – Stinknasen-Nosode

Verwendet werden Absonderungen der Nase bei Ozäna in homöopathischer Zubereitung (Nosode).

Die Hauptindikationen sind:

Ozäna. Chronische Rhinitis und Sinusitis (neben Mucosa nasalis, Euphorbium und Argentum nitricum).

Zur Verfügung steht Ozaena-Nosode-Injeel (forte) mit dem Potenzenakkord (D 6), D 10, D 30, D 200.

Paeonia officinalis – Pfingstrose

Verwendet wird die frische, im Frühjahr gesammelte Wurzel der in Südeuropa einheimischen, als Zierpflanze vielfach angebauten Stammpflanze: Paeonia officinalis L./Paeoniaceae.

Die Hauptindikationen sind:

Hämorrhoiden und Analfissuren.

Zur Verfügung steht Paeonia officinalis-Injeel (forte) mit dem Potenzenakkord (D 4), D 12, D 30, D 200.

Paeonia officinalis ist enthalten in Paeonia-Heel, Paeonia-Salbe-Heel.

Palladium

Verwendet wird metallisches Palladium, Pd.

Die Hauptindikationen sind:

Kopfschmerz über den Scheitel von einem Ohr zum anderen gehend. Hochfahrendes Wesen, Überheblichkeit, wie bei Platina. Herabdrängen im Unterleib. Ovariitis und Ovarialzyste links.

Zur Verfügung steht Palladium-Injeel (forte) mit dem Potenzenakkord (D 6), D 12, D 30, D 200.

Palladium ist enthalten in Gynäcoheel.

Pankreas – Bauchspeicheldrüse

Verwendet wird die frische, dem gesunden Schlachttier entnommene Bauchspeicheldrüse in homöopathischer Zubereitung (Organpräparat).

Die Hauptindikationen sind:

Diabetes mellitus (pankreogen). Dysbakterie. Marasmus. Kachexie. Chronische Enteritis. Duodenitis. Störungen der Darmfermentation. Adynamie. Gastrokardialer Symptomenkomplex.

Pankreas suis steht zur Verfügung als Pankreas suis-Injeel in dem Potenzenakkord D 10, D 30, D 200 und als Pankreas suis-Injeel forte in dem Potenzenakkord D 8, D 12, D 30, D 200; als Einzelpotenzen in D 6; D 200.

Pankreas ist enthalten in Hepar compositum, Mucosa compositum, Syzygium compositum.

Papaver

Verwendet wird die frische Pflanze von Papaver dubium/Papaveraceae.

Die Hauptindikationen sind:

Präapoplexie. Blauroter Kopf. Schwindel, Benommenheit, Parästhesien im Arm oder einseitig. Beginnende Paresen. Koma, Bewußtlosigkeit. Zungenlähmung. Apoplexie bei Potatoren (wie Baryum carbonicum). Erbrechen bei Peritonitis, Perityphlitis. Diabetes mellitus (!). Folgen von Schreck. Delirium tremens. Schreckhafter Gesichtsausdruck, sieht Tiere.

Vermag die Paren wieder rückgängig zu machen, wenn baldmöglichst nach erfolgter Apoplexie i.v. Injektion erfolgt (mit Belladonna, Melilotus).

Zur Verfügung steht Papaver-Injeel (forte) mit dem Potenzenakkord (D 4), D 12, D 30, D 200.

Papaverin

Verwendet wird Papaverin, 6,7-Dimethoxy-1-(3,4-dimethoxybenzyl)isochinolin.

Die Hauptindikationen sind:

Miosis. Trockene Haut.

Zur Verfügung steht Papaverinum-Injeel (forte) mit dem Potenzenakkord (D 4), D 12, D 30, D 200.

Para-Benzochinonum — Para-Benzochinon

Siehe Seite 118

Paracoli-Nosode — Nosode aus Darmbakterien

Verwendet wird die Mischung der Abschwemmungen von Kulturen verschiedener Coli-ähnlicher Keimarten, wie Arizona, Ballerup-Bethesda, Citrobacter und Providencia in homöopathischer Zubereitung (Nosode).

Die Hauptindikationen sind:

Schwere Dysbakterie, evtl. mit Störungen der Vitamin B-Produktion und konsekutiven Vitaminmangelkrankheiten. Kolizystitis. Chronische Durchfälle oder chronische Obstipation (versuchsweise). Besonders indiziert nach massiver Chemotherapie, Antibiotika und bei retoxischen Phasen allgemein.

Zur Verfügung steht Paracoli-Injeel (forte) mit dem Potenzenakkord (D 10), D 15, D 30, D 200.

Parathyreoidea siehe Glandula parathyreoidea

Parathyreoidinum – Parathyreoidhormon

Verwendet wird das Parathormon (PTH).

Die Hauptindikationen sind:

Störungen im Kalkhaushalt. Arthritis und Arthrosen. Koxitis. Neigung zu Spasmen und tetanischen Beschwerden.

Zur Verfügung steht Parathyreoidin-Injeel (forte) mit dem Potenzenakkord (D 6), D 12, D 30, D 200.

Paratyphoidinum B siehe Salmonella paratyphi B

Pareira brava

Verwendet wird die getrocknete Wurzel der in Mittel- und Südamerika einheimischen Stammpflanze: Chondodendron tomentosum Ruiz. et Pav./ Menispermaceae.

Die Hauptindikationen sind:

Harnzwang unerschöpflich, muß ausschreien vor Schmerzen, niederknien, um Urin zu lassen. Urin mit dickem, zähem, weißem Schleim oder Ziegelmehlsediment. Abstrahlen der Schmerzen in die Oberschenkel. Prostatahypertrophie. Nierenkoliken.

Zur Verfügung steht Pareira brava-Injeel (forte) mit dem Potenzenakkord (D 4), D 12, D 30, D 200.
Pareira brava ist enthalten in Atropinum compositum, Reneel, Solidago compositum.

Paris quadrifolia – Einbeere

Verwendet wird die frische, zur Zeit der Fruchtreife gesammelte, in Europa und Nordasien einheimische Stammpflanze: Paris quadrifolia L./Liliaceae.

Die Hauptindikationen sind:
Kopfschmerz mit Vergrößerungsgefühl (wie ein Ballon), wie wenn die Augäpfel an einem Faden nach hinten gezogen würden. Globus hystericus. Schmerzlose Heiserkeit, periodisch. Laryngitis, Schleimausräuspern.

Zur Verfügung steht Paris quadrifolia-Injeel (forte) mit dem Potenzenakkord (D 4), D 12, D 30, D 200.
Paris quadrifolia ist enthalten in Phosphor-Homaccord, Ypsiloheel.

Parodontose-Nosode

Verwendet wird parodontales Gewebe (Zahnfleisch, Wurzelhaut und Alveolarknochen), das an Parodontose erkrankt ist, in homöopathischer Zubereitung (Nosode).

Eine Indikation für die Parodontose-Nosode ist nicht nur die Parodontose als Erkrankung, sondern auch homotoxische Belastungen im Sinne einer gesteigerten Giftlage können durch Anwendung der Parodontose-Nosode einer wirksamen Reiztherapie zugeführt werden, zumal wenn diese durch sonstige antihomotoxische Präparate wie Fermentstimulatoren, intermediäre Katalysatoren und Organstimulantien unterstützt wird.

Die Parodontose-Nosode ist besonders auch dann angezeigt, wenn nach Entfernen aller Zähne nunmehr schlagartig die parodontotischen Erscheinungen abgestoppt werden und ein gewisser „Rückschlageffekt" der sonst über die Parodontose abgeleiteten Homotoxine einsetzt, welche nun an weiteren Loci minoris resistentiae die verschiedensten Phasen in Erscheinung treten lassen können, wie z. B. Manifestwerden von Leberschäden, Leberzirrhose, Unverträglichkeit von Alkohol, auch von Wein und Bier, plötzliches Hochschnellen des Blutdrucks, koronare Durchblutungsstörungen usw.

Wie allgemein bei den Nosoden, ist speziell auch bei der Parodontose-Nosode die allgemeine homotoxische Lage zu berücksichtigen. Dabei müssen auch die früher über die Reaktionsphase der Parodontose abgeleiteten, aber jetzt nach Versiegen der Parodontose durch Rückschlageffekt wirksam werdenden Homotoxine stimulativ angegangen werden, was durch geeignete sonstige Präparate, wie sie bei zellulären Phasen erfolgreich eingesetzt werden, speziell auch durch Kombinationspräparate erfolgen kann.

Zur Verfügung steht Parodontose-Nosode-Injeel (forte) mit dem Potenzenakkord (D 8), D 12, D 30, D 200.

Parotis – Ohrspeicheldrüse

Verwendet wird die frische, dem gesunden Schlachttier entnommene Ohrspeicheldrüse in homöopathischer Zubereitung (Organpräparat).

Die Hauptindikationen sind:

Mumps-Nachbehandlung. Zysten und Sekretionsstörungen der Parotis.

Parotis suis steht zur Verfügung als Parotis suis-Injeel in dem Potenzenakkord D 10, D 30, D 200 und als Parotis suis-Injeel forte in dem Potenzenakkord D 8, D 12, D 30, D 200.

Passiflora incarnata – Passionsblume

Verwendet wird das frische Kraut der in Südamerika und Ostindien einheimischen, vielfach als Zierpflanze angebauten Stammpflanze: Passiflora incarnata L./Passifloraceae.

Die Hauptindikationen sind:

Nervöse Schlaflosigkeit. Unruhezustände. Suchten.

Zur Verfügung steht Passiflora incarnata-Injeel (forte) mit dem Potenzenakkord (D 4), D 12, D 30, D 200.

Passiflora incarnata ist enthalten in Spascupreel.

Penicillin

Verwendet wird Benzylpenicillin-Kalium in homöopathischer Zubereitung (homöopathisiertes Allopathikum).

Die Hauptindikationen sind:

Therapieschäden bei bzw. nach Behandlung mit Antibiotika, Sulfonamiden u. a. Allgemeine Erschöpfung, fühlt sich nur im Liegen wohl. Ekzeme. Urtikaria. Warzenbildung. Stechende Schmerzen verschiedener Lokalisation, schlimmer durch Bewegung (wie Bryonia). Supraorbitale Neuralgien sowie hinter dem rechten Augapfel (Chelidonium, Sanguinaria, Belladonna). Schlaf unruhig. Erwachen gegen zwei Uhr.

Konjunktivitis. Blepharitis. Verschleppter Schnupfen. Gehörgangsekzem. Ohrensausen. Asthmatische Dyspnoe. Trockener, heiserer Husten.

Schmerzen unter dem Brustbein mit Herzklopfen, Tachykardie. Angina pektoris. Paraesthesien in den Extremitäten.
Zahnfleischbluten. Zahnabdrücke an gelb-brauner Zunge. Stomatitis aphthosa. Obstipation mit Nabelschmerz und Meteorismus. Nierenschmerzen. Albuminurie und Ödeme. Fluor albus. Gelenk- und Muskelschmerzen.

Verschlimmerung durch Bewegung, feuchte Kälte und um 16 Uhr. Besserung durch Ruhe, warme und trockene Witterung.

Julian (Paris) empfiehlt das 1954/55 von Guermonprez geprüfte Präparat auch noch bei chronischer Retikulo-Endotheliose.

Zur Verfügung steht Penicillin-Injeel (forte) mit dem Potenzenakkord (D 6), D 12, D 30, D 200; als Einzelpotenzen in D 6; D 8; D 10; D 12; D 15; D 30; D 60; D 100, D 200.

Periproktitischer Abszeß-Nosode – Mastdarmabszeß-Nosode

Verwendet wird Eiter aus einem Abszeß im Analbereich in homöopathischer Zubereitung (Nosode).

Periproktitische Abszesse mit chronischer Fistelbildung treten fast ausschließlich nach regelmäßigem Genuß von Schweinefleisch, speziell von Schinken auf.

Wie durch Forschungen des Pathologen Lettré nachgewiesen wurde, wandert das radioaktiv markierte Organmaterial bei Injektion (Frischzellen-Transplantation) dorthin, wohin es embryologisch oder gemäß gewebemäßiger Abstammung gehört.

Ausgesprochene Schinkenesser haben daher Erkrankungen im Bereich des Beckens und der Oberschenkel zu erwarten, weil Schweinefleisch aufgrund der in ihm enthaltenen sutoxischen Faktoren, speziell überreichlich viel, auch in Zellen vorliegendes Fett und Cholesterin, wie insbesondere auch reichlich Imidazolkörper (Histamin, Polypeptide) und speziell in großen Mengen Wachstumshormon, das auch entzündungserregend wirkt.

Es wird erklärlich, daß bei Zusammentreffen dieser Faktoren die Anlage zu periproktitischen Abszessen durch laufenden Schinkengenuß erreicht werden kann. So lassen sich derartige Abszesse praktisch nur abheilen, wenn ein strengstes Schweinefleischverbot eingehalten wird. Natürlich dürfen auch keinerlei Schinken, Speck oder mit Schweinefleisch zubereitete Speisen gegessen werden, insbesondere auch keinerlei Wurst, auch keine Lyoner, Kalbsleberwurst, Servelatwurst, Salami und dergl., da in allen Wurstarten mehr oder weniger hochprozentig Schweinefleisch bzw. -fett verarbeitet wird. Lediglich garantiert schweinefleischfreie Wurstsorten können unbedenklich gegessen werden.

Außer sonstigen Homöopathika (Silicea, Mercurius solubilis) ist besonders bei zurückbleibenden Analfisteln die periproktitische Abszeß-Nosode einzusetzen. Hierbei braucht es sich nicht um schwerste Ausbildungen von Fisteln nach Abszessen zu handeln, sondern auch geringfügige, furunkelähnliche Abszedierungen, welche nässende Fisteln hinterlassen, sollten mit der Periproktitischer Abszeß-Nosode behandelt werden.

Auch sonstige Fistelbildungen (z. B. am Ohr, Gallenblasenfisteln u. a.) können möglicherweise durch die Periproktitischer Abszeß-Nosode günstig beeinflußt werden.

Zur Verfügung steht Periproktitischer Abszeß-Nosode-Injeel (forte) mit dem Potenzenakkord (D 8), D 12, D 30, D 200.

Peritoneum – Bauchfell

Verwendet wird das frische, dem gesunden Schlachttier entnommene Peritoneum in homöopathischer Zubereitung (Organpräparat).

Die Hauptindikationen sind:

Adhäsionsbeschwerden. Aszites. Versuchsweise bei Erkrankungen des Seroderms generell, z. B. auch bei Pleuritis.

Peritoneum suis steht zur Verfügung als Peritoneum suis-Injeel in dem Potenzenakkord D 10, D 30, D 200 und als Peritoneum suis-Injeel forte in dem Potenzenakkord D 8, D 12, D 30, D 200.

Pertussis-Nosode – Keuchhusten-Nosode

Verwendet wird das Expektorat von keuchhustenkranken Kindern in homöopathischer Zubereitung (Nosode).

Die Hauptindikationen sind:

Bei Pertussis und bei allen Hustenformen. Auch bei Emphysem, Asthma bronchiale mit Hustenattacken, nach Julian auch bei neurologischen Kinderkrankheiten mit Konvulsionen, auch bei Tetanie, Epilepsie und Schwachsinn, falls Keuchhusten in der Anamnese vorliegt.

Zur Verfügung steht Pertussis-Nosode-Injeel (forte) mit dem Potenzenakkord (D 6), D 10, D 30, D 200.

Petroleum – Steinöl

Verwendet wird natürlich vorkommendes Steinöl, eine gelbliche, blau fluoreszierende Flüssigkeit von brenzlichem Geruch, die bei etwa 90° C zu sieden beginnt (Oleum Petrae album).

Nash bezeichnet Petroleum als eines unserer besten antipsorischen Mittel, wobei die Ausschläge von Petroleum denen von Graphites sehr ähnlich sind, indem sie in Gelenkbeugen und an Hautfalten auftreten, z. B. am Kopf hinter den Ohren, am Skrotum, an den weiblichen Geschlechtsteilen sowie an Händen, Füßen und Beinen. Das charakteristische Leitsymptom ist die Verschlimmerung zur Winterszeit, wobei die Hände aufspringen, rissig werden und bluten, während des Winters mit Ekzemen bedeckt sind und im Sommer in typischer Weise abheilen. Daher ist Petroleum auch ein gutes Heilmittel bei Frostbeulen und zeigt, ähnlich wie Hepar sulfuris, eine Verschlimmerung bei kaltem Wetter oder in kalter Luft, wobei auch die geringste Verletzung oder Abschürfung der Haut, ebenso wie bei Hepar sulfuris eitert.

Ein weiteres wichtiges Symptom von Petroleum ist Übelkeit und Schwindel beim Fahren, so daß man es bei Seekrankheit und Eisenbahnkrankheit einsetzt.

Nash erwähnt noch eine bestimmte Art von Kopfschmerzen im Hinterkopf, der schwer wie Blei ist mit einem Schwindelgefühl dabei.

Auch Knacken in den Gelenken kann durch Petroleum, ähnlich wie durch Causticum, günstig beeinflußt werden, ferner ein Magenschmerz, der durch Essen gebessert wird, und Diarrhö und Dysenterie, die während des Tages sich verschlimmern.

Nash rechnet Petroleum daher zu den Hauptantipsorika wie Sulfur, Graphites, Causticum und Lycopodium.

Zu erwähnen ist noch die nervöse Irritabilität, die sich bei Petroleum-Kranken findet, auch unruhiger Schlaf bei großer Aufregung und innerlicher Hitze mit Herumwerfen im Bett (ähnlich wie bei Sulfur), ein Zusammenschrecken mit ängstlichen Träumen und Phantasieren, auch mit Herzklopfen und Gliederzittern, bei großer Schläfrigkeit und Mattigkeit den Tag über, wobei der Patient eventuell bei ruhigem Sitzen unvermutet einschläft. Dabei besteht Unruhe und Unzufriedenheit, ein aufgeregtes und leicht aufbrausendes heftiges Wesen mit Ärgerlichkeit, jedoch auch mit Niedergeschlagenheit, Schwermütigkeit und Ängstlichkeit, die in Mutlosigkeit münden kann. Dabei kann auch Vergeßlichkeit und Unlust zu geistiger Anstrengung und schwaches Denkvermögen vorhanden sein mit Schwindel, Kopfschwere und Eingenommenheit im Kopfe, auch Ohrenbrausen, verbunden mit dumpfen und ziehenden Kopfschmerzen.

Die Hautaffektionen von Petroleum können sich auch auf die Augenschleimhäute ausdehnen mit Dakryozystitis, Tränenfluß, leichter Ermüdung der Augen, Schwachsichtigkeit und Mouches volantes.

Auch eine Otitis externa mit chronischer entzündlicher Sekretion, verbunden mit Ohrensausen und Schwerhörigkeit wird durch Petroleum beeinflußt, ebenso wie Nasenbluten mit geschwürigen Zuständen der Nasenschleimhaut.

Besonders auch die Verrenkungsschmerzen in Schulter-, Ellenbogen-, Hand- und Fingergelenken sind charakteristisch, besonders auch leichte Verrenkbarkeit des Unterkiefers und Steifigkeit in allen Gelenken sowie Krampfen in Oberschenkeln, Waden und Füßen, das aber besonders während des Tages verstärkt ist.

Wenn Magenbeschwerden im Sinne des Duodenalsyndroms vorliegen, wogegen Petroleum ebenfalls mit guter Wirkung eingesetzt werden kann, so besteht oft übler Geruch aus dem Munde mit Stomatitis ulcerosa und weißer, schleimig belegter Zunge, auch begleitender Angina tonsillaris, evtl. Auftreibung des Bauches, Wasserbrechen und Durchfall stinkender Stuhlmassen. Nach der Stuhlentleerung findet sich häufig großes Schwächegefühl und Jucken am After mit Brennen und Stechen im Mastdarm.

Außer Pruritus an männlichen und weiblichen Genitalien mit Ekzematisation finden sich auch Samenstrang- und Hodenneuralgien sowie Brennen und Erregungszustände in der Harnröhre, bei Frauen eiweißartiger Fluor albus.

Typisch für Petroleum ist stets die Verschlimmerung durch Fahren oder auch durch Ärger und die Verschlimmerung im Winter, besonders der Hauterscheinungen.

Wenn die Hauptsymptome zusammengefaßt werden, so ergibt sich folgendes typische Arzneimittelbild:

1. Chronischer Rheumatismus. Arthritis und Arthrosen mit Knacken und Knarren der Gelenke. Habituelle Kieferluxation. Winterverschlimmerung.
2. Leichte Erkältlichkeit. Mattigkeit und Frösteln, Benommenheit nach Geistesanstrengung. Depressive Stimmungslage.

3. Hauteruptionen mit feuchtenden, wunden Ekzemen in den Gelenkbeugen, hinter dem Ohr. Skrotalekzeme. Aufgesprungene, rissige Hände, Frostbeulen. Rhagaden. Stinkender Schweiß an Achsel, Kopf und Händen sowie an den Geschlechtsteilen. Hartnäckige Zehengeschwüre.
4. Kopfgrind. Tränen. Fisteln. Otitis externa. Eitrige Entzündungen der Nasenschleimhäute.
5. Schwindel und Übelkeit beim Fahren. Seekrankheit. Übelkeit und Erbrechen (auch der Schwangeren).
6. Duodenalsyndrom mit Diarrhö und nachfolgender Schwäche. Heißhunger mit schneller Sättigung.

Zur Verfügung steht Petroleum-Injeel (forte) mit dem Potenzenakkord (D 6), D 12, D 30, D 200.

Petroleum ist enthalten in Abropernol, Cocculus-Homaccord, Duodenoheel, Vertigoheel.

Petroselinum – Petersilie

Verwendet wird die frische, bei Beginn der Blüte gesammelte, in Südeuropa einheimische, vielfach als Küchengewürz und zur Gewinnung des ätherischen Öles angebaute ganze Pflanze von Petroselinum crispum [Mill.] Nym./Umbelliferae.

Die Hauptindikationen sind:

Blasenleiden. Plötzlich einsetzender, unwiderstehlicher Harndrang. Jukken in der Urethra (kann die Ursache von Impotenz sein aufgrund eines andauernden Störfeldes nach Imprägnationseffekten einer retoxisch behandelten Gonorrhö).

Zur Verfügung steht Petroselinum-Injeel (forte) mit dem Potenzenakkord (D 4), D 12, D 30, D 200.

Phaseolus nanus – Buschbohne

Verwendet wird die nach der Blüte gesammelte, aus Peru stammende, vielfach als Gemüsepflanze angebaute ganze Pflanze von Phaseolus vulgaris [L.] Asch. var. nanus/Leguminosae.

Die Hauptindikationen sind:
Perikarditis. Pleuritis exsudativa. Diabetes mellitus.

Zur Verfügung steht Phaseolus nanus-Injeel (forte) mit dem Potenzenakkord (D 3), D 10, D 30, D 200.

Phellandrium — Wasserfenchel

Verwendet werden die reifen Samen der in Mitteleuropa und Kleinasien heimischen Stammpflanze: Oenanthe aquatica [L.] Poir./Umbelliferae.

Die Hauptindikationen sind:
Schleimkatarrhe der Lungen. Wie ein Gewicht auf dem Scheitel. Überempfindlichkeit gegen Geräusche. Mastitis im Beginn, den Milchgängen entlang strahlende Schmerzen.

Zur Verfügung steht Phellandrium-Injeel (forte) mit dem Potenzenakkord (D 4), D 12, D 30, D 200.

Phenobarbital

Verwendet wird das Schlafmittel 5-Ethyl-5-phenylbarbiturat, Phenobarbital, in homöopathischer Zubereitung (homöopathisiertes Allopathikum).

Die Hauptindikationen sind:
Im Umkehreffekt sind evtl. gute Wirkungen zu erwarten bei Blockierung von Gehirnfunktionen, Verblödung, auch nach Schlafmittelmißbrauch sowie bei Entwicklungsstörungen der Kinder, versuchsweise auch bei Schlafstörungen nach Schlafmittelmißbrauch. Allgemein bei Therapieschäden verschiedener Art (Störungen der Leberfunktion).

Zur Verfügung steht Phenobarbital-Injeel (forte) mit dem Potenzenakkord (D 6), D 10, D 30, D 200.

Phenothiazin

Verwendet wird Phenothiazin in homöopathischer Zubereitung (homöopathisiertes Allopathikum).

Die Hauptindikationen sind:
Charakterveränderungen nach Therapieschäden sowie versuchsweise bei endogenen Psychosen. Vegetative Dystonie.

Zur Verfügung steht Phenothiazin-Injeel mit dem Potenzenakkord D 12, D30, D200.

Phloridzin

Verwendet wird das in der Wurzelrinde, der Stammrinde, den Ästen und Blättern verschiedener Rosaceen, z. B. des Apfel-, Kirsch- und Pflaumenbaumes vorkommende Glykosid Phlorizin.

Durch die innerliche, mit besserer Wirkung jedoch durch subkutane Zufuhr von kleinen Mengen Phloridzin wird eine starke Glykosurie ausgelöst, die ohne vorangehende Hyperglykämie in Erscheinung tritt und selbst dann noch anhält, wenn der Blutzuckerspiegel tief sinkt. Die Wirkung kommt dadurch zustande, daß die Niere durch die Phloridzinwirkung für den Blutzucker durchlässig geworden ist.

Bei Nierenerkrankungen tritt die Glykosurie verspätet, schwach oder gar nicht auf. Es lag daher nahe, Phloridzinum auch im Sinne des Simile-Prinzipes und des Umkehreffektes (Arndt-Schulz) zur Behandlung des Diabetes mellitus einzusetzen, was jedoch nicht zu spektakulären Erfolgen geführt hat, wohl deshalb, weil es sich bei den meisten Fällen von Diabetes mellitus um Degenerationsphasen bzw. um denetisch determinierte Phasen handelt, welche als zelluläre Phasen rechts des Biologischen Schnittes stehen und daher, wie Hahnemann in seinem Organon vermerkte, als Manifestation einer „Psora" der Heilung durch homöopathische Einzelmittel in den meisten Fällen nicht mehr voll zugänglich sind.

Ein biologisch arbeitender Arzt, der im Sinne der klassischen Homöopathie mit Einzelmitteln nicht zu therapeutischen Ergebnissen kommt, vergibt eine Anzahl von Heilungsmöglichkeiten, die mit dem synergistischen Prinzip nach E. Bürgi erzielt werden können, nämlich mit Kombinationspräparaten (Composita-Heel, Misch-Injeelen, Homaccorden u. a.), besonders wenn diese parenteral angewendet werden und so direkt und evtl. unverdünnt in enge Berührung mit den Abwehrsystemen (System der Großen Abwehr) gebracht werden.

Zur Verfügung steht Phloridzin-Injeel (forte) mit dem Potenzenakkord (D 4), D 10, D 30, D 200.

Phloridzin ist enthalten in Syzygium compositum.

Phosphorus – Phosphor

Verwendet wird weißer Phosphor, P.

Die aus weißem Phospor durch alkoholische Lösung gewonnenen flüssigen Potenzen von Phosphorus werden eingesetzt bei zahlreichen, für Phosphor typischen Beschwerden und Erkrankungszuständen, wobei ein Charakter der Überempfindlichkeit und der erethischen Schwäche durch das ganze Mittel geht, mit allgemeiner Verschlimmerung nach Gemütsbewegung.

Ähnlich wie bei Nux vomica findet sich eine Verschlimmerung der Beschwerden durch Kälte, wobei jedoch die Kopf-, Magen- und Rückgratsymptome eine Besserung durch Kälte erfahren.

Phosphor wirkt günstig bei Morgendurchfällen, während die meisten Beschwerden sich sonst gegen Abend verschlimmern. Schlechter fühlt sich der Phosphor-Patient nach dem Essen und beim Linksliegen, obwohl das letztere Symptom keine Allgemeingültigkeit hat.

Psychisch besteht eine allgemeine Erregbarkeit und Reizbarkeit, mit Lachen und Weinen abwechselnd. Dabei Furchtsamkeit und Schreckhaftigkeit in der Dämmerung und vor allem bei Gewitter, fürchtet das Alleinsein, mit Überempfindlichkeit gegen Licht, Geräusche, Blumenduft und Musik, ähnlich wie Nux vomica. Es besteht eine allgemeine zittrige Schwäche mit Schwindel und evtl. Kopfschmerz, der besser von kaltem Waschen und kühler Luft wird.

Phosphor ist daher auch angezeigt bei Tremor alcoholicus. Dieses bei Entziehungskuren auftretende Symptom kann eventuell sonst den Anlaß geben, wieder mit dem Trinken von Alkohol zu beginnen und damit den Erfolg der Kur in Frage stellen.

Schwarze Flocken können vor den Augen tanzen oder der Patient sieht wie durch Nebel und hat Zustände von momentaner Blindheit. Auch Schwerhörigkeit für die menschliche Stimme kann vorhanden sein. Erschöpfungszustände finden sich besonders nach Gemütsbewegungen, Überarbeitung, akuten Erkrankungen, Säfteverlusten und sexuellen Exzessen. Besonders bei Erschöpfungszuständen nach akuten Erkrankungen (z. B. Diphtherie) verbunden mit Schlaflosigkeit wirkt Phosphor hervorragend. Auch dieses Phosphor-Symptom stellt eine Indikation zur Behebung von Entziehungserscheinungen bei Trunksucht dar.

Typisch für Phosphor ist die Nekrose des Unterkiefers, ferner eine grau-schleimig belegte Zunge mit braunen, schwarzen Flecken. Im Magen findet sich Heißhunger und Ohnmachtsgefühl mit Nervosität, schlimmer gegen 10 bis 11 Uhr vormittags. Nachts wacht der Patient vor Hungergefühl auf, muß etwas essen, hat Verlangen nach kalten Speisen, die evtl. wieder erbrochen werden.

Allgemein herrscht ein Gefühl von Leerheit und Schwäche im Leib vor. Dabei sind die Stühle schmerzlos mit dem Gefühl, als wäre der Anus offen.

Vielfach zeigt sich eine hochgradige geschlechtliche Erregung mit begleitender physischer Schwäche und nächtlichen Samenergüssen. Die Menstruation ist meistens spärlich.

Phosphorus weist charakteristische Katarrh- und Erkältungssymptome auf, speziell Heiserkeit mit Husten und Rauheit im Larynx, abends schlimmer, wobei der Kehlkopf gegen Berührung empfindlich ist, so daß der Patient vor Schmerzen nicht sprechen kann. Auf der Brust besteht ein spannendes, beklemmendes Gefühl mit Atemnot, wie es bei Pneumonie bekannt ist. Die lobäre Pneumonie ist eine strikte Indikation für Phosphorus, auch Husten mit schleimigem, blutstreifigem, rostfarbigem evtl. salzigem Sputum. Bei Tuberkulose darf Phosphorus nicht in zu tiefer Potenz verabfolgt werden. Hinweise sind Stiche in der linken Brustseite und Rückenschmerz, als ob er brechen wollte mit Reißen in der linken Schulter, nachts schlimmer. Dabei besteht Blutandrang, evtl. mit Hitzewallungen, Angst und Brennen in Gesicht und Händen sowie zwischen den Schulterblättern. Kann vor innerer trockener Hitze nicht schlafen. Alle Schmerzen haben brennenden Charakter (wie bei Sulfur und Arsenicum).

Phosphor ist auch ein wirksames Blutungsmittel. Besonders kleine Wunden bluten stark. Daher ist Phosphorus auch bei Werlhof'scher Purpura, bei Suggillationen, Petechien und Hämatomen indiziert.

Nach Massieren soll sich der Phosphor-Kranke besser fühlen.

Typisch für Phosphor ist die nach vorn übergebeugte Haltung, bei mageren, schlanken, asthenischen, zu rasch gewachsenen Patienten, die meist blond sind und die Alexander'sche Haltungskorrektur benötigen.

Aber auch bei Magenerkrankungen mit chronischer Dyspepsie, Heißhunger und Erbrechen ist Phosphor oft wirksam, wie Phosphorus überhaupt ein Parenchymmittel ist und auch bei Bronchopneumonie sowie Erkältungen, die von der Nase abwärts auf die Luftröhren und Bronchien übergehen, sowie bei Tuberkulose indiziert ist, auch bei chronischen Durchfällen. Jedoch dürfen bei Neigung zu Blutungen (speziell bei Tuberkulose) nur höhere Potenzen eingesetzt werden. Bei degenerativer Hepatitis mit Ikterus, sowie bei sonstigen Imprägnations- und Degenerationsphasen, z. B. auch bei Myokardschäden und typhösen Zuständen sowie bei Endokarditis und fettiger Degeneration des Herzens, ebenso bei Anämie und Knocheneiterungen sowie Knochenfisteln, jedoch auch bei Bindegewebs- und Drüseneiterungen ist Phosphorus indiziert.

Ausgesprochene Erschöpfungszustände erfordern Phosphorus in tiefer Potenz. Phosphorus hat sich auch bei Pneumonie bewährt (oral oder auch Phosphorus-Injeel mit dem Potenzenakkord D 10, D 30, D 200, D 1000).

Wenn die Phosphor-Symptome zusammen übersichtlich dargestellt werden, ergibt sich ein vielseitiges Arzneimittelbild wie folgt:

1. Allgemeine Ängstlichkeit, besonders bei Gewittern. Furcht vor Alleinsein.
2. Schwindel, besonders beim Aufstehen oder bei schnellem Lagewechsel.
3. Allgemeine Schwäche mit Zittern der Glieder oder sobald etwas in die Hand genommen wird (Entziehungserscheinungen bei Trunksucht. Tremor alcoholicus).
4. Knochenerkrankungen, besonders auch der Wirbelsäule und des Unterkiefers (nach Zahnextraktionen). Brennen zwischen den Schulterblättern.
5. Neigung zu Blutungen. Werlhof'sche Krankheit. Blutende Hämorrhoiden. Verlängerte Blutungen allgemein, auch Hämatome ohne besonders auffallende Verletzungen. Morbus Werlhof. Purpura haemorrhagica.
6. Häufiges Bedürfnis zum Essen, besonders nachts. Danach Besserung, wenn auch nur vorübergehend. Duodenalsyndrom. Katarrhe und parenchymatöse Entzündungen, z. B. Laryngitis mit Heiserkeit, schlimmer durch kalte Luft. Wundes, rohes Gefühl unter dem Brustbein. Spezifikum für lobäre Pneumonie. Leberschädigungen. Herzmuskelschäden. Nierenparenchymschäden mit Albuminurie. Nephrose.
7. Schnelle Ermüdbarkeit beim Koitus bei gesteigerter Libido und nachfolgender Schwäche.
8. Schweiß zu Beginn des Schlafes und brennende Hitze zwischen den Schulterblättern sowie in den Händen. Bei lang aufgeschossenen schlanken Menschen, asthenischen Typen, die schnell ermüden, aber bald auch wieder erholt sind (Alexander'sche Haltungskorrektur).

Zur Verfügung steht Phosphorus-Injeel (forte) S mit dem Potenzenakkord (D 6), D 12, D 30, D 200, D 1000; als Einzelpotenzen in D 6; D 30; D 200; D 1000.

Phosphorus ist enthalten in Albumoheel, Arteria-Heel, Bryaconeel, Echinacea compositum, Galium-Heel, Gripp-Heel, Hepeel, Leptandra compositum, Molybdän compositum, Mucosa compositum, Naso-Heel, Pectus-Heel, Phosphor-Homaccord, Proctheel, Testis compositum.

Phytolacca – Kermesbeere

Verwendet wird die frische Wurzel der in Nordamerika auf fruchtbarem, sonnigem Boden einheimischen, vielfach in Südeuropa und Nordafrika angebauten, hier auch häufig verwildert anzutreffenden Stammpflanze: Phytolacca americana L./Phytolaccaceae.

Die Hauptindikationen sind:

Tonsillitis. Heftige Entzündung des gesamten Rachenringes. Hals dunkelrot geschwollen. Diphtherie. Tonsillitis Plaut-Vincent. Ischiasschmerz entlang der Außenseite des Oberschenkels. Mastitis „Brust schwer wie Stein“. Brustknoten.

Zur Verfügung steht Phytolacca-Injeel (forte) mit dem Potenzenakkord (D 4), D 12, D 30, D 200.

Phytolacca ist enthalten in Angin-Heel, Echinacea compositum, Mercurius-Heel.

Pichi-Pichi – Pichi-Pichi-Kraut

Verwendet werden die getrockneten, dünnen, beblätterten Zweige von Fabiana imbricata Ruiz et Pavon/Solanaceae.

Die Hauptindikationen sind:

Gegen Leberegel (Distoma hepaticum Zeder) angewandt. Bei harnsaurer Diathese, chronischer Zystitis, Prostatahypertrophie, Leber- und Gallenleiden.

Zur Verfügung steht Pichi-Pichi-Injeel (forte) mit dem Potenzenakkord (D 4), D 10, D 30, D 200.

Pimpinella alba – Bibernelle

Verwendet wird die frische, im Mai gesammelte Wurzel der in Mittel- und Südosteuropa vorkommenden Stammpflanze: Pimpinella saxifraga L. und Pimpinella maior [L.] Huds./Umbelliferae.

Die Hauptindikationen sind:
Frostigkeit und Frieren über den Rücken, selbst im warmen Zimmer. Blutandrang und Sausen im Kopf mit Nasenbluten. Ohrgeräusche.

Zur Verfügung steht Pimpinella alba-Injeel (forte) mit dem Potenzenakkord (D 4), D 10, D 30, D 200.

Pinus silvestris — Kiefer

Verwendet werden die frischen Sprossen der in Europa und Nordasien vorkommenden Stammpflanze: Pinus silvestris L./Pinaceae.

Wirksame Bestandteile sind ätherisches Öl, Terpentinöl, ferner Harze und Gerbstoffe. Die auch äußerlich als alkoholischer Auszug angewendete Kiefer ist ein altes Volksmittel und wird empfohlen bei Abmagerung der unteren Extremitäten, ferner bei Schwäche der Knöchel, besonders auch wenn skrofulöse und rachitische Kinder spät laufen lernen, sowohl innerlich wie auch äußerlich als Einreibung.

Zur Verfügung steht Pinus silvestris-Injeel (forte) mit dem Potenzenakkord (D 6), D 10, D 30, D 200.

Pinus silvestris ist enthalten in Lymphomyosot.

Piper methysticum — Kawa-Kawa

Verwendet wird der frische Wurzelstock mit den daranhängenden Wurzeln der in Polynesien einheimischen Stammpflanze: Piper methysticum Forst./Piperaceae.

Die Hauptindikationen sind:
Zystitis. Schmerzen und Lähmungsgefühl rechter Arm und Daumen. Empfehlen bei Lepra.

Zur Verfügung steht Piper methysticum-Injeel (forte) mit dem Potenzenakkord (D 4), D 10, D 30, D 200.

Pix liquida — Holzteer

Verwendet wird der aus dem Holze verschiedener Pinaceen gewonnene Teer.

Die Hauptindikationen sind:
Schmerz am 3. linken Rippenknorpel. Juckende Ekzeme und Dermatosen, besonders auf dem Handrücken.

Zur Verfügung steht Pix liquida-Injeel (forte) mit dem Potenzenakkord (D 6), D 12, D 30, D 200.
Pix liquida ist enthalten in Sulfur-Heel.

Placenta

Verwendet wird die gesamte Placenta aus dem Uterus eines trächtigen Tieres in homöopathischer Zubereitung (Organpräparat).

Die Hauptindikationen sind:
Periphere Durchblutungsstörungen. Revitalisierung, Cutis marmorata. Dekubitus. Perniones. Morbus Buerger. Ulcus cruris. Rhagaden. Ekzeme. Faltenbildung der Haut. Sklerodermie. Dysbasia intermittens. Dysmenorrhö. Wadenkrämpfe. Muskelrheumatismus.

Placenta suis steht zur Verfügung als Placenta suis-Injeel in dem Potenzenakkord D 10, D 30, D 200 und als Placenta suis-Injeel forte in dem Potenzenakkord D 8, D 12, D 30, D 200.

Placenta ist enthalten in Cerebrum compositum, Cutis compositum, Ovarium compositum, Placenta compositum, Zeel P/Zeel.

Placenta fetalis – Fruchtkuchen

Verwendet wird der Fruchtkuchen, der fetale Teil der äußersten Embryonalhüllen eines Tieres in homöopathischer Zubereitung (Organpräparat).

Hauptindikationen siehe Placenta.

Placenta fetalis suis steht zur Verfügung als Placenta fetalis suis-Injeel in dem Potenzenakkord D 10, D 30, D 200 und als Placenta fetalis suis-Injeel forte in dem Potenzenakkord D 8, D 12, D 30, D 200.

Placenta materna – Mutterkuchen

Verwendet wird der Mutterkuchen, der mütterliche Teil der äußersten Embryonalhüllen eines Tieres in homöopathischer Zubereitung (Organpräparat).

Hauptindikationen siehe Placenta.

Zur Verfügung steht Placenta materna suis-Injeel (forte) mit dem Potenzenakkord D 10, D 30, D 200 sowie Placenta materna suis-Injeel forte mit dem Potenzenakkord D 8, D 12, D 30, D 200.

Plantago major – Wegerich

Verwendet wird die frische, in Europa und Asien heimische, ganze Pflanze von Plantago major L./Plantaginaceae.

Die Hauptindikationen sind:
Otitis media. Mastoiditis und Fisteln nach Operation. Zahnschmerzen bei Caries sicca. Enuresis nocturna.

Zur Verfügung steht Plantago major-Injeel (forte) mit dem Potenzenakkord (D 3), D 8, D 12, D 30, D 200.
Plantago major ist enthalten in Plantago-Homaccord, Viburcol.

Platinum chloratum – Platinchlorid

Verwendet wird die nach dem HAB 1934 gewonnene Ursubstanz: Platintetrachloridchlorwasserstoff, Platinchlorwasserstoffsäure, $H_2PtCl_6 \cdot 6\ H_2O$.

Die Hauptindikationen sind:
Neigung zum Weinen. Depression. Überheblichkeit. Schlechtes Befinden nach Festlichkeiten.

Zur Verfügung steht Platinum chloratum-Injeel (forte) mit dem Potenzenakkord (D 6), D 10, D 30, D 200.

Platinum metallicum – Platin

Verwendet wird Platinmohr.

Die Hauptindikationen sind:
Schmerzen allmählich zu- und abnehmend, hinterher Taubheitsgefühl. Erregter Sexualtrieb. Vaginismus. Taubheitsgefühl am Steißbein. Nymphomanie (bei Wöchnerinnen). Dysmenorrhö. Myomblutungen. Pruritus vulvae. Überheblichkeit, sieht auf alle herab, würdigt nicht die Arbeit anderer. Arroganz, Stolz, zänkisches Wesen. Selbstherrlich. Duldet keine Kritik, keinen Tadel, keine Empfehlung.

Zur Verfügung steht Platinum metallicum-Injeel mit dem Potenzenakkord D 12, D 30, D 200.
Platinum metallicum ist enthalten in Gynäcoheel, Lamioflur, Neuro-Injeel.

Plumbum aceticum – Bleiazetat

Verwendet wird Blei(II)-acetat 3 H_2O, $(CH_3COO)_2Pb \cdot 3\ H_2O$.

Die Indikationen entsprechen im wesentlichen denen von Plumbum. Die Anwendung erfolgt daher vorzugsweise bei chronischen Krankheitszuständen, die durch heftige Schmerzen, Krampf- und Lähmungserscheinungen charakterisiert sind und sich nachts verschlimmern sowie mit Gliederzittern und Schwäche, Affektionen der Sehnerven und Gehörnerven mit Schlund- und Magenkrämpfen einhergehen.

Typisch sind auch Kolik- und Blähungsbeschwerden mit Stuhlverstopfung infolge Darniederliegen der Darmtätigkeit; auch Blasenkrampf, Hodenschmerzen und Hodenentzündungen sowie Mastitis und spastische Kontrakturen des Uterus, die sog. Neuralgia uterina, aber auch Lungenkongestionen mit Bluthusten weisen auf Plumbum aceticum (und Plumbum) hin.

Zur Verfügung steht Plumbum aceticum-Injeel (forte S) mit dem Potenzenakkord (D 10), D 12, D 30, D 200.

Plumbum aceticum ist enthalten in Reneel.

Plumbum jodatum – Bleijodid

Verwendet wird Blei(II)-iodid, PbJ_2.

Die Hauptindikationen sind:

Arteriosklerose. Progressive Muskelatrophie. Halbseitige Gesichtsatrophie. Schlaffe Paresen jeder Art.

Zur Verfügung steht Plumbum jodatum-Injeel (forte S) mit dem Potenzenakkord (D 10), D 12, D 30, D 200.

Plumbum jodatum ist enthalten in Angio-Injeel, Placenta compositum.

Plumbum metallicum – Blei

Verwendet wird metallisches Blei, Pb.

Die Hauptindikationen sind:

Spastische Obstipation. Porphyrinurie. Nierenkoliken. Albuminurie. Schrumpfniere mit Urämiegefahr. Arteriosklerose mit Fettherz u. Herzhypertrophie. Stimmung düster, niedergeschlagen. Abmagerung bei Paresen. Multiple Sklerose. Amaurose. Gelenkkontrakturen. Haarausfall. Habitueller Abort. Ikterus.

Zur Verfügung steht Plumbum metallicum-Injeel (forte S) mit dem Potenzenakkord (D 10), D 12, D 30, D 200; als Einzelpotenzen in D 8; D 10; D 12; D 15; D 20; D 30; D 100, D 200.

Plumbum metallicum ist enthalten in Syzygium compositum.

Pneumococcinum siehe Klebsiella pneumoniae

Podophyllum

Verwendet wird der frische, nach völliger Reife der Früchte gesammelte Wurzelstock mit den daranhängenden Wurzeln, der in feuchten Wäldern des östlichen Nordamerika wachsenden Stammpflanze: Podophyllum peltatum L./Berberidaceae.

Die Amerikanische Podophyllwurzel, auch Fußblattwurzel genannt, enthält ein Harz, das als Laxans Verwendung findet. In der Homöopathie ist es angezeigt hauptsächlich bei Durchfällen der Kinder sowie bei Kongestivzuständen im Abdomen und im Kopfe sowie bei Leberleiden. Podophyllum hat in den letzten Jahren besonders auch dadurch Bedeutung gewonnen, daß sich die scheinbar auf Leberleiden beruhenden Durchfälle in vielen Fällen als Pankreas-bedingt herausgestellt haben. Podophyllum kann daher in den verschiedensten Potenzen zur Behandlung von Pankreasleiden herangezogen werden und hat in den letzten Jahren auch eine besondere Bedeutung durch eine gewisse Wirksamkeit bei Krebserkrankungen gezeigt, speziell bei der nach Bestrahlung auftretenden Kolitis.

Das als „vegetabilisches Quecksilber" bezeichnete Podophyllum hat u. a. auch eine Wirkungsrichtung auf Leber, Duodenum und Mastdarm, was sich besonders in überreichen, schmerzlosen und spritzenden Frühdurchfällen zeigt, die aus dem Bett treiben (ähnlich Sulfur). Während die Verschlimmerung nach Essen, bei heißem Wetter, bei der Zahnung (Säuglingsdurchfälle) sowie morgens beobachtet wird, ist demgegenüber eine Besserung abends festzustellen.

Außer der Wirksamkeit bei chronischen Durchfällen sind besonders tiefe Potenzen bei chronischer Stuhlverstopfung (im Sinne einer Gegentaktwirkung) indiziert, besonders wenn Kopfschmerzen und Meteorismus vorhanden sind. Dabei ist der Stuhl trocken, schwer zu entleeren und geht evtl. mit krampfhaften Leibschmerzen und Mastdarmvorfall einher. Auch Ikterus kann vorliegen mit Reizbarkeit und galligem Temperament.

Außer charakteristischen Gallenbeschwerden mit Auftreibung und Stauungen im Pfortaderkreislauf mit Verlangen, die Lebergegend zu reiben, sind, wie erwähnt, besonders auch Bauchspeicheldrüsenerkrankungen typisch für Podophyllum, obwohl diese meistens nur schwierig zu diagnostizieren sind und meist auch kombiniert mit Leber-Gallenerkrankungen einhergehen. Dabei können auch Hämorrhoiden (besonders in der Schwangerschaft) sowie auch Vorfall der Gebärmutter mit Herabdrängen in den Därmen vorliegen.

Charakteristisch ist auch ein Ziehen und Reißen im rechten Eierstock, was den rechten Oberschenkel entlang bis zum Knie ausstrahlt.

Die für Podophyllum charakteristischen Affektionen können vom Mund (Zahnfäule) bis zum Anus den gesamten Magen-Darm-Kanal befallen, wobei stinkende Stühle typisch sind und das Gefühl der Schwäche im Leib, als wolle alles herausfallen, verbunden mit Rumpeln und Kollern im Dickdarm und größter Schwäche nach dem Durchfall.

Bei chronischen Diarrhöen ist außer an Mercurius sublimatus corrosivus besonders an Podophyllum zu denken, bei extremer Chronizität alter Leute auch an Acidum phosphoricum. Aber auch die Zahnungsdurchfälle mit grün-schleimigen Entleerungen, Krämpfen und Aufeinanderbeißen des Zahnfleisches, Aufschreien und Wimmern im Schlaf sind eine Indikation für Podophyllum.

Die Zunge ist meist schlaff, weißgelb, mit Zahneindrücken (ähnlich wie Mercurius).

Auch Nierenschmerz mit Harndrang und Anurie kann vorliegen sowie Pyelitis mit Nierengries und Enuresis.

Typisch für Podophyllum sind auch Herzklopfen und Stiche in der Herzgegend mit dem Gefühl, als steige das Herz zum Halse hinauf (ähnlich wie Glonoinum). Dabei können Pulsationen der Schläfearterien vorliegen und ein betäubender Kopfschmerz mit Schwindel.

N a s h macht auf das Überreiche des Stuhls und das Stinken der Entleerungen aufmerksam als Hauptsymptome sowie auf die Verschlimmerung morgens, bei heißem Wetter und während der Zahnung.

B o e r i c k e charakterisiert die Symptome von Podophyllum peltatum vornehmlich als eine Gastroenteritis mit kolikartigem Schmerz und galligem Erbrechen, kopiöse, reichliche, schmerzlose Stühle mit gallertartigem Schleim, die gußartig sind und übel riechen. Besonders auch finden sich zahlreiche Schwangerschaftsbeschwerden im Arzneimittelbild von Podophyllum sowie die Erschlaffung des Bauches post partum.

Charkteristisch für Podophyllum soll auch ein Rollen des Kopfes von Seite zu Seite sein, verbunden mit Stühlen und Erbrechen bei halbgeschlossenen Augenlidern, wobei das Kind beim Schlaf auf dem Kopf schwitzt.

Podophyllum ist ein Mittel mit nicht zu großem Heilumfang, hat aber große Bedeutung bei Magen-Darm- und Galleerkrankungen sowie insbesondere bei Affektionen des Pankreas und bei Krebs.

Da das Pankreas eine bisher noch nicht geklärte, aber sehr wahrscheinliche Rolle bei der Genese von Neoplasien spielt, ergeben sich hier Beziehungen von Podophyllum zur Krebstherapie, die in Colchicum compositum (forte, medium, mite) therapeutisch zum Ausdruck kommen. Dieses kann z. B. darin seinen Ausdruck finden, daß die nach Uterusexstirpation (wegen Carcinoma portionis) fortgefallene germinodermale Exkretionsphase der Menstruation nun nach evtl. Röntgen-Bestrahlung (dadurch bedingter Locus minoris resistentiae der unteren Darmabschnitte) vikariierend sich eine Kolitis mit Tendenz zur Ausscheidung blutiger, schleimiger, evtl. membranöser Massen ausprägt, welcher Zustand dann Podophyllum oder ein Podophyllum-enthaltendes Kombinationspräparat erfordert (Diarrheel, Colchicum compositum, Momordica compositum oder Ubichinon compositum).

Wenn die Hauptsymptome von Podophyllum zusammengefaßt werden, so ergibt sich folgendes typische Arzneimittelbild:

1. Dyspepsie. Zahnungsbeschwerden, Zungenbrennen, Gastritis mit saurem Aufstoßen, Übelkeit und Erbrechen oder leeres Würgen. Meteorismus, Kollern mit wandernden Blähungen.
2. Leber-Gallebeteiligung. Muß Lebergegend reiben.
3. Akute und chronische Pankreatitis mit reichlichen, stinkenden und spritzenden Durchfällen, besonders morgens aus dem Bett treibend.
4. Verstopfung wechselnd mit Durchfall. Äußere und innere Hämorrhoiden. Rektum-Prolaps vor dem oder bei dem Stuhl.
5. Schmerzen im rechten Ovar und Uterus mit Abstrahlen in den rechten Oberschenkel. Uterusprolaps post partum, besonders nach Anstrengungen. Eventuell Kopfschmerz, Nierenaffektionen, Herzklopfen.
6. Verschlimmerung frühmorgens, bei heißem Wetter und beim Zahnen.
7. Antineoplastischer Umkehreffekt bei Krebs und Colitis mucosa et ulcerosa.

Zur Verfügung steht Podophyllum-Injeel (forte) mit dem Potenzenakkord (D 4), D 12, D 30, D 200.

Podophyllum ist enthalten in Colchicum compositum, Diarrheel, Leptandra compositum, Momordica compositum, Podophyllum compositum, Ubichinon compositum.

Poliomyelitis-Nosode – Kinderlähmungs-Nosode

Verwendet wird der durch Punktion gewonnene Liquor cerebrospinalis von an Poliomyelitis Erkrankten in homöopathischer Zubereitung (Nosode).

Die Hauptindikationen sind:
Paresen jeder Art, besonders schlaffe. Fieber mit Gliederschmerzen, Kopfschmerzen. Versuchsweise bei Multipler Sklerose, amyotropher Lateralsklerose u. a. interponieren.

Zur Verfügung steht Poliomyelitis Nosode-Injeel (forte) mit dem Potenzenakkord (D 15), D 20, D 30, D 200, D 400.

Pollis graminis – Gräserpollen

Verwendet werden von Gräsern stammende Blütenpollen.

Die Hauptindikationen sind:
Versuchsweise zur Desensibilisierung bei Heufieber und Heuschnupfen. Asthma bronchiale. Neurodermitis. Ekzeme.

Zur Verfügung steht Pollis graminis-Injeel (forte) mit dem Potenzenakkord (D 6), D 10, D 30, D 200.

Polyarthritis-Nosode – Gelenkentzündungs-Nosode

Verwendet wird Blut von Polyarthritis-Patienten in homöopathischer Zubereitung (Nosode).

Die Polyarthritis ist durch die Entzündung zahlreicher Gelenke (im Gegensatz zur Monarthritis) gekennzeichnet und entspricht dem akuten Gelenkrheumatismus. Eventuell spricht man besser von „rheumatischem Fieber“, zumal es sich homotoxikologisch um eine in progressiver Vikariation entwickelte zweite Phase handelt, die evtl. gleichzeitig oder im weiteren Verlauf mit rheumatischer Endokarditis und anderen Affektionen parenchymatöser Organe (speziell Nieren) einhergeht.

Homotoxikologisch gesehen liegt der akuten Polyarthritis fast stets eine rückvergiftend mit Chemotherapeutika, Pyrazolonen, Salizylaten, Sulfonamiden oder Antibiotika behandelte Angina tonsillaris zugrunde, wodurch die über die Tonsillen vorgesehene Ausscheidung homotoxischer Faktoren (speziell auch von Schweinefleischanteilen wie Wachstumshormon u. a.) unterbunden wurde, so daß nunmehr im Sinne der „Rückvergiftung" ein anderes Ventil gesucht wurde bzw. das gesamte homotoxische Material bei dieser Auswegsuche auf das Seroderm gedrückt wurde, d. h. auf die Gelenkhöhlen.

Hierbei sind vielfach auch Autoaggressionsmechanismen mit Bildung „Wilder Peptide" im Spiel. In den Gelenken findet sich, besonders bei der ins Chronische übergehenden Form, der „Irritationsfaktor" (Otte).

Bei der evtl. vorangehenden, folgenden oder begleitenden Endokarditis sind immer wieder aufflackernde Autoaggressionsvorgänge mit Absinken des Patienten in das chronische Siechtum im Spiel.

Die Polyarthritis-Nosode kann daher bei den verschiedenartigsten Affektionen der Gelenke, aber auch bei chronischen, rezidivierenden Anginen angewendet werden sowie bei primär-chronischer Polyarthritis, die sich im allgemeinen nicht aus der akuten Form entwickelt, sondern ein Krankheitsbild sui generis darstellt.

Nach meinen Erfahrungen ist die primär-chronische Polyarthritis vielfach auf chronische, toxische Reize mittels Dauereinnehmen von Kopfschmerztabletten zurückzuführen, wie der Verf. bereits vor dem Kriege an mehreren charakteristischen Fällen feststellen konnte. Die Patientinnen hatten in großem Umfang Azetylosalizylsäure, Coffein, Phenacetin und andere Chemotherapeutika enthaltende Kopfschmerzmittel regelmäßig und in verhältnismäßig großer Zahl über Jahre hin eingenommen. Bekanntlich werden auch die Abwehrsysteme durch derartige, chronisch einwirkende Reize von Chemotherapeutika allmählich erschöpft, so daß konsekutiver Cortison-Mangel (Nebennierenrinde) dann für die Entwicklung der primär-chronischen Polyarthritis verantwortlich sein kann.

Dieses ergibt sich auch aus der Tatsache, daß die Beschwerden weitgehend durch Substitution auskompensiert werden können. Dieses entspricht allerdings keiner Heilung, da bei Absetzen des Cortisons die Beschwerden bald wieder auftreten, andernteils bei Weiterverabreichung von Cortison der sog. „Cortisonismus" unausbleiblich ist.

Meistens pflegt auch das Abwehrsystem der Leber mitbeteiligt zu sein, weil Lebermittel die primär-chronische Polyarthritis günstig zu beeinflussen vermögen (Lycopodium, Sulfur), andernteils aber auch homöopathische Einzelmittel indiziert sind (Rhododendron, Rhus toxicodendron, Kalmia, Mercurius praecipitatus ruber u. a.).

Die Polyarthritis-Nosode dient aber auch zur Behandlung von Autoaggressionsvorgängen, die der retoxischen (rückvergiftenden) Behandlung einer Angina tonsillaris folgen wie bei der Behandlung der Endocarditis rheumatica, Nephrose, Albuminurie, auch der einer massiven Chemotherapie der Angina oft folgenden Agranulozytose oder auch Leukämie (neben sonstigen Homöotherapeutika, Composita usw.).

Zur Verfügung steht Polyarthritis-Nosode-Injeel (forte) mit dem Potenzenakkord (D 8), D 12, D 30, D 200.

Polymyxin B

Verwendet wird das Antibioticum Polymyxin-B-sulfat in homöopathischer Zubereitung (homöopathisiertes Allopathikum).

Die Hauptindikationen sind:

Allgemein bei zellulären Phasen und Therapieschäden. Leukämie. (Kann evtl. regressive Vikariation auslösen).

Zur Verfügung steht Polymyxin B-Injeel (forte) mit dem Potenzenakkord (D 6), D 10, D 30, D 200.

Polypus laryngis — Kehlkopfpolypen

Verwendet werden Polypen des Kehlkopfes in homöopathischer Zubereitung (Nosode).

Die Hauptindikationen sind:

Heiserkeit. Chronische Laryngitis, auch bei Rednern. Sonstige Schleimhautpolypen anderer Lokalisation, auch bei Nasenpolypen, evtl. gemischt mit Polypus nasalis.

Zur Vergütung steht Polypus laryngis-Injeel (forte) mit dem Potenzenakkord (D 6), D 10, D 30, D 200.

Polypus nasalis — Nasenpolypen

Verwendet werden Polypen der Nase in homöopathischer Zubereitung (Nosode).

Die Hauptindikationen sind:
Adenoide Vegetationen. Nasenpolypen. Lymphatismus. Tonsillarhypertrophie. Drüsenkinder. Siehe auch Polypus laryngis.

Zur Verfügung steht Polypus nasalis-Injeel (forte) mit dem Potenzenakkord (D 6), D 10, D 30, D 200.

Polypus recti — Mastdarmpolyp

Verwendet werden Polypen des Mastdarms in homöopathischer Zubereitung (Nosode).

Die Indikation für die Anwendung der Polypus recti-Nosode gibt nicht nur das Vorhandensein von Mastdarmpolypen, sondern auch höher gelegener Erkrankungen des Dickdarms wie Divertikulose, auch bei Neoplasien des Dickdarms und bei Prostatahypertrophie zu versuchen, gegebenenfalls bei neural bedingten Reflexzuständen wie Ischiasneuralgien, auch Erkrankungen höher gelegener Darmpartien wie Ulcus duodeni u. a.

Zur Verfügung steht Polypus recti-Injeel (forte) mit dem Potenzenakkord (D 8), D 12, D 30, D 200.

Polypus vesicae urinariae — Blasenpolyp

Verwendet werden Polypen der Harnblase in homöopathischer Zubereitung (Nosode).

Die Entstehung von Blasenpolypen beruht meistens auf sog. „psorischer Konstitution". Es sind daher bei solchen Erkrankungen zusätzliche Mittel wie Thuja, Acidum nitricum, aber auch Kombinationspräparate mit Solidago, Cantharis u. a. erforderlich. Andernteils können von Seiten der Blase über Reflexe im Sinne von neuralen Störfeldern verschiedene sonstige Erkrankungen mit Fernwirkung gesteuert werden, z. B. Gehörsanomalien und -störungen bzw. auch chronische Entzündungen des Mittelohres u. a.

Zur Verfügung steht Polypus vesicae urinariae-Injeel (forte) mit dem Potenzenakkord (D 8), D 12, D 30, D 200.

Pons — Varolsbrücke

Verwendet wird die Varolsbrücke, der zum Metenzephalon gehörige Hirnteil oberhalb des verlängerten Marks, in homöopathischer Zubereitung (Organpräparat).

Die Hauptindikationen sind:
Postenzephalitische Erkrankungen. Morbus Parkinson (neben Tarantula). Störungen der Muskelinnervation.

Pons suis steht zur Verfügung als Pons suis-Injeel in dem Potenzenakkord D 10, D 30, D 200 und als Pons suis-Injeel forte in dem Potenzenakkord D 8, D 12, D 30, D 200.

Populus tremuloides — Amerikanische Espe

Verwendet werden die frische innere Rinde der jungen Zweige und die Blätter zu gleichen Teilen der in Nordamerika einheimischen Stammpflanze: Populus tremuloides Michx./Salicaceae.

Die Hauptindikationen sind:
Zystitis und Tenesmen bei Prostatahypertrophie.

Zur Verfügung steht Populus tremuloides-Injeel (forte) mit dem Potenzenakkord (D 3), D 10, D 30, D 200.
Populus tremuloides ist enthalten in Populus compositum.

Potentilla anserina — Gänsefingerkraut

Verwendet wird die frische, blühende, auf Triften und an Wegen der ganzen gemäßigten Zone der nördlichen Halbkugel wachsende ganze Pflanze von Potentilla anserina L./Rosaceae.

Die Hauptindikationen sind:
Dysmenorrhö. Darmspasmen.

Zur Verfügung steht Potentilla anserina-Injeel (forte) mit dem Potenzenakkord (D 4), D 10, D 30, D 200.

Primula veris – Schlüsselblume

Verwendet wird die frische, blühende, in Europa und Kleinasien einheimische ganze Pflanze von Primula veris L. em. Huds./Primulaceae.

Die Hauptindikationen sind:
Präapoplexie. Halbseitige Parästhesien.

Zur Verfügung steht Primula veris-Injeel (forte) mit dem Potenzenakkord (D 4), D 12, D 30, D 200.

Procainhydrochlorid

Verwendet wird Procainhydrochlorid, 4-Aminobenzoesäure-2-(diethyl-amino) ethylesterhydrochlorid.

Procain wird seit vielen Jahrzehnten als Lokalanästhetikum angewendet und ist aufgrund der Forschungsergebnisse von Frau Prof. Aslan (Bukarest) auch zur Behandlung von Altersbeschwerden eingesetzt worden. Huneke entdeckte das sog. „Sekundenphänomen", das bei neuraler Applikation in Erscheinung trat, z. B. bei Injektion in Narben, segmentale Störfelder, in die Tonsillen usw. Der Effekt wird durch Repolarisierung der Zellmembran gedeutet und kann durch spektakuläre Ergebnisse gekennzeichnet sein, d. h. sofortiges und völliges Verschwinden von Schmerzzuständen usw., evtl. mit Dauerwirkung. Zumindest sollte bei allen Schmerzzuständen und neuralen Affektionen, Störfeldern etc. das Präparat in Injektionsform angewendet werden, meistens eine 1 %ige Lösung, einer D 2 entsprechend.

Enthalten ist Procainhydrochlorid in Procainum compositum.

Prostata – Vorsteherdrüse

Verwendet wird die von Schlachttieren gewonnene Vorsteherdrüse in homöopathischer Zubereitung (Organpräparat).

Die Hauptindikationen sind:
Prostatahypertrophie. Störung der Miktion und Potenz. Frühzeitiges Altern. Marasmus und Kachexie.

Prostata suis steht zur Verfügung als Prostata suis-Injeel in dem Potenzenakkord D 10, D 30, D 200 und als Prostata suis-Injeel forte in dem Potenzenakkord D 8, D 12, D 30, D 200; als Einzelpotenzen in D 6; D 200.

Prunus spinosa – Schlehe

Verwendet werden die frischen, im Aufblühen begriffenen Blüten der in Europa verbreiteten Stammpflanze: Prunus spinosa L./Rosaceae.

Die Hauptindikationen sind:
Hydrops und Ödeme bei Herzerkrankungen, dabei Schmerzen in der Glans penis. Ziliarneuralgie rechtes Auge, nach Überanstrengung, als wenn das Auge zerspringen müßte.

Zur Verfügung steht Prunus spinosa-Injeel (forte) mit dem Potenzenakkord (D 4), D 12, D 30, D 200.

Psoriasis-Nosode – Schuppenflechte-Nosode

Verwendet werden Hautschuppen von Psoriasis-Patienten in homöopathischer Zubereitung (Nosode).

Die Hauptindikationen sind:
Zwischenmittel bei verschiedenartigsten Hauterkrankungen chronisch-entzündlicher und degenerativer Art, z. B. Psoriasis, Lupus erythemato-

des, Sklerodermie, Neurodermitis, chronische (und akute) Ekzeme, Dermatomykosen.

Ähnlich wie Psorinum wird die Psoriasis-Nosode auch bei sonstigen Erkrankungen jedweder Art eingesetzt, wenn in der Anamnese retoxisch behandelte Hauterkrankungen nachweisbar sind, z. B. auch bei typhösen Fiebern, bei Sepsis, Meningitis, Asthma, Leberschäden u. a. Siehe auch Psorinum.

Zur Verfügung steht Psoriasis-Nosode-Injeel (forte) mit dem Potenzenakkord (D 8), D 10, D 30, D 200.

Psorinum – Krätze-Nosode

Verwendet werden die Abschabungen der ekzemähnlichen Exantheme (Knötchen, Krusten und Pusteln) bei Skabies, einer leicht übertragbaren Hautkrankheit, bei der sich Krätzmilben (Acarus scabiei) in die Oberhaut einbohren und Jucken und Entzündung erregen, in homöopathischer Zubereitung (Nosode).

Die Psorinum-Nosode wurde bereits 1833/34 von Hering nach einer homöopathischen Arzneimittelprüfung als erstes Nosoden-Präparat in die homöopathische Materia Medica eingeführt.

Chronische und akute Ekzeme mit heftigem, besonders nächtlichem Juckreiz (wie bei Skabies) sind typisch für Psorinum; dabei wird der Pruritus durch Blutigkratzen erleichtert. Auch sonstige Hautaffektionen dyskrasischer Art reagieren oft günstig auf Zwischengaben von Psorinum (speziell auch von Psorinoheel).

Auffallend in der allgemeinen Symptomatologie ist das abstoßende Äußere und ein übler, muffiger, an ungelüftete Betten erinnernder typischer Körpergeruch, ferner eine abnorme Empfindlichkeit gegen Kälte, die Hypotonie sowie die traurige und verzweifelte Stimmung.

Die Psorinum-Patienten sind meist mager oder abgezehrt, haben eine zerknitterte Haut, sehen immer schmutzig aus und scheuen sich vor Wasser und Luftzug. Dr. Julian hat in seinem Vortrag vor der Homotoxingesellschaft (siehe Homotoxin-Journal 7, 138—139 [1968]) die Erkrankung von Marcel Proust, dem bekannten französischen Dichter, als typischen Psorinum-Zustand charakterisiert. Hervorstechend waren besonders das mürrische, gereizte Wesen, die Übeempfindlichkeit gegen Geräusche, die Sucht zur Einsamkeit und der absolute Pessimismus mit Zukunftsangst.

Der Psorinum-Patient fröstelt selbst bei heißem Wetter und zieht mehrere Wollwesten an; er schaudert beim geringsten Luftzug (Silicea).

Dabei besteht ein enormer Gedächtnisschwund mit fixen oder bizarren Ideen, eine erhebliche physische Schwäche mit Verlust der Arbeitskraft, wobei stinkende Hautausschläge, profuser Schweiß, eine trockene, schmutzige und runzlige Haut den Psorinum-Typ charakterisieren und wobei die allgemeine Verzweiflung vorherrscht, daß er sich von seiner Krankheit niemals erholen würde; kurz darauf vermag er wie beim manisch-depressiven Irresein vor Heiterkeit überzuquellen.

Die Misanthropie mit Minderwertigkeitskomplexen wird noch durch die Empfindlichkeit des Kopfes gegen Kälte und die dann auftretenden Okzipital- oder Stirnkopfschmerzen sowie Migräne gesteigert, wobei sich diese Anfälle durch Essen und Einhüllen des Kopfes bessern, ebenso eventuell durch Nasenbluten (wie Melilotus). Mitten in der Nacht muß der Patient eventuell aufstehen vor Heißhunger, aufgeweckt durch Angstträume von Gefahren. Ängstliche Kinder schreien die ganze Nacht hindurch.

Ähnlich wie bei Medorrhinum kann auch chronischer Schnupfen mit Nasenverstopfung und retro-nasalem Ausfluß sowie mit Anosmie und adenoiden Gewächsen das Bild komplizieren, auch Heuschnupfen, eventuell auch Asthma, vikariierend mit Ekzem.

Dabei kann Auswurf käsiger Massen von schlechtem Geschmack und Geruch und am Gaumensegel klebender Schleim, verbunden mit beständigem Räusperzwang, Hypertrophie der Mandeln und Ohrenschmerzen beim Schlucken das Bild komplizieren, ebenso wie trockener Husten mit mühsamem Auswurf von gelb-grünlichem Schleim mit salzigem Geschmack, hauptsächlich im Winter, Dyspnoe mit einem Gefühl retrosternaler Geschwürsbildung und Asthma, das bei Kälte und im Winter schlimmer ist (abwechselnd mit Ekzem).

Die Hypotonie und Herzschwäche zeigt sich auch in der Dyspnoe, die bereits nach einem kurzen Spaziergang auftritt, wobei die Dyspnoe in horizontaler Ruhelage sich bessert und sich im Sitzen oder Stehen verschlimmert. Dabei kann der Puls rapide und irregulär sein.

Dr. Hoffmann (Stuttgart) hat die günstigen Wirkungen von Psorinum auf das Herz bestätigen können (Homotoxin-Journal 4, 208—210 [1965]).

Ähnlich wie bei Medorrhinum besteht eine Neigung zum Weinen bei jeder Gelegenheit, ebenso wie Stomatitis und Aphthen mit Parodontose, Lockerung der Zähne und geschwollenem Zahnfleisch, das leicht blutet, vorhanden sein können.

Typisch ist auch eine Abneigung gegen Schweinefleisch sowie Gastritis mit saurem Aufstoßen, das nach verfaulten Eiern riecht. Diarrhö kann mit heftigem Stuhldrang bestehen. Die Stühle sind putride, dunkelgefärbt, spritzend und stinkend. Dabei kann nachts unfreiwillig Stuhl abgehen und andernteils selbst weicher Stuhl nur unter größten Anstrengungen entleert werden.

Auch im Urogenitalapparat zeigen sich beim Psorinumbild ähnliche Erscheinungen wie bei Medorrhinum, wobei die unvollständige Blasenentleerung mit Restharn für Psorinum typisch ist sowie ein stinkender Ausfluß von Prostatasekret aus der Urethra, durch den die Wäsche gelb gefärbt wird, bei Frauen besteht Leukorrhö mit koagulierten Stücken, die verwest riechen, wobei Kreuzbeinschmerzen und allgemeine Schwäche bestehen.

Der schlechte Körpergeruch ist besonders stark an den Genitalien ausgeprägt, trotz äußerster Sauberkeit. Dadurch bedingt ergeben sich häufig außer einer Abneigung gegen das andere Geschlecht auch Frigidität, Depressionen und Apathie während der Menstruation, schmerzhafte Brüste mit juckenden und gereizten Brustwarzen.

Ähnlich wie bei Natrium carbonicum kann auch ein Umknicken in den Gelenken und eine Neigung zu Verstauchungen bei Psorinum charakteristisch sein, ferner auch Fußschweiß und Zittern der Hände.

Nach Julian bestehen verschiedenste Beziehungen zu bekannten Polychresten wie:

Arsenicum album (nächtliche Beschwerden und Unruhe, Todesfurcht, schuppende Hautausschläge), zu

Hepar sulfuris (Geruch nach altem Käse, Verschlimmerung durch Kälte. Suppurationen, verdrießliche, mürrische Stimmung), zu

Petroleum (Winterverschlimmerung sowie durch Fortbewegung im Auto, Schiff, Zug, Flugzeug usw., tagsüber Diarrhö, trockene Haut mit Rissen und nässenden Ausschlägen, feuchten Genitalien mit übelriechendem Schweiß), zu

Silicea (Hypersensibilität gegen Kälte, Neigung zu Eiterungen und Asthenie sowie chronischen Kopfschmerzen und Fußschweiß), zu

Sulfur, welches das am nächsten verwandte Mittel betreffs Ausscheidung, Hautbrennen, Ausschlägen, vikariierenden Erkrankungen und der allgemeinen Chronizität von Psorinum ist.

Zu Thuja finden sich Beziehungen durch die vorliegende schlechte Laune, Traurigkeit, morgendliche Diarrhöen, allgemeine Gliederschwäche, klebrigen Schweiß und üblen Geruch der Genitalien.

Zu Tuberkulinum bestehen Beziehungen in der allgemeinen Reizbarkeit mit wechselnden, veränderlichen und herumziehenden Schmerzen, Morgendiarrhö und Schwitzen bei der geringsten Anstrengung.

Nach Kent (zitiert nach Julian: Materia Medica der Nosoden, Haug, Heidelberg) soll Tuberculinum oder Bazillinum dann verschrieben werden, wenn Psorinum nicht zur Wirkung kommen sollte.

Wenn die gesamten Symptome von Psorinum zusammengefaßt werden, so ergibt sich folgendes typische Arzneimittelbild:

1. Chronisch-dyskrasische Zustände tiefgreifender konstitutioneller Belastung.
2. Psychasthenie. Melancholie. Katatonie und Schizophrenie. Migräne und hartnäckige Neuralgien.
3. Blepharitis, Konjunktivitis, chronische Ophthalmie und chronische stinkende Otorrhö.
4. Chronischer Schnupfen. Heuschnupfen. Adenoide Wucherungen. Asthma bronchiale. Bronchiektasien und chronische Bronchitis, besonders im Winter.
5. Hypotonie mit Schwäche und zyanotischem Gesicht, irregulärem Puls, Besserung durch horizontale Ruhelage.
6. Stomatitis aphthosa. Pharyngitis. Parodontose. Heißhunger. Diarrhö. Atonische Obstipation.
7. Enuresis nocturna. Chronische Urethritis. Restharn bei Prostataerkrankungen. Metritis. Libido- und Potenzverlust.
8. Luxationen und Verstauchungen mit leichtem Umknicken der Gelenke. Chronisch-rheumatische Erkrankungen.

9. Chronische Ekzeme, Impetigo und Hautausschläge jeder Art, Asthma wechselnd mit Ekzem, auch Psoriasis, Furunkel, Akne, Seborrhö u.a. Pruritus bessert sich durch Blutigkratzen.

Julian zitiert Hahnemann in seinen „Chronischen Krankheiten", daß außer einer Nosode auch eine ganze Reihe von Mitteln zur Behandlung der Psora in Frage komme wie Acidum nitricum, Ammonium carbonicum, Baryum carbonicum, Calcium carbonicum, Carbo animalis, Carbo vegetabilis, Causticum, Conium, Graphites, Jodum, Kalium carbonicum, Lycopodium, Magnesium, Magnesium muriaticum, Natrium carbonicum, Natrium muriaticum, Petroleum, Phosphor, Sepia, Silicea, Sulfur und Zincum.

Zur Verfügung steht Psorinum-Injeel (forte) mit dem Potenzenakkord (D 9), D 12, D 30, D 200; als Einzelpotenz in D 6.

Psorinum ist enthalten in Ginseng compositum, Nervoheel, Psorinoheel, Tonsilla compositum.

Ptelea trifoliata – Lederstrauch

Verwendet werden zu gleichen Teilen frische Blätter und junge Rinde, nach Reifen der Früchte, ehe die Blätter welken, der in Nordamerika einheimischen Stammpflanze: Ptelea trifoliata L./Rutaceae.

Die Hauptindikationen sind:

Lebermittel. Schmerzen in der Lebergegend, schlimmer beim Liegen auf der linken Seite mit Atembeschwerden. Ikterus.

Zur Verfügung steht Ptelea trifoliata-Injeel (forte) mit dem Potenzenakkord (D 4), D 12, D 30, D 200.

Pulmo – Lunge

Verwendet wird die von gesunden Schlachttieren stammende frische Lunge in homöopathischer Zubereitung (Organpräparat).

Die Hauptindikationen sind:

Asthma bronchiale. Raucherbronchitis. Emphysem. Bronchiektasen. Bei Tuberkulose Vorsicht, nicht im fieberhaften Stadium injizieren. Nachwirken lassen, d. h. nur in größeren Zeitabständen injizieren.

Pulmo suis steht zur Verfügung als Pulmo suis-Injeel in dem Potenzenakkord D 10, D 30, D 200 und als Pulmo suis-Injeel forte in dem Potenzenakkord D 8, D 12, D 30, D 200; als Einzelpotenzen in D 6; D 200.

Pulmonaria vulgaris – Lungenkraut

Verwendet wird das frische, blühende Kraut der Stammpflanze: Pulmonaria officinalis L./Boraginaceae.

Die Hauptindikationen sind:
Laryngitis, Tracheitis, Bronchitis.

Zur Verfügung steht Pulmonaria vulgaris-Injeel (forte) mit dem Potenzenakkord (D 3), D 10, D 30, D 200.

Pulpa dentis – Zahnpulpa

Verwendet wird die von tierischen Zähnen stammende Zahnpulpa in homöopathischer Zubereitung (Organpräparat).

Die Hauptindikationen sind:
Apikales Fokusgeschehen. Schlechte Zahnentwicklung. Parodontose. Parodontitis. Karies.

Pulpa dentis suis steht zur Verfügung als Pulpa dentis suis-Injeel in dem Potenzenakkord D 10, D 30, D 200 und als Pulpa dentis suis-Injeel forte in dem Potenzenakkord D 8, D 12, D 30, D 200.

Pulsatilla – Kuhschelle

Verwendet wird die frische, zur Zeit der Blüte gesammelte, in Gebirgen Europas und Rußlands vorkommende ganze Pflanze von Pulsatilla pratensis Miller/Ranunculaceae.

Die aus der Kuhschelle, Pulsatilla pratensis, bereitete Urtinktur enthält Protoanemonin (eine antibiotische Substanz), Gerbstoff, Harz und Saponin und weist typische Heilanzeigen auf, die sich sowohl auf psychische sowie auf somatische Symptome erstrecken. Alle Beschwerden sind schlimmer von Wärme in jeder Form und werden besser durch Kühle und Herumbewegen in frischer Luft. Dabei pflegt die Verschlimmerung der Beschwerden meist gegen Abend zu erfolgen, sowie vor und nach der Menstruation mit großer Veränderlichkeit aller Symptome. Allgemein besteht eine weinerliche Stimmung mit mildem, schüchternem Gemüt, evtl. auch Schwindel mit Brechneigung und Verschlimmerung beim Liegen. Der

Kopfschmerz wechselt schnell den Sitz und ist besser durch Druck. Die Augenlider sind oft entzündet und juckend mit Augentränen. Auch der äußere Gehörgang kann geschwollen und entzündet sein, ebenso die Nasenschleimhäute mit Verlust des Geruchsvermögens. Die Unterlippe ist häufig aufgesprungen. In den Zähnen wird Ziehen und Zucken empfunden, als wenn ein Nerv gezogen und wieder losgelassen würde, besonders schlimm nachts und im warmen Zimmer mit Ausstrahlungen in Ohr, Auge und Schläfe.

Wichtige Symptome finden sich auch bezüglich des Verdauungskanals, beginnend mit Geschmacksverlust oder fauligem, schleimigem, ranzigem Geschmack oder Blutgeschmack. Hierbei ist die Zunge weißlich bzw. weißschleimig belegt, wobei der Patient zwar Durst hat, jedoch äußert: er könne sich beherrschen, zu trinken. Fette Speisen und saure Speisen werden meist schlecht vertragen oder stundenlang nach dem Essen erbrochen. Dabei besteht das Gefühl von Völle, Druck und Schwere, wie wenn ein Stein im Magen läge oder als wenn ein Apfel unter dem Brustbein festsäße. Die Stühle können veränderlich sein, besonders aber dünn und schleimig, mit Diarrhö und Verstopfung wechselnd, dazu Bauchkneifen, das nach der Entleerung anhält.

Auch ist Pulsatilla bei mannigfachen Blasenbeschwerden mit Tenesmen und Brennen beim Urinieren sowie mit unfreiwilligem Harnabgang bei Husten, Schreck oder im Schlaf indiziert. Auch findet sich vermehrter Geschlechtstrieb mit morgendlichen Erektionen, evtl. Schmerzen und Brennen in den Hoden, (z. B. auch nach überstandener Gonorrhö).

Die Menstruation ist meistens spärlich und kommt zu spät oder ist unregelmäßig, wobei die Patientinnen schon lange vorher das Gefühl äußern, als wenn die Menstruation einsetzen sollte. Dabei besteht Dysmenorrhö mit Drängen nach unten.

Auch Husten ist im Pulsatillabild enthalten, besonders schlimm im warmen Raum mit Heiserkeit, morgens ist er locker mit grüngelbem Auswurf, schlimmer im Liegen.

Alle Beschwerden und Schmerzen von Pulsatilla mit Stichen und Druck wechseln meist rasch den Ort. Es herrscht venöse Konstitution vor mit Schwellung der Venen und Gedunsenheits- und Schweregefühl im ganzen Körper. Dabei besteht zum Abend Besserung des Gesamtbefindens bis auf gewisse Beschwerden, während morgens eine schläfrige, verdrießliche Stimmung vorherrscht, ähnlich wie bei Nux vomica. Auch besteht trotz der Besserung in frischer Luft eine gewisse Frostigkeit, vor allen Dingen bei Schmerzen.

Typisch sind partielle, halbseitige Schweiße, wobei die Patienten trotz der Frostigkeit leicht gekleidet gehen wollen.

Die Pulsatilla-Patienten klagen oft über das Gefühl, als wenn Eiter unter gewissen schmerzenden Stellen verborgen sei. Gelb-grüne Sekretionen finden sich vor allen Dingen morgens, während abends vielfach dünnflüssige Absonderungen bestehen.

In der Herzgegend treten häufig Stiche auf, verbunden mit Engbrüstigkeit und Erstickungsanfällen sowie stechenden Empfindungen im gesamten Thorax.

Kehlkopf- und Luftröhrenkatarrhe mit heftigem Scharren und Kratzen, Husten mit schwerlöslichem Schleim finden sich speziell bei Masern für die Pulsatilla eines der wichtigsten Mittel ist.

Allgemein finden sich folgende typische Symptome und Indikationen:

1. Verschlimmerung im warmen Zimmer und bei heißem Wetter, Besserung in frischer Luft und bei leichtem Umhergehen. Will trotz der Frostigkeit leicht gekleidet sein. Besserung des Kopfschmerzes in frischer Luft. Verschlimmerung bestimmter Beschwerden abends sowie vor und nach der Menstruation.
2. Magenkatarrhe mit weiß belegter Zunge und dem Gefühl wie ein Stein im Magen sowie als wenn unter dem Brustbein ein Apfel oder eine Brotkruste festsäße. Pappiger Mundgeschmack, Blutgeschmack, besonders morgens. Masern, Bronchitis und Bronchopneumonie. Unverträglichkeit von Fettspeisen (Schweinefleisch).
3. Venöse Konstitution. Vikariierende Blutungen (Menstruations-Nase).
4. Rheumatische Beschwerden und gichtische Diathese mit häufig wechselnden Schmerzen. Gicht im linken Großzeh.
5. Urtikaria. Folgen von unterdrückter Gonorrhö oder von unterdrücktem Fluor albus mit Orchitis oder Ovariitis. Frostbeulen.
6. Begleitende Blasenkatarrhe bei Prostatahypertrophie.
7. Ophthalmie nach Masern, vor allem wenn Granulationen vorliegen. Blepharitis und Neigung zu Gerstenkörnern. Auch Otitis media mit heftigem, stechendem, pulsierendem Schmerz.
8. Patientinnen, die alles haben und dem Arzt eine Stunde und länger über alle ihre Leiden berichten können, obwohl keinerlei objektivierbare Befunde erhoben werden können, benötigen meistens Pulsatilla.

Zur Verfügung steht Pulsatilla-Injeel (forte) S mit dem Potenzenakkord (D 4), D 12, D 30, D 200, D 1000; als Einzelpotenz in D 4; D 6; D 30; D 1000.

Pulsatilla ist enthalten in Abropernol, Carcinominum compositum, Causticum compositum, Coenzyme compositum, Cruroheel, Discus compositum, Echinacea compositum, Euphorbium compositum, Gastricumeel, Ginseng compositum, Hormeel, Metro-Adnex-Injeel, Mucosa compositum, Ovarium compositum, Pulsatilla compositum, Rhododendroneel, Thyreoidea compositum, Tonsilla compositum, Viburcol, Ypsiloheel.

Pyelon — Nierenbecken

Verwendet wird das frische, gesunden Schlachttieren entnommene Nierenbecken in homöopathischer Zubereitung (Organpräparat).

Die Hauptindikationen sind:

Hydronephrose. Chronische Pyelitis. Nephrolithiasis. Prostatahypertrophie. Zystopyelitis. Nephrose. Urämie. Eklampsie.

Pyelon suis steht zur Verfügung als Pyelon suis-Injeel in dem Potenzenakkord D 10, D 30, D 200 und als Pyelon suis-Injeel forte in dem Potenzenakkord D 8, D 12, D 30, D 200.

Pyelon ist enthalten in Solidago compositum.

Pylorus — Magenpförtner

Verwendet wird der frische, gesunden Schlachttieren entnommene Magenausgang mit kleinen Teilen von Magen und Duodenum in homöopathischer Zubereitung (Organpräparat).

Die Hauptindikationen sind:

Ulcus duodeni et ventriculi. Perniziöse Anämie. Achylia gastrica. Infektanämie. Pylorospasmus.

Pylorus suis steht zur Verfügung als Pylorus suis-Injeel in dem Potenzenakkord D 10, D 30, D 200 und als Pylorus suis-Injeel forte in dem Potenzenakkord D 8, D 12, D 30, D 200.

Pyodermie-Nosode — Hauteiterungen-Nosode

Verwendet wird der von Pyodermien stammende Eiter in homöopathischer Zubereitung (Nosode).

Die Hauptindikationen sind:

Akute und chronische Hauterkrankungen, nässende Ekzeme und Furunkulose. Akute Akne vulgaris, abscedens, conglobata. Rezidivierende Karbunkel. Erkrankungen, die nach retoxisch behandelten Hautausschlägen auftreten, auch Asthma, Neuralgien, Leberschäden usw. Sonst in ähnlicher Weise anzuwenden wie Psorinum und Psoriasis-Nosode. Wirkt gut in Kombination mit Asthma-Nosode.

Zur Verfügung steht Pyodermie-Nosode-Injeel (forte) mit dem Potenzenakkord (D 6), D 10, D 30, D 200.

Pyrimethamin

Verwendet wird Pyrimethamin, 6-Ethyl-5-(p-chlorphenyl)-pyrimidin-2,4-diamin (homöopathisiertes Allopathikum).

Die Hauptindikationen sind:
Psychische Depressionen. Leberschäden. Auto-Aggressionskrankheiten.

Zur Verfügung steht Pyrimethamin-Injeel mit dem Potenzenakkord D 10, D 30, D 200.

Pyrogallol

Verwendet wird Pyrogallol, 1,2,3-Benzoltriol.

Die Hauptindikationen sind:
Wunde, entzündliche Haut. Chronische Dermatosen. Lupus erythematodes. Leberschäden.

Zur Verfügung steht Pyrogallolum-Injeel (forte) mit dem Potenzenakkord (D 6), D 10, D 30, D 200.

Pyrogenium

Verwendet wird die aus gefaultem Rindfleisch gewonnene Nosode in homöopathischer Zubereitung (Nosode).

Die Hauptindikationen sind:
Heftige Reaktionsphasen mit Neigung zu Suppuration und septischer Entwicklung, z. B. akute Appendizitis. Neigung zu Eiterungen und Lymphangitis. Septikämie. Hochfieberhafte Grippe mit gastrointestinalen Komplikationen. Mastoiditis. Meningitis. Enzephalitis. Rachenphlegmone. Empyeme. Lungenabszeß und Lungengangrän. Abdominaltyphus. Cholera infantum, subphrenischer Abszeß. Cholecystitis acuta. Nephritis albuminurica. Metrorrhagien. Perinephritischer Abszeß. Mastitis. Dekubitus. An-

thrax. Panaritium. Stinkende Exkrete. Kadaverartiger Geruch des Körpers, des Atems, des Schweißes und aller Ausscheidungen. Bett zu hart. Tiefrote, glatte Zunge. Herzklopfen mit Pulsieren in den Ohren und Kollapsneigung. Gefühl, als sei das Herz zu groß, als pumpe es kaltes Wasser. Puls schnell und klein. Myokardschwäche. Geschwätzigkeit und geistige Überreizung. Erstickungsgefühl während des Schlafes. Aufschreien (wie Lachesis). Drückende Kopfschmerzen und Schmerzen in den Augäpfeln. Magen-Darm-Lähmung. Thrombophlebitis.

Zur Verfügung steht Pyrogenium-Injeel (forte) mit dem Potenzenakkord (D 8), D 12, D 30, D 200; als Einzelpotenzen in D 5; D 6.

Pyrogenium ist enthalten in Cutis compositum, Echinacea compositum, Galium-Heel, Solidago compositum, Tonsilla compositum.

Quassia amara – Bitterholz

Verwendet wird das getrocknete Holz der im tropischen Amerika einheimischen Stammpflanzen: Quassia amara L. und Picrasma excelsa [Swartz] Planchon/Simarubaceae.

Die Hauptindikationen sind:

Leber-Gallemittel, auch bei Leberzirrhose mit Aszites.

Zur Verfügung steht Quassia amara-Injeel (forte) mit dem Potenzenakkord (D 4), D 10, D 30, D 200.
Quassia amara ist enthalten in Leptandra compositum.

Quebracho

Verwendet wird die getrocknete Rinde der in Südamerika einheimischen Stammpflanze: Aspidosperma quebracho-blanco Schlechtend./Apocynaceae.

Die Hauptindikationen sind:

Asthma bronchiale und asthmatische Bronchitis mit Dyspnoe, auch bei Emphysem und Raucherkatarrh.

Zur Verfügung steht Quebracho-Injeel (forte) mit dem Potenzenakkord (D 4), D 10, D 30, D 200.
Quebracho ist enthalten in Tartephedreel.

Quercus e cortice – Eichenrinde

Verwendet wird die frische Rinde der jungen Zweige der in Europa weit verbreiteten Stammpflanze: Quercus robur L. und Quercus petraea [Matt.] Liebl./Fagaceae.

Die Hauptindikationen sind:

Dekubitus. Gastritis. Enteritis.

Zur Verfügung steht Quercus e cortice-Injeel (forte) mit dem Potenzenakkord (D 4), D 10, D 30, D 200.

Ranunculus bulbosus – Knolliger Hahnenfuß

Verwendet wird die frische, im Juni gesammelte, blühende, in Europa und Nordamerika vorkommende Stammpflanze: Ranunculus bulbosus L./Ranunculaceae.

Ranunculus bulbosus, der Knollige Hahnenfuß, zur Familie der Ranunkulaceen gehörend, wird bei rheumatisch-neuralgischen Erscheinungen angewandt, ebenso bei Hauteruptionen, speziell Blasenausschlägen, die in dichten Gruppen zusammenstehen (Herpes zoster mit Brennen und Jucken).

Dabei können Schwindelanfälle, Benommenheit des Kopfes und Schweregefühl vorhanden sein, stechende und reißende Kopfschmerzen mit Blutandrang sowie Brennen und Jucken der Augenlider mit Rötung, ferner Ohrenschmerzen in der Tiefe des Gehörganges und in der Gegend des Trommelfelles.

Charakteristisch sind die Beschwerden in den Brustmuskeln mit Ziehen im Nacken und in der Achsel, Zerschlagenheitsschmerz im Kreuz und Wehtun, auch die Empfindung zuckender und reißender Schmerzen im rechten Unterarm und in den kleinen Handmuskeln. Dabei kann Blasenbildung an den Fingern vorhanden sein, ebenso aber auch sind ziehende Schmerzen in der Hüfte, an der inneren Seite des Knie- und Fußgelenkes sowie pulsierende Stiche in der Ferse mit Klammschmerz in den Wadenmuskeln, mit Schwäche und Einknicken der Beine, Fersenschmerz wie von äußerem Druck typisch für Ranunculus.

Auch kann Schnupfen mit zähem Schleimausfluß vorliegen, evtl. auch geschwürige Nasenschleimhaut mit Rötung und schmerzhafter Anschwellung der Nasenspitze, wobei sich meistens die charakteristischen Brustbeschwerden mit Kurzatmigkeit und Brustbeklemmung finden, so daß der Patient beim Husten die Brust mit den Händen halten muß (Bryonia). Ranunculus ist daher auch ein gutes Mittel bei Adhäsionen nach Pleuritis.

Typisch für Ranunculus sind brennende und drückende Schmerzen sowie ein Zerschlagenheitsschmerz, der sich besonders in der Unterrippengegend rechts und links äußert, wobei auch gastrische Symptome mit Darmentleerungen, Aufstoßen und Übelkeit, Brennen im Magen, Knurren im Bauche und Hämorrhoidalblutungen vorkommen können sowie Erektionen und Pollutionen in den frühen Morgenstunden.

Ranunculus bulbosus ist daher hauptsächlich bei Erkrankungen neuralgisch-rheumatischer Art mit krampfhaften und lähmungsartigen Erscheinungen indiziert, bei gichtischen Beschwerden, aber auch bei nässenden Ekzemen und Blasenausschlägen (bei Herpes zoster und auch bei Pemphigus und speziell auch bei Schnupfen mit roter, geschwollener Nase). Dabei verschlimmern sich die Beschwerden von Temperaturwechsel und von feuchtem Wetter. Die Hautausschläge sind häufig auch in den Handinnenflächen in Form abschilfernder Blasenausschläge vorhanden.

Zusammengefaßt ergibt sich folgendes Arzneimittelbild:

1. Interkostalneuralgien und Rheumatismus der Brustmuskeln. Diskusprolaps im Bereich der Brustwirbelsäule, aber auch allgemein.
2. Pleuritis trocken oder mit serösem Erguß und konsekutive Adhäsionen und pleuritische Beschwerden.
3. Hauteruptionen bläschenförmiger Art, speziell Herpes zoster und Pemphigus (nach Dahlke besonders bei Kindern). Auch bei Epitheliom und Hautkrebs zu versuchen als Nebenmittel. Blasenausschläge in den Handflächen.
4. Chronischer Gelenkrheumatismus und gichtige Erscheinungen.
5. Fressender akuter Fließschnupfen, evtl. wochenlang sich hinziehend mit roter entzündeter Nase.

Zur Verfügung steht Ranunculus bulbosus-Injeel (forte) mit dem Potenzenakkord (D 4), D 12, D 30, D 200.

Ranunculus bulbosus ist enthalten in Cardiacum-Heel, Cor compositum, Discus compositum, Ranunculus-Homaccord.

Ranunculus sceleratus — Gifthahnenfuß

Verwendet wird das frische, im Oktober gesammelte Kraut der in ganz Europa, Afrika und Ostasien vorkommenden Stammpflanze: Ranunculus sceleratus L./Ranunculaceae.

Die Hauptindikationen sind:

Rheumatische Muskel- und Gelenkschmerzen. Herpetische Hautaffektionen.

Zur Verfügung steht Ranunculus sceleratus-Injeel (forte) mit dem Potenzenakkord (D 4), D 10, D 30, D 200.

Raphanus sativus — Schwarzer Rettich

Verwendet wird die frische Wurzel der aus Asien stammenden, als Gemüsepflanze vielfach angebauten Stammpflanze: Raphanus sativus L. var. β-nigra/Cruciferae.

Die Hauptindikationen sind:

Kopfneuralgien. Leberaffektionen. Meteorismus.

Zur Verfügung steht Raphanus sativus-Injeel (forte) mit dem Potenzenakkord (D 3), D 10, D 30, D 200.

Ratanhia

Verwendet wird die getrocknete Wurzel der in Gebirgen Südamerikas vorkommenden Stammpflanze: Krameria triandra Ruiz et Pavon./Krameriaceae.

Die Hauptindikationen sind:

Fissuren. Schleimhautentzündungen an Körperöffnungen.

Zur Verfügung steht Ratanhia-Injeel (forte S) mit dem Potenzenakkord (D 6), D 10, D 30, D 200.

Rauwolfia serpentina – Schlangenwurzel

Verwendet wird die getrocknete Wurzel der im Himalaya-Gebiet vorkommenden Stammpflanze: Rauwolfia serpentina (L.) Benth./Apocynaceae.

Die Hauptindikation ist:

Hypertonie.

Zur Verfügung steht Rauwolfia-Injeel (forte) mit dem Potenzenakkord (D 4), D 8, D 12, D 30, D 200.
Rauwolfia serpentina ist enthalten in Rauwolfia compositum.

Rectum – Mastdarm

Verwendet wird der frische, gesunden Schlachttieren entnommene Mastdarm in homöopathischer Zubereitung (Organpräparat).

Die Hauptindikationen sind:

Darmtenesmen. Obstipation. Mangelnde Ausscheidung über den Darm. Präkanzerose des Mastdarms. Divertikulitis. Vorstadium und Rektumkarzinom. Colitis mucosa. Fissura ani.

Rectum suis steht zur Verfügung als Rectum suis-Injeel in dem Potenzenakkord D 10, D 30, D 200 und als Rectum suis-Injeel forte in dem Potenzenakkord D 8, D 12, D 30, D 200; als Einzelpotenzen in D 6; D 200.

Ren – Niere

Verwendet wird die frische, gesunden Schlachttieren entnommene Niere in homöopathischer Zubereitung (Organpräparat).

Die Hauptindikationen sind:

Nephrolithiasis. Hydronephrose. Zystopyelitis. Albuminurie. Nephrosen. Bei Glomerulonephritis nicht im akuten Stadium. Prostatahypertrophie. Ödeme. Oxalurie. Darniederliegende Nierenfunktion mit unzureichender Ausscheidung. Hyperhidrosis.

Ren suis steht zur Verfügung als Ren suis-Injeel in dem Potenzenakkord D 10, D 30, D 200 und als Ren suis-Injeel forte in dem Potenzenakkord D 8, D 12, D 30, D 200; als Einzelpotenzen in D 6; D 200.

Ren ist enthalten in Rauwolfia compositum.

Retina – Netzhaut des Auges

Verwendet wird die frische, gesunden Schlachttieren entnommene Retina in homöopathischer Zubereitung (Organpräparat).

Die Hauptindikationen sind:

Chorioditis. Störungen des Gesichtssinnes. Myopie. Degenerative Erkrankungen der Netzhaut und des Auges. Versuchsweise bei Glaukom.

Retina suis steht zur Verfügung als Retina suis-Injeel in dem Potenzenakkord D 10, D 30, D 200 und als Retina suis-Injeel forte in dem Potenzenakkord D 8, D 12, D 30, D 200.

Rhamnus cathartica – Echter Kreuzdorn

Verwendet werden frische, reife Früchte der Stammpflanze: Rhamnus catharticus L./Rhamnaceae.

Die Hauptindikationen sind:

Reizzustände im Intestinum. Polyarthritis rheumatica mit profusen Schweißen.

Zur Verfügung steht Rhamnus cathartica-Injeel (forte) mit dem Potenzenakkord (D 4), D 10, D 30, D 200.

Rheum – Rhabarber

Verwendet wird der bis in die Nähe des Kambiums abgeschälte Wurzelstock der in China einheimischen Stammpflanze: Rheum palmatum L., Rheum officinale Baillon./Polygonaceae.

Die Hauptindikationen sind:
Durchfälle, sauer, schleimig, wie gegoren. After wund und rot. Tenesmen und Leibschneiden. Kind riecht säuerlich. Zahnungsbeschwerden mit Durchfällen (Sommer).

Zur Verfügung steht Rheum-Injeel (forte) mit dem Potenzenakkord (D 4), D 8, D 12, D 30, D 200.
Rheum ist enthalten in Heelax, Veratrum-Homaccord.

Rhododendron – Goldgelbe Alpenrose

Verwendet werden die getrockneten Zweige der in Sibirien und Nordrußland vorkommenden Stammpflanze: Rhododendron chrysanthum Pall./Ericaceae.

Dieses äußerst wichtige Heilmittel zeigt eine typische Verschlimmerung aller Beschwerden bei windigem Wetter, bei naßkaltem Wetter, speziell vor Eintritt von Regen, jedoch auch bei sonstigen Witterungswechseln und vor Gewitter.

Dabei treten die Beschwerden periodisch ein und verändern häufig ihren Ort. Bei Gliederschmerzen gehen die Beschwerden häufig von kleineren, umschriebenen Stellen der Knochenhaut aus, verbunden mit Ziehen in der Tiefe der Knochen, evtl. auch Parästhesien und zuckenden Empfindungen. Dabei bestehen Abspannung, Zerschlagenheitsgefühl und Mattigkeit nach geringsten Anstrengungen.

Auffallend ist immer wieder die große Empfindlichkeit gegen Kälte und Wind und die Erneuerung der Beschwerden bei rauher und veränderlicher Witterung.

Die Gemütsstimmung ist häufig gleichgültig, verdrießlich, unlustig.

Reißend-zuckende Gesichtsschmerzen, Zahnschmerzen, die durch Wärme gebessert werden und auch nach den Mahlzeiten für ein bis zwei Stunden aufhören können, erfordern vielfach Rhododendron.

Außer den Knochen-, Muskeln- und Gelenkschmerzen sind auch Herzbeschwerden für Rhododendron charakteristisch, wobei das Herz oft stärker schlägt, vielfach typisch charakterisiert durch Verschlimmerung der Beschwerden vor Eintritt von Wetterwechsel.

Auch Bläschenausschläge finden sich bei Rhododendron, ferner Epididymitis und Hodenschmerzen mit einem Gefühl wie gequetscht, wobei diese Beschwerden auch in der Glans penis auftreten können. Rhododendron wirkt daher auch bei spezifischer Genese (neben Penicillin). Auch bei Hydrozele der Knaben hat es sich gelegentlich bewährt.

Da auch das Nervensystem beeinträchtigt ist und Schlafstörungen bei der Arzneiprüfung beobachtet wurden, kann Rhododendron auch bei Schlaflosigkeit, vor allen Dingen bei solcher, die auf rheumatischer Grundlage beruht bzw. durch Auftreten von rheumatischen Beschwerden verursacht wird, angewendet werden, speziell wenn die Patienten vor motorischer Unruhe nicht einschlafen können.

Im allgemeinen ist Rhododendron ein Antirheumatikum, kann aber auch bei gichtischen Ablagerungen eingesetzt werden und speziell bei primärchronischer Polyarthritis, wo Rhododendron eines der Hauptheilmittel darstellt, besonders bei Deformationen in den kleinen Gelenken (Finger). Dabei hat Rhododendron außer der Verschlimmerung während der Ruhe, die am Schlafen hindert, eine Besserung während der Bewegung (wie Rhus toxicodendron).

Rhododendron hat überhaupt außerordentlich viel Ähnlichkeiten mit Rhus toxicodendron, jedoch sitzen die Schmerzen von Rhododendron tiefer, sind an der Knochenhaut lokalisiert.

Zusammengefaßt ergeben sich folgende Hauptsymptome:

1. Rheumatikum mit typischer Verschlimmerung vor Regenwetter und Wetterwechsel allgemein.
2. Verschlimmerung der Beschwerden nachts und in der Ruhe, Besserung bei fortgesetzter Bewegung. Dabei sitzen die Schmerzen tief, wie von der Knochenhaut ausgehend.
3. Spezielle Lokalisation (primär-chronische Polyarthritis) an den kleinen Gelenken (Finger). Armneuralgien.
4. Bläschenausschläge.
5. Hodenaffektionen. Epididymitis. Samenstrangneuralgien. Folgen von Gonorrhö und Lues (neurale Affektionen).
6. Herzbeschwerden mit stark klopfendem oder stärker schlagendem Herzen, verbunden evtl. mit Angstgefühlen und Verschlimmerung vor Wetterwechsel.
7. Reißend-zuckende Gesichtsschmerzen durch Zahnschmerzen mit Besserung nach dem Essen und durch Wärme.

Zur Verfügung steht Rhododendron-Injeel (forte) mit dem Potenzenakkord (D 6), D 12, D 30, D 200; als Einzelpotenz in D 4.
Rhododendron ist enthalten in Rhododendroneel.

Rhus radicans – Giftefeu

Verwendet wird die frische Wurzel der in Nord- und Mittelamerika heimischen Stammpflanze: Rhus radicans/Anacardiaceae.

Die Hauptindikationen sind:
Hauteruptionen (Vesiculae, Pusteln). Rheumatismus.

Zur Verfügung steht Rhus radicans-Injeel (forte) mit dem Potenzenakkord (D 4), D 10, D 30, D 200.

Rhus toxicodendron – Giftsumach

Verwendet werden frische Blätter der in Nordamerika und Ostasien heimischen Stammpflanze: Rhus toxicodendron L./Anacardiaceae.

Rhus toxicodendron enthält Gallusgerbsäure und den stark hautreizenden Milchsaft Urushiol sowie den Farbstoff Fisetin und Rhamnose.

Rhus toxicodendron weist typische Beschwerden und typische Verschlimmerungen auf, die es als eines der wichtigsten Antirheumatika kennzeichnen. Die Beschwerden sind schlimmer in der Ruhe und im Beginn der Bewegung. Sie werden besser durch fortgesetzte Bewegung. Dabei besteht eine typische Verschlimmerung der Beschwerden von kaltem, feuchtem Wetter und Durchnässung sowie nachts und von Überanstrengung.

Rhus toxicodendron hat in seinem Prüfungsbild eine Vielzahl von Symptomen, die nicht nur auf rheumatische Ursachen hindeuten, sondern auch kennzeichnend für Entzündungen der verschiedensten Art sind. So findet sich das Symptom: wirr im Kopf, begreift schwer und antwortet langsam, ist wie abwesend. Dabei besteht evtl. Frösteln und ein Druckgefühl hinter den Augen, evtl. auch ein betäubender Kopfschmerz, wie ein Brett vor der Stirn, wobei Besserung durch Bewegung und Wärme erfolgt. Auch ist im Kopf das Gefühl vorhanden, als wäre das Gehirn locker, speziell beim Auftreten oder Schütteln des Kopfes. Die Kopfhaut kann empfindlich sein, und zwar besonders auf jener Seite, auf welcher man nicht liegt. An den Augen kann eine heftige Konjunktivitis mit starker Lichtscheu und krampfhaftem Lidverschluß sowie mit fressenden Tränen vorhanden sein, durch welche Pickel auf der Backe hervorgerufen werden. Die Nasenspitze kann rot und empfindlich sein, wobei sich vielfach ein gelbgrüner, übelriechender Ausfluß aus der Nase findet. Auch Fieberbläschen um den Mund können vorhanden sein sowie Schmerzen in Gesicht- und Backenknochen und wandernde Zahnschmerzen, die durch Handauflegen besser werden.

Typisch ist die Rhus toxicodendron-Zunge, welcke trocken, rot und rissig ist, evtl. gelblich belegt mit dreieckiger roter Spitze. Oder es besteht eine Landkartenzunge (Arsen. alb., Taraxacum). Auch Stomatitis mit blutigem Speichel, der im Schlaf aus dem Munde läuft, kann vorhanden sein. Es kann sich Gastroenteritis finden mit wäßrigen, schleimig-blutigen Stühlen und Tenesmen, ferner quälender und trockener Husten mit eitrigem, blutigem Sputum.

Auch Herzklopfen liegen im Rhus toxicodendron-Bild mit schnellem, schwachem, unregelmäßigem und zitterndem Puls. Dabei kann nach der leisesten Anstrengung ein Schwächegefühl am Herzen auftreten, verbunden mit Herzklopfen. Auch Rhagaden auf dem Handrücken und heftiges Jukken an Unterschenkeln, evtl. auch masernähnlicher Ausschlag über den ganzen Körper oder ein Bläschenausschlag (Herpes) sowie ein Krustenausschlag auf dem Kopf sind für Rhus toxicodendron charakteristisch. Krampfhaftes Gähnen kann ebenfalls ein Hinweis auf Rhus toxicodendron sein.

Nash gibt als Hauptsymptome von Rhus toxicodendron die Unruhe und Verschlimmerung bei beginnender Bewegung, Besserung bei fortgesetzter Bewegung an, ferner Bewußtseinsstörungen nach Art einer typhösen Bewußtseinstrübung, z. B. bei Ruhr, Peritonitis, Pneumonie, Scarlatina, Rheumatismus, Diphtherie und sonstigen typhusähnlichen Krankheitszuständen an, für welche sonst auch Baptisia und Arnica infrage kommen könnten. Nash hält für typisch den Husten im Stadium des Frostes bei Wechselfieber sowie Erysipel-artige Ausschläge blasenförmiger Art mit Unruhe und Bewußtseinssymptomen, wie sie auch nach Rhus toxicodendron-Vergiftungen auftreten können und für manche Formen von Scharlach charakteristisch sind. Besonders wenn die Ausschläge sich blaugrau verfärben, z. B. auch bei Pocken, ist Rhus toxicodendron indiziert und ist daher eines der Hauptmittel bei Herpes zoster.

Jedoch ist Rhus toxicodendron auch bei chronischen Hautkrankheiten wertvoll, speziell bei Ekzemen mit Bläschenbildung, jedoch auch bei allen Entzündungen, die eine dunkle Röte zeigen und schleppend sind. Man kann Rhus toxicodendron anwenden bei Parotitis, Mastitis, Phlebitis, Panaritium, Cellulitis orbitalis sowie bei sonstigen bindegewebigen Entzündungen und solchen des Periosts, bei Phlegmonen, bei Typhlitis, Peritonitis und Karbunkeln, jedoch auch bei Typhus abdominalis und Pneumonie, ganz besonders auch bei grippösen Erkrankungen mit viel Gliederschmerzen, speziell dann, wenn rheumatische Symptome im Vordergrund stehen oder Durchnässungen vorhergegangen sind.

Auch bei Myelitis mit Paresen, speziell nach Liegen auf nassem Boden oder nach Erkältungen in geschwitztem Zustand (Sport) mit Parästhesien in den erkrankten Gliedern oder mit Ptosis der gleichen Ätiologie ist Rhus toxicodendron indiziert. Auch bei der Konjunktivitis und Phlyktänenbildung sowie bei schweren Fällen von Keratitis ist Rhus toxicodendron hilfreich, evtl. auch, wenn bereits dick-eitrige Absonderungen mit Herausspritzen von Tränen bei dem Versuch die Lider zu öffnen einsetzen. Auch bei Impetigo an Gesicht und Stirn ist Rhus toxicodendron ein Hauptmittel, wenn heftiger Juckreiz vorliegt. Bei Ausschlägen an den Genitalien, am Skrotum und bei Erysipel, bei Pruritus vulvae, bei Pemphigus (und ganz besonders bei Herpes zoster) ist Rhus toxicodendron das Hauptmittel, ebenso wie man es aber auch bei Herzhypertrophie, speziell bei Sportherz verabfolgt.

Wenn die Hauptsymptome von Rhus toxicodendron zusammengestellt werden, so ergibt sich folgende Übersicht:

1. Spezielles Antirheumatikum mit Verschlimmerung in der Ruhe und bei beginnender Bewegung, Besserung bei fortgesetzter Bewegung (ähnlich Rhododendron).
2. Nach Durchnässung und vor feucht-kaltem Wetter auftretende Beschwerden.
3. Okzipital-, Arm-, Interkostal-, Ischiasneuralgien sowie sonstige rheumatisch-neuralgische Beschwerden jeglicher Lokalisation, die besser durch Wärme werden und sich bei beginnender Bewegung verschlimmern, bei fortgesetzter Bewegung jedoch gelindert werden.
4. Konjunktivitis mit Anschwellung der Lider und eitrig-schleimigen Absonderungen.
5. Sonstige Entzündungen wie Parotitis, Mastitis, Panaritium, Karbunkel mit dunkler Röte und Neigung zu Eiterungen. Erysipel mit flammender Röte. Milchschorf.

6. Typhöse Delirien mit Unruhe und Schwäche, sowie Gliederschmerzen.
7. Myelitis nach Liegen auf feuchten Wiesen mit Parästhesien und evtl. Paresen. Sportschäden.
8. Herpetische Affektionen mit Neuralgien und blauroter Verfärbung, auch Impetigo und Variolaea.
9. Krampfhaftes Gähnen. Schwerfälligkeit im Vorstellen und Denken mit Schwere des Kopfes und betäubungsartigen Zuständen, evtl. heftigen Kopfschmerzen und der Empfindung, als wenn das Gehirn beim Gehen und Auftreten in der Schädelhöhle hin- und herschwankte.
10. Knarren der Gelenke und Arthritis.

Zur Verfügung steht Rhus Tox-Injeel (forte) S mit dem Potenzenakkord (D 4), D 12, D 30, D 200.

Rhus toxicodendron ist enthalten in Aesculus compositum, Arnica-Heel, Echinacea compositum S, Gelsemium-Homaccord, Lithiumeel, Neuralgo-Rheum-Injeel, Oculoheel, Rheuma-Heel, Zeel P/Zeel.

Rhus venenata – Giftesche

Verwendet werden zu gleichen Teilen frische Rinde und frische Blätter der in Nordamerika einheimischen Stammpflanze: Rhus venenata/Anacardiaceae.

Die Hauptindikationen sind:

Heftige Hautsymptome. Rote, glänzende Nase. Hautjucken, durch heißes Wasser gebessert. Blasenausschläge mit dunkelroter Hautfärbung. Erysipel. Erythema nodosum. Frostbeulen. Melancholie. Stirnkopfschmerz. Armneuralgie rechts. Bis in das Handgelenk und in die Finger strahlende Schmerzen. Zunge in der Mitte gespalten. Rote Zungenspitze.

Zur Verfügung steht Rhus venenata-Injeel (forte) mit dem Potenzenakkord (D 6), D 10, D 30, D 200.

Robinia pseudacacia – Falsche Akazie

Verwendet wird die frische Rinde der jungen Zweige der im östlichen Nordamerika und in Mexiko einheimischen, in Europa als Zierbaum eingebürgerten Stammpflanze Robinia pseudacacia L./Leguminosae.

Die Hauptindikationen sind:

Saure Magenkatarrhe mit Aufstoßen essigsaurer Massen. Ulcus duodeni.

Zur Verfügung steht Robinia pseudacacia-Injeel (forte) mit dem Potenzenakkord (D 3), D 6, D 12, D 30, D 200.

Robinia pseudacacia ist enthalten in Duodenoheel.

Rosmarinus officinalis – Rosmarin

Verwendet werden getrocknete Blätter der in den Mittelmeerländern einheimischen Stammpflanze: Rosmarinus officinalis L./Labiatae.

Die Hauptindikationen sind:
Gedächtnisschwäche. Alopezie. Abortus imminens.

Zur Verfügung steht Rosmarinus officinalis-Injeel (forte) mit dem Potenzenakkord (D 6), D 8, D 12, D 30, D 200.

Rubeolae-Nosode – Röteln-Nosode

Verwendet wird Serum von Röteln-Patienten in homöopathischer Zubereitung (Nosode).

Die Röteln (Rubeola, eng. „german measles") hat in den letzten Jahrzehnten besonders dadurch Bedeutung gewonnen, daß bei Erkrankung der Mutter während der ersten drei Monate der Schwangerschaft eine Schädigung des Feten im Sinne der Embryopathia rubeolosa erfolgen kann, wobei evtl. Taubheit und Blindheit beobachtet werden.

Die Röteln-Krankheit ist durch das Röteln-Virus bedingt (mit etwa 2 bis 3 Wochen Inkubationszeit und einem Masern-ähnlichen, gegebenenfalls auch Scharlach-ähnlichen Exanthem), jedoch ohne wesentliche stärkere Beschwerden, jedoch Drüsenschwellungen im Nacken, lymphatisches Blutbild sowie möglichem Nachweis von filtrierbarem Elementarkörperchen.

Angewendet werden könnte die Rubeola-Nosode daher bei peripheren Lymphdrüsenschwellungen, besonders solchen am Warzenfortsatz, in der Okzipital- und hinteren Zervikalregion, die sich besonders linksseitig perlschnurartig am Sternokleidomastoideusrand entlangziehen und auch in der Achselhöhle, in der Ellen- und Leistenbeuge gefunden werden.

Auch wenn sich im Blutbild große Lymphozyten und sog. „Radkernlymphozyten" finden (= mit radspeichenförmig angeordnetem Kernchromatin) und Plasmazellen (= meist Lymphozyten, d. h. Zellen mit besonders dichtem Protoplasma, das sich bei der gebräuchlichen Färbung tiefblau färbt) ist an die Rubeolae-Nosode zu denken, besonders auch, falls die Frauen in den ersten drei Monaten der Schwangerschaft an Infektionskrankheiten irgendwelcher Art erkranken.

Da sich beim Embryo nach Erkrankung der Mutter (an Rubeolae) Linsenanomalien finden, könnte die Rubeola-Nosode auch bei Katarakta versucht werden, ebenso bei Taubheit, wenn sich kein pathogenetischer Grund finden läßt.

Zur Verfügung steht Rubeolae-Nosode-Injeel (forte) mit dem Potenzenakkord (D 8), D 12, D 30, D 200.

Rubia tinctorum — Krapp

Verwendet wird die getrocknete Wurzel der in Mittelmeerländern, Asien und Amerika einheimischen Stammpflanze: Rubia tinctorum L./Rubiaceae.

Die Hauptindikationen sind:

Anämie. Amenorrhö. Milzbeschwerden. Bei Nierensteinbildung empfohlen.

Zur Verfügung steht Rubia tinctorum-Injeel (forte) mit dem Potenzenakkord (D 6), D 12, D 30, D 200.
Rubia tinctorum ist enthalten in Populus compositum.

Rubidium chloratum — Rubidiumchlorid

Verwendet wird Rubidiumchlorid, RbCl.

Rubidium gehört zu den Alkalimetallen, die unter sich eine größere Ähnlichkeit zeigen als die Elemente irgendeiner anderen Gruppe. Ferner wird das gesamte physikalische und chemische Verhalten durch ihr ausgeprägtes Streben in den Salzzustand bestimmt.

In der Natur kommen die Alkalimetalle aufgrund ihrer großen Reaktionsfähigkeit nicht elementar, sondern nur als Ionen der Oxidationsstufe + 1 vor. Während Natrium als das häufigste Element etwa 2,6 % der Erdrinde ausmacht und ein wichtiger Bestandteil vieler Silikate ist, kommen Rubidium (und Caesium) nur als Begleiter der anderen Alkalimetalle in sehr geringen Mengen vor.

Es ist zwar noch nicht erwiesen, ob und inwieweit Rubidium als Spurenmetall insofern definiert werden kann, als bei Fehlen von Rubidium Erscheinungen eines Spurenelementmangels im Sinne einer Krankheit auftreten können. Die Stellung des Rubidiums im periodischen System der Elemente in der ersten Gruppe (Lithium, Natrium, Kalium, Rubidium, Caesium und Francium) läßt erkennen, welche grundlegende Bedeutung den scheinbar einfachsten mineralischen Naturstoffen, gewissermaßen den „Urstoffen“ (Leeser) in den Kräftebeziehungen zwischen der psychosomatischen Einheit Mensch und den ihn bildenden Urstoffen oder Elementen zukommt. Nachdem früher die damals bekannten Elemente durch Lothar Meyer und Mendeljew nach Atomgewichten zu einem periodischen System angeordnet wurden, ist durch die neuere Atomforschung die Anordnung des Systems der Elemente aufgrund zusätzlicher Berücksichtigung der Elektronenstrukturen erfolgt.

Bekanntlich bestehen gemäß dem Bohr'schen Atommodell die Atome aus positiven Kernladungen, um welche auf einer oder in mehreren Bahnen negative Elektronen kreisen. Durch die Zahl der Bahnen und die Elektronenzahl wird die Periodenzahl bestimmt, wobei die „Ordnungszahl“ gleich der Anzahl der positiven Ladungseinheiten des betreffenden Atomkerns ist.

Dabei wird die chemische Valenz, d. h. die chemische Reaktionsfähigkeit der Elemente durch die Atomperipherie bestimmt, während demgegenüber in der Zahl und Struktur der Kernladungen die innere Autonomie des Elementes festgelegt ist (Leeser). Die Alkalimetalle (Elemente der Gruppe I) weisen einen Elektronenmangel auf (Ionenladung + 1), während die Halogene (Elemente der Gruppe VII) einen Elektronenüberschuß zeigen (Ionenladung — 1).

Es wird verständlich, daß Atome der Gruppe I und der Gruppe VII leicht Salze bilden, um ihre Ladungen gegenseitig auszugleichen.

L e e s e r hat die Bedeutung der mineralischen Arzneimittel dargelegt, nicht nur der Aufbauelemente und der Fundamentalelemente, sondern auch die Beziehungen dieser Fundamentalelemente zu Wasser, da dies für die Arzneiwirkungen von größter Bedeutung ist.

L e e s e r sieht in der Stellung der Elemente im periodischen System auch eine Möglichkeit einer Anordnung der mineralischen Arzneistoffe in die sieben vertikalen Hauptgruppen. Demgegenüber tritt in den Nebengruppen die chemische Valenzenverwandtschaft zurück, dafür wird die physikalische Struktur- oder Kernverwandtschaft bedeutsamer.

Bei Salzen wird in dem einen Falle das Kation, in dem anderen Falle das Anion als der hauptsächliche Träger der Arzneiwirkung deutlich werden, während bei einem dritten Salz die Akzente gleichmäßig verteilt sein können.

Bei Rubidiumchlorid sind außer den Wirkungen des Rubidiums die Effekte des Chlors ebenfalls von Bedeutung, wobei bezüglich einer etwaigen Symptomatologie noch nicht auf Arzneimittelprüfungen zurückgegriffen werden kann, jedoch Auswirkungen im Sinne eines Spurenelementeffektes von Rubidiumchlorid wahrscheinlich sind. Daher findet sich Rubidiumchlorid in Präparaten, durch welche ein Spurenelementmangel ausgeglichen wird.

Rubidium chloratum ist enthalten in Molybdän compositum.

Rumex – Ampfer

Verwendet wird die frische, im Frühling gegrabene Wurzel der an Flußufern in Europa und Amerika vorkommenden Stammpflanze Rumex crispus L./Polygonaceae.

Die Hauptindikationen sind:

Erkältungskatarrhe mit Husten, der sich bei jeder Luftveränderung verschlimmert.

Zur Verfügung steht Rumex-Injeel (forte) mit dem Potenzenakkord (D 4), D 8, D 12, D 30, D 200.

Ruta – Weinraute

Verwendet wird das frische, vor Beginn der Blüte gesammelte Kraut der in den Mittelmeerländern und Osteuropa einheimischen Stammpflanze: Ruta graveolens L./Rutaceae.

Die Hauptindikationen sind:
Überanstrengung der Augen, brennen wie Feuer. Zerschlagenheitsgefühl am ganzen Körper. Ganglion am Handgelenk. Rheumatismus der Handgelenke.

Zur Verfügung steht Ruta-Injeel (forte) mit dem Potenzenakkord (D 4), D 12, D 30, D 200.
Ruta ist enthalten in Aesculus compositum, Cerebrum compositum.

Sabadilla

Verwendet werden die reifen Samen der in Mexico einheimischen Stammpflanze: Schoenocaulon officinale [Schlechtendahl et Chamisson] Asa Gray/ Liliaceae.

Die Hauptindikationen sind:

Fließschnupfen, Niesreiz. Fixe Ideen. Hält sich für gravide.

Zur Verfügung steht Sabadilla-Injeel (forte) mit dem Potenzenakkord (D 4), D 8, D 30, D 200.

Sabal serrulatum – Sägepalme

Verwendet werden die frischen, reifen Beeren der Stammpflanze: Sabal serulata [Michx.] Benth. et Hook./Palmae.

Die Hauptindikationen sind:

Prostatahypertrophie. Urinsperre. Miktionsbeschwerden. Harnträufeln.

Zur Verfügung steht Sabal serrulatum-Injeel (forte) mit dem Potenzenakkord (D 6), D 8, D 12, D 30, D 200.
Sabal serrulatum ist enthalten in Populus compositum, Reneel, Sabal-Homaccord.

Sabina – Sadebaum

Verwendet werden frische Zweigspitzen mit Blättern der in Mittel- und Südeuropa, Nordasien und Nordamerika einheimischen, vielfach als Zierstrauch in Anlagen angebauten Stammpflanze: Juniperus sabina L./Cupressaceae.

Die Hauptindikationen sind:

Metrorrhagien post partum. Habitueller Abort. Fluor albus. Gichtanfall in der Großzehe, kann das Bein nicht herunterlassen. Unverträglichkeit von Wärme. Schmerzen durchgehend von Os sacrum zum Os pubis.

Zur Verfügung steht Sabina-Injeel (forte) mit dem Potenzenakkord (D 4), D 8, D 12, D 30, D 200.

Saccharum – Weißer Rohrzucker

Verwendet wird der weiße Kristallzucker.

Die Hauptindikationen sind:

Zahnkaries. Bindegewebsschwäche. Fluor albus (als Nebenmittel bei Trichomonadenfluor).

Zur Verfügung steht Saccharum-Injeel (forte) mit dem Potenzenakkord (D 6), D 10, D 30, D 200.

Salix nigra — Schwarzweide

Verwendet wird die frische Rinde der Stammpflanze: Salix nigra Marsh/ Salicaceae.

Die Hauptindikationen sind:

Rheumatische Erkrankungen. Polyarthritis acuta. Nachtschweiße. Hyperhidrosis.

Zur Verfügung steht Salix nigra-Injeel (forte S) mit dem Potenzenakkord (D 6), D 10, D 30, D 200.

Salix purpurea — Purpurweide

Verwendet wird die frische Rinde der in Europa, Nordasien und Nordamerika einheimischen Stammpflanze: Salix purpurea L./Salicaceae.

Die Hauptindikationen sind:

Rheumatismus. Gastroenteritis.

Zur Verfügung steht Salix purpurea-Injeel (forte) mit dem Potenzenakkord (D 4), D 10, D 30, D 200.

Salmonella paratyphi B — Paratyphus B-Bakterien-Nosode

Verwendet wird die Abschwemmung einer Kultur von Salmonella paratyphi B, Erreger des Paratyphus B, in homöopathischer Zubereitung (Nosode).

Die Hauptindikationen sind:

Hochfieberhafte Erkrankungen, z. B. Angina lacunaris, stinkende Diarrhöen. Zustand von chronischem Marasmus nach früherer typhoider oder paratyphoider Erkrankung (J u l i a n). Gastroenteritis nach Eisgenuß und

Muschel- und Fleischvergiftungen. Verschleppte Anginen und grippale Pharyngitiden. Chronische Magerkeit. Chronische Cholezystitis mit intermittierendem Fieber sowie allgemein subakute, verschleppte Fieberzustände mit Herzmuskelschwäche und flatterndem Puls. Psychopathie bei Colibacillosis. Nebenmittel bei Neoplasmaphasen. Adenoide Vegetationen bei Kindern (Julian).

Zur Verfügung steht Salmonella paratyphi B-Injeel (forte) mit dem Potenzenakkord (D 6), D 10, D 30, D 200.

Salmonella typhi – Thyphus-Bakterien-Nosode

Verwendet wird die Abschwemmung einer Kultur von Salmonella typhi, Erreger des Typhus abdominalis, in homöopathischer Zubereitung (Nosode).

Die Hauptindikationen sind:

Verwirrtheits- und Benommenheitszustände, z. B. bei Zerebralsklerose. Hochfieberhafte Erkrankungen. Enteritis. Immer stets dann einzusetzen, wenn in der Anamnese frühere Darminfektionen oder akute entzündliche Fieber vorlagen, welche retoxisch behandelt wurden. Chronische Cholangitis und Cholezystitis. Cholelithiasis. Ulcus duodeni et ventriculi. Chronische Pankreatitis. Sonst ähnlich anzuwenden wie Salmonella paratyphi B.

Zur Verfügung steht Salmonella typhi-Injeel (forte) mit dem Potenzenakkord (D 6), D 12, D 30, D 200.

Salpinx uteri – Muttertrompete

Verwendet wird die von gesunden Schlachttieren gewonnene Salpinx uteri (Muttertrompete) in homöopathischer Zubereitung (Organpräparat).

Die Hauptindikationen sind:

Weibliche Sterilität durch entzündliche Erkrankungen der Salpinx uteri (Folgen von Gonorrhö usw.). Störungen der Ovulation. Dysmenorrhö. Klimakterium.

Salpinx uteri suis steht zur Verfügung als Salpinx uteri suis-Injeel in dem Potenzenakkord D 10, D 30, D 200 und als Salpinx uteri suis-Injeel forte in dem Potenzenakkord D 8, D 12, D 30, D 200.

Salpinx ist enthalten in Ovarium compositum.

Salvia officinalis – Salbei

Verwendet werden die frischen Blätter der in Mittel- und Südeuropa einheimischen Stammpflanze: Salvia officinalis L./Labiatae.

Die Hauptindikationen sind:

Kitzelhusten bei Lugentuberkulose. Nachtschweiße.

Zur Verfügung steht Salvia officinalis-Injeel (forte) mit dem Potenzenakkord (D 4), D 8, D 12, D 30, D 200.

Sambucus nigra – Holunder, Deutscher Flieder

Verwendet werden zu gleichen Teilen frische Blätter und Blüten der in Europa und Vorderasien verbreitet vorkommenden Stammpflanze: Sambucus nigra L./Caprifoliaceae.

Die Hauptindikationen sind:

Spasmus glottidis. Profuse Nachtschweiße, auch bei Lungentuberkulose, Asthma, Katarrhen.

Zur Verfügung steht Sambucus nigra-Injeel (forte) mit dem Potenzenakkord (D 4), D 8, D 30, D 200.

Sanguinaria – Kanadische Blutwurz

Verwendet wird der getrocknete Wurzelstock mit daranhängenden Wurzeln der in lichten Wäldern Nordamerikas, von Kanada bis Florida und Mexiko vorkommenden Stammpflanze: Sanguinaria canadensis L./Papaveraceae.

Sanguinaria canadensis liefert eine rote Tinktur von brennend scharfem Geschmack. Sie wird üblicherweise in Amerika als Hausmittel, auch in Form eines aus der Wurzel bereiteten Tees angewandt. Kent bezeichnet Sanguinaria als ein Routinemittel für Erkältungen, weil die Arzneiprüfungen die Beziehungen von Sanguinaria zu Brustbeschwerden und Erkältungen weitgehend bestätigt haben. Typisch sind dabei heftige Schmerzen und Brennen im Mund, in der Brust, im Kehlkopf und in der Luftröhre beim Sprechen, Husten und Atmen mit nächtlicher Verschlimmerung, wobei die Patienten nicht im kalten Zimmer liegen können. Ein typisches Symptom ist das Aufstoßen beim oder nach dem Husten und eine häufig bei den Brustbeschwerden vorhandene Hitze in Handflächen und Fußsohlen, ebenso wie umschriebene hektische Wangenröte.

Überhaupt zieht sich ein Gefühl des Brennens durch das gesamte Mittel, so daß oftmals in solchen Fällen Arsen verordnet wird, dann aber wegen der nicht exakten Indikationen nicht zur Wirkung kommt. Dieses Brennen findet sich auch im Magen, verbunden mit Übelkeit, wobei der Patient zu dauerndem Ausspeien gezwungen wird. Er hat aber keine Erleichterung durch etwaiges Erbrechen. Dieses Gefühl trockenen Brennens findet sich besonders auch auf der Zunge, die feuerrot ist mit dem Gefühl, als ob sich heiße Speisen im Munde befänden.

Das brennende Wundheitsgefühl tritt ferner in Erscheinung bei Heufieber, wobei das Brennen in der Nase und im Hals so ausgeprägt sein kann, daß die Empfindung besteht, als ob die Schleimhäute durch Austrocknung rissig würden. Tatsächlich finden sich bei solchen Zuständen trockene und faltige, heiße Handflächen, evtl. verbunden mit kongestiven Kopfschmerzen, mit heißem und schmerzendem Kopf, besonders auf der rechten Seite.

Der Kopfschmerz von Sanguinaria ist eine typische Migräne über dem rechten Auge. Sie beginnt morgens im Hinterkopf, zieht nach oben und setzt sich über dem rechten Auge und in der rechten Schläfe fest, wobei eine Verschlimmerung während des Tages und durch Licht erfolgt. Erleichterung wird durch Erbrechen von Galle, Schleim, bitteren Massen und Nahrung bedingt, ebenso durch Abgang von Blähungen und durch Aufstoßen (regressive Vikariation in die Exkretionsphasen). Aufgrund der allgemeinen Erfahrung reicht Sanguinaria jedoch als Heilmittel gegen Migräne allein nicht aus, es muß durch tiefgreifend wirkende Entgiftungsmittel, insbesondere auch durch Lebermittel, wie z. B. durch Chelidonium, andernteils durch Nosoden wie Psorinum und andere unterstützt werden.

Die Kopfschmerzen, welche klopfend sind und durch Bewegung verschlimmert werden (ähnlich wie Bryonia) sind evtl. auch von sonstigen neuralgischen Beschwerden begleitet, die sich vor allen Dingen in der rechten Schulter- und in der Nackengegend manifestieren. Der Patient kann den Arm nicht heben und hat Schmerzen im Deltamuskel mit speziell nächtlicher Verschlimmerung. Auch bei Hüftgicht mit Zerschlagenheitsschmerz und bei Steifheit der Handgelenke wird Sanguinaria empfohlen.

Die Sanguinaria-Symptome: hektische Röte der Wangen und überschießende Hitze, Brennen der Haut und Schleimhäute finden sich oft auch während des Klimakteriums, so daß Sanguinaria auch bei Hitzewallungen mit Erfolg eingesetzt wird. Dabei ist die Wirkung von Sanguinaria, wie allgemein auch bei den sonstigen Indikationen, verhältnismäßig flüchtig. Die Gaben müssen des öfteren wiederholt werden bzw. ist eine Unterstützung durch andere Mittel erforderlich. So pflegt das Brennen der Fußsohlen und Handsohlen, welches die Patienten zwingt, die Glieder, besonders die Füße, aus dem Bett zu strecken, ebenso auf Sulfur und auf Sepia hinzuweisen, ebenso wie der dicke, zähe, fädige Auswurf bei spastischem Husten mit Aufstoßen von Luft und leerem Aufstoßen, Brennen in der Brust, heftigen Schmerzen im Kehlkopf und in der Luftröhre, beim Sprechen, zusätzlich evtl. noch Coccus cacti erfordert, bei absteigenden Katarrhen auch Aurum maculatum.

Wenn Sanguinaria gegen Nasenpolypen eingesetzt wird, wo es ebenfalls recht gute Wirkungen erzielen kann, soll nebenher auch ein Konstitutionsmittel wie Calcium carbonicum Verwendung finden, während bei grippösen, fieberhaften Katarrhen neben Aconitum, Bryonia, Eupatorium perfoliatum und anderen bei dem typischen absteigenden Brennen aller Schleimhäute des Respirationstraktes auch an Causticum zu denken ist, bei letzterem Mittel sind besonders auch reißende Gliederschmerzen vorhanden. Sanguinaria ist besonders indiziert, wenn Schnupfen mit rauhem Hals, Brustschmerzen und Durchfall besteht.

Einige Sondersymptome mögen noch erwähnt werden, insbesondere ein Schwächegefühl und Hungergefühl während des Kopfschmerzes, ebenso ein Vernichtungs- und Leeregefühl bei Migränezuständen, worauf Kent hinweist. Im Gegensatz zu Psorinum besteht jedoch gleichzeitig ein Widerwillen gegen Essen, schon bei dem bloßen Gedanken an Speisen und gegen den Geruch von gekochten Speisen.

Auch bei Magenkatarrhen der Potatoren kann Sanguinaria ähnlich günstige Wirkungen wie Nux vomica entfalten, speziell wenn kleinste Flüssigkeitsmengen erbrochen werden und keine Nahrung und kein Getränk im Magen bleibt (ähnlich wie Phosphor) und wenn evtl. gleichzeitig Kopfschmerzen und Durchfall bestehen. Beim Husten wird oft über Schmerzen im linken Oberbauch geklagt, ebenso beim Palpieren dieser Gegend und beim Beugen auf die linke Seite.

Stauffer berichtet, daß ihm Sanguinaria bei Kopfschmerzen meist nicht die erwarteten Dienste geleistet hat, was insofern bestätigt werden kann, als Dauererfolge von Sanguinaria selten sind, falls nicht gleichzeitig auch Nebenmittel zum Einsatz kommen.

Stauffer empfiehlt Sanguinaria bei der typischen rechtsseitigen Lungenentzündung, speziell im Unterlappen, wo Sanguinaria mit Chelidonium konkurriert.

Afterbrennen mit Trockenheit und Wundheit entspricht dem allgemeinen Befallensein aller Schleimhäute, ebenso wie die Luftröhre und auch der Ösophagus sich wund anfühlen, so daß jeder hinabgleitende Bissen schmerzt und der Kranke genau angeben kann, in welcher Gegend sich der Bissen gerade befindet.

In Fällen von Bronchiektasen mit zähem, dickem, stinkendem Auswurf, meist verbunden mit hektischer Wangenröte, hat sich dem Verf. Sanguinaria in manchen Fällen gut bewährt (in der Dezimale 30), wobei allerdings ein strenges Sutoxinverbot eingehalten werden mußte. Offensichtlich handelt es sich bei den Bronchiektasen um einen Locus minoris resistentiae (nach retoxisch behandelter Grippe-Bronchitis), über den dann laufend in der Nahrung zugeführte und auch sonstige intermediäre Homotoxine, speziell auch Sutoxine, zur Ausscheidung gebracht werden.

Wenn die Symptome von Sanguinaria zusammengefaßt werden, so ergibt sich folgendes typische Arzneimittelbild:

1. Vorwiegend rechtsseitiges Mittel: rechtsseitiger Kopfschmerz migräneartiger Natur, rechtsseitige Pneumonie (des Unterlappens).
2. Befallensein aller Schleimhäute mit brennenden Katarrhen. Schnupfen. Pharyngitis. Tracheitis. Nasenpolypen. Bronchitis mit zähem, dickem Schleim. Bronchiektasen mit spastischem Husten. Heufieber mit Brennen in der Nase und im Hals. Brennende Magenschmerzen nach Überessen, Alkoholgenuß. Allgemeine Schärfe der Absonderungen.
3. Hitze in den Füßen und der Haut, im Kopf Hitzewallungen, evtl. mit Pulsieren und Herzklopfen durch den ganzen Körper und umschriebenen roten Wangenflecken (hektische Röte).
4. Migräneartige Kopfschmerzen, besonders rechts mit Hungergefühl, dabei gleichzeitig Widerwillen gegen Essen und Speisengeruch.
5. Gleichzeitige Magen- und Leberbeschwerden mit säuerlichem Aufstoßen bei Asthma, Heufieber, Kopfschmerzen u. a. Neigung zu Durchfällen bei katarrhalischen Erkrankungen jeder Art.
6. Rheumatische Beschwerden, besonders in den Armen (vornehmlich rechts) mit nächtlicher Verschlimmerung. Hüftweh bei Koxitis, besonders nachts mit schießenden, stechenden Schmerzen. Dabei ängstliche und besorgte, evtl. auch ärgerliche, mürrische und ungeduldige Gemütsstimmung.
7. Sanguinaria wirkt verhältnismäßig oberflächlich, trotzdem aber rasch erleichternd, bedarf aber zur endgültigen Beseitigung chronisch fixierter Zustände nebenher entsprechender Konstitutionsmittel, wobei

Calcium carbonicum, Sepia, Sulfur, Phosphor, Thuja, Psorinum, Mercurius-Zubereitungen und andere in Frage kommen.

Zur Verfügung steht Sanguinaria-Injeel (forte) mit dem Potenzenakkord (D 4), D 12, D 30, D 200.
Sanguinaria ist enthalten in Depot-Zeel, Echinacea compositum, Klimaktheel, Zeel.

Sanguinarinum nitricum

Verwendet werden Alkaloid-Nitrate aus der Wurzel von Sanguinaria canadensis L.

Die Hauptindikationen sind:
Chronische Schleimpolypen der Nase. Adenoide Vegetationen. Bronchiektasen. Akne vulgaris.

Zur Verfügung steht Sanguinarinum nitricum-Injeel (forte) mit dem Potenzenakkord (D 6), D 10, D 30, D 200.
Sanguinarinum nitricum ist enthalten in Cutis compositum.

Sanguis menstrualis — Menstruationsblut

Verwendet wird Menstruationsblut in homöopathischer Zubereitung (Nosode).

Es ist bekannt, daß mit dem Menstrualblut erhebliche Homotoxine zur Ausscheidung kommen, durch welche bei Rückstauungen sog. Rückschlageffekte ausgelöst werden können, z. B. im Klimakterium, bei Migräne. Verwirrtheitszustände, Eifersuchtswahn, Herzattacken u. a. Sanguis menstrualis ist daher bei fast allen Giftlagen, speziell bei mangelnder Histaminentgiftung und mangelndem Abbau von Sexualhormonen als Nebenmittel zur Bereinigung des homotoxischen Terrains indiziert, sowohl bei heftigen, akuten, wie auch bei eminent chronischen Erkrankungen, in vorsichtiger Dosierung auch bei Neoplasmaphasen.

Zur Verfügung steht Sanguis menstrualis-Injeel (forte) mit dem Potenzenakkord (D 6), D 12, D 30, D 200.

Sanguis — Blut

Verwendet wird frisches, gesunden Schlachttieren entnommenes Blut in homöopathischer Zubereitung (Organpräparat).

Die Hauptindikationen sind:

Allgemein bei Dyskrasien, schweren Homotoxinlagen und zu Beginn von Entgiftungskuren.

Diese Nosode ist bei allen Degenerationsphasen in gewissen Intervallen (etwa alle 1—2—3 Wochen) zu der sonstigen Therapie mit Biotherapeutika zu interponieren, da das Blut als das große Transportband auch zahlreiche Homotoxine befördert, die dann im Umkehreffekt antihomotoxische Therapiewirkungen entfalten.

Indikationen sind daher auch: Leukämie. Agranulozytose. Anämien. Allergische Zustände. Dermatosen. Stoffwechselkrankheiten, speziell Diabetes mellitus und Arteriosklerose sowie Cholesterinämie, Polyzythämie u. a., auch Simmond'sche Kachexie.

Zur Verfügung steht Sanguis suis-Injeel (forte) mit dem Potenzenakkord (D 8), D 10, D 30, D 200; als Einzelpotenzen in D 6; D 200.

Sanicula europaea – Sanikel

Verwendet wird das frische, blühende Kraut von Sanicula europaea L./ Umbelliferae.

Die Hauptindikationen sind:

Wundheilmittel. Innere Blutungen.

Zur Verfügung steht Sanicula europaea-Injeel (forte) mit dem Potenzenakkord (D 4), D 12, D 30, D 200.

Santalum album – Sandelholz

Verwendet wird das getrocknete Holz von Santalum album L./Santalaceae.

Die Hauptindikationen sind:

Entzündliche, eitrige Schleimhautkatarrhe, z. B. bei Zystitis, Urethritis, Fluor albus, Colitis mucosa et ulcerosa.

Zur Verfügung steht Santalum album-Injeel (forte) mit dem Potenzenakkord (D 4), D 10, D 30, D 200.

Saponaria – Seifenkraut

Verwendet wird die getrocknete Wurzel der in Europa, Asien und Nordamerika vorkommenden Stammpflanze: Saponaria officinalis L./Caryophyllaceae.

Die Wirkung von Saponaria ist auf die darin enthaltenen Saponine Saporubrin und Saporubrinsäure zurückzuführen.

Angewendet wird Saponaria bei gleichgültiger, apathischer Gemütsstimmung, auch bei Depressionszuständen mit Schlaftosigkeit und wenn sich stechende Schmerzen über den Augenhöhlen finden, schlimmer auf der linken Seite sowie durch Bewegung und gegen Abend. Dabei kann Klopfen über den Augenhöhlen mit Blutandrang nach dem Kopf und Ermüdungsgefühl im Nacken, Stechen in den Augäpfeln, Ziliarneuralgien, Lichtscheu und vermehrtem Druck im Auge bestehen. Die Symptome könnten an Saponaria bei Vorstadien oder Beschwerden denken lassen, wie sie sich bei Glaukom finden.

Außerdem gehören in die Symptomatologie Schlingbeschwerden, Übelkeit, Sodbrennen, Vollheitsgefühl im Magen, welches durch Aufstoßen nicht gelindert wird. Auch Herzklopfen mit langsamem Puls und Angstzuständen kann eine Indikation für Saponaria sein, während es sonst fast ausschließlich bei der Behandlung von akuten Erkältungen, Schnupfen und Halsschmerzen, Angina tonsillaris, Pharyngitis und Laryngitis angewendet wird.

Wenn Saponaria in Kombinationspräparaten zur Anwendung kommt, so ist hierfür eine gewisse blutreinigende Wirkung, die Saponaria als altes Volksheilmittel haben soll, verantwortlich bzw. auch eine Ableitung gelöster Homotoxine über harmlose katarrhalische Erscheinungen möglich wie akuten Schnupfen, in schweren Fällen evtl. über eine Angina tonsillaris, die dann durch Saponaria im Sinne biologischer Entzündungshemmung durch Veränderung des homotoxischen Terrains ausgeglichen werden.

Saponaria ist enthalten in Galium-Heel.

Sarsaparilla

Verwendet wird die getrocknete Wurzel der in Mittelamerika vorkommenden Stammpflanzen: Smilax utilis Hemsley, S. officinalis Kunth. und S. medica Schlecht. et Cham./Liliaceae.

Die Hauptindikationen sind:
Fingerspitzen wie geschwürig. Harngrieß. Harnträufeln im Sitzen. Bei der Miktion ein zunehmender Schmerz (Strangurie), sofort abklingend nach Entleerung des Urins (im Gegensatz zu Cantharis).

Zur Verfügung steht Sarsaparilla-Injeel (forte) mit dem Potenzenakkord (D 4), D 12, D 30, D 200.
Sarsaparilla ist enthalten in Lymphomyosot, Solidago compositum.

Saxifraga – Steinbrech

Verwendet wird die frische, blühende Pflanze von Saxifraga granulata L./ Saxifragaceae.

Die Hauptindikationen sind:
Steinleiden. Nierensteinleiden links.

Zur Verfügung steht Saxifraga-Injeel (forte) mit dem Potenzenakkord (D 4), D 12, D 30, D 200.

Scarlatinum – Scharlach-Nosode

Verwendet werden die von Scharlach-Kranken stammenden Rachen-Tonsillen-Abstriche und Hautschuppen in homöopathischer Zubereitung (Nosode).

Die Hauptindikationen sind:
Herzneurose. Koronardurchblutungsstörungen. Angina pectoris. Nephritis und Nephrosen. Albuminurie. Evtl. auch Morbus Werlhoff, Petechien und Sugillationen, bei zellulären Phasen, wenn in der Anamnese ein Scharlach, Anginen oder eine Diphtherie sich finden, welche retoxisch behandelt wurden, z. B. bei primär-chronischer Polyarthritis, Rheumatismus und Neuralgien, auch bei allgemeiner physischer Erschöpfung. Nach Hoffmann eine wichtige Nosode bei der Herztherapie.

Wirkt vornehmlich auf die Nieren und damit auch auf die Haut (in Anbetracht der Beziehung Niere—Haut), auch bei schuppigen, rot umrandeten, trockenen Hauterkrankungen, z. B. bei Psoriasis, besonders bei pastösen Typen (während Diphtherinum mehr bei schlanken Personen und vorwiegend auf das Herz wirkt). Meistens finden sich bei Patienten mit schwachem, weichem Bindegewebe ebenfalls Störungen der Nierenfunktion (Prof. Müller). Die Nierenfunktionswirkung von Scarlatinum ist der von Berberis zu vergleichen, daher gute Kombinationsmöglichkeiten mit Berberis-Präparaten.

Während der Diphtherinum-Patient eine rot belegte Zunge hat, hager und herzbezogen ist, hat der Scarlatinum-Patient eine reine, glatte Zunge, wie lackiert (Himbeer-Zunge, Apis-Zunge, Mercur. corros-Zunge) und ist pastös gedunsen mit Neigung zu Ödemen. Daher wirkt Scarlatinum günstig bei Phlegmatikern, Diphtherinum bei erethischen Typen.

Zur Verfügung steht Scarlatinum-Injeel (forte) mit dem Potenzenakkord (D 15), D 20, D 30, D 200; als Einzelpotenz in D 10.

Scatol – Skatol

Verwendet wird Skatol, 3-Methyl-1H-indol.

Faktor der Eiweißfäulnis im Darm. Bei schweren Toxikosen, Typhus, Cholera, Vergiftungen, Sepsis, Pneumonie u. a. zwischenschalten.

Zur Verfügung steht Scatol-Injeel (forte) mit dem Potenzenakkord (D 8), D 12, D 30, D 200.

Schweinepest-Serum-Nosode

Verwendet wird Serum aus dem Blut von Schweinen, die an Schweinepest erkrankt sind, in homöopathischer Zubereitung (Nosode).

In zahlreichen Fällen verschiedenartigster Erkrankungen kann durch Elektroakupunktur-Testung auch die Schweinepest-Serum-Nosode ermittelt werden, wodurch verschiedenste Krankheitszustände mitbeeinflußt werden können. Zu denken ist an die Anwendung der Schweinepest-Serum-Nosode besonders bei Lungenaffektionen, chronischer Furunkulose, Karbunkeln, auch bei chronischer Tonsillitis und Drüsenschwellungen skrofulöser Kinder.

Zur Verfügung steht Schweinepest-Serum-Injeel (forte) mit dem Potenzenakkord (D 8), D 12, D 30, D 200.

Scilla – Meerzwiebel

Verwendet wird die frische, rote Zwiebel der in allen Mittelmeerländern vorkommenden Stammpflanze: Urginea maritima [L.] Baker/Liliaceae.

Die Hauptindikationen sind:
Kehlkopf- und Bronchialkatarrhe mit schwieriger Expektoration. Pleuritis exsudativa. Hydrops bei Herz- und Nierenerkrankungen. Anasarka. Blasentenesmen. Strangurie.

Zur Verfügung steht Scilla-Injeel (forte S) mit dem Potenzenakkord (D 4, D 6), D 12, D 30, D 200.
Scilla ist enthalten in Apis-Homaccord, Husteel, Populus compositum.

Scrophularia nodosa – Braunwurz

Verwendet wird die frische, vor Beginn der Blüte gesammelte, in Europa, Asien und Nordamerika einheimische Stammpflanze: Scrophularia nodosa L./Scrophulariaceae.

Die Hauptindikationen sind:

Brustknoten. Skrofulöse Augenleiden. Ekzeme. Nebenmittel bei Neoplasmaphasen.

Zur Verfügung steht Scrophularia nodosa-Injeel (forte) mit dem Potenzenakkord (D 4), D 12, D 30, D 200.
Scrophularia nodosa ist enthalten in Lymphomyosot, Populus compositum.

Secale cornutum – Mutterkorn

Verwendet wird getrocknetes Mutterkorn, ein auf Roggen in ganze Europa vereinzelt vorkommender giftiger Pilz, Claviceps purpurea [Fries] Tulasne/ Clavicipitaceae.

Die aus dem frisch vor der Ernte gesammelten Mutterkorn zubereitete Tinktur enthält als wirksame Bestandteile mehrere Alkaloide, wie Cornutum, Ergotinin, Secalonsäure, Sphacelinsäure, Ergotinsäure, Sphacelotoxin, Pikroscleratin, Secalin, Ergochrysin, Chrysotoxin, Secalintoxin, Clavin, ferner fettes Öl, Phosphate, K, Mg, Ca und Na.

Die akuten Vergiftungssymptome zeigen sich als Kopfschmerzen mit Pupillenerweiterung, Bauchschmerzen, Absinken der Zahl der Pulsschläge, ferner Übelkeit, Würgen, Brechreiz, Gefühl erhöhter Wärme im Magen und Salivation. Tierversuche lieferten jedoch negative Resultate.

Typisch für die längere Einwirkung von Secale ist die Kribbelkrankheit, Ergotismus, Raphania oder auch die Brandseuche, Ergotismus gangraenosus, indem sich je nachdem mehr nervöse Symptome wie Mattigkeit, Schwindel, Kribbeln, Ameisenkriechen und konvulsivische Zuckungen abwechselnd mit krampfhaften Kontraktionen einzelner Muskelpartien ausbilden, später evtl. Amaurose, oder indem die Tendenz zur Gangrän vornehmlich in den Unter-, jedoch auch in den Obergliedern und in der Nase vorherrschen. Auch grauer Star kann sich ausbilden.

Neben Schlafsucht mit beängstigenden Tränen pflegt sich Niedergeschlagenheit, depressive Traurigkeit, Melancholie mit Anfällen von Wahnsinn und Tobsucht auszubilden.

Auf der Haut zeigt sich ein Gefühl von Prickeln und Ameisenlaufen, mit blitzschnell ziehenden Schmerzen unter der Haut, die welk, blass, kühl und schrumpfig ist, evtl. auch Empfindungslosigkeit gegen Einstiche zeigt, wobei eine gewisse Blutleere der Kapillaren besteht (Wunden bluten nicht). Aber auch Petechien im Kapillarnetz, Ekchymosen in Schleimhäuten, bläuliche Verfärbung einzelner Teile mit Frieselausschlag und Brandblasenbildung und jauchenden Geschwüren kann sich ausprägen.

Besonders die psychischen und intellektuellen Funktionen sind gestört, indem erschwertes Denken und Sprechen sowie mangelhaftes Verstehen und Erfassen, eine gewisse Stumpfsinnigkeit, große Vergeßlichkeit und Verstandesschwäche mit Sinnestäuschungen, ja mit Verrücktheit und Delirien, die bis zum Wahnsinn gehen können, vorherrschen.

Dabei besteht Blutandrang nach dem Kopf mit Schwindelanfällen und ein Zustand wie von Rausch und Betäubung mit Taumeln und Unvermögen sich aufrecht zu halten.

Der Kopf ist schwer mit dem Gefühl des Klopfens und dumpfen Kopfschmerzen. Die Gesichtszüge sind eingefallen, zeigen ein blasses, gelbliches Kolorit oder ein dunkel gerötetes Gesicht mit Hitzegefühl und evtl. mit Kinnbackenkrampf.

Die Augenlider können anschwellen mit Verengung oder auch Erweiterung der Pupillen (je nach der Dosis), auch Doppeltsehen, Schielen, Funken-, Flecken- und Nebelsehen und totale Lähmung des Sehvermögens können eintreten.

In den Ohren wird Brausen und Sausen mit Schwerhörigkeit empfunden. Symptome von Meningismus mit Nackensteifigkeit, Muskelschwäche und zeitweise eintretenden Muskelschmerzen mit Spasmen und Schwere der Glieder sowie mit ziehenden und zuckenden Schmerzen; auch Krämpfe, Zuckungen und Zittern der Glieder können eintreten, ebenso Starrheit und Steifigkeit der Glieder und Gelenke, verbunden mit Unempfindlichkeit und Taubheitsgefühl, Kribbeln und Ameisenkriechen, Kälte und Lähmungszustände der Glieder, auch Kontrakturen mit Starrkrampf an Fingern und Zehen, Wadenkrämpfe sowie Gangrän der Hände und Füße.

Es findet sich krampfhaftes Herzklopfen bei evtl. zunächst Verzögerung der Herzkontraktion, ein oft aussetzender kleiner und häufiger Puls, brennende innere Hitze mit großem Durst und Angstgefühl, allgemeinem kaltem und klebrigem Schweiß, auch Brustbeklemmung, Atemnot, evtl. Blutspucken und Nasenbluten.

Seitens der Verdauungsorgane zeigt sich Speichelfluß, Kribbelgefühl in der Zunge mit Brennen und Trockenheit im Schlunde, ein ungewöhnlicher und kaum zu stillender Durst mit evtl. außerordentlichem Heißhunger, der aber von Aufstoßen unangenehm riechender Gase, von Sodbrennen,

Ekel, Übelkeit, Erbrechen von Schleim, Galle, Würmern sowie leichtem Erbrechen der genossenen Speisen, ohne daß der Appetit dadurch beeinträchtigt würde, durch drückende und krampfhafte Schmerzen im Magen mit aufgetriebenen Bauchdecken und Meteorismus beeinträchtigt wird. Dabei können auch Tenesmen ohne Entleerung vorhanden sein oder auch erschöpfende Durchfälle und unwillkürlicher Abgang wässriger Stühle.

Auch Schwierigkeiten beim Urinabgang mit Brennen in der Harnröhre und tropfenweisem und seltenem Urinabgang, ferner das Gefühl krampfhaften Ziehens im Samenstrang, wie wenn die Hoden an den Bauchring herangezogen würden, ist für Secale typisch.

Die Menstruation kann ausbleiben bei heftigen Gebärmutterkontraktionen und gesteigerter Wehentätigkeit.

Die Hauptwirkung von Secale cornutum erstreckt sich auf die peripheren Gefäße, wo sich Brand (Gangrän) ausbildet, das „Ignis sacer" des Mittelalters, als mit Mutterkorn verunreinigtes Roggenbrot gegessen wurde.

Ferner ist charakteristisch für Secale die Beeinträchtigung der zentralen psychischen Steuerung des Gehirns, die durch Exaltationen, Stumpfsinn oder wahnsinnige Erregtheit charakterisiert ist, etwa den Motivationen der „Kinderkreuzzüge" dem Mittelalter entsprechend, oder auch die Beeinträchtigung der vegetativen zentralen Steuerung mit Ausbildung von spastischen Erscheinungen im gesamten Gebiet des Abdomes und nicht zuletzt auch des Genitale, speziell charakterisiert durch eine tonisierende Wirkung auf den Uterus, auf welchem Gebiet Secale eine dominierende Position bei Blutungen post partum gewonnen hat. Wenn die Hauptsymptome zusammengefaßt werden, so ergibt sich folgendes typische Arzneimittelbild:

1. Neigung zu Petechien, Ekchymosen, Nasenbluten, Lungenblutungen, Uterusblutungen.
2. Taubheitsgefühl. Ameisenlaufen. Krampf- und Lähmungszustände der Extremitäten. Gangrän, besonders bei adipösen Diabetikern. Raucherbeine. Ulcera varicosa.
3. Zerebrale Erregungszustände mit Veitstanz, hysterische Krämpfe mit maniakalischen Erregungszuständen.
4. Magenkrämpfe, Koliken, erschöpfende Durchfälle, Cholerine, Lähung des M. sphincter ani. Gieriger Appetit mit Verlangen nach Saurem. Singultus. Erbrechen. Meteorismus. Choleraartige Stühle bei eisiger Kälte. Kann Zudecken nicht vertragen. Unfreiwillig abgehende Stühle bei weit offenstehendem Anus (Boericke).

5. Starke Menstrualblutungen, auch Blutungen post partum. Erschlaffung des Uterus. Sickerblutungen aus dem nicht genügend zusammengezogenen Uterus post partum. Bei Gaben des Fluid-Extraktes Pagots Gesetz beachten: „So lange sich im Uterus irgend etwas befindet: Kind, Plazenta, Membranen, nicht Secale geben!“ (Boericke).
6. Typisch für Secale ist das Verlangen nach Kälte und der große, bisweilen unstillbare Durst. Auch Nash weist auf das wichtige Leitsymptom hin: große Kälte, (objektiv) der Körperoberfläche, dennoch kann der Kranke das Zudecken nicht vertragen“, was sich bei Cholera sowie bei Gangrän findet, ebenso wie das Symptom: „Brennen an allen Körperteilen, als ob Funken darauf gefallen wären“.

Zur Verfügung steht Secale cornutum-Injeel (forte) mit dem Potenzenakkord (D 6), D 12, D 30, D 200; als Einzelpotenz in D 4.

Secale cornutum ist enthalten in Aesculus compositum, Arsuraneel, Arteria-Heel, Circulo-Injeel, Discus compositum, Placenta compositum, Syzygium compositum.

Sedum acre – Mauerpfeffer

Verwendet wird die frische, blühende, in Europa, Asien und Nordamerika einheimische Pflanze von Sedum acre L./Crassulaceae.

Die Hauptindikationen sind:
Hämorrhoidalbeschwerden. Fissura ani. Präkanzerose.

Zur Verfügung steht Sedum acre-Injeel (forte) mit dem Potenzenakkord (D 4), D 10, D 30, D 200.
Sedum acre ist enthalten in Galium-Heel, Thyreoidea compositum.

Selenium – Selen

Verwendet wird Selen, Se.

Selenium hat ähnliche Wirkungen wie der Schwefel, die jedoch mehr auf das Nervensystem ausgerichtet sind. Charakteristisch sind allgemeine Schwäche sowie Müdigkeit und Erschöpfung nach körperlicher und geistiger

Anstrengung mit Schlafsucht, dabei nachts leiser Katzenschlaf, ähnlich wie bei Sulfur. Auch heißes Wetter wirkt ermattend. Nach Schlaf jedoch findet sich keine Erholung. Besonders ungünstig wirkt Alkoholgenuß, speziell Wein. Auch Folgen zu reichlichen Teetrinkens weisen auf Selenium hin.

Charakteristisch ist die Erschöpfung der Nervenkraft mit Vergeßlichkeit und Unfähigkeit zu geistiger Arbeit, die sehr ermüdet. Dabei können Schmerzen in allen Gliedern bestehen, mit Unverträglichkeit von Zugluft. Auch stechende nervöse Kopfschmerzen, die durch Sonnenwärme vermehrt werden, und Überempfindlichkeit gegen Gerüche sowie jeden Nachmittag wiederkehrende Beschwerden, auch Anfälle von Schwindel und Hinfälligkeit, eventuell mit Kollapserscheinungen, Angstschweiß und blassem, eingefallenem Gesicht, Übelkeit und Erbrechen, auch nach dem Frühstück und Mittagessen sprechen für Selenium.

Dabei kann eine Vergrößerung der Leber mit Appetitverlust und weißer Zunge bestehen, sowie Jucken in der Lebergegend und in den Hautfalten. Die Verstopfung kann so stark ausgeprägt sein, daß der Stuhl ohne Beihilfe kaum zu entleeren ist, wobei Blut und Schleim abgehen können.

Besonders charakteristisch für Selenium aber sind Samenergüsse bei schlaffem Penis sowie unbewußtes Austräufeln des Samens im Schlafe, speziell auch bei Onanie, ferner Impotenz und Ejaculatio praecox bei schlaffem Glied, auch Prostatitiden mit der Empfindung eines Fremdkörpers im After und schmerzhaftem Stechen in der Tiefe der Harnröhre nach der Miktion. Dabei kann auch ein Blasenkatarrh bestehen mit Nachträufeln beim Harnen und unfreiwilligem Harnabgang beim Gehen.

Charakteristisch für Selenium ist eine Abmagerung im Gesicht, an den Händen und an den Oberschenkeln. Auch kann das Gehen erschwert sein mit einer gewissen Lähmigkeit und Furcht, völlig gelähmt zu werden.

Zu erwähnen sind auch noch Schleimhautaffektionen, die durch Selenium gebessert werden, nämlich nervöser Fließschnupfen, plötzlich kommend und gehend, ähnlich wie bei Silicea, und eventuell wochenlanger Geruchsverlust bei Verstopfung der Nase sowie Heiserkeit der Sänger, gleich zu Beginn des Gesanges auftretend, auch nach Überanstrengung der Stimme, eventuell mit blutigstreifigem Auswurf verbunden.

Dabei verlangen die Selenium-Patienten nach Stimulantien, betrinken sich gern, was aber enorme Verschlimmerungen der Beschwerden bedingt. Nachts wachen sie auf vor Hunger.

Aufgrund der besonders starken Hinweise von Selenium auf den Urogenitalapparat war Selenium früher eines der Hauptmittel bei chronischer, postgonorrhoischer Urethritis, neben Sepia, Kalium jodatum und Sulfur.

Hingewiesen werden muß noch darauf, daß Selenium auch ein gutes Mittel bei Haarausfall ist, wobei sich wiederum gewisse Beziehungen zu Sulfur und speziell zu Thallium (sulfuricm) zeigen. Zusammengefaßt ergeben sich folgende Hauptsymptome:

1. Allgemeine Schwäche und Kraftlosigkeit. Unmöglichkeit, sich geistig zu konzentrieren. Erschöpfung nach jeder körperlichen und geistigen Anstrengung.
2. Periodisch auftretende Kopfschmerzen, besonders über dem linken Auge, eventuell aus dem Schlaf heraus (wie Lachesis). Leiser Katzenschlaf (wie Sulfur).
3. Abmagerung im Gesicht, an Händen und Oberschenkeln. Ausschlag in der Lebergegend sowie in den Hautfalten (interdigital).
4. Verschlimmerung durch Tee- und Weingenuß sowie durch Schlafen und Liegen, durch heißes Wetter, Sonnenhitze und Luftzug. Besserung oft durch Polyurie.
5. Neurasthenie nach erschöpfenden Krankheiten (retoxische Phasen), nach sexuellen Exzessen, Onanie mit geschlechtlicher Erregung. Dabei Kraftlosigkeit. Impotenz. Prostatorrhö. Prostatitis. Harnträufeln beim Gehen.
6. Heiserkeit der Sänger und Redner. Laryngitis mit blutgestreiftem Auswurf.

Zur Verfügung steht Selenium-Injeel (forte) mit dem Potenzenakkord (D 6), D 12, D 30, D 200.

Selenium ist enthalten in Cerebrum compositum, Cutis compositum, Selenium-Homaccord, Testis compositum, Tonico-Injeel.

Selen-Schwefelsäure

Verwendet wird ein Gemisch aus Seleniger Säure, H_2SeO_3, und Schwefelsäure, H_2SO_4, im Verhältnis 1 : 200.

Die Hauptindikationen sind:

Imprägnations- und Degenerationsphasen mit Erschöpfung, Schweißen und Hinfälligkeit.

Zur Verfügung steht Selen-Schwefelsäure-Injeel (forte) mit dem Potenzenakkord (D 6), D 10, D 30, D 200.

Sempervivum tectorum – Hauslauch

Verwendet werden die frischen, vor Beginn der Blüte gesammelten Blätter der in Europa und Asien einheimischen Stammpflanze: Sempervivum tectorum L./Crassulaceae.

Die Hauptindikationen sind:

Präkanzerose. Neoplasmaphasen.

Zur Verfügung steht Sempervivum tectorum-Injeel (forte) mit dem Potenzenakkord (D 4), D 10, D 30, D 200.

Sempervivum tectorum ist enthalten in Galium-Heel, Ginseng compositum, Thyreoidea compositum.

Senecio aureus – Goldenes Kreuzkraut

Verwendet wird die frische, zur Zeit der Blüte gesammelte, sehr verbreitet auf Wiesen und an Bächen in Nordamerika vorkommende Pflanze von Senecio aureus L./Compositae.

Die Hauptindikationen sind:

Erschöpfung. Mattigkeit bei Uterusverlagerung und Lungenkatarrhen mit blutstreifigem Auswurf. Neigung zu Blutungen.

Zur Verfügung steht Senecio aureus-Injeel mit dem Potenzenakkord D 12, D 30, D 200.

Senecio fuchsii – Fuchs'sches Kreuzkraut

Verwendet wird die in Bergwaldungen Europas blühende Stammpflanze: Senecio fuchsii C. C. Gmel./Compositae.

Senecio fuchsii wird bei verschiedenen nervösen Beschwerden, insbesondere bei Frauenleiden und im Klimakterium, auch als Volksheilmittel, angewandt. Seine Hauptindikationsgebiete erstrecken sich auf Amenorrhö, Dysmenorrhö, unregelmäßige Menstruation, wobei Blasenreizung auftritt. Nach Eintritt der Menstruation ist Besserung aller Beschwerden festzustellen.

Auch bei Fluor albus zeigen sich günstige Wirkungen. Meistens wird Senecio fuchsii in Kombination mit anderen, ähnlich wirkungsmäßig ausgerichteten Homöopathika in Kombinationspräparaten verwendet.

Senecio fuchsii ist enthalten in Hormeel.

Senega

Verwendet wird die getrocknete Wurzel der in Nordamerika einheimischen Stammpflanze: Polygala senega L./Polygalaceae.

Die Hauptindikationen sind:
Asthmatische Bronchitis. Pleuritis. Perikarditis. Emphysem.

Zur Verfügung steht Senega-Injeel (forte) mit dem Potenzenakkord (D 4), D 12, D 30, D 200.

Senna – Sennesblätter

Verwendet werden die getrockneten Blätter der in Ägypten einheimischen Stammpflanzen: Cassia angustifolia Vahl und C. senna L./Leguminosae.

Die Hauptindikationen sind:
Leibschmerzen und Blähungen der Kinder. Oxalurie.

Zur Verfügung steht Senna-Injeel (forte) mit dem Potenzenakkord (D 6), D 10, D 15, D 30, D 200.

Sepia

Verwendet wird der Inhalt des Tintenbeutels des im Mittelmeer, in der Nordsee und im Atlantischen Ozean lebenden Tintenfisches, Sepia officinalis L./Sepiidae.

Sepia ist eines der am häufigsten benötigten Homöopathika überhaupt und eignet sich vorwiegend zur Behandlung chronischer oder länger dauernder Affektionen, auch von Dyskrasien, d. h. sowohl von zellulären wie aber auch von chronischen humoralen Phasen, z. B. chronischen Ekzemen, chronischen Ausflüssen (Fluor albus, Nachtripper), wobei sich eine typische Schwäche und Erschöpfung durch das ganze Mittel zieht.

Allgemein sind die Beschwerden schlimmer in der Wärme sowie im heißen und überfüllten Raum und bei heißem Wetter. Eine Besserung der Beschwerden tritt im Verlauf des Nachmittags ein, während sonst morgens und abends Verschlimmerungen vorliegen, so daß Sepia gewissermaßen eine Kombination zwischen Nux vomica (Morgenverschlimmerung) und Pulsatilla (Abendverschlimmerung) darstellen könnte. Das Allgemeinbefinden ist dabei besser von Bewegung (ähnlich wie bei Pulsatilla), während gewisse Beschwerden, wie Kopfschmerzen und Unterleibsbeschwerden mit dem typischen Gefühl des Herabdrängens durch Bewegung schlimmer werden.

Hervorstechend ist die Gleichgültigkeit gegen Geschäft und Familie, wie man sie auch bei Sulfur findet, ferner ein ebenfalls mit Sulfur gemeinsames Symptom des Schwächegefühls im Magen, was sich nach Essen nicht bessert.

Mit Pulsatilla hat Sepia einen brennenden, klopfenden Magenschmerz und auch das Gefühl wie ein Kloß (Stein) im Magen gemeinsam. Überhaupt findet sich bei Sepia häufig das Gefühl von Schwere und das eines Klumpen z. B. im Rektum, wobei diese Empfindung nach Stuhlentleerung nicht besser wird. Auch im Uterus ist das Gefühl des Herunterdrängens und ein Schweregefühl vorhanden, so daß die Patientinnen das Bedürfnis haben, die Beine zu kreuzen, um dem Vorfall vorzubeugen. Vielfach besteht dabei eine gelb-grüne, übelriechende und wundmachende Leukorrhö.

Auch können im Unterleib wehenartige Schmerzen vorhanden sein mit Atembeklemmung und Drängen nach unten, verbunden mit Uteruserosionen. Allgemein scheint eine Kongestion in den Beckenorganen vorhanden zu sein, die sich nicht nur durch Uterus-, sondern auch durch Rektumprolaps äußern kann. Auch die Harnorgane können dieses Drängen und Vollheitsgefühl aufweisen mit dem Symptom des Druckes auf die Blase und häufigem Harnlassen mit Auftreibung im Bauche unten. Dabei findet sich im Urin ein Bodensatz wie Lehm. Auch kann der Urin sehr übelriechend sein. Bei Enuresis pflegt das Bettnässen, welches Sepia erfordert, während des ersten Schlafes aufzutreten.

Obwohl meistens ein Völle- oder Kugelgefühl für Sepia charakteristisch ist, kann der Magenschmerz jedoch auch einem schmerzhaften Gefühl von Leerheit, von Hinsein und ohnmächtiger Schwäche entsprechen, wobei es dem Patienten zum Sterben elend ist. Auch kann die Hyperemesis gravidarum durch Sepia oft gut beeinflußt werden, wenn (ähnlich wie bei Colchicum) auch schon der Geruch von Speisen Übelkeit macht.

Bei Stuhlverstopfung besteht bei Sepia ein charakteristisches Gefühl von einem Gewicht oder von einer Kugel im Rektum. Der Stuhl kann oft ohne manuelle Hilfe nicht herausgebracht werden. Nash beschreibt ein Sepia-Symptom, nämlich das Heraussickern von Feuchtigkeit aus dem After, das jedoch auch durch Antimonium crudum erfaßt wird.

Sepia hat dabei auch eine gewisse Verschlimmerung nach Milchgenuß, z. B. wenn dieser einen Brechdurchfall auslöst.

Außerordentlich beachtlich sind die Hautsymptome von Sepia, nämlich Wundheit, Jucken, das beim Kratzen häufig in Brennen übergeht (ähnlich wie bei Sulfur), und vor allen Dingen Lokalisation in den Kniebeugen. Auch große eiternde Pusteln, die immer wieder rezidivieren, und besonders auch braune Flecke im Gesicht, auf der Brust und auf dem Bauche im Sinne des Chloasma uterinum. Aber auch andere Ausschlagsformen wie Bläschenausschläge und krätzeartige Eruptionen können durch Sepia günstig beeinflußt werden, speziell wenn vorher Sulfur angewandt war und nicht zum endgültigen Erfolg führte. Die Hautsymptome brauchen sich nicht nur durch Pusteln und Ekzeme, Neurodermitis und Herpes äußern, sondern können auch in schwächerer Form durch gelbbräunliche, sich abschilfernde Flecken sowie durch Abstoßen der Oberhaut in rundlichen Flecken an Händen und Fingern, evtl. verbunden mit schmerzlosen Geschwüren, charakterisiert sein.

Ganz besonders ist Sepia, wie schon aus den bisherigen Symptomen hervorgeht, ein Frauenmittel und besonders auch im Klimakterium indiziert. Hitzewallungen mit Schweiß und Schwäche sind für Sepia charakteristisch (ebenso wie für Sulfur und evtl. Lachesis), wobei sich bei Sepia häufig die typischen Symptome einer Beckenkongestion finden. Dabei pflegen bei Sepia die Hände und Füße abwechselnd heiß und kalt zu sein und umgekehrt. Sepia ist daher eines der wichtigsten Mittel für die Beschwerden des Klimakteriums, zumal auch noch weitere Symptome wie die große Erschöpfung für klimakterische Neurosen typisch sind.

Auch kann Sepia sehr günstig auf die Hemikranie und migräneartige Zustände wirken, z. B. auch bei Zervikalmigräne, wo ebenfalls das Moment der Erschöpfung mit im Spiel ist. Die Gleichgültigkeit gegen Geschäft und Familie ist charakteristisch für Sepia, wie wir es auch im Klimakterium häufig finden. Dabei kann eine Überempfindlichkeit in verschiedenen Körperteilen vorhanden sein mit Neigung sich zu verheben und zu verrenken, dadurch bedingt Scheu vor anstrengenden Bewegungen sowie vor körperlicher und geistiger Tätigkeit. Auch können verhältnismäßig kurze Spaziergänge starke Erschöpfung hinterlassen. Trotz der großen Schläfrigkeit, besonders tagsüber, wobei die Patienten gelegentlich beim Sitzen einschlafen, kann nachts unruhiger Schlaf mit öfterem Erwachen und lebhaften Träumen und Aufschrecken vorliegen. Außer ärgerlicher Reizbarkeit besteht evtl. tiefe Niedergeschlagenheit (besonders abends) mit Neigung zu Depression und kummervollem Grübeln über die eigene Gesundheit, wobei neben Menschenscheu, Teilnahmslosigkeit und Gleichgültigkeit auch noch die Erscheinungen von Schreckhaftigkeit, Heftigkeit, Furchtsamkeit mit Angstgefühlen bestehen können. Morgens, wenn die Patientin unausgeschlafen aufwacht, können die Lider steif und schwer sein. Es kann Ptosis bestehen.

Typisch für Sepia ist auch starkes Schwitzen, z. B. nach den Hitzewallungen, aber auch an den Genitalien. Auch akute und chronische Nasen-Rachen-Kehlkopfkatarrhe mit heftigem Kitzelhusten und evtl. erheblichen Absonderungen von Schleim oder auch Stockschnupfen mit Trockenheitsgefühl in der Nase sind für Sepia charakteristisch.

Wenn die Hauptsymptome von Sepia zusammengefaßt werden, so ergibt sich folgendes Arzneimittelbild:

1. Beschwerden schlimmer in der Wärme sowie bei heißem Wetter und in überfüllten Räumen, ferner frühmorgens und abends. Besserung im Laufe des Nachmittags sowie allgemein bei Bewegung (außer Kopf- und Unterleibsbeschwerden).
2. Klimakterische Beschwerden mit Hitzewallungen, seelischer Depression und Reizbarkeit (abwechselnd). Dabei Weinerlichkeit, Überempfindlichkeit, Gleichgültig (gegen Geschäft und Familie). Allgemeine Schwäche, wobei jede Bewegung Schweißausbrüche hervorruft. Ohnmachtsgefühl.
3. Süchtige Haut mit starkem Juckreiz und Ausschlägen, besonders in den Gelenkbeugen, trocken oder feuchtend oder herpetischer Ausschlag. Haut der Hände stößt sich in großen Flecken ab. Braune Flekken. Chloasma uterinum mit gelbem Nasensattel. Pityriasis. Gelbliche, fahle, blasse, gelbfleckige Gesichtsfarbe und gelbliche Verfärbung des Augenweißes.
4. Übelriechende Schweiße an den Genitalien mit Herabdrängen im Unterleib (wie von einer Kugel), muß die Beine kreuzen, um dem Heraustreten vorzubeugen. Prolapsus uteri.
5. Leukorrhö gelbgrün, übelriechend und wundmachend bei Erosio portionis. Menstruation meist spät und spärlich. Menopause.
6. Katarrhe verschiedener Art mit Absonderungen eitrig-blutiger und übelriechender Massen. Auswurf salzig schmeckenden Schleimes. Stockschnupfen. Kitzelhusten bei Nasen-, Rachen-, Kehlkopfkatarrhen. Postgonorrhoischer Fluor.
7. Pulsierende, berstende, nach oben und von innen nach außen schießende Kopfschmerzen, evtl. nur im Hinterkopf oder über einem Auge

lokalisiert. Migräne, schlimmer von Bewegung, Bücken, Geräusch und morgens. Dabei evtl. Empfindung von Kälte auf dem Scheitel und Trockenheitsempfindung in den Augen (bei sonstigen Sepia-Symptomen).

8. Allgemeine Erschöpfung und Schwäche, unruhige, rastlose Glieder mit neuralgischen Beschwerden (Osteochondrose).
9. Enuresis nocturna.

Zur Verfügung steht Sepia-Injeel (forte) mit dem Potenzenakkord (D 6), D 12, D 30, D 200, D 1000.

Sepia ist enthalten in Aletris-Heel, China-Homaccord, Discus compositum, Hormeel, Klimaktheel, Nervoheel, Neuro-Injeel, Ovarium compositum.

Serotonin

Verwendet wird Serotonin, 3-(2-Aminoethyl)-indol-5-ol.

Im Sinne der antihomotoxischen Methodik wird Serotonin bei Schockzuständen, zerebralen Erregungszuständen, auch bei akut einsetzender geistiger Verwirrung, organischen Nervenkrankheiten, versuchsweise auch bei Schizophrenie und evtl. Epilepsie, eingesetzt zur Anregung einer im Sinne des Ähnlichkeitsprinzipes und Umkehreffektes wirksam werdenden Anregung körpereigener Entgiftungsmechanismen, evtl. im wechselnden Einsatz mit sonstigen Mediatoren wie Histamin, Adrenalin, Acetylcholin u. a.

Zur Verfügung steht Serotonin-Injeel (forte) mit dem Potenzenakkord (D 6), D 10, D 30, D 200.

Serpyllum – Wilder Thymian

Verwendet wird das frische, blühende Kraut der auf sonnigen Matten und Gebirgswiesen blühenden Stammpflanze: Thymus serpyllum L./Labiatae.

Die Wirkung des Thymians beruht u. a. auf dem in ihm enthaltenen ätherischen Öl und dem Bitterstoff Serpyllin. Thymian wird nicht nur bei Husten und Erkältungskatarrhen angewendet und wirkt als Expektorans und beruhigend auf den Hustenreiz, u. a. auch bei Keuchhusten, sondern hat speziell auch eine beruhigende Wirkung auf nervöse Irritationen, wie sie infolge von Wurmleiden auftreten.

Eine spezielle Wirkung auf die Sexualorgane mit wollüstigen und phantastischen Träumen bei Reizbarkeit, Launenhaftigkeit und Energielosigkeit ist typisch für die Thymus Serpyllum-Patienten. Ferner findet sich Ermüdungsschmerz in der Lendengegend mit Verschlimmerung durch geistige oder körperliche Anstrengung, besonders nach übermäßigen nächtlichen Samenergüssen mit lüsternen Träumen, evtl. Priapismus.

Auch Brennen beim Urinieren mit nachfolgendem Harnträufeln sowie häufiges Urinieren mit einem Harn, der reich an Uraten ist und eine Abnahme an Phosphaten zeigt, ist typisch.

Im allgemeinen wird Serpyllum vornehmlich in Kombinationspräparaten verwendet, um die Wirkung der sonstigen Bestandteile zu verstärken (synergistisches Prinzip nach E. B ü r g i).

Serpyllum ist enthalten in Tanacet-Heel.

Serum ovile – Schafsserum

Verwendet wird das von korpuskulären Elementen durch Zentrifugieren befreite klare Schafsserum in homöopathischer Zubereitung (Nosode).

Zwischenmittel bei Anaphylaxie. Heufieber. Heuasthma. Asthma bronchiale. Allergien jeder Art, auch bei Neurodermitis, akuten und chronischen Ekzemen. Zu versuchen bei Thyreotoxikose.

Zur Verfügung steht Serum ovile-Injeel mit dem Potenzenakkord D 10, D 30, D 200 sowie Serum ovile-Injeel forte mit dem Potenzenakkord D 8, D 12, D 30, D 200; als Einzelpotenzen in D 6; D 200.

Silicea – Kieselsäure

Verwendet wird reines, gefälltes, wasserhaltiges Kieselsäureanhydrid, $SiO_2 \cdot x\ H_2O$, Acidum silicicum.

Silicea ist ein bedeutendes Bindegewebsmittel und charakteristisch indiziert bei Schwäche des Bindegewebes mit Einknicken, Halt- und Kraftlosigkeit, Zittern der Glieder, besonders der Arme, Steifigkeit des Rückens und der Glieder, aber auch bei zahlreichen sonstigen Symptomen von Erschöpfung und Schwäche angezeigt, wenn der Patient vielfach einen Mangel an Lebenswärme aufweist, sogar wenn er sich Bewegung macht, gegen kalte Luft empfindlich ist, besonders bei bloßem Kopf, wohingegen Linderung durch Umhüllen des Kopfes eintritt, besonders bei Neuralgien (des linken Trigeminus, vielfach typisch). Dabei scheint das gesamte Nervensystem von einer gewissen Schwäche erfaßt zu sein mit nervöser, gereizter und verzagter, unentschlossener Stimmung.

Silicea ist ferner häufig bei untererernährten Kindern indiziert, die infolge Erkrankung der Mesenterialdrüsen bei Abmagerung der Extremitäten einen Dickbauch aufweisen mit eingesunkenen Augen und einem typischen Gesicht, das hager ist und den Kindern den Ausdruck eines alten Mannes verleiht. Die Schwäche ist oft so groß, daß Kinder den Stuhl kaum entleeren können, indem er zwar heraustritt, aber dann wieder zurückschlüpft. Andernteils aber können hartnäckige Durchfälle, besonders bei der Zahnung oder in der Sommerhitze bestehen, wobei sonstige Mittel wie Veratrum, Pulsatilla, Mercurius u. a. nicht wirken, sondern in solchen Fällen einer typischen Pädatrophie das einzige bzw. das vornehmliche Heilmittel Silicea ist. Dabei hat Silicea gewisse Beziehungen zu Calcium carbonicum, indem es ähnlich wie dieses bei schweißköpfigen Kindern mit mangelhafter Assimilation eingesetzt werden kann, andernteils gewisse Beziehungen zu Hepar sulfuris und Calcium sulfuricum hat, nämlich bei Eiterungen dann vor allen Dingen zum Einsatz kommt, wenn der Durchbruch des Eiters bereits erfolgt ist, nunmehr aber aus der Tiefe heraus die Heilung erfolgen soll. So ist Silicea ein wichtiges Mittel bei Fisteleiterungen.

Auch Drüsenschwellungen, besonders der Unterkiefer- und Gaumenbogendrüsen sowie in der Achselhöhle, im Nacken, am Halse und am Ohr und in der Leistengegend erfordern Silicea, wenn Calcium carbonicum nicht zum Ziele führte.

Dabei kann auch eine allgemeine Überempfindlichkeit der Haut vorhanden sein, verbunden mit heftigem Jucken, das durch Kratzen kaum zu lindern ist, auch Jucken auf der behaarten Kopfhaut mit Haarausfall, Pustelausschlägen, auch an der Stirn, am Rücken, auf der Brust, an den Armen. Ähnlich wie bei Hepar sulfuris heilen kleine Hautverletzungen schwer und eitern. Auch sind Überbeine (Ganglion) auf dem Handrücken eine Indikation für Silicea.

Überempfindliches Geruchsvermögen, verbunden mit Jucken in der Nase und entzündlichen Affektionen der Nasenschleimhaut, Ausschnauben blutigen Schleimes, auch Polysinusitis können für Silicea eine Heilanzeige bilden, speziell wenn vorher Calcium carbonicum oder Hepar sulfuris zur Anwendung gekommen sind.

Silicea eignet sich vorzüglich bei der sog. Dyskrasie, wie man sie als Skrofulose, Gicht, Rachitis und auch bei Präkanzerose findet, wobei aber auch Muskel- und Gelenkschmerzen sowie Neuralgien mit nächtlicher Verschlimmerung, Zucken und Zittern der Glieder mit großer Schwäche, chronische Fisteleiterungen der Ohren sowie chronische Augenaffektionen mit Lichtscheu sowie Stomatitis und geschwüriges Zahnfleisch, Mesenterialdrüsentuberkulose und Hilusdrüsenanschwellungen, ferner aber auch Mastdarmfisteln und Fluor albus eine Heilanzeige bilden können. Also Imprägnationsphasen, die sich regressiv in Reaktionsphasen umzusetzen versuchen, weisen auf Silicea hin.

Besonders hervorzuheben ist noch die Wirkung von Silicea auf Fußschweiß, der übel riecht, wobei vielfach allgemein starke Körperschweiße bestehen (die nachts sauer riechen).

Ein wichtiges Symptom ist ferner Blutausfluß aus der Mamma (auch beim Stillen).

Es ergibt sich folgendes Symptomenbild mit typischen Heilanzeigen:

1. Bindegewebsschwäche, Rachitis. Hilusdrüsen- und Mesenterialdrüsentuberkulose.
2. Ernährungsstörungen mit Durchfällen und Pädatrophie. Drüsenschwellungen ohne Schmerzen, am Nacken, hinter den Ohren, in den Achseln, in den Leistenbeugen.
3. Scharfe, dünne Absonderungen. Fisteleiterungen bei Otitis media, Analfisteln, bei Operationswunden usw., schlechte Heilungstendenzen.
4. Allgemeine Frostigkeit und Empfindlichkeit gegen kalte Luft, besonders gegen Zugluft, muß den Kopf warm einhüllen, vor allen Dingen bei Neigung zu Neuralgien und Kopfschmerzen (linker Trigeminus vielfach befallen).
5. Saure Schweiße am Kopf sowie an den Füßen mit Wundheit zwischen den Zehen (an den Füßen stinkend). Silicea kann die Beschwerden nach Schweißunterdrückung heilen oder auch den Schweiß wieder hervorbringen.
6. Nervöse Gereiztheit und Verzagtheit. Unentschlossenheit, Nachgiebigkeit, Mutlosigkeit.
7. Beim Stillen Blutausfluß aus der Mamma (auch sonst wichtiges Symptom, das sonst durch kein anderes Mittel gebessert werden kann).

8. Hauteruptionen pustulöser Art und Urtikaria. Akne vulgaris. Pruritus, durch Kratzen kaum zu lindern. Überempfindlichkeit der Haut gegen Berührung.

Zur Verfügung steht Silicea-Injeel (forte) mit dem Potenzenakkord (D 6), D 12, D 30, D 200, D 1000.
Silicea ist enthalten in Cruroheel, Discus compositum, Spigelon, Strumeel.

Sinapis alba – Weißer Senf

Verwendet werden die reifen Samen der im Mittelmeergebiet heimischen, vielfach angebauten Stammpflanze: Sinapis alba L./Cruciferae.

Die Hauptindikationen sind:
Schnupfen. Heufieber. Sodbrennen.

Zur Verfügung steht Sinapis alba-Injeel (forte) mit dem Potenzenakkord (D 6), D 10, D 30, D 200.

Sinusitis-Nosode – Nebenhöhlenkatarrh-Nosode

Verwendet wird der durch Spülung von entzündeten Nasennebenhöhlen gewonnene schleimige Eiter in homöopathischer Zubereitung (Nosode).

Wird nicht nur gebraucht bei akuten und chronischen Nebenhöhleneiterungen sowie bei adenoiden Vegetationen, Lymphatismus, Ozaena, Heufieber und Asthma, sondern auch bei reflektorischen Erkrankungen, die von der Nasenschleimhaut aus beeinflußt werden können, z. B. versuchsweise bei Ulcus duodeni et ventriculi, Neuralgien u. a. In Verbindung mit Mucosa nasalis bei Ozaena sowie mit Psorinum bei adenoiden Vegetationen und Nasenpolypen, in Verbindung mit Duodenum bei Affektionen des Magen-Darm-Kanals.

Zur Verfügung steht Sinusitis-Nosode-Injeel (forte) mit dem Potenzenakkord (D 6), D 10, D 30, D 200.
Sinusitis-Nosode ist enthalten in Euphorbium compositum.

Smegma – Vorhautschmiere

Verwendet werden die Absonderungen der Eichel- und Vorhautdrüsen in homöopathischer Zubereitung (Nosode).

Hat evtl. antineoplastische Wirkungen bei Carcinoma penis.

Zur Verfügung steht Smegma-Injeel (forte) mit dem Potenzenakkord (D 8), D 10, D 30, D 200.

Solanum nigrum – Schwarzer Nachtschatten

Verwendet wird die frische, zur Zeit der Blüte gesammelte, ganze Pflanze von Solanum nigrum L./Solanaceae.

Die Hauptindikationen sind:

Gehirnreizung. Enzephalomalazie. Epileptiforme Krämpfe. Desorientiertheit.

Zur Verfügung steht Solanum nigrum-Injeel (forte) mit dem Potenzenakkord (D 4), D 12, D 30, D 200.

Solanum nigrum ist enthalten in Aesculus compositum, Arnica-Heel, Arteria-Heel, Circulo-Injeel, Placenta compositum.

Solidago virgaurea – Goldrute

Verwendet werden die frischen Blüten der in Europa, Asien und Nordamerika einheimischen Stammpflanze: Solidago virgaurea L./Compositae.

Die Hauptindikationen sind:

Dysurie. Albuminurie mit dunklem, salzigem, schleimig-blutigem Urin, übelriechend. Prostatahypertrophie. Nephrosen, Nephrolithiasis. Hydrops.

Zur Verfügung steht Solidago virgaurea-Injeel (forte) mit dem Potenzenakkord (D 4), D 12, D 30, D 200.

Solidago virgaurea ist enthalten in Populus compositum, Solidago compositum.

Sorbus aucuparia – Eberesche

Verwendet wird die Frucht der in Europa häufig anzutreffenden Stammpflanze: Sorbus aucuparia L./Rosaceae.

Enthält viel Äpfelsäure (Wirkfaktor im Zitronensäurezyklus). Diuretikum. Emmenagogum. Auch bei Katarrhen allgemein und bei Diarrhö empfohlen.

Zur Verfügung steht Sorbus aucuparia-Injeel (forte) mit dem Potenzenakkord (D 3), D 10, D 30, D 200.

Spartium scoparium — Besenginster

Verwendet werden die frischen Blüten der Stammpflanze: Sarothamnus scoparius [L.] Wimmer/Leguminosae.

Die Hauptindikationen sind:

Herzunruhe und Angst, Herzstiche und Herzklopfen nachts, muß aufstehen und umherwandern. Linksliegen verschlimmert (wie bei Phosphoricum). Hypotonie.

Zur Verfügung steht Spartium scoparium-Injeel (forte) mit dem Potenzenakkord (D 4), D 12, D 30, D 200.

Spartium scoparium ist enthalten in Aurumheel.

Spigelia — Wurmkraut

Verwendet wird das getrocknete Kraut der in Brasilien, Java und Westindien vorkommenden Stammpflanze: Spigelia anthelmia L./Loganiaçeae.

Die aus dem Wurmkraut, Spigelia anthelmia, hergestellte Tinktur enthält das Alkaloid Spigelein sowie Gerbstoffe.

Spigelia ist ein wertvolles Herzmittel, das nicht nur bei heftigem Herzklopfen und ungestümer Herztätigkeit, d. h. bei heftigen Anfällen von Herzklopfen wirksam ist, sondern auch bei Herzklappenfehlern mit laut blasenden Herztönen.

Hierbei kann der Kranke oft nur auf der rechten Seite liegen und hat das Verlangen, mit dem Kopf sehr hoch zu liegen. Außer bei krampfenden Herzbeschwerden (ähnlich wie bei Cactus) wirkt Spigelia besonders bei Herzstichen, die sich meist auch bei akuter Endokarditis finden.

Gleichzeitig können Kopfschmerzen vorhanden sein, die einseitig, meistens links, im Hinterkopf beginnen, sich nach vorn ausbreiten und über dem linken Auge festsetzen. Nach Art der Migräne werden sie durch den geringsten Lärm sowie durch geringe Erschütterungen verschlimmert, steigern sich im Laufe des Tages und nehmen mit Sonnenuntergang wieder ab, wobei das Auge der affizierten Seite häufig tränt.

Verschlimmerung erfolgt auch durch kaltes, feuchtes und regnerisches Wetter sowie durch Bewegung, Lärm und besonders auch leichte Berührung.

Die Schmerzen brauchen sich dabei nicht nur auf das linke Auge und das Herz zu beschränken, sondern können auch in die Glieder, besonders in den linken Arm ausstrahlen, so daß Spigelia auch bei pektanginösen Anfällen günstig wirkt.

Augenleiden rheumatischer Art, speziell die Konjunktivitis mit Lichtscheu und evtl. auch die Ciliarneuralgie, sind Indikationen für Spigelia.

Auch Nervenschmerzen an verschiedenen Teilen, rheumatische und gichtische Beschwerden, ferner Stockschnupfen mit Schleimanhäufung und Schwellung der Tonsillen sowie Wurmbeschwerden mit häufigem Harndrang können durch Spigelia günstig beeinflußt werden.

Hervorstechend im Arzneimittelbild von Spigelia ist speziell das Betroffensein der linken Kopfseite sowie des Herzens und des linken Armes einschließlich des Schultergelenkes, von dem rheumatoide Schmerzen bis in den Ober- und Unterarm sowie fein-stechende Schmerzen innerhalb verschiedener Nervenbahnen, z. B. in den Plexus axillaris ausgehen können. Dabei kann sich auch ein Klammschmerz im Daumenballen und Gefühlsmangel an den Fingerspitzen sowie eine Anschwellung der Hände und einzelner Fingergelenke zeigen.

Wenn die Symptome von Spigelia zusammengefaßt werden, ergibt sich folgendes charakteristisches Arzneiwirkungsbild:

1. Herzsymptome im Vordergrund stehend. Sichtbare und fühlbare Herzpulsationen mit Brustbeklemmung und Empfindung einer drükkenden Last in der Herzgegend. Herzstiche. Abstrahlende Schmerzen im linken Arm. Akute Endokarditis.
2. Heftiger Kopfschmerz in der Schläfengegend und über dem linken Auge, von hinten herüberziehend, von morgens bis mittags zunehmend und dann bis zum Abend wieder abnehmend.
3. Spannende und stechende Schmerzen im Augapfel. Konjunktivitis. Lidkrampf.
4. Rheumatische Schmerzen in Muskeln und Gelenken, besonders in der linken Schulter und im linken Arm.

Spigelia hat keinen besonders großen Heilumfang, pflegt aber bei richtiger Indikation selten im Stich zu lassen.

Zur Verfügung steht Spigelia-Injeel (forte) S mit dem Potenzenakkord (D 4), D 8, D 12, D 30, D 200.

Spigelia ist enthalten in Angio-Injeel, Cactus compositum, Cardiacum-Heel, Cor compositum, Cralonin, Oculoheel, Spigelon, Pectus-Heel, Strophanthus compositum.

Spiraea ulmaria – Echtes Mädesüß

Verwendet wird die frische Wurzel der in Europa und Nordamerika einheimischen Stammpflanze: Filipendula ulmaria [L.] Maxim./Rosaceae.

Die Hauptindikationen sind:

Rheumatismus herumziehend. Epikondylitis (Lokalinfiltration). Profuse Schweiße.

Zur Verfügung steht Spiraea ulmaria-Injeel (forte S) mit dem Potenzenakkord (D 6), D 12, D 30, D 200.

Spiraea ulmaria ist enthalten in Ferrum-Homaccord, Neuralgo-Rheum-Injeel, Rhododendroneel.

Splen – Milz

Verwendet wird die frische, von Schlachttieren stammende Milz in homöopathischer Zubereitung (Organpräparat).

Die Hauptindikationen sind:

Leukämie. Anämie. Agranulozytose. Bei Karzinom zur Revitalisierung allgemein zu verwenden, auch im Senium sowie zur Steigerung der Infektabwehr.

Splen suis steht zur Verfügung als Splen suis-Injeel in dem Potenzenakkord D 10, D 30, D 200 und als Splen suis-Injeel forte in dem Potenzenakkord D 8, D 12, D 30, D 200; als Einzelpotenzen in D 6; D 200.

Splen ist enthalten in Cutis compositum, Thyreoidea compositum, Tonsilla compositum.

Spongia – Meerschwamm

Verwendet wird der geröstete und pulverisierte Meerschwamm, hergestellt aus dem im Mittelmeer, im Roten Meer und im Atlantischen Ozean vorkommenden Schwamm Euspongia officinalis L./Spongiidae.

Die Hauptindikationen sind:

Orchitis. Epididymitis. Drüsenschwellungen allgemein. Struma parenchymatosa. Krupphusten, bellend, hohl, hart, metallisch. Herzfehler mit Geräuschen. Dyspnoe, kann mit dem Kopf nicht tief liegen. Schorfige Ausschläge auf dem Kopf. Asthma mit sagoartigem Auswurf.

Zur Verfügung steht Spongia-Injeel (forte) mit dem Potenzenakkord (D 4), D 12, D 30, D 200.

Spongia ist enthalten in Strumeel, Thyreoidea compositum.

Stannum – Zinn

Verwendet wird metallisches Zinn, Sn.

Die Hauptindikationen sind:

Süßlicher Geschmack. Neuralgien, Schmerzen langsam steigend und fallend. Große Mengen Sputum werden entleert. Bronchiektasen. Stiche in der linken Brustseite. Uterusprolaps.

Zur Verfügung steht Stannum-Injeel (forte) mit dem Potenzenakkord (D 6), D 12, D 30, D 200; als Einzelpotenzen in D 6; D 8; D 10; D 12; D 15; D 20; D 30; D 100; D 200.

Stannum ist enthalten in Klimaktheel.

Stannum jodatum – Zinnjodid

Verwendet wird Zinn(II)-iodid, SnJ_2.

Die Hauptindikationen sind:

Lungentuberkulose. Bronchitis chronica mit dauerndem Hustenreiz, wie von einem trockenen Fleck im Hals oder an der Zungenwurzel ausgehend.

Zur Verfügung steht Stannum jodatum-Injeel (forte) mit dem Potenzenakkord (D 6), D 12, D 30, D 200.

Staphisagria – Stephanskörner

Verwendet werden die vorsichtig getrockneten, reifen Samen der in Südeuropa einheimischen Stammpflanze: Delphinium staphisagria L./Ranunculaceae.

Die Hauptindikationen sind:

Ärgerlichkeit, Empfindlichkeit. Zähne werden schwarz und bröckeln. Hunger bei vollem Magen, Verlangen nach Alkoholika. Hoden- und Ovarialneuralgien. Hüftschmerzen, die morgens aus dem Bett treiben. Zahnfleisch schwammig, blutend. Reizbare, unartige Kinder, werfen alles fort, wollen alles haben, schlagen die Eltern. Skorbut. Ekzeme der Kopfhaut. Haarausfall. Vaginismus. Hordeolum, Chalazion.

Folgen von Schnittverletzungen, daher auch bei postoperativer Darmlähmung und bei Gasbauch post operationem sowie bei Keloiden zu versuchen.

Zur Verfügung steht Staphisagria-Injeel (forte S) mit dem Potenzenakkord (D 6), D 12, D 30, D 200.
Staphisagria ist enthalten in Oculoheel.

Staphylococcus – Staphylokokken-Nosode

Verwendet wird die Abschwemmung von Staphylococcus-Kulturen in homöopathischer Zubereitung (Nosode).

Auch als Staphylococcinum bezeichnet.

Die Hauptindikationen sind:

Wird nicht nur bei chronischen Erkrankungen benötigt, bei welchen sich Staphylokokken finden, z. B. bei Furunkeln, Impetigo, Blepharitis, Chalazion, Hordeolum, ebenso auch bei Osteomyelitis, Panaritium, evtl. auch bei perinephritischen Phlegmonen, bösartigen Staphylokokkeninfektionen im Gesicht, Akne vulgaris et conglobata, Thrombophlebitiden, evtl. auch bei Anthrax (J u l i a n), sondern auch bei retoxischen Phasen, die auf Schädigungen durch Staphylokokkengifte beruhen, z. B. Autoaggressionskrankheiten jeder Art, bei welchen Staphylokokken im Spiel waren, bei welchen sich also in der Anamnese die oben genannten Erkrankungen finden. Die Staphylokokken-Nosode kann daher auch mit guter Wirkung eingesetzt werden bei Myokardschädigungen, Nephritis, Leberschädigungen, Bindegewebsschädigungen (evtl. auch bei Adipositas), sowie bei Schilddrüsenerkrankungen. Besonders gut wirksam in Verbindung mit Streptococcus haemolyticus und Pyrogenium.

Zur Verfügung steht Staphylococcus-Injeel (forte) mit dem Potenzenakkord (D 6), D 12, D 30, D 200; als Einzelpotenz in D 5.

Staphylococcinum ist enthalten in Echinacea compositum.

Stellaria media – Vogelmiere

Verwendet wird die frische, blühende Pflanze von Stellaria media [L.] Vill./Caryophyllaceae.

Die Hauptindikationen sind:

Schläfrigkeit. Stirnkopfschmerz links, morgens. Gicht und Rheumatismus der Fußgelenke (evtl. bei Psoriasis).

Zur Verfügung steht Stellaria media-Injeel (forte) mit dem Potenzenakkord (D 4), D 10, D 30, D 200.

Stellaria media ist enthalten in Rhododendroneel.

Sticta – Lungenflechte

Verwendet wird der frische Thallus der Flechte Lobaria pulmonaria [L.] Hoffm./Stictaceae.

Die Hauptindikationen sind:

Nasenkatarrhe absteigend, trockene Schleimhäute. Druck in der Nasenwurzel. Quälender Husten. Arthritis der Knie.

Zur Verfügung steht Sticta-Injeel (forte) mit dem Potenzenakkord (D 4), D 12, D 30, D 200.

Sticta ist enthalten in Bronchalis-Heel, Naso-Heel.

Stigmata maydis – Maisspitzen

Verwendet werden frische Maisnarben von Zea mays L./Gramineae.

Die Hauptindikationen sind:

Verlangsamt die Herztätigkeit und kräftigt den Herzmuskel, reguliert den Herzschlag. Wirkt diuretisch und beruhigend bei Dysurie sowie bei

Schmerzen in der Nierengegend, bei Harntenesmen und Hämaturie. Zystitis, Pyelitis, Nephrolithiasis.

Zur Verfügung steht Stigmata maydis-Injeel (forte) mit dem Potenzenakkord (D 4), D 10, D 30, D 200.

Stillingia silvatica

Verwendet wird die getrocknete Wurzel der im südlichen Nordamerika einheimischen Stammpflanze: Stillingia sylvatica L./Euphorbiaceae.

Die Hauptindikationen sind:
Knochenschmerzen in langen Röhrenknochen, schlechter bei feuchtem Wetter.

Zur Verfügung steht Stillingia silvatica-Injeel (forte) mit dem Potenzenakkord (D 4), D 12, D 30, D 200.
Stillingia silvatica ist enthalten in Osteoheel.

Stramonium – Stechapfel

Verwendet wird das frische, zur Zeit der beginnenden Blüte gesammelte Kraut der ursprünglich in den Ländern am Schwarzen und Kaspischen Meer, jetzt in Europa, Asien und Amerika weit verbreiteten Stammpflanze: Datura stramonium L./Solanaceae.

Die Hauptindikationen sind:
Delirien. Spricht und schreit, lacht unaufhörlich. „Geschwätziges Delirium." Schwangerschaftspsychosen. Hydrophobie. Delirium tremens, Korsakowsche Psychose der Potatoren. Epilepsie (hält die Hand an Genitale). Unerträgliche Schmerzen bei Gangrän. Konvulsionen bei Pertussis und Infektionen, Fieber, Grippe. Weite Pupillen bei jedem Affekt. Kinder schrecken nachts auf mit Angst und Gespensterfurcht. Können nur bei Licht schlafen. Warme Schweiße. Typhöse Fieber.

Zur Verfügung steht Stramonium-Injeel (forte) mit dem Potenzenakkord (D 4), D 12, D 30, D 200.
Stramonium ist enthalten in Barijodeel.

Streptococcus haemolyticus

Verwendet wird die Abschwemmung einer Kultur von Streptococcus haemolyticus (St. pyogenes humanus A), Erreger akuter eitriger Entzündungen, in homöopathischer Zubereitung (Nosode).

Auch als Streptococcinum bezeichnet.

Die Hauptindikationen sind:

Nach Julian indiziert bei Anginen, Kardialgien, trockenen, schuppenden Ekzemen, ferner bei Endokarditis, Myokarditis, Migräne, chronischen Ödemen der unteren Gliedmaßen, Alopezie, chronischer Polyarthritis, halluzinatorischen Psychosen sowie bei akutem Gelenkrheumatismus.

Symptomatisch besteht Intoleranz gegen Lärm, Licht, Luftzug sowie Weinen ohne Grund, Krebsangst, Unterwürfigkeit, Gefühl von Vibrieren in der Wirbelsäule bei ausgestrecktem Liegen und Aufstampfen mit den Füßen, Alpdrücken, Sehstörungen, Ohrrauschen, Gefühl salziger Lippen.

Die Streptokokken-Nosode ist auch bei Autoaggressionskrankheiten stets miteinzusetzen, speziell wenn Verdacht auf Beteiligung von Streptokokken in der Pathogenese besteht.

Besonders gut wirksam in Verbindung mit Staphylococcus und Pyrogenium.

Zur Verfügung steht Streptococcus haemolyticus-Injeel (forte) mit dem Potenzenakkord (D 6), D 12, D 30, D 200; als Einzelpotenz in D 5.

Streptococcinum ist enthalten in Echinacea compositum.

Streptococcus viridans

Verwendet wird die Abschwemmung einer Kultur von Streptococcus viridans, Erreger der Meningitis, Sepsis, Nephritis, Endocarditis lenta u. a., in homöopathischer Zubereitung (Nosode).

Ähnliche Indikationen wie bei Streptococcus haemolyticus, jedoch auch bei Endocarditis lenta einzusetzen sowie bei schweren typhösen Fiebern und als Zwischenmittel bei Neoplasmaphasen und Autoaggressionskrankheiten.

Zur Verfügung steht Streptococcus viridans-Injeel (forte) mit dem Potenzenakkord (D 6), D 10, D 30, D 200; als Einzelpotenz in D 5.

Streptomycin

Verwendet wird das Antibiotikum Streptomycin in homöopathischer Zubereitung (homöopathisiertes Allopathikum).

Die Hauptindikationen sind:

Schwerhörigkeit und Taubheit. Tinnitus aurium. Morbus Menière. Sonstige Therapieschäden nach Antibiotika-Anwendung.

Zur Verfügung steht Streptomycin-Injeel (forte) mit dem Potenzenakkord (D 6), D 12, D 30, D 200; als Einzelpotenz in D 200.

Strontium carbonicum — Strontiumkarbonat

Verwendet wird Strontiumcarbonat, $SrCO_3$.

Die Hauptindikationen sind:

Arthrosen. Chronische Luxation des Fußgelenkes. Knochenfisteln. Pustulöse Hautaffektionen.

Zur Verfügung steht Strontium carbonicum-Injeel (forte) mit dem Potenzenakkord (D 6), D 12, D 30, D 200.
Strontium carbonicum ist enthalten in Cimicifuga-Homaccord.

Strophanthinum — g-Strophanthin

Verwendet wird g-Strophanthin 8 H_2O, 1β, 5, 11α, 14, 19-Pentahydroxy-3β-(α-L-rhamno-pyranosyloxy)-5β, 14β-card-20(22)-enolid 8 H_2O.

Strophanthinum verbessert die Zirkulationsverhältnisse in übersäuerten Regionen des Herzmuskels, wie durch Messung mittels Spezialelektroden, die beim Versuchstier in den lebenden Herzmuskel eingestochen werden, nachgewiesen werden konnte (Kern).

Auch bei oraler Medikation kann Strophanthinum günstige Wirkungen zeitigen, wenn die Zubereitung (meistens in Kombinationspräparaten) nicht sofort heruntergeschluckt, sondern längere Zeit im Mund behalten wird (perlinguale Resorption).

Offenbar hat Strophanthinum auch eine vorbeugende Wirkung gegen Herzinfarkt, wobei durchaus keine massiven Dosen erforderlich sind, im Gegenteil höhere Potenzen, wie z. B. die D 8, D 10 oder D 12 günstiger zu wirken scheinen, allerdings eine länger dauernde Anwendung benötigen.

Strophanthinum ist enthalten in Cor compositum.

Strophanthus

Verwendet werden die von ihren Grannen befreiten, reifen Samen der im tropischen Westafrika einheimischen Stammpflanze: Strophanthus gratus (Wallich et Hooker) Franchet./Apocynaceae.

Die Hauptindikationen sind:

Herzdekompensation. Pulsieren. Tachykardie.

Zur Verfügung steht Strophanthus-Injeel (forte) mit dem Potenzenakkord (D 4, D 6), D 12, D 30, D 200.

Strophanthus ist enthalten in Placenta compositum, Strophanthus compositum.

Struma (cystica/nodosa/parenchymatosa) – Kropf

Verwendet wird der humane, operativ entfernte Kropf in homöopathischer Zubereitung (Nosode).

Die Hauptindikationen sind:

Zystische Struma. Knotige Struma. Parenchymatöse Struma.

Zur Verfügung stehen Struma cystica-Injeel (forte); Struma nodosa-Injeel (forte); Struma parenchymatosa-Injeel (forte) mit dem Potenzenakkord (D 6), D 10, D 30, D 200.

Strychninum nitricum – Strychninnitrat

Verwendet wird Strychninnitrat.

Die Hauptindikationen sind:

Schlaflosigkeit, Reizbarkeit. Hyperhidrosis. Chorea minor. Paresen verschiedener Art.

Zur Verfügung steht Strychninum nitricum-Injeel (forte) mit dem Potenzenakkord (D 6), D 12, D 30, D 200.

Strychninum nitricum ist enthalten in Arsuraneel.

Strychninum phosphoricum – Strychninphosphat

Verwendet wird Strychninhydrogenphosphat 2 H_2O.

Siehe „Strychninum nitricum", speziell wenn Erschöpfungserscheinungen vorliegen.

Zur Verfügung steht Strychninum phosphoricum-Injeel (forte) mit dem Potenzenakkord (D 6), D 12, D 30, D 200.

Strychninum phosphoricum ist enthalten in Testis compositum.

Sudor pedis – Schweißfußabsonderung

Verwendet wird Fußschweiß in homöopathischer Zubereitung (Nosode).

Diese aus Schweißfußabsonderungen hergestellte Nosode hat starke Beziehungen zur Leber- und Nierenfunktion und sollte daher bei Leberfunktionsstörungen, Leberschäden, Leberzirrhose sowie Gallensteinleiden und besonders auch bei Nierensteinleiden (die häufig nach retoxisch behandeltem Schweißfuß auftreten) eingesetzt werden, hat sich aber auch günstig wirksam bei Akne vulgaris und Hautkrankheiten, Ekzem usw. erwiesen. Evtl. auch bei aufsteigenden Lähmungen, z. B. auch bei Tabes dorsalis zu versuchen, auch bei Hyperhidrosis jedweder Lokalisation.

Sulfaguanidinum – Sulfaguanidin

Verwendet wird Sulfaguanidin, N^1-Amidinosulfanilamid, in homöopathischer Zubereitung (homöopathisiertes Allopathikum).

Die Hauptindikationen sind:

Therapieschäden jeder Art, speziell Agranulozytose, postinfektöse Anämie, Bindegewebsschäden (schlechte Körperhaltung der Heranwachsenden nach vorher stattgehabter Chemotherapie mit konsekutiver Ausbildung einer Scheuermann'schen Krankheit bzw. Osteochondrose). Autoaggressionskrankheiten, Leberschäden. Myokardose. Versuchsweise auch bei Nephrose und hartnäckiger Schlaflosigkeit. Vegetative Dystonie.

Zur Verfügung steht Sulfaguanidin-Injeel (forte) mit dem Potenzenakkord (D 6), D 12, D 30, D 200.

Sulfonamid – Sulfanilamid

Verwendet wird Sulfanilamid, 4-Aminobenzolsulfonamid, $NH_2\ C_6H_4\ SO_2\ NH_2$ in homöopathischer Zubereitung (homöopathisiertes Allopathikum).

Gleiche Indikationen wie bei Sulfaguanidinum.

Zur Verfügung steht Sulfonamid-Injeel (forte) mit dem Potenzenakkord (D 6), D 12, D 30, D 200; als Einzelpotenzen in D 6; D 12; D 15; D 30; D 60; D 100; D 200; D 300; D 400.

Sulfur – Schwefel

Verwendet wird Schwefel, S.

Dieses unentbehrliche Polychrest ist ein Zentralmittel des homöopathischen Arzneischatzes und wird sowohl bei akuten, häufiger aber bei chronischen Fällen mit Erfolg eingesetzt. Sulfur vermag ferner, je nach Art des Falles, in verschiedensten tiefen oder höheren Potenzen, selbst in Höchstpotenzen, grundlegend umstimmende Wirkungen zu entfalten, die — physiologisch-chemisch bzw. enzymologisch definiert — auf dem Wiederingangkommen gestörter fermentativer Entgiftungsmechanismen beruhen.

Nash bezeichnet Sulfur unter Bezugnahme auf Hahnemann als den König der Antisporika.

Wenn sowohl bei humoralen wie bei zellulären Phasen gut indizierte Mittel nicht wirken wollen, so wird empfohlen, Sulfur einzusetzen, um die durch eine psorische Konstitution, d. h. also durch frühere Rückvergiftungen (sprich: Fermentblockierungen) bedingte Behinderung von Arzneiwirkungen damit auszuschalten.

Hier müssen einige Ausführungen zu dem Begriff der Psora gemacht werden:

Der von Hahnemann aufgestellte Begriff Psora hatte in Anbetracht der Tatsache, daß zu Hahnemann's Zeiten der Krankheitsbegriff als solcher noch keine endgültige und naturwissenschaftlich fundierte Deutung erfahren hatte, daher ebenfalls keine wissenschaftlich faßbare Definition erfahren. Man erging sich in Spekulationen und personifizierte abstrakte Begriffe, wodurch viel Verwirrung angerichtet wurde.

Durch die Homotoxinlehre ist nun jedoch der Begriff der Psora Hahnemanns als eine charakteristische Rückvergiftungssituation herausgestellt worden, bedingt durch reversible Blockierung oder irreversible Zerstörung von Fermentsystemen. Je nach dem Grad der Schädigung lassen sich durch die antihomotoxische Therapie Besserungen oder Heilungen erzielen. Derartige Rückvergiftungen entstehen durch Hemmung von Entgiftungs- und Ausscheidungsvorgängen.

Wenn Ausscheidungen irgendwelcher Art, die in jedem Falle der Entgiftung dienen, einerlei ob es sich um Fußschweiß als Exkretionsphase oder um seröses Exsudat bei Ekzem und Dermatitis oder um irgendeine Entzündung (Reaktionsphasen) handelt, die ja ebenfalls der Entgiftung von Homotoxinen dienen, unterdrückt werden, so erfolgt dieses über eine Hemmung oder Zerstörung der mit diesen Entgiftungsfunktionen befaßten Fermentsysteme. Dieser Vorgang der Fermentschädigung entspricht der Bildung von Imprägnationsphasen, in schweren Fällen oder bei wiederholten Rückvergiftungen auch von Degenerations- oder Neoplasmaphasen, welche die verschiedensten Symptome der hydraköpfigen Psora darbieten können.

Imprägnationsphasen sind z. B. anazide Gastritis, chronische Gelenkerkrankungen, Myokardschäden, auch die postinfektiöse Anämie, Leberparenchymschäden, Bindegewebsschäden, also zahlreiche Erkrankungen, welche heute als Therapieschäden gekennzeichnet werden.

Es ist bekannt, daß durch zahlreiche, starkwirksame Pharmaka wie Sulfonamide, Antibiotika, Antifebrilika usw. derartige Therapieschäden oder unerwünschte Nebenwirkungen ausgelöst werden können, die auf Fermentblockierungen oder Fermentzerstörungen beruhen und weitgehend mit dem Begriff der Psora gleichgesetzt werden können.

Auch das Schweinefleisch enthält derartige Gifte (Sutoxine), die imprägnativen Charakter haben, z. B. Histamin und Histaminpolypeptide in großem Überschuß, worauf die Neigung zur Ausbildung von Entzündungen und Juckreiz beruht. Auch der überreichliche, vor allem intrazelluläre Fettgehalt spielt beim Schweinefleischgenuß eine homotoxische Rolle, indem nach Resorption des Fettes in die Lymphbahnen Erkrankungen des Lymphsystems auftreten.

Ein Teil der als Psora angesehenen Krankheitserscheinungen, die sich z. B. auch als Skrofulose (skropha = das Schwein) oder als Dyskrasien sonstiger Art äußern, muß als sutoxisch, d. h. als durch Schweinefleischgenuß bedingt angesehen werden.

Der Organismus versucht nunmehr, diese Schädigungen im Sinne der Imprägnationsphasen bzw. die sutoxischen Belastungen wieder auszukompensieren, was im Sinne der regressiven Vikariation zu erreichen versucht wird, indem die Rückgifte (speziell das Histamin) nunmehr über Reaktionsphasen abgeleitet werden sollen. Derartige Reaktionsphasen können bei schweren Therapieschäden, speziell bei Degenerations- oder sogar bei Neoplasmaphasen, dann evtl. den Charakter von Ausweichphasen annehmen, z. B. von Fisteleiterungen, chronischen Dermatosen, chronischer Furunkulose bei Diabetes usw. Über diese Ausweichphasen werden dann intermediäre Homotoxine oder exogene Sutoxine (nach erfolgter Umsetzung im Bindegewebe) ausgeschieden, womit die der zellulären Phase entsprechende Giftlage entlastet wird.

In allen diesen Fällen wirkt Sulfur günstig, um die in Gang befindlichen Entgiftungsvorgänge (evtl. als Entzündungen in Erscheinung tretend) zu beschleunigen und gegebenenfalls anfänglich in Reaktion zu bringen bzw. zur Krise zu treiben.

Diese Selbsthilfetendenz des Organismus läßt sich also hervorragend durch Sulfur unterstützen. Dabei hängt der endgültige Erfolg nicht zuletzt auch davon ab, in welchem Umfange die retoxische Schädigung erfolgt ist, d. h. ob es sich noch um reversible Imprägnationsphasen oder bereits um mehr oder weniger irreversible Degenerations- oder Neoplasmaphasen handelt.

In vielen Fällen einer noch reversiblen Fermentblockierung pflegt Sulfur oft schlagartige Wirkungen zu entfalten, indem wie mit einem passenden Schlüssel der gesamte Krankheitszustand gewissermaßen aufgeschlossen wird bzw. der Naturheiltendenz ein breiter Weg geöffnet wird, charakterisiert durch die wieder in Gang gesetzten physiologischen Fermentfunktionen der allgemeinen Entgiftung (System der Großen Abwehr).

Die auf die Medikation von Sulfur hin in Gang kommende Entgiftung äußert sich durch Vikariationseffekte im Sinne der regressiven Vikariation, wie sie von verschiedensten Ärzten beschrieben wurden. So berichtet Nash von einer Patientin, die 14 Jahre lang magenkrank und fast bis zum Skelett abgemagert war. Anamnestisch stellte sich heraus, daß sie vor ca. 15 Jahren ein Ekzem am Nacken und Hinterkopf durch eine hochwirksame Salbe unterdrückt hatte und seitdem niemals eine Spur mehr von dem Ekzem in Erscheinung trat. Nash verordnete eine Gabe Sulfur D 200. Nach drei Wochen kam der Ausschlag wieder heraus, und die Magenbeschwerden waren vollständig behoben.

Es kann hierbei bemerkt werden, daß durch höhere Potenzen von Sulfur übermäßige Reaktionen im allgemeinen nicht ausgelöst werden. Diese treten im allgemeinen nur bei Verwendung tieferer Potenzen in Erscheinung, so daß es sich empfiehlt, bei extrem chronischen Fällen entweder sofort oder nach anfänglichem Einsatz von Tiefpotenzen (Schwef-Heel: Potenzenakkord von Tief- und Hochpotenzen) sich der Hoch- und Höchstpotenzen von Sulfur zu bedienen.

Ähnliche Fälle hat sicherlich jeder homöopathisch arbeitende Arzt, der Experimente mit Hochpotenzen macht, ebenfalls gelegentlich beobachtet. Es darf aber betont werden, daß zur Erzielung derartiger Wirkungen in den meisten Fällen übliche Injektionen von Sulfur-Injeel (forte) oder auch von Engystol genügen, bei welch letzterem Präparat der Sulfur-Anteil einen wesentlichen Wirkungsfaktor darstellt, um regressive Vikariationen im Sinne des Ingangkommens einer natürlichen Heilung auszulösen.

Typisch für Sulfur-Indikationen bei Imprägnationsphasen ist das Befallensein der Haut, welche juckt und nach dem Kratzen brennt. Der Organismus versucht, die intermediären Homotoxine, speziell das Histamin, über das Integument abzuleiten. Dabei bestehen Tendenzen zur regressiven Vikariation in Form der Ausprägung von Reaktionsphasen wie Ausflüsse verschiedenster Art, die wundmachend sind und die Körperöffnungen röten, ferner ein widerlicher Körpergeruch trotz häufigen Badens, ähnlich wie bei Psorinum. Die Patienten können dabei aber das Waschen und das Baden nicht vertragen. Daher erscheinen die Sulfur-Patienten meist als schmutzige, unreinliche Leute, die zu Hautleiden geneigt sind.

Das Brennen und das Jucken findet sich allenthalben, nicht nur auf dem Scheitel, in den Augen, im Gesicht, sogar in der Zunge sowie bei Aphthen im Mund (Engystol-Indikation), Brennen im Magen und Rektum, Brennen und Jucken bei Hämorrhoiden, Brennen in der Harnröhre, Brennen und Jucken in der Vulva, an den Brustwarzen, zwischen den Schulterblättern, an Händen und Füßen, so daß sie aus dem Bett gestreckt werden müssen, um sie abzukühlen; alles dies sind typische Sulfur-Indikationen.

Es ist nicht möglich, selbst nicht alle wichtigen Symptome von Sulfur hier aufzuzählen. Dieses erklärt sich daraus, daß Sulfur das große Heilmittel praktisch bei allen zellulären Phasen ist, speziell bei Imprägnationsphasen, welche noch die Tendenz zeigen, sich regressiv umzusetzen. Fast jedes Symptom, das sich klinisch bei Dyskrasien der verschiedensten Art äußert, bei Skrofulose (Folge von Schweinefleischgiften), bei chronischen Ulzerationen, Furunkeln, bei verschiedensten Tumoren, Finger- und Nagelgeschwüren, Ulcera cruris, Dermatosen, asthmatischen Beklemmungen, Herzbeengungen und Herzmuskelschäden infolge retoxischer Imprägnierung bei der Behandlung von akuten Erkrankungen (Angina tonsillaris, Grippe, Scharlach usw.), kann durch Sulfur irgendwie günstig beeinflußt werden und findet sich fast stets auch in den umfangreichen Symptomverzeichnissen und Prüfungsprotokollen von Sulfur.

Ein wichtiges Symptom ist auch die Rötung aller Körperöffnungen und speziell der Ohren, wodurch beim ersten Aspekt schon ein Hinweis auf Sulfur gegeben wird. Auch die im Klimakterium so häufigen Hitzewallungen werden günstig durch Sulfur beeinflußt (sonst auch durch Sepia,

Lachesis, Sanguinaria u. a.), in schwersten Fällen evtl. durch Acidum sulfuricum.

Ferner können die bei Imprägnationsphasen oft beobachteten Schwächeempfindungen eine Indikation für Sulfur sein, so z. B. die vormittags gegen 11 Uhr auftretende Schwäche und Flauheit im Magen, welche zum Essen zwingt. Ebenso erfordern morgendliche Durchfälle, die aus dem Bett treiben und offensichtlich der Ausscheidung von Homotoxinen dienen, was durch die danach folgende Erleichterung deutlich wird, die Medikation von Sulfur.

Es darf darauf hingewiesen werden, daß Schwefel einer der wichtigsten Gewebebestandteile des Organismus ist. Bekanntlich besteht die mesenchymale Grundsubstanz aus Hyaluronsäuren bzw. der Mukoitin- und Chondroitinschwefelsäure.

Je schwefelreicher das Bindegewebe ist, desto weicher und schleimhaltiger pflegt es zu sein. Durch Schwefel-Injektionen wird das Bindegewebe schwefelärmer und widerstandsfähiger, indem der Gewebsschwefel durch diese Injektion mobilisiert und ausgeschieden wird, was August Bier und Mitarbeiter in zahlreichen, höchst eindrucksvollen Experimenten nachgewiesen haben. Damit wird die günstige Wirkung von Sulfur-Injektionen (Engystol bzw. Sulfur-Injeel) bei Arthrosen und primär chronischer Arthritis verständlich.

Bekannt ist auch die Tatsache, daß zahlreiche Fermente über Sulfidgruppen wirksam werden, wie z. B. das Coenzym A, die Zytochrome und viele andere. Es ist weiterhin bekannt, daß durch Chemotherapeutika und Schwermetalle die SH-Gruppen besonders leicht blockiert werden und daß hierauf die nach zahlreichen Chemotherapeutika auftretenden Therapieschäden beruhen können.

Durch Darreichung von Schwefelverbindungen in entsprechender, dem biologischen Milieu angepaßter (homöopathischer) Verdünnung können derartige Schädigungen, soweit sie überhaupt noch reversibel sind, vielfach wieder rückgängig gemacht werden. Die dann wieder einsetzenden fermentativen Entgiftungsfunktionen äußern sich als regressive Vikariation mit Wiederauftreten der evtl. früher retoxisch abgeheilten Erkrankungen, wie Ekzeme usw.

Ohne die durch die Homotoxinlehre erfolgte Ordnung der verschiedenen Krankheiten und ohne die Kenntnis ihrer gegenseitigen Beziehungen kann die Wirkung eines derartig großen Heilmittels, wie es der Schwefel darstellt, kaum erfaßt werden. Daraus wird aber auch der Symptomenreichtum des Arzneimittelbildes von Sulfur verständlich, ebenso die Tatsache, daß nicht nur Imprägnationsphasen, sondern evtl. auch noch Degenerationsphasen und möglicherweise auch noch Neoplasmaphasen, in jedem Falle aber das große Heer der Depositionsphasen und Reaktionsphasen (letzteres besonders im Falle von Ausweichphasen oder bei psorischer Belastung) eine günstige Beeinflussung durch Sulfur erfahren können.

Erinnert sei diesbezüglich an den Vortrag von Prof. Stiegele in Freudenstadt, auf welchem er bekanntgab, daß er während der langen Jahre seiner ärztlichen Tätigkeit, obwohl er eigentlich kein Hochpotenzler war und darüber sonst nie berichtet hat, dennoch stets mit Hochpotenzen experimentierte und dabei zahlreiche erstaunliche Wirkungen feststellen konnte.

Unter anderen schilderte Prof. Stiegele den Fall eines Knaben, der an einer Wanderpneumonie erkrankt war und bei dem jegliche Hilfe aussichtslos erschien, weil kein homöopathisches Mittel eine grundlegende Wirkung zu erzielen vermochte. Prof. Stiegele zog damals einen bekannten Kliniker zu, der den Fall ebenfalls aufgab. Nun verabreichte Prof. Stiegele am gleichen Abend eine Gabe Sulfur D 200 mit dem überraschenden Erfolg, daß die seit Wochen und Monaten erwartete Krise über Nacht eintrat und der Patient erstmals am nächsten Morgen fieberfrei war. Nach kurzer Rekonvaleszenz war die Genesung vollkommen.

Derartige Beobachtungen sind für die Sulfur-Wirkung charakteristisch. Man soll deshalb bei allen jenen Fällen, die auf gut indizierte Biotherapeutika-Antihomotoxika nicht ansprechen, Sulfur in verschiedenster Form interponieren, z. B. in Form intravenöser Injektionen von Sulfur-Injeel (forte), evtl. auch von Engystol (dieses besonders bei Viruskrankheiten), wobei es einerlei ist, ob es sich um einen Fall von chronischer Endokarditis septischer Art (Leimbach: Homotoxin-Journal 3, 151 [1964], handelt oder um Ashtma bronchiale, um chronische Herzerkrankungen, Dermatosen, Lebererkrankungen, chronischen Rheumatismus oder gichtige, arthrotische Beschwerden, um akute Pneumonie, um Skrofulose in ihren verschiedenartigen Formen, um chronische Ernährungsstörungen bei Erwachsenen wie Kindern sowie um erschwerte Rekonvaleszenz, dyspeptische Zustände, Hämorrhoiden, chronische Magenschwäche, Hydrozephalus, chronische Erkrankungen der weiblichen Genitalien, z. B. Ovarialzysten, Ulcera varicosa (hier Vorsicht mit zu tiefen Gaben, da die Ulcera bei nicht streng durchgeführter sutoxinfreier Ernährung sonst eine enorme Ausweitung annehmen können) sowie bei Wechseljahresbeschwerden, bei Diabetes und zahlreichen zellulären Phasen.

Es ist kaum möglich, einen erschöpfenden Überblick über die Sulfur-Wirkungen im Rahmen einer kurzen Charakteristik zu geben. Man denke stets an Sulfur, wenn folgende Symptome und Erscheinungen hervorstechen oder das Bild beherrschen:

1. Herausstrecken der Füße aus dem Bett, die evtl. tagsüber kalt sind.
2. Hitzewallungen und Hitzegefühl sowie Brennen an den verschiedensten Körpergegenden, evtl. mit Schweißausbrüchen und mit Verlangen nach frischer Luft.
3. Juckreiz bei Hauterkrankungen sowie essentiell, nachfolgend häufig Brennen (Phosphorus, Arsenicum album).
4. Chronische Hauterkrankungen, Lichen ruber planus (Engystol), Akne vulgaris, Ekzeme, Neurodermitis, Dermatosen, verbunden mit unangenehmem Körpergeruch und Abneigung gegen Waschen und Baden (besonders im kalten Wasser), mit viel Juckreiz (besonders nachts). Urticaria, Quinke'sches Ödem.
5. Gerötete Schleimhäute, besonders an den Körperöffnungen. Auffallend rote Lippen und rote Ohren, rote Augenlider mit Neigung zu skrofulösen Entzündungen, Gerstenkörnern, Blepharitis ciliaris.
6. Hämorrhoidalbildung mit Rötung und Jucken am After.
7. Morgendliche Durchfälle, die aus dem Bett treiben.
8. Schwäche und Flauheit im Magen gegen 11 Uhr vormittags, zum Essen zwingend. Dabei Abneigung gegen Fleisch und Unverträglichkeit von Milch.
9. Vikariationseffekte im Sinne der retoxischen Imprägnierung, d. h. Imprägnationsphasen und zelluläre Phasen der verschiedensten Art, welche die Tendenz zur regressiven Vikariation zeigen, aber nicht zur Durchsetzung bringen können.
   Jegliche Folgen von unterdrückten Ausscheidungen jeder Art. Viruskrankheiten (am besten in Form von Engystol).
10. Herzbeschwerden. Druck wie ein Gewicht, wie ein Stein auf der Brust.
11. Schlaflosigkeit: kann nicht einschlafen, dabei Hitze in den Füßen, Juckreiz, auch asthmatische Beschwerden.
12. Sulfur ist stets als Zwischenmittel zu verabreichen, wenn gut indizierte Präparate nicht wirken, in Hoch- und Höchstpotenzen auch bei Degenerations- und Neoplasmaphasen.

Je mehr die Phase rechts des Biologischen Schnittes im zellulären Bereich lokalisiert ist, desto höher soll im allgemeinen die Potenz gewählt werden.

Zur Verfügung steht Sulfur-Injeel (forte) S mit dem Potenzenakkord (D 6), D 12, D 30, D 200; als Einzelpotenzen in D 200; D 1000.

Sulfur ist enthalten in Carcinominum compositum, Cardiacum-Heel, Causticum compositum, Cerebrum compositum, Coenzyme compositum, Cutis compositum, Discus compositum, Echinacea compositum S, Engystol N, Ginseng compositum, Hepar compositum, Klimaktheel, Molybdän compositum, Mucosa compositum, Paeonia-Heel, Proctheel, Psorinoheel, Pulsatilla compositum, Rauwolfia compositum, Schwef-Heel, Sulfur-Heel, Thyreoidea compositum, Tonsilla compositum, Ubichinon compositum, Zeel P/Zeel.

Sulfur jodatum – Jodschwefel

Verwendet wird das Schmelzgemisch von 1 Teil sublimiertem Schwefel mit 4 Teilen Jod.

Die Hauptindikationen sind:

Akne vulgaris. Furunkulose. Mammafibrome. Resorptionsmittel.

Zur Verfügung steht Sulfur jodatum-Injeel (forte) mit dem Potenzenakkord (D 6), D 12, D 30, D 200.

Sutoxol – Schweinefleisch-Nosode

Verwendet wird gefaultes Schweinefleisch und stark erhitzter Schweinespeck in homöopathischer Zubereitung (Nosode).

Die Hauptindikationen sind:

Schwere homotoxische Belastung bei Phasen jeder Art, allgemein zur Bereinigung des homotoxischen Terrains zwischenzuschalten oder vorab einzusetzen. Lymphatismus. Neigung zu Suppurationen, Furunkeln, Karbunkeln. Chronische Appendizitis, Fluor albus, Cholangitis, Cholelithiasis, Cholezystitis. Bei Neoplasmaphasen als Zwischenmittel. Sutoxol weist in mancher Beziehung Ähnlichkeiten mit Pyrogenium auf, so daß es auch bei den Indikationen von Pyrogenium zum Einsatz kommen kann.

Neben der Grippe-Nosode-Injeel, Insektizid-Injeel, Adeps suillus-Injeel, Diphtherinum-Injeel, Pyrogenium-Injeel, Scarlatinum-Injeel und Psorinoheel eine der wichtigsten Nosoden überhaupt beim Abbau schwerer Homotoxinlagen.

Zur Verfügung steht Sutoxol-Injeel (forte) mit dem Potenzenakkord (D 6), D 12, D 30, D 200; als Einzelpotenzen in D 4; D 5; D 6; D 8; D 10; D 12; D 15; D 20; D 25; D 30; D 40; D 50; D 60; D 100; D 200; D 400; D 500; D 1000.

Sympathicus

Verwendet wird der Nervus sympathicus eines Schlachttieres in homöopathischer Zubereitung (Organpräparat).

Die Hauptindikationen sind:

Vegetative Dystonie. Morbus Sudeck. Hypotonie. Raynaud'sche Gangrän. Morbus Buerger. Hypernephrom (versuchsweise). Migräne. Asthma bronchiale. Ulcus duodeni. Angina pectoris. Diabetes mellitus.

Sympathicus suis steht zur Verfügung als Sympathicus suis-Injeel in dem Potenzenakkord D 10, D 30, D 200 und als Sympathicus suis-Injeel forte in dem Potenzenakkord D 8, D 12, D 30, D 200.

Symphytum – Beinwell

Verwendet wird die frische, vor Beginn der Blüte gesammelte Wurzel der auf feuchten Wiesen und an Gräben in Europa und Sibirien anzutreffenden Stammpflanze: Symphytum officinale L./Boraginaceae.

Die aus Symphytum zubereitete Tinktur enthält ätherische Öle sowie Alkaloide, Allantoin, Cholin, das Glykosid Consolidin, ferner Gerbstoffe und Harze.

Symphytum ist ein ausgesprochenes Volksheilmittel; es wurde nicht geprüft und wird von alters her bei Knochenverletzungen und Knochenbrüchen angewandt, auch wenn das Periost in Mitleidenschaft gezogen ist, sei es durch Druck, Stoß, Fall, Quetschung oder auch bei Schädigungen der Sehnen- und Gelenkbänder sowie bei Irritabilität des Stumpfes nach Amputation (Fellenberg-Ziegler).

Symphytum fördert die Kallusbildung ebenso wie Calcium phosphoricum.

Nicht nur bei reizbarem Amputationsstumpf (Kausalgien), sondern auch bei Empfindlichkeit der Knochen an der Bruchstelle wird Symphytum erfolgreich eingesetzt.

Auch Hinterkopfschmerzen, die wandern und evtl. über den Scheitel bis in die Stirn ziehen (ähnlich wie bei Cimicifuga) sowie am Nasenknochen herunterlaufen, reagieren auf Symphytum.

Eine Entzündung des Unterkieferknochens mit harter Infiltration und Rötung ist ebenfalls eine Indikation für Symphytum (Boericke). Besonders empfohlen wird Symphytum bei Augenschmerzen, die nach einem Schlag oder Stoß mit einem stumpfen Gegenstand auftreten sowie allgemein bei Augenverletzungen, wobei Symphytum geradezu als spezifisch indiziert ist.

Dabei kann sich eine Geschwulst des Augapfels finden oder zumindest das Gefühl einer Geschwulst und krampfhaftes Verschließen der Augenlider.

Heinigke erwähnt als Indikation Psoasabszeß infolge tuberkulöser Erkrankung der Wirbel; neben Entzündungen des Unterkieferknochens sind allgemein Knochenhautentzündungen infolge Verletzungen (sonst Ruta) eine Indikation für Symphytum. Auch soll Symphytum bei Rükkenschmerzen nach geschlechtlichen Exzessen wirken sowie bei der Behandlung von Magen- und Zwölffingerdarmgeschwüren nützlich sein.

Im allgemeinen wird Symphytum innerlich in niedrigen Potenzen angewandt, ebenso äußerlich als Tinktur bzw. zu Umschlägen mit Verdünnungen der Tinktur (aus der ganzen frischen blühenden Pflanze; 1 Teil Tinktur mit 5 Teilen lauwarmen Wassers zu Aufschlägen).

Die wesentlichen Symptome und Indikationsgebiete von Symphytum sind demnach folgende:

1. Knochenbrüche jeder Art, besonders der langen Röhrenknochen (Beine), vornehmlich dann angezeigt, wenn die Bruchstellen sehr schmerzhaft sind (auch noch nach Heilung anhaltende Schmerzhaftigkeit). Reizbare Amputationsstümpfe (Kausalgien).
2. Psoasabszeß infolge tuberkulöser Erkrankung der Wirbel. Entzündung des Unterkieferknochens. Knochenhautentzündungen infolge Verletzungen.

3. Augenverletzungen nach Kontusion oder Schlag.
4. Kopfschmerzen im Hinterkopf wechselnd und nach vorn ziehend, dem Nasenknochen entlang nach unten.

Zur Verfügung steht Symphytum-Injeel (forte) mit dem Potenzenakkord (D 4), D 12, D 30, D 200.

Symphytum ist enthalten in Traumeel S, Zeel P/Zeel.

Syphilinum

siehe Luesinum

Syzygium jambolanum – Jambulbaum

Verwendet werden die reifen, getrockneten Früchte der in Ostindien und den malayischen Gebieten einheimischen, auf Mauritius und in Westindien angebauten Stammpflanze: Syzygium jambos DC./Myrtaceae.

Die Hauptindikationen sind:
Diabetes mellitus.

Zur Verfügung steht Syzygium jambolanum-Injeel (forte) mit dem Potenzenakkord (D 4), D 12, D 30, D 200.

Syzygium jambolanum ist enthalten in Syzygium compositum.

Tabacum – Tabak

Verwendet werden die nicht fermentierten Blätter der in Mittelamerika einheimischen, vielfach angebauten Stammpflanze: Nicotiana tabacum L./ Solanaceae.

Die Hauptindikationen sind:
Kollaps mit Blässe und kaltem Schweiß, Zittern, Gliederkälte. Angina pectoris, Schmerzen im linken Arm, Todesangst. Migräne. Nierenkolik. Hernien mit Neigung zu Einklemmungserscheinungen. Cholera mit eiskaltem Körper. Neuralgien. Schwindel und Menièresches Syndrom.

Zur Verfügung steht Tabacum-Injeel (forte) mit dem Potenzenakkord (D 6), D 12, D 30, D 200.

Tabacum ist enthalten in Aesculus compositum, Arteria-Heel, Circulo-Injeel, Placenta compositum, Strophanthus compositum.

Taenia solium – Schweinebandwurm

Verwendet wird der Schweinebandwurm Taenia solium, der den Menschen als einzigen Endwirt benutzt und durch Genuß von rohem, finnigen Schweinefleisch übertragen wird, in homöopathischer Zubereitung (Nosode).

Die Hauptindikationen sind:
Chorea minor. Tic convulsif. Nervöse Reizbarkeit der Kinder. Bei Enuresis als Nebenmittel. Störungen infolge Verwurmung. Abmagerung.

Tanacetum vulgare – Rainfarn

Verwendet werden zu gleichen Teilen frische Blätter und Blüten der in Europa, Nordasien und Nordamerika einheimischen Stammpflanze: Chrysanthemum vulgare [L.] Bernh./Compositae.

Die Hauptindikationen sind:
Wurmleiden und Nervenirritationen bei Verwurmung (Zuckungen, Tics, nervöse Reizzustände der Kinder u. a.).

Zur Verfügung steht Tanacetum vulgare-Injeel (forte) mit dem Potenzenakkord (D 4), D 10, D 30, D 200.

Tanacetum vulgare ist enthalten in Tanacet-Heel.

Tarantula – Tarantel

Verwendet werden in Spanien vorkommende Wolfsspinnen.

Die Hauptindikationen sind:

Motorische Unruhe. Zittern und Zuckungen der Extremitäten. Hysterie, Hysteroepilepsie. Hyperästhesie. Melancholie. Paralysis agitans. Karbunkel mit bläulichem Aussehen. Schmerzhafte Tumoren. Dysmenorrhö. Unruhe der Beine.

Kann bei Schüttellähmung (Morbus Parkinson, Paralysis agitans, auch enzephalitischer Genese) in manchen Fällen hervorragend wirken.

Zur Verfügung steht Tarantula-Injeel (forte) mit dem Potenzenakkord (D 6), D 12, D 30, D 200.

Taraxacum – Löwenzahn

Verwendet wird die zu Beginn der Blüte gesammelte ganze, frische, auf Wiesen und Triften in Europa, Asien, Nordafrika und Amerika vorkommende Stammpflanze: Taraxacum officinale Wiggers./Compositae.

Die Hauptindikationen sind:

Lebermittel. Bitterer Geschmack. Landkartenzunge (Arsenum album).

Zur Verfügung steht Taraxacum-Injeel (forte) mit dem Potenzenakkord (D 4), D 12, D 30, D 200.
Taraxacum ist enthalten in Hepar compositum, Injeel-Chol.

Tartarus stibiatus – Brechweinstein

Verwendet wird Brechweinstein, Kaliumhydrogentartratantimonat(III) $^1/_2$ H_2O, KCO_2 CH(OH) CH(OH) CO_2 SbO · $^1/_2$ H_2O.

Tartarus stibiatus, Brechweinstein, ist, wie schon der Name sagt, eine Substanz, die Erbrechen erzeugt. In dem Vergiftungsbild findet sich daher auch ein entzündlicher Zustand der Magenschleimhaut mit Kollaps und großer Kälte der äußeren Haut der Glieder, großer Hinfälligkeit, Schwäche und Muskelzittern. Bei großen Gaben erfolgt der Tod nach Krampfanfällen durch Lähmung des Hirns und der Herztätigkeit.

Charakteristisch ist eine gesteigerte Sekretion der drüsigen Organe nach Einwirkung kleiner Gaben. Dabei findet sich eine gedrückte und unruhige Gemütsstimmung, die auch schreckhaft, verdrießlich und ängstlich sein kann.

Besonders charakteristisch für Tartarus stibiatus sind pustulöse Ausschläge auf der Haut, die nicht nur nach örtlicher Einwirkung des Mittels auf das Gewebe entstehen, sondern auch als Allgemeineinwirkung einsetzen, wobei auch juckende Friesel- oder Bläschenausschläge neben hämorrhagischen Ulzera vorhanden sein können. Die Pusteln entwickeln sich nur langsam und schmerzhaft und bilden Geschwüre, so daß man Tartarus stibiatus in Anbetracht der Ähnlichkeit des Bildes auch zur Behandlung der Pocken herangezogen hat.

Als weitere Gifteinwirkungen finden sich bei der Arzneimittelprüfung Flimmern vor den Augen, Konjunktivitis, undeutliches Sehen, Ohrensausen, Zittern und Zuckungen, rheumatisches Ziehen und Schmerzen im Rücken, an den oberen und unteren Extremitäten, ähnlich wie es auch nach der Einwirkung von Antimonium crudum beobachtet wird.

Am Herzen zeigt sich Arrhythmie mit Absinken der Blutdruckspannung, kühler Haut und Frostempfindung bis zum Schüttelfrost, wobei die Haut mit kühlem, klebrigem Schweiß bedeckt sein kann, aber anschließend auch warme (Nacht-)Schweiße auftreten können.

Tartarus stibiatus bzw. emeticus hat in seinem Arzneimittelbild weiterhin Katarrhe des Kehlkopfes und der Bronchien mit Stimmlosigkeit, Schleimrasseln und Husten, wobei der Schleim schlecht entleert werden kann, so daß es zu Atemnot und Beklemmungsgefühl mit Schmerzen und Stichen auf der Brust kommen. Tartarus stibiatus vermag die Schleimentleerung herbeizuführen.

Es kann auch vermehrte Speichelabsonderung vorliegen, wobei die Papillen auf der hochroten Zunge hervorragen, evtl. auch Geschwürchen in der Mundschleimhaut mit Ansammlung von Schleimmassen im Schlunde vorhanden sind. Überhaupt sind für Tartarus stibiatus Ulzerationen charakteristisch, die eventuell entlang der Speiseröhre herunterwandern und sich bis in den Magen fortsetzen können.

Heftige Magenschmerzen und ununterbrochene wässrige Durchfälle, auch mit Blut durchmischt und mit Schmerzen im Mastdarm und After treten bei Tartarus stibiatus-Vergiftungen auf.

Auch an den Harn- und Geschlechtsorganen findet sich starkes Drängen zum Urinieren mit Schmerzen und Brennen beim Wasserlassen, mit tropfenweisem Abgang, wie man es bei Zystitis, Prostatitis und evtl. bei

Nierenkoliken findet, besonders wenn Ziegelmehlsediment vorliegt und sich zusätzliche Pusteln am Skrotum finden.

Bei der Frau zeigt sich auf die Tartarus stibiatus-Wirkung hin blutig-seröser Ausfluß aus dem Uterus.

Nash erwähnt noch die häufig beim Tartarus-stibiatus-Bild vorhandene Schläfrigkeit, welche z. B. bei Pneumonie Tartarus stibiatus erfordert, und besonders das Hauptsymptom des starken Schleimrasselns mit dem Unvermögen, das Sputum auszuwerfen, was für alle Altersstufen und Konstitutionen zutrifft, hauptsächlich aber bei Kindern und alten Leuten. Damit tritt Tartarus stibiatus in Konkurrenz zu Sulfur, wenn nämlich Kurzatmigkeit infolge Hepatisation der Lungen bei Pneumonie vorliegt und der Kranke zu schwach und schläfrig ist, um den Auswurf nach außen zu befördern, ebenso wie zu Ipecacuanha, bei welchem Präparat eine Besserung der Beschwerden durch Erbrechen oder durch Ingangkommen von Aufwurf erfolgt, evtl. auch zu Phosphorus.

Nach Dewey (S. 321) erstrecken sich die Hauptwirkungen von Tartarus stibiatus auf Schleimanhäufungen auf der Brust mit keuchendem Atem und Brustbeklemmungen sowie auf Pustelausschläge, ähnlich denen bei Pocken, so daß Tartarus stibiatus auch für die Pocken als Heilmittel eingesetzt werden kann, zumal Lungensymptome auch bei Pocken regelmäßig vorliegen.

Wenn die Hauptsymptome von Tartarus stibiatus zusammengefaßt werden, ergibt sich das folgende typische Arzneimittelbild:

1. Schleimanhäufung auf der Brust mit Schleimrasseln und Unvermögen, den Schleim auszuwerfen, besonders bei Pneumonie und Katarrhen der Lunge mit blassem Gesicht und Unfähigkeit, den Auswurf herauszubringen.
2. Hautaffektionen mit Pustelbildung, ähnlich den Pocken, versuchsweise bei Variola.
3. Pustelbildung auf den Schleimhäuten, besonders Stomatitis, Pharyngitis, Gastritis, Kolitis, jedoch auch Fluor albus und Erosio portionis.
4. Schläfrigkeit bei Krankheiten der Atmungsorgane oder auch bei Cholera infantum.
5. Persistierende Hepatisation der Lungen nach Anwendung von Antibiotika.

Zur Verfügung steht Tartarus stibiatus-Injeel (forte) mit dem Potenzenakkord (D 6), D 12, D 30, D 200.

Tartarus stibiatus ist enthalten in Apis-Homaccord, Bronchalis-Heel, Tartephedreel, Tonsilla compositum.

Tellurium — Tellur

Verwendet wird Tellurium, Te.

Die Hauptindikationen sind:
Herpes circinatus, Pityriasis versicolor, Sycosis barbae, Otitis externa und Gehörgangsekzem. Fuß- und Achselschweiß übelriechend. Otitis media catarrhalis. Blepharitis.

Zur Verfügung steht Tellurium-Injeel (forte) mit dem Potenzenakkord (D 6), D 12, D 30, D 200.

Teratoma — Mischgeschwulst

Verwendet wird ein Teratom, eine embryonale Geschwulstart, in homöopathischer Zubereitung (Nosode).

Teratome sind Mischgeschwülste, die möglicherweise durch Entwicklungsstörungen entstehen aus mehreren organartigen Teilen; z. T. sind sie als unvollkommende Entwicklung eines parasitären Fetus aufzufassen. Sie gehen von den Keimblättern aus, zeigen oft maligne Entartung, besonders bei Lokalisation am Hoden. Meist treten sie als Steißteratom auf.

An die Anwendung der Teratoma-Nosode denkt man bei Teratomen oder bei Verdacht auf solche Geschwülste, bei unklaren Schmerzen im Hoden oder unklaren Hodentumoren sowie bei unklaren Schmerzen auf dem Kreuzbein, besonders wenn die Frauen mehrfache Aborte durchmachten, jedoch auch bei Fernsymptomen der verschiedensten Art, auch bei Bindegewebsschäden nach Therapie mit Antibiotika und Chemotherapeutika.

Zur Verfügung steht Teratoma-Injeel (forte) mit dem Potenzenakkord (D 8), D 12, D 30, D 200.

Terebinthina Chios — Terpentin

Verwendet wird Terpentin aus Pistacia terebinthus L./Anacardiaceae.

Die Hauptindikationen sind:
Akute hämorrhagische Herdnephritis mit rauchigem Urin, nach Veilchen riechend, bluthaltig. Nephrolithiasis.

Zur Verfügung steht Terebinthina Chios-Injeel (forte) mit dem Potenzenakkord (D 6), D 12, D 30, D 200.

Terebinthina ist enthalten in Albumoheel, Populus compositum, Solidago compositum.

Testis – Hoden

Verwendet wird der von Schlachttieren gewonnene Hoden in homöopathischer Zubereitung (Organpräparat).

Die Hauptindikationen sind:

Impotentia virilis. Frühzeitiges Altern. Erschöpfungszustände. Revitalisierungsfaktor. Hydrozele. Sterilität. Samenstrangneuralgien. Versuchsweise bei Osteomalazie.

Testis suis steht zur Verfügung als Testis suis-Injeel in dem Potenzenakkord D 10, D 30, D 200 und als Testis suis-Injeel forte in dem Potenzenakkord D 8, D 12, D 30, D 200; als Einzelpotenzen in D 6; D 200.

Testis ist enthalten in Testis compositum.

Testis bovis – Stierhoden

Verwendet wird der von gesunden Stieren gewonnene Hoden in homöopathischer Zubereitung (Organpräparat).

Die Hauptindikationen sind:

Impotentia virilis und sonst mögliche männliche Fertilitätsstörungen. Revitalisierungseffekt.

Stierhoden hat sich gegenüber dem von jugendlichen Ebern gewonnenen Schweinehoden als besonders wirksam bei Störungen der Fertilität gezeigt. Dabei pflegt außer einer Stimulation der männlichen Potenz auch ein allgemeiner Regenerationseffekt erkennbar zu werden, gekennzeichnet durch Besserung des Gedächtnisses, der allgemeinen Vitalität und Aktivität, was in jedem Falle durch geeignete Kombinationspräparate, durch welche Fermente aufgebessert werden (Coenzyme, Ubichinon u. a.), unterstützt werden sollte.

Zur Verfügung steht Testis bovis-Injeel (forte) mit dem Potenzenakkord (D 6), D 10, D 30, D 200.

Tetanus-Antitoxin

Verwendet wird das als Tetanus-Impfstoff eingesetzte Tetanus-Toxoid in homöopathischer Zubereitung (Nosode).

Die Hauptindikationen sind:
Anaphylaktoide Zustände, speziell nach Seruminjektionen (Pferdeserum). Spastische Erkrankungen jeder Art. Muskelkrämpfe. Tetanie. Trismus. Störungen der Glandula parathyreoidea und des Kalkstoffwechsels. Versuchsweise auch bei Arthrosen und Neuralgien, sowie bei spastischen Paresen, evtl. auch bei multipler Sklerose. Parkinsonismus.

Zur Verfügung steht Tetanus-Antitoxin-Injeel (forte) mit dem Potenzenakkord (D 6), D 12, D 30, D 200; als Einzelpotenzen in D 200.

Tetracyclin

Verwendet wird das Antibiotikum Tetracyclinhydrochlorid in homöopathischer Zubereitung (homöopathisiertes Allopathikum).

Die Hauptindikationen sind:
Therapieschäden nach Anwendung von Antibiotika, Sulfonamiden und anderen. Langwierige Rekonvaleszenz. Postinfektöse Anämie. Agranulozytose. Vegetative Dystonie.

Zur Verfügung steht Tetracyclin-Injeel (forte) mit dem Potenzenakkord (D 6), D 12, D 30, D 200.

Teucrium scorodonia – Waldgamander

Verwendet wird das frische, blühende Kraut der in Europa einheimischen Stammpflanze: Teucrium scorodonia L./Labiatae.

Wird bei Lungentuberkulose empfohlen. Chronische Rhinitis und Bronchitis.

Zur Verfügung steht Teucrium scorodonia-Injeel (forte) mit dem Potenzenakkord (D 3), D 8, D 12, D 30, D 200.
Teucrium scorodonia ist enthalten in Lymphomyosot.

Thalamus opticus – Sehhügel
siehe Hypothalamus und Pons

Thalamus opticus ist enthalten in Thalamus compositum.

Thallium aceticum – Thalliumazetat

Verwendet wird Thallium(I)-acetat, CH_3COOTl.

Die Hauptindikationen sind:
Zittern. Lähmungszustände. Haarausfall. Nachtschweiße.

Zur Verfügung steht Thallium aceticum-Injeel (forte) mit dem Potenzenakkord (D 6), D 12, D 30, D 200.

Thallium sulfuricum – Thalliumsulfat

Verwendet wird Thalliumsulfat, Tl_2SO_4.

Die Hauptindikationen sind:
Haarausfall. Zittern, Lähmungszustände. Nachtschweiße bei Lungentuberkulose.

Zur Verfügung steht Thallium sulfuricum-Injeel (forte) mit dem Potenzenakkord (D 6), D 12, D 30, D 200.
Thallium sulfuricum ist enthalten in Cutis compositum.

Theridion curassavicum

Verwendet wird die Giftspinne Latrodectus curacaviensis Müller/Theridiidae.

Die Hauptindikationen sind:
Schwindel, Neusea, Seekrankheit. Skrofulose. Ozaena. Lungentuberkulose im Beginn. Frühinfiltrat linker Oberlappen.

Zur Verfügung steht Theridion currassavicum-Injeel (forte) mit dem Potenzenakkord (D 6), D 12, D 30, D 200.

Thlaspi bursa pastoris

siehe Bursa pastoris

Thuja – Lebensbaum

Verwendet werden die frischen, zu Beginn der Blüte gesammelten Zweige mit den Blättern der wild in Virginien, Kanada und Sibirien vorkommenden, in Europa vielfach in Anlagen angebauten Stammpflanze: Thuja occidentalis L./Cupressaceae.

Die aus Thuja occidentalis, dem Lebensbaum, zubereitete Tinktur ist eines der bedeutendsten Polychreste in der Homöopathie. Die Thuja-Symptome und besonders auch die Modalitäten können in ihrer Vielseitigkeit und Wechselhaftigkeit vor allem durch die in der Homotoxinlehre entwickelten Gesetzmäßigkeiten der Zusammenhänge verstanden werden. So ist Thuja ein Heilmittel bei verschiedenartigsten retoxischen Imprägnierungen, wie sie in den früheren vor-antibiotischen Zeiten, wenn man diesen Ausdruck wählen darf, besonders durch die unterdrückende Behandlung der Gonorrhö und anderer Erkrankungen mit externen Therapeutika, Silbersalzen usw. ausgelöst wurden.

Die Erscheinungen und Symptome, welche in Form von Imprägnationsphasen früher einem unterdrückten Tripper folgten und von Hahnemann als Sykosis bezeichnet wurden, können, wenn man die Heilwirkungen von Thuja nicht kennt, fast unlösbare Probleme in der Therapie aufwerfen, da in solchen Fällen andere Präparate, auch Sulfur und sonstige nicht zur Wirkung kommen, wenn sie auch eine gewisse Beschwichtigung erreichen können. In solchen Fällen ist Thuja indiziert. Auch wenn allgemein Rückvergiftungen oder Schädigungen durch tierische Gifte erfolgten, z. B. auch in Form von Schlangen- und Insektengiften, von Impfungen besonders nach Pockenschutzimpfungen, so ist Thuja indiziert.

Der Organismus selbst versucht, diese früheren retoxischen Imprägnierungen — seien sie nun durch Zufuhr von tiefgreifend wirksamen Toxinen wie Bakteriengiften usw. oder durch die therapeutische Hemmung von Reaktionsphasen, nicht nur von Gonorrhö, Lues usw., sondern auch durch Unterdrückung eines Fiebers, einer Grippe, Angina usw. erzielt worden — nunmehr wieder in regressiven Vikariationen umzusetzen und die Toxine über Warzen, impetiginös krustöse Hautausschläge, asthmatische Bronchitis mit reichlichem Auswurf nachts auszuscheiden oder in Epithelproliferationen abzulagern, auch in Form von Warzen mit blumenkohlartigem Aussehen, Chalazion, Ranula der Glandula sublingualis, rezidivierenden Zysten der Bartholinischen Drüsen oder auch in sonstigen, später der Ausscheidung anheimfallenden Hautanhängen wie speziell in Haaren und Nägeln, welch letztere verkrüppelt sind und leicht abbrechen, oder auch in Form von Fluor albus.

Basierend auf zahlreichen Beobachtungen homöopathischer und biologisch arbeitender Ärzte scheinen auch Zusammenhänge zwischen vorher stattgefundener Pockenschutzimpfung und nachfolgenden adenoiden Vegetationen zu bestehen, welche dann evtl. eine Exstirpation dieser, den ganzen oberen Rachen und das Lumen der Nase ausfüllenden adenoiden Vegetationen erforderlich machen.

Um ein Rezidiv zu vermeiden, ist hierbei auch Thuja indiziert, zunächst in Tiefpotenzen, z. B. D 2 oder sogar D 1, später aufsteigend über D 3, D 4 bis zu Hochpotenzen (D 30, D 200, evtl. D 1000). Zusätzlich ist das Präparat Psorinoheel indiziert, welches neben Thuja auch zahlreiche Nosoden enthält und speziell auf die sykotische Konstitution einwirkt, nicht nur bei katarrhalischen Affektionen.

Auch allgemeine Katarrhe sonstiger Art, speziell im Urogenitalsystem können evtl. als solche Homotoxinausscheidungen erkannt werden. Bei der Frau finden sich heftige Schmerzen im linken Eierstock, welche, im Gegensatz zu den für Zincum oder Lachesis typischen Erleichterungen nach Eintritt des Blutausflusses, während der Menstruation anhalten bzw. sogar noch zunehmen und in die Oberschenkel ausstrahlen, so daß die Frauen sie nicht mehr ertragen können und laut anfangen zu schreien. Beim Mann können sich nach Unterdrückung von Absonderungen Nebenhodenentzündungen entwickeln, die dann ebenfalls Thuja erfordern.

Die für Thuja charakteristischen Imprägnationsphasen äußern sich besonders auch in der typischen Gemütsstimmung, die häufig zu zorniger Erregung geneigt ist, auch Niedergeschlagenheit und Melancholie bis zum Lebensüberdruß aufweist. Die Patienten sind meist unzufrieden, ängstlich und besorgt um die Zukunft, dabei unruhig und mürrisch, können aber auch ganz im Gegensatz zu ihrer Grundnatur zwischendurch heiter und angenehm erregt sein mit ungewöhnlicher Leichtigkeit und unermüdlichem Temperament.

Die dem Nervensystem eigentümlichen Imprägnationsphasen, welche Thuja erfordern, äußern sich ferner durch schwerfälliges Denken und mühsames Finden der gesuchten Ausdrücke und Worte, sowie dadurch, daß manche Vorstellungen und Gedanken durch das Erinnerungsvermögen nur mangelhaft reproduziert werden können und die Patienten nur langsam denken und sprechen können, wobei allgemein auch eine Unlust zur Mitteilung und Mangel an Aufmerksamkeit besteht.

Typisch sind ferner für Thuja fixe Ideen, so daß Thuja auch bei Psychosen, z. B. bei Dementia praecox, recht nützlich sein kann, vor allem wenn es in Verbindung mit Psorinum und anderen tiefgreifenden Konstitutionsmitteln zur Anwendung kommt (Psorinoheel). Die Patienten möchten allein sein. Sie haben die Empfindung, als wären Seele und Körper getrennt, oder als seien der Körper und speziell die Glieder aus Glas und würden leicht brechen.

Die Patientinnen fühlen sich schwanger und empfinden Kindsbewegungen ohne wirklichen Grund. Sie leiden an Verfolgungswahn, als wenn jemand an ihrer Seite geht. Dabei besteht häufig eine äußerste Reizbarkeit, speziell gegenüber den Hausgenossen, dem Ehemann und der Mutter.

An den peripheren Nerven äußern sich die Thuja-Symptome durch Kopfschmerzen an eng umschriebenen Stellen, etwa als ob ein Nagel im Kopf, in den Schläfen oder in der Stirn stecke, wobei Hitze und Niederlegen verschlimmern, dagegen Besserung in frischer Luft eintritt. Rheumatische Kopfschmerzen, die für Thuja sprechen, verschlimmern sich dagegen in feuchter Luft sowie durch stimulierende, anregende Getränke und Speisen.

Der Thuja-Patient selbst macht einen kranken Eindruck und weist häufig ein Salbengesicht auf von wächserner Konsistenz, das wie mit Fett bestrichen und häufig fast durchscheinend aussieht. Auch bei Krebskachexie mit kachektisch gelblicher oder häufig auch blasser Hautfarbe findet man evtl. diese Thuja-Symptome.

Hervorstechend für Thuja sind Warzenbildungen, wobei Thuja allerdings in tiefen Potenzen häufig nicht ausreichend wirkt. Stauffer und andere empfehlen besonders die hohen und höchsten Potenzen, was vom Verf. durchaus bestätigt werden kann. Überhaupt sind alle hornartigen Auswüchse auf der Haut und bräunliche Warzen auf der Bauchhaut eine Indikation für Thuja, ebenso große braune Leberflecke, jedoch auch Bläschenausschläge am ganzen Körper und auch Herpes zoster an der Brust, Herpes labialis und praebuccalis, wobei nach Kent auch noch Rhus Tox, Graphites, Kalium jodatum und Mezereum in Vergleich gezogen werden sollen.

Da sich die Beschwerden rheumatischer Art, welche für Thuja charakteristisch sind, in der Ruhe und besonders in der Bettwärme verschlimmern, wirft sich der Thuja-Patient stets unruhig hin und her. In solchen Fällen wirkt Rhus Tox nicht ausreichend, man muß Medorrhinum (die Tripper-Nosode) und Thuja hinzunehmen, um endgültige Heilungen zu erreichen.

Typisch für Thuja sind auch Schweiße, besonders an unbedeckten Körperstellen, so vor allen Dingen Schwitzen der Hand- und Fußsohlen und Nachtschweiße, welche erleichternd wirken. Auch starke Schweiße an den Genitalien werden durch Thuja günstig beeinflußt, besonders wenn sie unangenehm nach Fischlake riechen. Dabei besteht häufig Brennen und Jucken an den Genitalien, auch beim Urinieren, und es werden Feigwarzenähnliche Knoten festgestellt.

In der Harnröhre sind reißende Schmerzen vorhanden mit dem Gefühl, als ob ständig Harn durch die Harnröhre abträufelte. Auch kann ein dicker, gelbgrüner Fluor vorhanden sein, sowohl aus der Vagina wie aus der Urethra.

Ebenso finden sich im Thuja-Bild scharfe Schmerzen in den Nieren, evtl. verbunden mit Entzündungserscheinungen, sowie brennender Harn und unspezifische Entzündungen im Sinne der Zystitis und Urethritis, ebenso Zystopyelitis und Blasenlähmung. Erscheinungen von Prostatitis weisen ebenfalls dann auf Thuja hin, wenn ständiger Urindrang besteht und der Patient trotzdem lange Zeit warten muß, bis er Urin lassen kann.

Die Darmtätigkeit ist meist gebremst, und Verstopfung ist typisch mit harten braunen Knollen. Dabei ist der Bauch krötenartig nach vorn gestülpt, etwa dem Bilde der von Dr. Weiss (Mannheim) auf dem Homotoxin-Kongreß 1968 herausgestellten Erkrankung des Mesenterialödems entsprechend.

Stauffer berichtet in seiner Arzneimittellehre (Seite 966 bis 967) über einen interessanten Selbstversuch mit Thuja D 30 morgens und abends je fünf Tropfen in einem Schluck Wasser. Es stellten sich Herzklopfen und unregelmäßige Herztätigkeit ein mit Ungeduld und Reizbarkeit, unruhigen Nächten, wobei gleichzeitig unangenehme Erinnerungen aus dem ganzen Leben eindringlich in Erscheinung traten. Dazu kamen Frostschauer mit eiskalten Händen und Füßen, die über den Rücken bis zu den Extremitäten hinzogen und nicht durch Ofenwärme gebessert wurden, dabei das Verlangen darboten, an der Sonne zu sitzen. Jedoch nur die Sonnenseite wurde warm, die abgekehrte Seite fröstelte weiter und zeigte Gänsehaut mit empfindlichem Brennen, wenn sie abgerieben und frottiert wurde. Dabei wurden hirsekorngroße Partikel in großer Menge abgerieben (Exkretionsphase). Auch im Bett erfolgte stundenlang keine Erwärmung mit einseitig kaltem Bein links. Später setzte Hitze mit Schwitzen ein bei klarem und rege arbeitendem Geist und gleichzeitigem Durst auf kalte Milch.

Zwischendurch zeigten sich Hämorrhoidaljucken und Pflockgefühl im Mastdarm, später an der linken Ohrmuschel ein warzenartiges Knötchen an jener Stelle, wo vor 25 Jahren eine Warze durch Ätzung entfernt war (regressive Vikariation). Die Beschwerden wurden so stark, daß die Prüfung unterbrochen werden mußte, weil die Arbeitskraft behindert wurde.

Zu erwähnen sind im Gegensatz zu der sonst meist vorhandenen Obstipation noch morgendliche Durchfälle (Exkretionsphase), die wie aus einem Spundloch schießen.

Die Zunge ist meist weiß mit schmerzhafter Spitze. Das Zahnfleisch kann geschwollen sein, auch können sich Geschwüre in Mund und Hals finden sowie Tonsillen- und Drüsenschwellungen, Magenbeschwerden mit Übelkeit und Würgen, ferner trockene, glanzlose Haare, weiche, spröde, rissige Nägel und besonders auch rheumatische Beschwerden mit Knacken und Krachen der Gelenke beim Strecken, ähnlich wie bei Petroleum.

Wichtig ist eine Modalität von Thuja, nämlich die Verschlimmerung bei Nässe und Kälte, in der Nähe von Wasser, in feuchten Wohnungen, bei Nebel sowie nachts und in der Ruhe, was sich besonders bei chronischem Muskel- und Gelenkrheumatismus bemerkbar macht, wobei es auch zu Ablagerungen in den erkrankten Partien kommen kann. Thuja ist damit nicht nur bei sykotischer Konstitution Hahnemanns', sondern auch bei der hydrogenoiden Konstitution von Grauvogel angegezeigt.

Wenn die Hauptsymptome von Thuja zusammengefaßt werden, ergibt sich folgendes wesentliche Arzneimittelbild:

1. Reizbare Gemütsstimmung, vor allem gegenüber dem Ehemann und der Mutter sowie den Hausgenossen, evtl. wechselnd mit euphorischer Gleichgültigkeit und zorniger Erregung.
2. Schwerfälliges Denken, findet die Worte nicht beim Sprechen, schwieriges Erinnerungsvermögen.
3. Folgen der Einwirkung von Bakterien- und Tiergiften, Impfungen, Schlagenbissen usw. Allgemein ein Mittel bei chronischen Imprägnationsphasen, speziell nach retoxisch behandelter Gonorrhö, ebenso bei Kachexie, Siechtum. Salbengesicht. Nächtliche heiße, aber erleichternde Schweiße, tagsüber auch an den unbedeckten Körperteilen (Fußschweiß, Handschweiß, evtl. riechend). Stinkende Genitalschweiße. Brennen und Jucken der Genitalien.

4. Große Schläfrigkeit in den Nachmittags- und frühen Abendstunden bei unruhigem Schlaf in der Nacht und beängstigenden, grausigen oder auch wollüstigen Träumen.
5. Hauterkrankungen im Sinne von Depositionsphasen oder auch Reaktionsphasen, die sich aus Imprägnationsphasen entwickeln, speziell Warzen, Kondylome, Papillome, ferner Polypen an den Schleimhäuten, adenoide Vegetationen, Epithelproliferationen in den Drüsen, Chalazion, Ranula in der Glandula sublingualis und Zysten der Bartolinischen Drüsen. Die Nägel sind verkrüppelt und brechen leicht ab. Die Haare sind glanzlos und fallen leicht aus. Impetiginös-krustige Hautausschläge.
6. Neuralgien beschränken sich auf eng umschriebene Stellen (wie ein Nagel in dem Kopf, schlimmer im warmen Raum, besser in der frischen Luft). Rheumatismus, Gicht. Harnsaure Diathese mit schießenden, stechenden Neuralgien sowie Knacken und Krachen der Gelenke.
7. Fixe Ideen. Absurde Symptome. Beginnende Psychosen. Gefühl des Gespaltenseins (Schizophrenie). Spürt Kindsbewegungen, ohne schwanger zu sein.
8. Allgemeine Verschlimmerung in der Kälte und Nässe. Hydrogenoide und sykotische sowie lymphatische Konstitution mit Verschlimmerung durch warme Anwendungen und in Bettwärme, ganz besonders durch Sonnenbestrahlung.
9. Obstipation mit knolligen, harten Stühlen, Krötenbauch (Mesenterialödem nach W e i s s). Morgens heftige Diarrhöen.
10. Urogenitalerkrankungen. Zystitis. Zystopyelitis. Urethritis. Trippersiechtum. Ovariitis links mit heftigen Beschwerden während der Menstruation. Pruritus vulvae. Spitze Kondylome. Fluor albus mild, gelb-grün. Zu frühe Menstruation.
11. Charakteristisch ist eine Besserung bei regressiven Vikariationen in humorale Phasen mit einsetzenden Ausscheidungsvorgängen.

Zur Verfügung steht Thuja-Injeel (forte) S mit dem Potenzenakkord (D 4), D 12, D 30, D 200, D 1000.

Thuja ist enthalten in Atropinum compositum, Cerebrum compositum, Cutis compositum, Echinacea compositum, Galium-Heel, Psorinoheel, Spigelon, Ypsiloheel.

Thymus – Thymusdrüse

siehe Gland. thymi

Thymus serpyllum siehe Serpyllum

Thyreoidea – Schilddrüse
siehe Gland. thyreoidea

Thyreoidin

Verwendet wird getrocknete Schilddrüse.

Die Hauptindikationen sind:
Hypothyreoidismus. Myxödem. Wirkt allgemein regulierend auf das Gewicht und auf die Funktion der Thyreoidea, daher auch bei Hyperthyreose (nicht als forte-Injeel); nach retoxisch behandelter Grippe ebenfalls. Bei Neoplasmaphasen.

Zur Verfügung steht Thyreoidin-Injeel (forte) mit dem Potenzenakkord (D 6), D 12, D 30, D 200.

Thyroxin

Verwendet wird Levothyroxin, O-(3,5-Diiod-4-hydroxyphenyl)diiodtyrosin.

Bei Fehlen der Schilddrüse, entweder bei Thyreoplasie oder nach operativer Exstirpation bildet sich eine typische Mangelkrankheit aus, die Cachexia strumipriva, besonders durch Myxödem gekennzeichnet. Bei endemischem Kretinismus liegt eine Degeneration der Schilddrüse vor, evtl. auch eine Struma mit Schwund des Kolloids. Der Energie- und Stoffwechsel geht evtl. bis auf die Hälfte des normalen zurück, kann aber durch Zufuhr von Schilddrüsenhormon wieder normalisiert werden.

Besondere Bedeutung hat das Schilddrüsenhormon für die Funktion des interstitiellen Mesenchyms, welche durch Thyroxin, Thyreoidin bzw. generell durch Schilddrüsenhormone eine Beschleunigung und Aktivierung erfährt. Daher werden Hormongaben nicht in substitutiver, sondern in exzitativer Dosis (höhere Potenzen) gern in Kombinationspräparaten miteingesetzt, welche auf die Aktivierung des Mesenchyms hinzielen und wodurch die im Bindegewebe abgelagerten Homotoxine entfernt werden sollen.

Thyroxin ist enthalten in Lymphomyosot, Tonsilla compositum.

Tilia europaea – Linde

Verwendet werden die frischen Blüten der in Europa einheimischen Stammpflanzen: Tilia cordata Mill. (Winterlinde) und T. platyphyllos Scop. (Sommerlinde)/Tiliaceae.

Die Hauptindikationen sind:
Prolapsus uteri. Incontinentia urinae. Atonische Blutungen.

Zur Verfügung steht Tilia europaea-Injeel (forte) mit dem Potenzenakkord (D 4), D 12, D 30, D 200.

Tonsilla pharyngica – Rachenmandel

Verwendet wird die gesunden Schlachttieren entnommene Rachenmandel (Tonsilla pharyngea) in homöopathischer Zubereitung (Organpräparat).

Die Hauptindikationen sind:
Lympathismus. Rachenmandelhypertrophie. Geistige und körperliche Entwicklungsstörungen.

Tonsilla pharyngica suis steht zur Verfügung als Tonsilla pharyngica suis-Injeel in dem Potenzenakkord D 10, D 30, D 200 und als Tonsilla pharyngica suis-Injeel forte in dem Potenzenakkord D 8, D 12, D 30, D 200.

Tonsillarpfröpfe-Nosode

Verwendet werden die aus humanen Tonsillen ausgequetschten und sterilisierten Tonsillarpfröpfe in homöopathischer Zubereitung (Nosode).

Die Hauptindikationen sind:

Hydrogenoide Konstitution. Überlastung mit Sutoxinen. Neigung zu chronischen Anginen. Fokalerkrankungen, z. B. Neuralgien, Rheumatismus, Nephropathien, auch bei Störungen der Koronardurchblutung zu versuchen, ebenso bei Sinusitis recidivans. Nephrose.

Zur Verfügung steht Tonsillarpfröpfe-Injeel (forte) mit dem Potenzenakkord (D 6), D 10, D 30, D 200.

Tonsilla – Mandeln

Verwendet werden die Tonsillen, lymphoretikuläres Gewebe im Bereich des Übergangs der Mund- und Nasenhöhle in den Pharynx, eines gesunden Schlachttieres in homöopathischer Zubereitung (Organpräparat).

Die Hauptindikationen sind:

Tonsillarhypertrophie. Chronische Tonsillitis. Lymphatismus. Skrofulose. Exsudative Diathese. Auch bei Lymphogranulomatose und Retikulosen versuchsweise einzusetzen.

Tonsilla suis steht zur Verfügung als Tonsilla suis-Injeel in dem Potenzenakkord D 10, D 30, D 200 und als Tonsilla suis-Injeel forte in dem Potenzenakkord D 8,D 12, D 30, D 200.

Tonsilla ist enthalten in Tonsilla compositum.

Tonsillitis-Nosode – Mandelentzündungs-Nosode

Verwendet wird der aus entzündeten Tonsillen (Angina tonsillaris) mittels Absaugen (Röder'scher Apparat) gewonnene Preßsaft in homöopathischer Zubereitung (Nosode).

Ähnliche Indikationen wie Tonsillarpfröpfe, jedoch mit spezieller Ausrichtung auf retoxische Imprägnierungen nach Tonsillitis, wie sie z. B. auftreten als Polyarthritis rheumatica, Glomerulonephritis, Nephrosen, Myocarditis acuta, Myocard- und Leberschädigungen u. a.

Zur Verfügung steht Tonsillitis-Nosode-Injeel (forte) mit dem Potenzenakkord (D 6), D 10, D 30, D 200.

Tormentilla – Heidecker

Verwendet wird der frische, im Frühling gesammelte Wurzelstock der in Europa und den Balkanländern einheimischen Stammpflanze: Potentilla erecta [L.] Raeuschel/Rosaceae.

Die Hauptindikationen sind:

Dysenterie. Gastroenteritis acuta. Colitis (mucosa et ulcerosa). Blutige Stühle.

Zur Verfügung steht Tormentilla-Injeel (forte) mit dem Potenzenakkord (D 4), D 10, D 30, D 200.

Tormentilla ist enthalten in Diarrheel, Strophanthus compositum, Veratrum-Homaccord.

Toxoplasmose-Nosode

Verwendet wird das von an Toxoplasmose erkrankten Patienten gewonnene Serum und der Liquor cerebrospinalis in homöopathischer Zubereitung (Nosode).

Die Toxoplasmose ist eine durch Infektion mit Toxoplasma gondii hervorgerufene Zoonose, die auf den Menschen durch Genuß von infiziertem rohen Fleisch (Tartar!) oder den Umgang mit Katzen übertragen werden kann.

Die Hauptindikationen sind:

Unerträgliche, unbeeinflußbare Kopfschmerzen, z. B. bei exzessiver Hypertonie. Abortus imminens und habitueller Abort. Entwicklungsstörungen (physische und psychische) bei Heranwachsenden. Allgemein als Zwischeninjektion bei retoxischen Phasen anzuwenden, z. B. wenn Kinder in der Entwicklung zurückbleiben (nach retoxisch behandelter Grippe, Angina u. a.). Auch bei endogener Depression als Zwischenmittel (neben Psorinum, Hepar u. a.). Wirkt gut in Kombination mit Bacterium coli.

Zur Verfügung steht Toxoplasmose-Nosode-Injeel (forte) mit dem Potenzenakkord (D 10), D 15, D 30, D 200.

Trichinoyl

Verwendet wird Trichinoyl, Hexaoxocyclohexan Octahydrat, $C_6O_6 \cdot 8\ H_2O$.

Trichinoyl ist hervorragend zur Regeneration blockierter Atmungsfermente geeignet, d. h. bei allen zellulären Phasen, einschließlich Viruskrankheiten und Neoplasmaphasen.

Zur Verfügung steht Trichinoyl-Injeel (forte) mit dem Potenzenakkord (D 8), D 12, D 30, D 200; als Einzelpotenzen in D 6; D 10; D 30; D 200.

Trichinoyl ist enthalten in Ubichinon compositum.

Trichlorphenol

Verwendet wird 2,4,5-Trichlorphenol.

Die Hauptindikationen sind:

Schädigungen durch chlorierte Herbizide und Schädlingsbekämpfungsmittel. Septisch gangränöse Prozesse.

Zur Verfügung steht Trichlorphenol-Injeel (forte) mit dem Potenzenakkord (D 15), D 20, D 30, D 200.

Trichomonaden-Fluor

Verwendet wird das von Frauen, die an der durch Trichomonas urogenitalis hervorgerufenen Infektion der Scheide oder Blase erkrankt sind, stammende, sterilisierte Fluor-Sekret in homöopathischer Zubereitung (Nosode).

Die Hauptindikationen sind:

Vaginitis. Endometritis. Erosio portionis, Parametritis, Salpingitis, Ovariitis, besonders wenn vorher Fluor retoxisch behandelt wurde. Auch bei trockener Nasenschleimhaut und Ozäna sowie bei Herzattacken, die nach retoxisch behandeltem Fluor albus auftreten. Pruritus vulvae und Ekzema ani (Wechselmittel Kreosotum, Acidum nitricum).

Besonders gut wirksam in Verbindung mit Saccharum.

Zur Verfügung steht Trichomonaden-Fluor-Injeel (forte) mit dem Potenzenakkord (D 6), D 10, D 30, D 200.

Trillium pendulum

Verwendet wird der frische Wurzelstock der in Nordamerika einheimischen Stammpflanze: Trillium erectum L./Liliaceae.

Die Hauptindikationen sind:

Blutungen jeder Art.

Zur Verfügung steht Trillium pendulum-Injeel (forte) mit dem Potenzenakkord (D 6), D 12, D 30, D 200.

Triticum repens

Verwendet wird die frische Wurzel der Stammpflanze: Agropyron repens [L.] P. Beauv./Gramineae.

Die Hauptindikationen sind:
Harntenesmen mit häufigem, schmerzhaftem Urinieren. Brennen in der Urethra. Sandiger Satz im Harn. Dysurie. Zystitis.

Zur Verfügung steht Triticum repens-Injeel (forte) mit dem Potenzenakkord (D 3), D 10, D 30, D 200.

Tuba Eustachii — Ohrtrompete

Verwendet wird die von gesunden Schlachttieren stammende Ohrtrompete (Verbindung von der Paukenhöhle zum Pharynx) in homöopathischer Zubereitung (Organpräparat).

Die Hauptindikationen sind:
Chronische Katarrhe der Ohrtrompete mit Ohrensausen und Schwerhörigkeit. Mittelohraffektionen, z. B. Hydrops des Mittelohrs.

Tuba Eustachii suis steht zur Verfügung als Tuba Eustachii suis-Injeel in dem Potenzenakkord D 10, D 30, D 200 und als Tuba Eustachii suis-Injeel forte in dem Potenzenakkord D 8, D 12, D 30, D 200.

Tuberculinum — Tuberkulin

Verwendet wird gereinigtes Tuberkulin (PPD).

Nach Julian gehen die Indikationen von Tuberculinum über die Tuberkulose und deren spezifische Manifestationen hinaus und erstrecken sich auf eine erfolgreiche therapeutische Anwendung bei psorischen, sykotischen und natürlich auch tuberkulotoxischen Störungen. Die Wirkung von Tuberculinum ist am besten, wenn diese Nosode nicht nach dem isopathischen Prinzip angewandt wird, d. h. nicht bei Tuberkulose selbst, sondern im Sinne des Simile-Gesetzes bei ähnlichen Erkrankungen, d. h. solchen, die ähnliche Symptome machen. Dieses gilt allgemein für alle Nosoden, trifft aber ganz besonders auf Tuberculinum zu. Psychische Depression. Weinerliche Stimmung. Hypochondrie. Tagesschläfrigkeit. Gedächtnisschwäche. Verschlimmerung durch Musik (Julian). Kopfschmerzen, als wenn das Gehirn von einem Eisenreifen umspannt sei, mit Übelkeit, periodisch bei feuchtem Wetter auftretend sowie beim Geruch von Kaffee, besonders über dem rechten Auge, auch bei Schülern, schlimmer durch die geringste geistige Anstrengung. Unruhiger Schlaf mit Husten, Aufwachen mit Angstgefühlen.

Konjunktivitis. Gerstenkörner. Keratitis. Photophobie. Chronische Otitis und Rhinitis. Ulzerationen im Kehlkopf. Aphonie. Asthma bronchiale. Pleuritis sicca mit trockenem Reizhusten und Schmerzen auf der Brust. Herzklopfen. Arrhythmie. Rot-violettes Gesicht (Papaverinum, auch Belladonna, Melilotus). Hypotonie. Müdigkeit. Schwitzen. Kardialgien. Auch bei Ulcus ventriculi et duodeni, chronischer Cholezystitis und Enterokolitis, sowie bei chronischer Zystophyelitis, Nephritis, bei Hydrozele, Metritis, ebenso bei akuter und chronischer Arthritis, Osteochondrose (Scheuermann'scher Erkrankung) sowie bei Knochenfisteln und besonders bei Hauterkrankungen wie schuppenden und juckenden Ekzemen mit Fissuren, bei Impetigo, Psoriasis, Lupus erythematodes, Akne juvenilis, rezidivierender Urtikaria und Nachtschweißen, durch welche die Wäsche gelb gefärbt wird.

Charakteristisch für Tuberculinum ist die Vikariation zwischen Rheumatismus und Hautkrankheiten, überhaupt ein Wechsel verschiedener Phasen.

Zur Verfügung steht Tuberculinum-Ineelj (forte) mit dem Potenzenakkord (D 8), D 12, D 30, D 200; als Einzelpotenzen in D 1000.

Typhoidinum – Typhus-Nosode

siehe Salmonella typhi

Ubichinon

Verwendet wird Ubichinon, Coenzym Q_{10}.

Ubichinon, welches sich bei pathologischen Situationen in vermehrtem Maß aus körpereigenen Fettdepots bildet, ist eines der am häufigsten benötigten Chinone für die Allgemeinpraxis, da bei den meisten Menschen der Fettstoffwechsel gestört ist.

Aus zahlreichen tierischen Organen, Mitochondrien, Hefe usw. isolierte Substanzen chinonartiger Natur (2,3-Dimethoxy-5-methylbenzochinon mit einer isoprenoiden Seitenkette) sind in die Atmungskettenphosphorylierung eingeschaltet. Ubichinon hat einen kräftigen Regenerationseffekt auf blockierte Atmungsfermente und ist daher indiziert bei allen Imprägnations-, Degenerations- und Neoplasmaphasen, auch bei Viruskrankheiten u. a.

Es ergänzt sich gut mit Acidum fumaricum, da beide Stoffe voneinander abhängig sind. Der dem Arzneimittelbild von Ubichinon entsprechende Typ sieht wohlgenährt aus, ist rotwangig und zunächst noch von kräftiger Statur, hat Übergewicht und eine Anlage zu entzündlichen Erkrankungen. Es besteht eine Empfindlichkeit gegen Erkältungskrankheiten, besonders der Luftwege sowie eine Anlage zu eitrigen, geschwürigen Prozessen an der Haut und den inneren Organen. Ubichinon wirkt bei allen Störungen im Bereich der Verdauung, bei erhöhtem Cholesterinspiegel und bei der Unfähigkeit, Aminosäuren aus der Nahrung voll auszuwerten. Diese Krankheiten, die sich durch Mangelerscheinungen im Eiweißstoffwechsel zeigen, lassen sich durch Ubichinon gut beeinflussen.

Außer entzündlichen Hauterkrankungen, vom Wundsein der Säuglinge bis zur bösartigen, nässenden Hautentartung im Greisenalter, die Ubichinon verlangen, sind auch chronische eitrige Prozesse der Schleimhäute mit Veränderungen des weißen Blutbildes und erhöhter Blutsenkungsgeschwindigkeit eine Indikation für Ubichinon, ebenso septische Erkrankungen jeder Art mit hohem Fieber und der Gefahr von Phlegmonenbildung, wobei nur flache Atmung besteht, der Urin faulig riecht oder auch Harnverhaltung vorliegt mit urämischem Kopfschmerz.

Auch Impfschäden nach der Pockenschutzimpfung oder wenn starke Impfreaktionen vorgelegen haben, kann Ubichinon eine völlige Umstimmung bringen.

Ferner kann die narbig abheilende Akne vulgaris, unreine, fettig glänzende Gesichtshaut, die von eitrigen Pusteln übersät ist, wobei häufig eine Neigung zu heftigen Kopfschmerzen besteht, durch Ubichinon günstig beeinflußt werden.

Der Ubichinon-Typus neigt zu Apoplexie. Dieses deutet sich oft schon durch schlechtes Gedächtnis und Gefäßsymptome an, die bei hohem Cholesterinspiegel entstehen. In diesen Fällen ist Arnica ein gutes Komplementärmittel.

Bei chronischen Schleimhautentzündungen und -eiterungen mit wundmachenden Sekreten, bei septischen Erkältungskrankheiten, absteigender Bronchitis, auch zur Nachbehandlung von Tuberkulose (Tuberkulostatika), bei hochfieberhafter Pneumonie und bei Asthmaanfällen (nicht so bedrohlich wie bei Acidum fumaricum oder den übrigen Chinonen), bei quälendem nächtlichen Husten, der besonders bei jeder Bewegung ausgelöst wird, ist Ubichinon indiziert.

Zu den Augen hat Ubichinon spezielle Beziehungen, z. B. zu Konjunktivitis, ist aber auch bei Toxoplasmoseinfektionen, Verätzungen der Hornhaut, Lähmungen der Augenmuskeln nach Diphtherie und bei kindlichem grauen Star angezeigt und kann auch bei Glaukom und Netzhauterkrankungen vielfach erfolgreich eingesetzt werden.

Otitis media, Mastoiditis und Otosklerose sowie Gehörgangsekzeme mit übelriechendem Sekret und Katarrhe der Eustachi'schen Röhre mit der Empfindung, als wenn das Ohr innerlich juckt, sind Indikationen für Ubichinon.

Ubichinon hat Beziehungen zum Vagus und kann die Vagotonie durch Umschaltung auf die sympathikotone Phase ausgleichen, was sich vielfach auch als Aktivierung von verkappten Krankheitsherden zeigen kann und was sich besonders bei Neuralgien und Neuritiden mit starken Schmerzen günstig auswirken kann. Über der befallenen Stelle kann sich eine Rötung der Haut entwickeln oder es kann sich sogar ein Herpes zoster oder ein Herpes simplex ausprägen.

Rückenschmerzen in der Gegend der Lendenwirbel und des 3. und 4. Brustwirbels und fortschreitende Multiple Sklerose erfordern Ubichinon, aber auch Nervensymptome der Säufer mit moralischem Zerfall, geröteter Gesichtshaut oder gelb-weißer Verfärbung, wobei Ubichinon Süchtigen zu einem neu aufkeimenden Willen verhelfen kann.

Ubichinon kann auch postoperativ der Emboliegefahr vorbeugen, da es eine rutinähnliche Wirkung auf die Gefäßwände hat und innerhalb weniger Minuten bei passender Indikation wirkt, besonders wenn es intravenös gespritzt wird.

Eine wichtige Indikation ist auch die während der Stillzeit nach Geburten auftretende, sehr schmerzhafte Mastitis mit reichlicher Eiterabsonderung. Ebenso kann Ubichinon bei Furunkulose (chronischer Sutoxin-Genuß) günstig wirken.

Auf den Verdauungskanal wirkt Ubichinon bei Störungen der Fermentation, Gärungsdyspepsie, Sodbrennen nach Fleischgenuß und fetten Speisen, fauligem Aufstoßen noch Stunden nach dem Essen, bei Magengeschwüren mit geringer Heilungstendenz, besonders auch bei Enteritis acuta, während durch Anthrachinon auch die degenerativen Darmerkrankungen beeinflußt werden. Eine Indikation für Ubichinon bei Darmerkrankungen ist besonders die Vikariation mit Hautaffektionen, z. B. bei Darmstörungen nach zurückgetriebenen Ekzemen.

Auch bei Nierenschäden nach Impfungen, nach Operationen, bei Schwäche des Blasenschließmuskels und Harnträufeln, Blasenpapillomen mit plötzlich einsetzenden Blutungen und nach jeder Antibiotikabehandlung sollte Ubichinon zwischendurch eingesetzt werden, ebenso wie nach üblicher Therapie der Lues und nach verschleppter Gonorrhö, besonders wenn die Hautausscheidungen **schlecht riechen und mit Ekzematisation verbunden sind oder auch Krebse der Genitalien vorliegen sowie bei geschwürigen Zerfallserscheinungen von Brustkrebs, auch wenn die Wunden nach Krebsoperationen nicht heilen wollen und chronisch eitern.**

Sämtliche entzündlichen Hauterkrankungen lassen sich durch Ubichinon bessern. Akne vulgaris. Nässende Ekzeme mit unerträglichem Juckreiz. Pustelbildung. Seborrhö und Haarausfall. Hartnäckige Hodenekzeme, Hautkrebs mit Absonderungen jauchiger Flüssigkeiten, auch Wundsein der Säuglinge und Entzündungen durch wenig Seifenreste geben einen Hinweis auf Ubichinon.

Allgemein gesehen ist Ubichinon indiziert bei schwerer Homotoxinbelastung in den zellulären Phasen, bei denen die eigenen Abwehrleistungen nicht mehr ausreichen, um die Homotoxine bzw. die deren Entstehung zugrundeliegenden Fermentblockaden zu kompensieren. Bei allen zellulären Phasen ist daher Ubichinon compositum zwischendurch oder dauernd anzuwenden.

Zur Verfügung steht Ubichinon-Injeel (forte) mit dem Potenzenakkord (D 8), D 12, D 30, D 200; als Einzelpotenzen in D 6; D 10; D 30.

Ubichinon ist enthalten in Ubichinon compositum.

Ulcus cruris-Nosode – Unterschenkelgeschwür-Nosode

Verwendet wird seröses Exsudat, Eiter oder auch angrenzendes Gewebe von Unterschenkelgeschwüren in homöopathischer Zubereitung (Nosode).

Als Ulcus wird ein Geschwür bezeichnet, d. h. die Entzündung der Haut oder Schleimhaut mit örtlichem Substanzverlust, wobei der Begriff des Ulcus weit über den der Erosion hinausgeht. Zwar pflegen für das Ulcus cruris verschiedenste Ursachen wie variköse Stauungen, Krampfadern, Abflußhindernisse, auch Infektionen verantwortlich gemacht zu werden, was im Sinne der homotoxikologischen Zusammenhänge aber keineswegs allein die tatsächlichen Ursachen des Ulcus cruris beleuchtet.

Es handelt sich um eine homotoxikologisch — und biologisch — einfache Definition und Analyse, was daraus hervorgeht, daß Ulcus cruris praktisch ausschließlich auf sutoxischem (durch Schweinefleischgenuß hervorgerufenem) Terrain entsteht.

Patient(inn)en mit Ulcus cruris sind, wie der Verf. in seiner früheren langjährigen Berliner Praxis beobachten konnte, regelmäßig Schweinefleischesser und pflegen mindestens einmal, wenn nicht mehrmals wöchentlich Eisbein mit Sauerkraut zu sich zu nehmen (früher in Berlin in jedem Schlächterladen warm erhältlich, was zu der Sitte führte, daß viele Hausfrauen der Einfachheit halber bei dem im Quartier wohnenden Metzger sich diese einfache und verhältnismäßig billige Mittagsmahlzeit zu Gemüte führten). Ähnliche Zusammenhänge konnte der Verf. nach dem Kriege bei Bewohnern der Ostzone eruieren, da dort praktisch ausschließlich Schweinefleisch zur Verfügung stand und entsprechend zahlreiche Fälle von Ulcus cruris zu verzeichnen waren.

Aufgrund der Lettré'schen Forschungen mit radioaktiv markiertem organischen Metall muß angenommen werden, daß parenteral zugeführtes artfremdes Eiweiß (Frischzellentherapie) dorthin wandert, wohin es aufgrund embryologisch-entwicklungsgeschichtlicher Kategorien gehört.

In Anbetracht der im Schweinefleisch enthaltenen Giftfaktoren, insbesondere des entzündungserregenden Wachstumshormon und zusätzlicher Belastungsstoffe verschiedener Art (sehr kalorienreiche Fettanteile, Cholesterin, Schleimsubstanzen — das Schweinefleisch ist ein stark schleimhaltiges, sehr bindegewebsreiches Gewebe mit sehr großem Kaloriengehalt, bei dessen Genuß das humane Bindegewebe dann gewissermaßen „verschleimt", außerdem viel Histidinpolypeptide und Imidazolkörper (Histamin, Ergothionein u. a.) enthält, die als Juckstoffe und entzündungserregende Faktoren bekannt sind. Auch das Grippe-Virus übersommert im Schweinefleisch, speziell in den Lungen (nach Feststellungen von Prof. S h o p e im Londoner Virusforschungsinstitut).

Speziell bei Eisbein-Genuß pflegen sich also verschiedene Faktoren mit toxischer Belastung in Richtung auf die Unterschenkel hin zu bewegen und als Depositionsphase dort auszuprägen, so daß sich dann — speziell in Verbindung mit Stauungszuständen im Gebiete der Vena saphena — und evtl. im Bereich der Akupunkturpunkte der Niere (an dem unteren vorderen Drittel der Schienbeine) vikariierend entsprechende Ventile (für die Ausscheidung dieser sutoxischen Belastungsstoffe) im Sinne eines Ulcus cruris ausbilden können.

Das Ulcus cruris ist dabei eine mesenchymale (nicht etwa ektodermale) Reaktionsphase, die oft als letzter Versuch von der vegetativen Organisation des Organismus gestartet wird, um eine drohende Entwicklung zur Neoplasie (irgendeines anderen Organes) zu verhüten.

Dieses kann man daraus schließen, daß nach gewaltsamer Abheilung eines Ulcus cruris (mittels Scharlachrot-Salbe, Sulfonamid-Pasten, sonstigen chemotherapeutischen Anwendungen usw.) einige Monate später Karzinome z. B. des Magens sich entwickeln können. Allerdings hat der Verf. früher bei mehreren Fällen festgestellt, daß hierbei meistens auch noch ein psychischer Faktor im Spiel war, z. B. Verlust eines lieben Angehörigen, geschäftliche Sorgen oder Kummer usw., also der Anfall von Psychotoxinen, als welche biogene Amine wie Histamin, aber auch Adrenalin, Serotonin, Tyramin, Tryptamin, Acetylcholin u. a. angesehen werden können.

Das Ulcus cruris muß als ein oft letzter Versuch des Organismus aufgefaßt werden, sich über diese schwere mesenchymale Reaktionsphase von Homotoxinen (insbesondere von Schweinefleischgiften) zu befreien, die den Organismus sonst unweigerlich in progressiver Vikariation in die Bildung von Neoplasien stürzen würden. Dieses geht speziell daraus hervor, daß nach gewaltsamer Heilung eines Ulcus cruris (mittels Farbstofflösungen, Quecksilbersalben, Chemotherapeutika, Sulfonamiden usw.) dann einige Monate später ein bisher latentes Karzinom manifest wird. Patienten mit Ulcus cruris dürfen zumindest keinerlei vom Schwein stammende Nahrungsmittel mehr zu sich nehmen, da speziell die im Schweinefleisch enthaltenen Sutoxine ausschließlich über Reaktionsphasen abgebaut werden können, d. h. über die mesenchymale Reaktionsphase des Ulcus cruris als letzte verzweifelte Hilfe des Organismus.

Anzuwenden wäre daher die Ulcus cruris-Nosode bei verschiedensten chronischen Erkrankungen, um das „System der Großen Abwehr“ im Sinne der dargelegten Zusammenhänge zu stimulieren. Hierbei wird es vielfach zu einem Wiederaufbrechen gewaltsam geschlossener Ulcera cruris kommen, bzw. werden sich andere natürliche Ventile öffnen, speziell dann, wenn das Schweinefleischverbot nicht streng eingehalten wird (auch keinerlei Wurst, keine Kalbsleberwurst, Lyoner, keine Servelatwurst usw., kein Schinken, Speck, Schmalz und dergl., natürlich auch kein Schweinebraten, Kotelett usw.! dürfen gegessen werden).

Die Ulcus cruris-Nosode hat bei der Behandlung chronischer degenerativer Erkrankungen eine enorme Bedeutung (ähnlich Sutoxol).

Zur Verfügung steht Ulcus cruris-Nosode-Injeel (forte) mit dem Potenzenakkord (D 8), D 12, D 30, D 200.

Ulcus duodeni-Nosode — Zwölffingerdarmgeschwür-Nosode

Verwendet wird die entzündete Schleimhaut des Zwölffingerdarms in homöopathischer Zubereitung (Nosode).

Die Hauptindikationen sind:

Chronisch inveterierte Fälle von Ulcus duodeni, kallösem Ulcus und Präkanzeroseverdacht (am besten mit Erigotheel zu injizieren), auch bei Präkanzerose und evtl. Carcinoma pylori.

Zur Verfügung steht Ulcus duodeni-Nosode-Injeel (forte) mit dem Potenzenakkord (D 6), D 10, D 30, D 200.

Ulcus ventriculi-Nosode — Magengeschwür-Nosode

Verwendet wird die entzündete Magenschleimhaut in homöopathischer Zubereitung (Nosode).

Die Hauptindikationen sind:

Inveterierte Fälle von Ulcus duodeni et ventriculi (kallöses Ulkus), auch bei Präkanzerose und evtl. bei Carcinoma ventriculi.

Zur Verfügung steht Ulcus ventriculi-Nosode-Injeel (forte) mit dem Potenzenakkord (D 6), D 10, D 30, D 200.

Ureter — Harnleiter

Verwendet wird der von gesunden Schlachttieren gewonnene Harnleiter in homöopathischer Zubereitung (Organpräparat).

Die Hauptindikationen sind:

Nephrolithiasis. Störungen der Nierenexkretion. Prostataleiden. Hydronephrose. Nephrose. Zystopyelitis. Glomerulonephritis. Gewisse Fälle renaler Hypertonie.

Ureter suis steht zur Verfügung als Ureter suis-Injeel in dem Potenzenakkord D 10, D 30, D 200 und als Ureter suis-Injeel forte in dem Potenzenakkord D 8, D 12, D 30, D 200.

Ureter ist enthalten in Solidago compositum.

Urethra – Harnröhre

Verwendet wird die von gesunden Schlachttieren gewonnene Harnröhre in homöopathischer Zubereitung (Organpräparat).

Die Hauptindikationen sind:

Harnröhrenstrikturen. Chronische Reizzustände in Urethra und Urogenitalsystem. Pruritus vulvae.

Urethra suis steht zur Verfügung als Urethra suis-Injeel in dem Potenzenakkord D 10, D 30, D 200 und als Urethra suis-Injeel forte in dem Potenzenakkord D 8, D 12, D 30, D 200.

Urethra ist enthalten in Solidago compositum.

Urinum gravidarum – Schwangerenurin

Verwendet wird der von Schwangeren gewonnene Urin in homöopathischer Zubereitung (Nosode).

Kann günstig wirken bei Hyperemesis gravidarum sowie bei psychischen Alterationen.

Zur Verfügung steht Urinum gravidarum als Einzelpotenz in D 200.

Urtica – Brennessel

Verwendet wird die frische, blühende, als weit verbreitetes Garten- und Ackerunkraut in Europa, Asien und Amerika vorkommende ganze Pflanze von Urtica urens L./Urticaceae.

Urticaria. Galaktorrhö.

Zur Verfügung steht Urtica-Injeel (forte) mit dem Potenzenakkord (D 4), D 12, D 30, D 200.

Urtica urens ist enthalten in Cutis compositum, Galium-Heel, Populus compositum.

Urtica dioica — Große Brennessel

Verwendet wird das frische Kraut der über die ganze Erde verbreiteten, durch einen kräftigen, kriechenden mehrköpfigen Wurzelstock mit ein oder mehreren steif aufrechten, bis 1,5 m hohen, einfachen oder oben sparsam verzweigten Stengeln gekennzeichneten Stammpflanze: Urtica dioica L./ Urticaceae.

Siehe Urtica urens.

Zur Verfügung steht Urtica dioica-Injeel (forte) mit dem Potenzenakkord (D 4), D 10, D 30, D 200.

Ustilago maydis — Maisbrand

Verwendet werden die Sporen des Brandpilzes Ustilago zeae [Beckm.] Unger/Ustilaginaceae, der in den Halmen, Blütenstauden und Körnern der Maispflanze parasitisch lebt.

Die Hauptindikationen sind:

Atonische Uterusblutungen. Abortus imminens. Habitueller Abort. Menorrhagien und Metrorrhagien, auch bei Retroflexia uteri. Ovarialschmerz bei den Blutungen.

Zur Verfügung steht Ustilago maydis-Injeel (forte) mit dem Potenzenakkord (D 6), D 12, D 30, D 200.

Uterus — Gebärmutter

Verwendet wird die von gesunden Schlachttieren entnommene Gebärmutter in homöopathischer Zubereitung (Organpräparat).

Die Hauptindikationen sind:

Prolapsus uteri. Myomatosis uteri. Dysmenorrhö. Präkanzerose des Uterus. Erosio uteri. Weibliche Sterilität. Sonstige degenerative Erkrankungen des Uterus.

Uterus suis steht zur Verfügung als Uterus suis-Injeel in dem Potenzenakkord D 10, D 30, D 200 und als Uterus suis-Injeel forte in dem Potenzenakkord D 8, D 12, D 30, D 200.
Uterus ist enthalten in Ovarium compositum.

Uva ursi — Bärentraube

Verwendet werden die frischen Blätter der in Europa und Nordamerika einheimischen Stammpflanze: Arctostaphylos uva-ursi [L.] Sprengel/Ericaceae.

Die Hauptindikationen sind:
Zystitis, Zystopyelitis. Urethritis. Incontinentia urinae.

Zur Verfügung steht Uva ursi-Injeel (forte) mit dem Potenzenakkord (D 4), D 12, D 30, D 200.

Uva ursi ist enthalten in Populus compositum.

Vaccininum – Pockenimpfstoff

Verwendet wird Pockenimpfstoff (Dermolymphe) aus Vacciniaviren in homöopathischer Zubereitung (Nosode).

Auch als Vaccinotoxinum bezeichnet (J u l i a n).

Vaccininum kann als Mischspritze mit Variolinum bei zu starker Reaktion nach Pockenimpfung angewandt werden. Sonst bei Kopfschmerzen, exogener Depression, Konjunktivitis, Blepharitis, Iritis, eitriger Rhinitis sowie bei Polyarthritis rheumatica und rheumatischen Paresen, postvakzinaler Nephritis mit Albuminurie und Hämaturie einzusetzen, ferner bei Hypermenorrhö, Windpocken, ganz besonders bei Herpes zoster und Herpes simplex (als Mischspritze mit Variolinum), aber auch bei Erysipel, Phlegmonen und akuten Ekzemen, ebenso bei präkordialen Schmerzen, Erethismus des Herzens, Bruststichen, bei Appetitlosigkeit und Abscheu beim Geruch und beim Anblick von Nahrungsmitteln (J u l i a n). Allgemein bei schweren Giftlagen und bei septischen Erkrankungen.

Zur Verfügung steht Vaccininum-Injeel (forte) mit dem Potenzenakkord (D 8), D 20, D 30, D 200; als Einzelpotenz in D 200.
Vaccininum ist enthalten in Psorinoheel.

Valeriana – Baldrian

Verwendet wird die getrocknete Wurzel der in Europa, Asien und Nordamerika vorkommenden, vielfach angebauten Stammpflanze: Valeriana officinalis L./Valerianaceae.

Die Hauptindikationen sind:

Folgen von Aufregungen, Überarbeitung. Insomnie. Erwachen mit Angst und Würgen im Kehlkopf. Unruhe mit Bewegungsdrang.

Zur Verfügung steht Valeriana-Injeel (forte) mit dem Potenzenakkord (D 4), D 12, D 30, D 200.
Valeriana ist enthalten in Aurumheel, Neuro-Injeel, Valerianaheel.

Vanadium

Verwendet wird Vanadium, V.

Spurenelement bei Imprägnationsphasen.

Zur Verfügung steht Vanadium-Injeel (forte) mit dem Potenzenakkord (D 6), D 10, D 30, D 200.

Varizellen-Nosode — Windpocken-Nosode

Verwendet werden Bläschen und Papeln sowie die nach 1–2 Tagen entstehenden gelb-bräunlichen Krusten von Windpocken-Patienten in homöopathischer Zubereitung (Nosode).

Die Viruskrankheit Windpocken (Varizellen) verläuft im allgemeinen ohne besondere Allgemeinerscheinungen und ist durch ein typisches Exanthem gekennzeichnet, wobei sich die verschiedensten Stadien nebeneinander vorfinden, auch Exanthem am harten und weichen Gaumen, evtl. auch an der Vulva und auf der Glans penis bzw. an der Innenfläche des Präputiums, jedoch weniger an der Konjunktiva oder Kornea auftretend und sehr selten am Stimmband, woraus sich eine Larynxstenose mit Varizellenkrupp entwickeln kann.

Der Erreger der Windpocken ist das Varicella-Zoster-Virus (VZV) aus der Familie der Herpetoviridae, das auch die Gürtelrose (Herpes zoster) auslöst, so daß sich hier auch Beziehungen zur Entwicklung eines Uterus- bzw. Portio-Karzinoms finden.

Einzusetzen ist die Varizellen-Nosode daher auch bei Hauteruptionen, auch solchen, die nachts jucken und pustulösen Charakter haben, aber auch bei stets wieder rezidivierendem Herpes simplex (oder zoster) sowie bei Carcinoma portionis uteri, evtl. im Wechsel mit der Herpes simplex-Nosode, Herpes zoster-Nosode und Variolinum.

Zur Verfügung steht Varicellen-Nosode-Injeel (forte) mit dem Potenzenakkord (D 8), D 12, D 30, D 200.

Variolinum — Pockengift

Verwendet werden Pusteln von Pockenkranken in homöopathischer Zubereitung (Nosode).

Hat ähnliche Indikationen wie Vaccininum, besonders indiziert bei heftigen, unerträglichen Hinterkopfschmerzen und evtl. akutem Glaukom, Husten mit Auswurf von klebrigem, dickem, blutigem Schleim.

Kupferähnlicher, fauliger Geschmack. Die Zunge hängt während des Schlafes aus dem Mund (Julian). Meteorismus mit Erbrechen und Diarrhö. Lumbosakralschmerzen, die in den Bauch ausstrahlen. Schmerzen in den Handwurzeln. Petechien. Pusteln mit Neigung zum Bluten. Bläschenausschläge. Schweiße von schlechtem Geruch. Herpes zoster und postherpetische Neuralgien. Panaritium. Akne pustulosa et conglobata.

Variolinum ist auch bewährt in der Kinderpraxis, wenn nach erfolgter Pockenimpfung Schulschwierigkeiten, Charakterveränderungen usw. auftreten. Auch bei Darmschmarotzern (in Verbindung mit Tanacetium oral) indiziert. Nicht nur bei Herpes zoster, sondern auch bei allen Erkrankungen, die mit Pustelbidlung verlaufen, bei Akne conglobata, Impetigo und Suppurationen jeder Art sowie bei schwersten Giftlagen und hochfieberhaften, septischen Erkrankungen in Mischspritze mit Vaccininum, Pyrogenium u. a., auch bei postvaccinaler Enzephalitis (mit Arsenum album, Baptisia, Zincum) indiziert.

Zur Verfügung steht Variolinum-Injeel (forte) mit dem Potenzenakkord (D 15), D 20, D 30, D 200; als Einzelpotenzen in D 15; D 200; D 1000.

Vena — Venen

Verwendet werden die von gesunden Schlachttieren stammenden Venen in homöopathischer Zubereitung (Organpräparat).

Die Hauptindikationen sind:

Varikosis. Ulcus cruris. Mitralvitium. Venöse Stase. Durchblutungsstörungen. Claudicatio intermittens. Morbus Buerger. Periarteriitis. Wadenkrämpfe.

Vena suis steht zur Verfügung als Vena suis-Injeel in dem Potenzenakkord D 10, D 30, D 200 und als Vena suis-Injeel forte in dem Potenzenakkord D 8, D 12, D 30, D 200; als Einzelpotenzen in D 6; D 200.

Vena ist enthalten in Placenta compositum.

Ventriculus — Magen

Verwendet wird die von gesunden Schlachttieren stammende Magenwand in homöopathischer Zubereitung (Organpräparat).

Die Hauptindikationen sind:

Achylia gastrica. Anaemia perniciosa. Postinfektiöse Anämie. Präkanzerose des Magens. Chronische Magengeschwürsleiden. Sodbrennen.

Siehe auch Curvatura major ventriculi, Curvatura minor ventriculi, Cardia ventriculi, Pylorus.

Ventriculus suis steht zur Verfügung als Ventriculus suis-Injeel in dem Potenzenakkord D 10, D 30, D 200 und als Ventriculus suis-Injeel forte in dem Potenzenakkord D 8, D 12, D 30, D 200; als Einzelpotenzen in D 6; D 200.

Ventriculus ist enthalten in Mucosa compositum.

Veratrum – Weiße Nieswurz

Verwendet wird der vorsichtig getrocknete Wurzelstock der in Mittel- und Südeuropa sowie in Nordasien vorkommenden Stammpflanze: Veratrum album L./Liliaceae.

Die weiße Nieswurz (Veratrum album) enthält giftige Alkaloide, von denen die wichtigsten das Germerin, Jervin, Rubijervin und Protoveratrin sind, deren Wirkungen sich hauptsächlich auf die peripheren Nervenendigungen, die quergestreiften Muskeln, auf das Gefäßsystem sowie auf das Herz erstrecken.

Bei Veratrum-Vergiftung weicht anfängliche Erregung der Lähmung. Bei heftigen Kolikanfällen mit Erbrechen und wässrigen Durchfällen kommt es bald zum Kollaps, der für Veratrum typisch ist. Es besteht Schwäche und Hinfälligkeit mit Kälte, Blässe oder Zyanose und Angstzuständen. Besonders typisch sind kalter Stirnschweiß und allgemeiner kalter Schweiß.

Diese Vergiftungs-Symptome können sowohl bei Asthma und anderen chronischen Erkrankungen, besonders bei Gefäß- und Herzerkrankungen auftreten, aber auch akut bei Schock, Vergiftungen, Myokardinfarkt oder Apoplexie das Bild beherrschen. In jedem Falle, wenn kalter Schweiß zur Beobachtung kommt, ist Veratrum strikt indiziert.

N a s h weist darauf hin, daß Veratrum eines der drei Mittel H a h n e m a n n s gegen die asiatische Cholera ist, neben Camphora und Cuprum metallicum. Auch bei Typhus, Pneumonien, Cholera infantum oder auch bei Obstipation, wenn Intoxikationserscheinungen auftreten und kalter Schweiß auf der Stirn erscheint, ebenso bei Kollaps- und Ohnmachtszuständen sonstiger Art ist in allererster Linie an Veratrum zu denken. Dabei bestehen, besonders wenn reichliche, reißwasserartige Durchfälle mit Blähungskoliken und heftigstem, schneidendem Schmerz vorhanden sind, infolge der Austrocknung auch Muskelkrämpfe, speziell in den Waden, und völlige Erschöpfung nach Erbrechen und Darmentleerung.

Auch aphthenähnliche Ulzera der Zunge bei Stomatitis oder Glossitis werden in manchen Fällen überraschend durch Veratrum gebessert, besonders wenn Brennen besteht und galliger Geschmack sowie Speichelfluß.

Verschlimmerung aller Beschwerden erfolgt nachts in der Bettwärme sowie durch kaltes Essen und Trinken und bei feuchtem Wetter, ebenso bei Rückschlageffekten, z. B. Puerperalmanie, Hysteroepilepsie, wenn die Menstruation aussetzt oder Schweiß unterdrückt wird, auch als Folgen von Schreck, Furcht, Zorn und Ärger. Demgegenüber wirkt Umhergehen und Aufstehen bessernd.

Charakteristisch sind auch die Geistes- und Gemütssymptome. Es besteht eine Manie, auch Nymphomanie, puerperale Manie oder Melancholie mit Erregung oder mit Zornesausbrüchen und Wutanfällen, abwechselnd mit Traurigkeit, Mutlosigkeit, Schwermütigkeit und Mutismus oder auch heitere und fröhliche Erregtheit mit erotischen Vorstellungen. Bei Erregung kann ein unwiderstehlicher Drang bestehen, irgendwelche Gegenstände, z. B. Papier oder Kleider zu zerschneiden oder zu zerreißen, wobei evtl. laszive und frivole Reden, zotige Witze und Redensarten gebraucht werden. Diese große Heftigkeit und Geschwätzigkeit, wobei der Patient evtl. ununterbrochen mit sich selbst spricht, bei Eintritt anderer Personen in das Zimmer aber schweigt, ist charakteristisch für Veratrum und wird z. B. bei Delirium tremens bzw. der Korsakow'schen Psychose beobachtet.

Ferner finden sich Delirien mit Größenwahn und Furcht gekoppelt, als stehe etwas Schreckliches bevor, evtl. mit Gedächtnisverlust und der Empfindung, als sei alles wie ein Traum.

Für eine ganze Reihe anderer Symptome ist Veratrum indiziert, z. B. Niesreiz und Geruchstäuschungen bei trockener und wunder Nasenschleimhaut (daher der Name Nieswurz), gegen Frösteln, Hitze und Schweiße, die einander folgen, Frost im Schweiß sowie Wechselfieber mit Kollaps, Herzklopfen mit Angst, Herzkollaps und Ohnmachtsanwandlungen, fadenförmiger Puls, asthmatisches Zusammenschnüren der Brust.

Auf der Haut finden sich Jucken, Kribbeln, Herpes. Auch Pusteln und Urtikaria-ähnliche Ausschläge können vorhanden sein.

Ähnlich wie bei Sanguinaria können die Schleimhäute von Augen, Nase, Mund, Rachen und Magen gerötet und trocken sein mit heftigem Brenngefühl und evtl. auftretenden Blutungen.

Bei rheumatischen Schmerzen kann Veratrum, ähnlich wie Valeriana, günstig wirken.

Im allgemeinen werden tiefe Potenzen (D 4 bis D 6) angewandt, die speziell bei Kollapszuständen eine hervorragende Wirkung zeigen, obwohl auch höhere Potenzen (D 30 und darüber) ähnlich gute Wirkungen bei besonderen Fällen erkennen lassen.

Wenn die Symptome zusammengefaßt werden, so ergibt sich folgendes hauptsächliche Arzneimittelbild von Veratrum:

1. Kalter Schweiß, besonders auf der Stirn, aber auch sonst am Körper auftretend. Kollapszustände bei Asthma, Kreislauf- und Herzerkrankungen, Apoplexie, nach Unfällen (traumatischer Schock), bei Magen-Darm-Erkrankungen und Koliken, Herzinfarkt.
2. Stomatitis aphthosa. Cholera, Dysenterie, Diarrhö, Gastroenteritis acuta.
3. Muskelkrämpfe, besonders Wadenkrämpfe, auch nachts oder nach großen Entleerungen (Cholera) oder bei Folgen von Schreck, Furcht, Ärger, Zorn.
4. Rückschlageffekte nach unterdrückter Menstruation oder gestocktem Lochialfluß usw. in Form von Erregungszuständen mit Manie, Hystero-Epilepsie, Nymphomanie. Korsakow'sche Psychose. Neigung, Papier und Kleider sowie andere Gegenstände zu zerreißen und zu zerstören. Gewalttätigkeit. Tobsuchtsanfälle. Laszive Reden. Geschlechtliche Erregung. Religiöse Manie. Spricht mit sich selbst. Sonst Mutismus.
5. Koliken jeder Art mit kaltem Schweiß, der auf der Stirn perlt, mit innerem Brennen und Durst auf große Mengen kalten Wassers.
6. Verschlimmerung bei feuchtem Wetter, in der Ruhe und in der Bettwärme, Besserung beim Aufsein und Umherlaufen.

Zur Verfügung steht Veratrum-Injeel (forte) S mit dem Potenzenakkord (D 4), D 12, D 30, D 200.

Veratrum ist enthalten in Albumoheel, Atropinum compositum, Berberis-Homaccord, Diarrheel, Hepar compositum, Hepeel, Injeel-Chol, Momordica compositum, Mucosa compositum, Spascupreel, Strophanthus compositum, Veratrum-Homaccord.

Veratrum viride — Grüne Nieswurz

Verwendet wird der getrocknete Wurzelstock mit den daranhängenden Wurzeln der in Nordamerika einheimischen Stammpflanze: Veratrum viride Aiton/Liliaceae.

Die Hauptindikationen sind:

Zunge gelb, roter Streifen in der Mitte. Retoxisch behandelte Hautkrankheiten mit nachfolgenden Konvulsionen (Imprägnationsphasen) oder Pneumonie, Hypertonie, Asthma cardiale, Zuckungen. Ösophagitis, Aufstoßen blutigen Schleims, muß dauernd schlucken. Nase spitz und kalt.

Zur Verfügung steht Veratrum viride-Injeel (forte) mit dem Potenzenakkord (D 4), D 8, D 12, D 30, D 200.

Verbascum — Königskerze

Verwendet wird das frische, zu Beginn der Blüte gesammelte Kraut der auf sandigen Stellen in Mittel- und Südeuropa weit verbreiteten Stammpflanze: Verbascum thapsiforme Schrader./Scrophulariaceae.

Die Hauptindikationen sind:

Infraorbitalneuralgie, wie mit Zangen gequetscht. Tiefer hohler Husten (Basso profundo). Heiserkeit.

Zur Verfügung steht Verbascum-Injeel (forte) mit dem Potenzenakkord (D 6), D 12, D 30, D 200.

Verbena officinalis — Eisenkraut

Verwendet wird das frische, blühende Kraut der in Mittel- und Südeuropa, Nordafrika, Asien und Brasilien einheimischen Stammpflanze: Verbena officinalis L./Verbenaceae.

Die Hauptindikationen sind:

Nervöse Depression. Schmerzen nach Quetschungen.

Zur Verfügung steht Verbena officinalis-Injeel (forte) mit dem Potenzenakkord (D 3), D 10, D 30, D 200.

Veronica — Ehrenpreis

Verwendet wird die frische, blühende Pflanze von Veronica officinalis L./ Scrophulariaceae.

Veronica enthält ein Glykosid Aucubin sowie ätherisches Öl, Gerbstoffe und Bitterstoffe und wird hauptsächlich als mildes Expektorans angewandt bei chronischen und akuten Bronchialkatarrhen mit Husten, besonders auch bei Katarrhen auf skrofulöser Basis, wie sie bei Vergrößerung der Hilusdrüsen in Erscheinung treten.

Des öfteren finden sich bei Kindern mit Skrofulose auch Hautaffektionen, chronische Ekzeme und Dermatosen, für welche Veronica ebenfalls ein Heilmittel ist. Derartige Kinder leiden häufig auch an zwischendurch auftretendem Schnupfen (laufende Nase), die als Homotoxin-Exkretion aufzufassen ist und keineswegs unterdrückt werden darf. Diese seröse Rhinitis spricht auch auf Veronica an.

Veronica findet sich daher meist in Kombinationspräparaten, die auf die Symptome der Skrofulose und Drüsenschwellungen sowie auf katarrhalische Affektionen ausgerichtet sind.

Veronica ist enthalten in Lymphomyosot, Naso-Heel.

Vesica fellea – Gallenblase

Verwendet wird die gesunden Schlachttieren entnommene Gallenblase in homöopathischer Zubereitung (Organpräparat).

Die Hauptindikationen sind:

Störungen der Leberfunktion. Chronische Cholangitis und Cholezystitis. Bei zahlreichen Giftüberlastungen zu interponieren, auch bei Leberzirrhose, Urämie, Erythematodes usw.

Vesica fellea suis steht zur Verfügung als Vesica fellea suis-Injeel in dem Potenzenakkord D 10, D 30, D 200 und als Vesica fellea suis-Injeel forte in dem Potenzenakkord D 8, D 12, D 30, D 200; als Einzelpotenzen in D 6; D 200.

Vesica fellea ist enthalten in Hepar compositum.

Vesica urinaria – Harnblase

Verwendet wird die gesunden Schlachttieren entnommene Harnblase in homöopathischer Zubereitung (Organpräparat).

Die Hauptindikationen sind:

Störungen der Nierenexkretion. Oxalurie. Urämie. Nephrolithiasis. Zystopyelitis. Hydronephrose. Glomerulonephritis und Nephrose. Papillome der Blase. Blasentenesmen. Prostatahypertrophie. Wirkt kanalisierend und anregend auf die Nierenexkretion und die gesamte Giftentlastung, daher bei zahlreichen chronischen Krankheiten zu interponieren (mit Colon, Hepar, Vesica fellea).

Vesica urinaria suis steht zur Verfügung als Vesica urinaria suis-Injeel in dem Potenzenakkord D 10, D 30, D 200 und als Vesica urinaria suis-Injeel forte in dem Potenzenakkord D 8, D 12, D 30, D 200; als Einzelpotenzen in D 6; D 200.
Vesica urinaria ist enthalten in Solidago compositum.

Viburnum opulus – Schneeball

Verwendet wird die frische Rinde in Europa und Asien einheimischen Stammpflanze: Viburnum opulus L./Caprifoliaceae.

Die Hauptindikationen sind:
Dysmenorrhö. Abortus imminens. Ovarialschmerz. Falsche Wehen.

Zur Verfügung steht Viburnum opulus-Injeel (forte) mit dem Potenzenakkord (D 6), D 12, D 30, D 200.
Viburnum opulus ist enthalten in Gynäcoheel, Hormeel.

Vinca minor – Immergrün

Verwendet wird die frische, zu Beginn der Blüte gesammelte, in Europa und in den Kaukasusländern einheimische Stammpflanze: Vinca minor L./Apocynaceae.

Die Hauptindikationen sind:
Krustöse Ausschläge der Kopfhaut, nässend. Weichselzopf. Stomatitis. Glossitis.

Zur Verfügung steht Vinca minor-Injeel (forte) mit dem Potenzenakkord (D 4), D 12, D 30, D 200.
Vinca minor ist enthalten in Naso-Heel.

Vincetoxicum – Schwalbenwurz

Verwendet werden die frischen Blätter der an Wegrändern in Europa wild wachsenden Stammpflanze: Cynanchum vincetoxicum [L.] Pers./Asclepiadaceae.

Die Hauptindikationen sind:
Akute fieberhafte Reaktionsphasen. Mononukleose. Lymphadenitis. Viruskrankheiten.

Zur Verfügung steht Vincetoxicum-Injeel (forte) mit dem Potenzenakkord (D 4), D 10, D 30, D 200.
Vincetoxicum ist enthalten in Engystol.

Vinum badense – Badischer Wein

Verwendet wird badischer Wein.

Die Hauptindikationen sind:
Unverträglichkeit von Alkohol. Kollapszustände. Leberschäden. Nebenmittel bei Leberzirrhose.

Zur Verfügung steht Vinum badense-Injeel (forte) mit dem Potenzenakkord (D 6), D 10, D 30, D 200.

Viola odorata – Veilchen

Verwendet wird die frische, blühende, in Europa und den Mittelmeerländern einheimische ganze Pflanze von Viola odorata L./Violaceae.

Die Hauptindikationen sind:
Heftige Ohrenschmerzen mit Ohrenfluß. Myopie mit Augenschmerzen. Rheumatismus im rechten Handgelenk.

Zur Verfügung steht Viola odorata-Injeel (forte) mit dem Potenzenakkord (D 4), D 10, D 30, D 200.

Viola tricolor – Stiefmütterchen

Verwendet wird das frische, blühende Kraut der in ganz Europa und den Balkanländern vorkommenden Stammpflanze: Viola tricolor L./Violaceae.

Die Hauptindikationen sind:

Milchschorf. Hautausschläge sonstiger Art. Ekzeme, Dermatitis. Akne vulgaris. Dermatitis exfoliativa neonatorum. Vikariationen mit Asthma bronchiale (Sulfur als Nebenmittel).

Zur Verfügung steht Viola tricolor-Injeel (forte) mit dem Potenzenakkord (D 4), D 12, D 30, D 200.

Viola tricolor ist enthalten in Lamioflur.

Vipera berus – Kreuzotter

Verwendet wird das Gift der in Europa und Asien vorkommenden Kreuzotter: Vipera berus L./Viperidae.

Die Hauptindikationen sind:

Schweregefühl in den Beinen. Ulcus cruris. Delirien, Ohnmacht. Zungenschwellung. Sprachstörungen. Hände müssen hochgehalten werden, sonst unerträgliche Schmerzen. Haut schält sich in großen Stücken ab. Leberschwellung, Ikterus. Blutungen aus Nase u. a. Körperöffnungen.

Zur Verfügung steht Vipera berus-Injeel (forte) mit dem Potenzenakkord (D 8), D 15, D 30, D 200.

Vipera berus ist enthalten in Placenta compositum.

Viscum album – Mistel

Verwendet werden zu gleichen Teilen frische Beeren und Blätter der in Europa einheimischen Stammpflanze: Viscum album L./Loranthaceae.

Die Hauptindikationen sind:

Impräganationsphasen. Präkanzerosen und Neoplasien. Melancholie. Hypertonie. Plötzliche Schwindelanfälle. Hautjucken. Hystero-Epilepsie.

Zur Verfügung steht Viscum album-Injeel (forte) mit dem Potenzenakkord (D 3), D 12, D 30, D 200.

Viscum album ist enthalten in Aesculus compositum, Arteria-Heel, Ginseng compositum, Procainum compositum, Rauwolfia compositum, Thalamus compositum, Thyreoidea compositum, Viscum compositum.

Vitamin A

Verwendet wird Retinol (Vitamin A).

Anzuwenden bei Symptomen, die der Vitamin A-Überdosierung entsprechen, aber auch bei Resorptionsstörungen mit Beeinträchtigung der Hautfunktion, Haarausfall, bei Lichtscheu, Nachtblindheit, Xerophthalmie; bei Störungen der Schweiß- und Talgdrüsenfunktion; bei Schleimhautrhagaden und Hautschuppung; bei Fertilitätsstörungen; auch bei Kopfschmerzen in der Okzipitalgegend.

Zur Verfügung steht Vitamin A-Injeel (forte) mit dem Potenzenakkord (D 6), D 10, D 30, D 200.

Vitamine B_1, B_2, B_6, B_{12}, C

Verwendet wird Thiaminchloridhydrochlorid (Vitamin B_1), Riboflavin (Vitamin B_2), Pyridoxin (Vitamin B_6), Cyanocobalamin (Vitamin B_{12}) und Ascorbinsäure (Vitamin C).

Aufgrund der Homotoxinforschungen ist erwiesen, daß die Homöopathika fermentaktive Stimulatoren sind. Krankheit ist Kampf gegen Gifte oder der Ausdruck einer Giftschädigung, was sich in den sechs Phasen von giftbedingten Krankheiten äußert (Tabelle der Homotoxikosen mit den sechs homotoxischen Phasen): Ausscheidungsabschnitte oder Exkretionsphasen, welche sämtlichen physiologischen Ausscheidungen über die Gewebe der drei Keimblätter entsprechen, Reaktionsphasen oder Antwortabschnitte, welche allen Entzündungen auf den Geweben der drei Keimblätter entsprechen und als die Antwort der körperlichen Abwehrsysteme (System der Großen Abwehr) auf die Einwirkung eines Giftes hin angesehen werden müssen. Entzündungen bzw. Reaktionsphasen dienen dazu, über die sich im Bindegewebe abspielenden Abwehrreaktionen Gifte abzubinden und auszuscheiden als Eiter, Schleim etc.

Depositionsphasen sind Ablagerungen von bereits zu ungiftigen Homotoxonen gekoppelten Homotoxinen, womit sich der Organismus in den ersten drei Phasen der Homotoxine entledigt hätte.

Nunmehr folgen die drei zellulären Phasen, welche durch Giftschädigungen an Zellstrukturen gekennzeichnet sind, nämlich die Imprägnationsphasen, als Eindringungsabschnitte von Giften in die Zellen selbst charakterisiert, ferner die Degenerationsphasen oder Entartungsabschnitte, bei denen Zellfermente oder sogar Gen-Faktoren mehr oder weniger irreversibel geschädigt sind, und schließlich die Neoplasmaphasen, die als Krebsphasen auf die Wirkung von Krebsgiften (Kanzerogenen) entstanden sind.

Die Homöopathika wirken nun im Sinne des Umkehreffektes (Arndt-Schulz) und des von Hahnemann entdeckten Simile-Prinzipes als gegengiftspezifische Stimulantien. Dem Organismus wird mit dem Homöopathikum eine dem ursprünglichen Krankheitsgift ähnliche Substanz gereicht, welche selbst ähnliche Krankheitserscheinungen hervorrufen kann. Daher ist es erforderlich, diese stimulativ wirkenden Reiztherapeutika zu verdünnen, damit die allgemeine „Giftlage" nicht noch verstärkt wird. Mit der Verdünnung bzw. Potenzierung durch Verschüttelung oder Verreibung erfolgt eine erhebliche Oberflächenvergrößerung, wodurch die gewissermaßen „ziselierten" Effekte des verwandten Gegengiftes noch deutlicher zum Ausdruck kommen, ähnlich wie man mit einem Block Eisen nicht viel anfangen kann, aber durch Auswalzen und Vergrößerung der Oberfläche die unglaublichsten Gegenstände und Strukturen fertigen kann (Maschinen, Fahrräder usw.).

Ähnlich also ist es mit den Homöopathika, welche gewisse Schlüsselfunktionen in Fermentumsetzungen besitzen. Vielfach verläuft der Mechanismus über immunologische Reaktionen, besonders bei Anwendung von Organ-Präparaten und Nosoden, evtl. auch über Induktion von Fermenten mittels Darreichung hochverdünnter Endprodukte, die evtl. als Co-Repressoren wirken, besonders bei zellulär geschädigten Organen.

Vielfach können regenerierend wirkende Fermentaktivitäten deshalb nicht in Wirkung treten, weil entsprechende Coenzyme fehlen, u. a. auch Spurenelemente, insbesondere aber Vitamine, da diese im großen Umfang die Funktionen von Coenzymen übernehmen.

Besonders wirkungsvoll ist die Darreichung von Vitamin-Zubereitungen in Kombinationspräparaten, in welchen auch noch sonstige Fermentstimulatoren wie intermediäre Katalysatoren (Zitronensäurezyklus, Chinone u. a.) sowie Spurenelemente (Mangan, Magnesium, Cerium u. a.), aber auch evtl. Krankheitsabscheidungen (Nosoden) in höherer Potenz enthalten sind, welche wahrscheinlich als Co-Repressoren wirken, so daß aus der Gesamtwirkung des Präparates ein massiver kombinierter Regenerationseffekt resultiert, der mit isolierten Einzelmitteln niemals erreicht werden kann und durch welche Entwicklung der Homöopathie auch neue Wege in der Behandlung der sonst für eine homöopathische Reiztherapie als aussichtslos erscheinenden zellulären Phasen eröffnet sind, speziell von Degenerationsphasen und auch von Neoplasmaphasen.

Dabei ergeben sich Verdünnungen der Vitamine, welche zwischen der 3. und etwa der 6. bis 8. Dezimalpotenz liegen, wie ja überhaupt die Erforschung der Vitamine mit dem früher scheinbar unausrottbaren Vorurteil aufgeräumt hat, daß wenig nicht viel wirken könne. Es kommt bei der Darreichung homöopathisch aktiver Substanzen im Sinne der Gegengiftwirkung nicht darauf an, wieviel verabfolgt wird, sondern darauf, daß das richtige Antihomotoxikum, also der gegengiftspezifische Wirkfaktor zur Anwendung kommt. Bei den zellulären Phasen (rechts des Biologischen Schnittes), also bei den meist chronischen Krankheiten, die als Siechtum bekannt sind, reicht ein Einzelmittel meist nicht aus, wenn es auch zwischendurch durchaus gelegentlich indiziert sein und viel Nutzen stiften kann, jedoch muß einer durch viele Vorschädigungen langsam immer schwerwiegender gewordenen Giftlage auch eine kombinierte Gegengiftverordnung entgegengesetzt werden, was durch die Erfahrungen mit Composita-Präparaten, Antihomotoxika-Biotherapeutika, die z. T. auch Vitamine enthalten, eine hervorragende Bestätigung erfahren hat.

Zur Verfügung steht Vitamin B_1-, B_2-, B_6-, C-Injeel (forte) mit dem Potenzenakkord (D 6), D 10, D 30, D 200, Vitamin B_{12}-Injeel mit dem Potenzenakkord D 10, D 30, D 200.

Vitamin B_1, B_2, B_6 sind enthalten in Coenzyme compositum, Discus compositum, Ubichinon compositum.

Vitamin B_{12} ist enthalten in Hepar compositum.

Vitamin C ist enthalten in Coenzyme compositum, Discus compositum, Testis compositum, Tonsilla compositum, Ubichinon compositum.

Wismutkaliumjodid

Verwendet wird Kaliumwismutjodidlösung, $K[BiJ_4]$.

Wismutkaliumjodid enthält in Doppelsalzbildung wichtige therapeutische Faktoren, die bei Folgen von Lues, speziell bei Störungen im Bereiche der Nervenfunktionen, bei der luetischen Konstitution, auch bei Anfangszuständen von organischen Gehirnleiden mit verdächtigen Symptomen von Größenwahn, Paralyse-ähnlichen Syndromen, die Wirkung sonstiger, auf derartige Syndrome ausgerichteter Kombinationen verstärken und erweitern können. Insbesondere zur Behandlung von zellulären Phasen und Degenerationserscheinungen, auch zur Dauertherapie bei Neoplasmaphasen sind derartige Kombinationspräparate von großer therapeutischer Bedeutung, wenn ihre Wirkung im allgemeinen auch längere Zeit bis zum Deutlichwerden beansprucht. Hingegen können aber bei frischen Schüben einer Schizophrenie evtl. schon nach wenigen Tagen positive Wirkungen erwartet werden.

Wismutkaliumjodid ist enthalten in Psorinoheel.

Wyethia helenoides

Verwendet wird die frische Wurzel von Wyethia helenoides [DC.] Nutt./ Compositae.

Die Hauptindikationen sind:
Asthma bronchiale.

Zur Verfügung steht Wyethia helenoides-Injeel (forte) mit dem Potenzenakkord (D 4), D 10, D 30, D 200.

Yerba Santa

Verwendet wird das Kraut der in Californien, Nordmexiko und Brasilien einheimischen Stammpflanze Eriodictyon glutinosum Benth./Hydrophyllaceae.

Die Hauptindikationen sind:

Bei Asthma bronchiale empfohlen.

Zur Verfügung steht Yerba santa-Injeel (forte) mit dem Potenzenakkord (D 6), D 12, D 30, D 200.

Yohimbin

Verwendet wird Yohimbin, Methyl-17α-hydroxy-16α-yohimbancarboxylat, ein als Sympathicolyticum verwendetes Alkaloid, in homöopathischer Zubereitung (homöopathisiertes Allopathikum).

Die Hauptindikationen sind:

Kongestionen im Gebiet der Sexualorgane. Impotentia virilis. Erschöpfungszustände z. B. nach schweren seelischen Belastungen. Prophylaktisch nach Operationen am Urogenitaltrakt zwecks Eindämmung konsekutiver Blutüberfüllung (Entzündung).

Zur Verfügung steht Yohimbinum-Injeel (forte) mit dem Potenzenakkord (D 4), D 10, D 30, D 200.

Yucca filamentosa

Verwendet wird die ganze Pflanze von Yucca filamentosa L./Agavaceae.

Die Hauptindikationen sind:

Meteorismus. Leberstörungen mit Diarrhö.

Zur Verfügung steht Yucca filamentosa-Injeel (forte) mit dem Potenzenakkord (D 6), D 10, D 30, D 200.

Zincum cyanatum – Zinkzyanid

Verwendet wird Zinkcyanid, $Zn(CN)_2$.

Die Hauptindikationen sind
Krämpfe und Lähmungserscheinungen. Chorea minor. Epilepsie.

Zur Verfügung steht Zincum cyanatum-Injeel (forte) mit dem Potenzenakkord (D 6), D 10, D 30, D 200.

Zincum gluconicum – Zinkglukonat

Verwendet wird Zink-D-gluconat, das Zinksalz der D-Gluconsäure.

Die Glukonsäure ist von Glukose (Zucker) lediglich dadurch unterschieden, daß sich statt der Alkoholgruppe des Zuckers eine Säuregruppe (COOH) findet. Durch diese Koppelung des Zinks an eine praktisch ubiquitäre biologische Einheit, wie sie die aus dem Zucker entwickelte Glukonsäure darstellt, macht auch die hierdurch gesteigerten Einwirkungsmöglichkeiten auf verschiedene Fermentfunktionen deutlich. Denn Zink hat tatsächlich zahlreiche Spurenelementfunktionen zu erfüllen. Nach dem Eisen ist Zink das in größter Menge im Organismus enthaltene Spurenelement. Zinkmangel beeinflußt in mannigfacher Hinsicht auch das Krebsgeschehen. So findet sich praktisch immer ein Defizit an Zink im Gesamtblut der Neoplasien. Dieses hat Fermentfehlfunktionen zur Folge. So arbeiten die Desaminasen der Lymphozyten nur bei Anwesenheit von Zink. Die Alkoholdehydrogenase (der Hefe) ist ein Zinkproteid, ebenso wie die Glutaminsäurehydrogenase und die Milchsäurehydrogenase, die sich auch in der Leber finden und daraus dargestellt werden können. Die Alkoholdehydrogenase dehydriert das Glycerin zu Glycerin-Aldehyd. In tierischen Geweben reagiert das Ferment mit der Brenztraubensäure, wobei die Wirkgruppe wieder dehydriert wird.

Die Carboanhydrase, welche die reversible Spaltung der Kohlensäure in Wasser und CO_2 katalysiert, enthält 0,2 bis 0,3 % Zink, wobei das

Zink ein wesentlicher Bestandteil des Fermentes ist (Molekulargewicht ca. 30 000). Auch in den Erythrozyten, in der Magenschleimhaut, in den Epithelien der Nierenkanälchen findet sich die Carboanhydrase, die durch therapeutische Hemmstoffe blockiert werden kann. Dabei wird die Säureausscheidung aus den Nieren beeinflußt bzw. gehemmt, was zu einer Blutazidose führt. Zufuhr von Zink kann im Umkehreffekt möglicherweise eine wieder erfolgende Induktion des blockierten Fermentes erreichen.

Die Carboanhydrase ist auch bei der Sekretion des Magensaftes bzw.. der Salzsäure beteiligt, indem sie die für die Neutralisation der Hydroxyl-Ionen nötige Kohlensäure liefert.

Mit Insulin bildet Zink Komplexe, indem im Insulin-Kristall die Peptidketten mit den Imidazolgruppen aufgrund einer Chelat-Bildung miteinander verknüpft sind. Besonders reich an Zink sind die Insulinproduzierenden β-Zellen der Langerhans'schen Inseln, wahrscheinlich an Zinkkomplexe gebunden.

Auch die Pankreas-Carboxypeptidase enthält Zink, wobei SH-Gruppen an der Ferment-Substratbindung beteiligt sind, woraus wiederum die Bedeutung der SH-Gruppen hervorgeht

Durch Zufuhr hochdisperser Zinkverbindungen läßt sich also induktiv auf wichtige Fermentfunktionen Einfluß nehmen, z. B. bei Anämie, Diabetes mellitus, Leberschäden, Nierenerkrankungen und degenerativen Phasen, speziell auch bei Neoplasmaphasen.

Zincum gluconicum ist enthalten in Molybdän compositum.

Zincum metallicum – Zink

Verwendet wird metallisches Zink, Zn.

Zincum metallicum ist ein großes Nervenmittel, welches sowohl auf das Gehirn wie auf die vegetativen Zentren, Sympathikus und Parasympathikus eine grundlegende Wirkung ausübt.

Zink ist ebenfalls ein Antipsorikum und geeignet für kachektische Patienten mit großer Schwäche, welch letztere das gesamte Prüfungsbild beherrscht. Besonders wenn Ausschläge unterdrückt wurden oder nicht richtig herauskommen wollen, z. B. bei Masern, oder wenn nach der Pockenimpfung Gehirnreizerscheinungen auftreten und die Gefahr einer

Virusenzephalitis droht, vermag Zincum metallicum in Gemeinschaft mit anderen, die regressive Vikariation provozierenden Therapeutika, die Homotoxine vom Nervensystem zu lösen und über die abermals in Entzündung geratenen Impfpusteln abzubauen. Von Sulfur und Cuprum ist ähnliches bekannt. Diese Wirkungen einer Wiederingangsetzung blockierter Fermentsysteme sind speziell von Sulfur oft beschrieben.

Bei den chronischen Zinksymptomen finden sich Nervenschmerzen und Muskelzucken sowie eine allgemeine Nervosität und Überempfindlichkeit. Die Patienten regen sich beim leisesten Anlaß auf und weisen dabei Abmagerung, Erschöpfung und lähmungsartige Schwäche auf, indem alle Funktionen herabgesetzt sind, auch die Hautausschläge und die Exkretionen (z. B. die Menarche).

Man findet ferner Chorea minor und Tics sowie eine Überempfindlichkeit gegen Geräusche, so daß die Patienten das Sprechen oder sogar das Rascheln von Papier nicht ertragen können. Die schwächlichen Kinder sind häufig geistig unterentwickelt, besonders wenn Masern oder Scharlach retoxisch behandelt wurden. Sie neigen zu Krämpfen. Auch die Ausscheidungsfunktionen können darniederliegen mit Erschwerung des Urinierens und der Darmentleerung.

Dabei bestehen Fernsymptome von Seiten des Nervensystems mit Taubheit der Fußsohlen und schneidenden Schmerzen in der Ferse oder auch dolchartige, stechende Schmerzen wie bei Tabes dorsalis. Diese Zustände können zu völliger Lähmung und Paralyse oder halbseitigen Paresen übergehen mit Zucken, Zittern und Schwäche. Häufig finden sich Folgen von Schreck und von geschlechtlichen Exzessen sowie von retoxischen Imprägnierungen, woraus ein allgemeiner Marasmus resultiert.

Besserung wird während des Essens erzielt, während der Menstruation und durch wieder in Gang kommende oder vermehrte Ausscheidungen, während Verschlimmerungen nach dem Mittagessen und nach Weingenuß charakteristisch sind. Ein besonders hervorstechendes Symptom ist eine große Uruhe in den Beinen, welche unaufhörlich bewegt werden müssen. Überhaupt sind für Zincum Zuckungen charakteristisch, ähnlich wie für Agaricus (Tics).

Dabei sind auch Magen-Darm-Störungen mit bitterem und süßlichem Geschmack und Speichelfluß vorhanden sowie Ekel und Widerwillen gegen Zucker (umgekehrt Argentum nitricum). Obstipation ist vorherrschend, obwohl auch vorübergehend Durchfälle auftreten können. Die Stühle sind dick und knollig und gehen schwer ab, wobei es evtl. zu Blutungen aus Hämorrhoiden kommt.

Die allgemeine Empfindlichkeit gegen Berührung zeigt sich auch an den Genitalien, ähnlich wie bei Platina. Die Menstruation ist stark und klumpig. Bei Einsetzen der Menstruation verschwinden sonstige Beschwerden infolge der dadurch bedingten Giftentlastung.

Auch Migräne kann vorhanden sein, verbunden mit Sehstörungen, Gesichtsblässe und Erbrechen, ebenso werden Hornhautgeschwüre mit pannusartigen Wucherungen über der Hornhaut günstig durch Zincum beeinflußt. Die Haut selbst zeigt bläschenförmige Eruptionen, auch Herpes zoster sowie Neigung zu Erfrieren.

Nash führt außer dem krampfhaften Zucken und Rucken verschiedener Muskeln als wichtiges Leitsymptom auch ein allgemeines Zittern an und hält besonders die Unverträglichkeit von Wein für eine wichtige Indikation für die Anwendung des Zinks.

Ähnlichkeiten mit der Indikation von Cobaltum hat Zincum betreffs der geschlechtlichen Exzesse und der Schwäche, besonders wenn Rückenschmerzen während des Sitzens schlimmer sind, die ebenfalls durch Pulsatilla gebessert werden können, wenn sie in Verbindung mit Regelstörungen auftreten und sonst durch Ammonium muriaticum günstig beeinflußt werden.

Wenn die Hauptsymptome von Zincum zusammengefaßt werden, so ergibt sich folgendes wesentliche Arzneimittelbild:

1. Nervenaffektionen mit Schwäche und Erschöpfung, Schwindel und Benommenheit.
2. Hartnäckiger Hinterkopfschmerz, Stirnkopfschmerz und Druck auf die Nasenwurzel.
3. Große Unruhe in den Beinen, die immer hin und her bewegt werden müssen.
4. Zittern vor Schwäche und Zuckungen. Tic convulsiv. Chorea minor. Rückenschmerzen, besonders beim Sitzen.
5. Unterdrückte Hautausschläge und Erytheme (Masern, Scharlach, zu wenig entwickelte Impfpusteln bei Pockenimpfung). Zincum bringt in regressiver Vikariation die Ausschläge wieder heraus.
6. Hochgradige Überempfindlichkeit gegen Geräusche.
7. Benommenheit, Schwindel und Zittrigkeit. Aufschrecken aus dem Schlaf. Migräne mit Gesichtsverdunkelung. Lachkrämpfe.
8. Verschlimmerung durch Genuß von Wein und nach Schreck.

9. Periphere Neuralgien. Empfindlichkeit gegen Berührung (weibliche Genitalien). Dysmenorrhö, besser bei einsetzender Blutung. Ovariitis links.
10. Ulcera der Kornea. Pannusbildung.

Zur Verfügung steht Zincum metallicum-Injeel (forte) mit dem Potenzenakkord (D 6), D 12, D 30, D 200.
Zincum metallicum ist enthalten in Discus compositum, Echinacea compositum, Testis compositum.

Zincum picrinicum — Zinkpikrat

Verwendet wird Zinkpikrat, das Zinksalz der Pikrinsäure.

Die Hauptindikationen sind:

Hirnermüdung. Nach Ausschweifungen Erschöpfung. Kopfschmerz bei Nephrose. Neurasthenie.

Zur Verfügung steht Zincum picrinicum-Injeel (forte) mit dem Potenzenakkord (D 6), D 12, D 30, D 200.

Zincum sulfuricum — Zinksulfat

Verwendet wird Zinksulfat, $ZnSO_4 \cdot 7\,H_2O$.

Die Hauptindikationen sind:

Zuckungen. Gehirnreizung nach retoxisch behandelten Hauterkrankungen oder akuten Erythemen (Masern, Scharlach). Meningitis acuta. Zukkungen und Unruhe der Beine. Ischiasneuralgien. Multiple Sklerose. Beschwerden nach Weingenuß besonders ausgeprägt.

Zur Verfügung steht Zincum sulfuricum-Injeel (forte) mit dem Potenzenakkord (D 6), D 10, D 30, D 200.

Zincum valerianicum — Zinkvalerat

Verwendet wird Zinkdivalerat, $(CH_3\,CH_2\,CH_2\,CH_2\,COO)_2\,Zn \cdot 2\,H_2O$.

Die Hauptindikationen sind:
Nervenmittel. Hypochondrie. Motorische Unruhe der Beine. Muskelzuckungen. Samenstrangneuralgien.

Zur Verfügung steht Zincum valerianicum-Injeel (forte) mit dem Potenzenakkord (D 6), D 12, D 30, D 200.
Zincum valerianicum ist enthalten in Nervoheel.

Zingiber

Verwendet wird der getrocknete Wurzelstock der Stammpflanze: Zingiber officinale Roscoe/Zingiberaceae.

Die Hauptindikationen sind:
Nächtliches Asthma. Meteorismus. Flatulenz.

Zur Verfügung steht Zingiber-Injeel (forte) mit dem Potenzenakkord (D 6), D 10, D 30, D 200.

Zizia aurea

Verwendet wird die frische, in Nordamerika einheimische ganze Pflanze von Thapsia aurea/Umbelliferae.

Die Hauptindikationen sind:
Chorea minor. Hysterie (während der Menstruation).

Zur Verfügung steht Zizia aurea-Injeel (forte) mit dem Potenzenakkord (D 4), D 10, D 30, D 200.

Verzeichnis der deutschen Namen der Biotherapeutika-Antihomotoxika

Abkürzungen und Zeichenerklärungen

Ait.	Aiton (William)
Amp.	Ampulla
Baillon.	Baillon (Henri Ernest)
Balfour.	Balfour (John Hutton)
Bartl.	Bartling (Friedrich Gottlieb)
Berg.	Bergius (Peter Jones)
Ca.	Carcinoma
Cham.	Chamisso (Adelbert v.)
chron.	chronica
Cogn.	Cogniaux (Célestin Alfred)
D	Dezimal-Potenz
DAB	Deutsches Arzneibuch
DC.	Candolle (Augustin P. de)
Dil.	Dilution
EAP	Elektroakupunktur
Ell.	Elliot (Stephen)
fil.	filius
Franchet	Franchet (Adrien René)
g	Gramm
Gärtn.	Gärtner (Joseph)
HAB	Homöopathisches Arzneibuch
Houtt.	Houttuyn (Maarten)
i.m.	intramuskulär
i.v.	intravenös
Jacq.	Jacquin (Nicolaus Joseph v.)
konz.	konzentriert
L.	Linné (Carl v.)
Lab.	La Billardiére (Jacques Julien Houtton de)
li.	links
Lk.	Link (Heinrich Friedrich)
Marsh.	Marshall (Elie)
Merr.	Merrill (Elmer Drew)
Miers.	Miers (John)
Mich.	Michéli (Marc)
ml	Milliliter
Moench.	Mönch (Conrad)
Momord.	Momordica
MS	Multiple Sklerose
Müll. Arg.	Müller (Jean, Argau)
Nutt.	Nuttall (Thomas)
OP	Originalpackung
operc.	operculata
Pav.	Pavon (José Antonio)
Pers.	Persoon (Christian Hendrik)
Planch.	Planchon (Julis Emile)
R. Br.	Brown (Robert)
re.	rechts
Reichenb.	Reichenbach (Heinrich Gustav)
Roxb.	Roxburgh (William)
s.c.	subkutan
Schrad.	Schrader (Heinrich Adolph)
Schott.	Schott (Heinrich Wilhelm)
Schreb.	Schreber (Johann Christian)
Sm.	Smith (Sir James Eward)
Sw.	Swartz (Olof Peter)
Tinct.	Tinctura
Trit.	Trituration
Visn.	Visnaga
Ward.	Ward (Francis Kingdom)
Wendl.	Wendland (Heinrich Ludolph)
Willd.	Willdenow (Karl Ludwig)
ϕ	Urtinktur

Verzeichnis der Heel-Präparate

Personennamen-Verzeichnis

Homöopathische Literatur

Biologische Medizin, Jahrgänge ab 1972.

Boericke, W.: Homöopathische Mittel und ihre Wirkungen, Verlag Harms, Leer/Ostfriesland.

Dahlke, P.: Gesichtete Arzneimittellehre, 1928;

ders.: Repertorium.

Dewey, W. A.: Katechismus der homöopathischen Therapie, 1925.

Farington, E. A.: Klinische Arzneimittellehre.

Fellenberg-Ziegler, A. v.: Homöopathische Arzneimittellehre. 13. Auflage, 1968. Karl F. Haug Verlag, Heidelberg.

Hahnemann, S.: Organon der Heilkunst;

ders.: Die Chronischen Krankheiten;

ders.: Reine Arzneiwirkungslehre, Karl F. Haug Verlag, Heidelberg.

Heinigke, C.: Handbuch der homöopathischen Arzneiwirkungslehre, 1922.

Homotoxin-Journal, Jahrgänge 1962 bis 1971.

Kent, J. T.: Repertorium der homöopathischen Arzneimittellehre.

Kronenberger, B.: Kodex interner Homöotherapie, Selbstverl. Kahl/ Main, 1931.

Leeser, O.: Lehrbuch der Homöopathie. Allgemeiner Teil (Grundlagen der Heilkunde) 1963. Spezieller Teil. A.: Mineralische Arzneistoffe. B.: Pflanzliche Arzneistoffe, Bd. I und II. Karl F. Haug Verlag, Heidelberg. Bd. C (Tierstoffe) 1961 Register Bd. 1977.

Mezger, J.: Kompendium der homöopathischen Therapie, 1950, Hippokrates-Verlag;

ders.: Gesichtete homöopathische Arzneimittellehre. Bd. I und II, Karl F. Haug Verlag, Heidelberg, 1977.

Nash, E.: Leitsymptome in der homöopathischen Therapie, Karl F. Haug Verlag, Heidelberg, 7. Aufl. 1974.

Quilisch: Homöopathie als Therapie der Person. 2. Aufl. 1958, Karl F. Haug Verlag, Heidelberg.

Reckeweg, H.-H.: Homotoxikologie, Ganzheitsschau einer Synthese der Medizin. Aurelia-Verlag, Baden-Baden, 2. Aufl. 1976.

ders.: Homotoxine und Homotoxikosen, Grundlagen einer Synthese der Medizin, Aurelia-Verlag, Baden-Baden. 2. Aufl. 1957.

Schilsky, B.: Homöopathiefibel für Ärzte, 1955, Karl F. Haug Verlag, Heidelberg.

Schmidt, G.: Lehrbuch der homöopathischen Arzneimittel, 3. völlig umgearbeitete Auflage von Prof. Dr. med. Saller, Karl F. Haug Verlag, Heidelberg.

Seutemann, S. R. und Kastner, R. F.: Homöotherapie mit Bio-Katalysatoren. Arzneimittelbilder der Säuren und Salze des Zitronensäurezyklus und der Chinone. 3. verbesserte und erweiterte Auflage. 1977. Selbstverlag Kastner, Lorscher Straße 31, 6148 Heppenheim. (In diesem Buch sind auch zahlreiche, in der Praxis bestätigte Indikationen der Katalysatoren und Chinone enthalten).

Stauffer, K.: Homöotherapie;

ders.: Repertorium.

ders.: Klin. homöopathische Arzneimittellehre, Verl. Sonntag, Regensburg.

Stiegele, A.: Homöopathische Arzneimittellehre, 1949;

ders.: Klinische Homöopathie 1955, 5. Aufl. Hippokrates-Verlag;

Zimmermann, W.: Homöopathische Arzneitherapie. 1972. Verl. Sonntag, Regensburg.